N. Camirand

# Die Achse Hirn-Darm-Becken in der Osteopathie

Nathalie Camirand

# Die Achse Hirn-Darm-Becken in der Osteopathie

## Das Gehirn

1. Auflage

**Übersetzt von:** Gudrun Meddeb, Les Berges du Lac/Tunesien

ELSEVIER

Elsevier GmbH, Bernhard-Wicki-Str. 5, 80636 München, Deutschland
Wir freuen uns über Ihr Feedback und Ihre Anregungen an kundendienst@elsevier.com

**Titel der Originalausgabe**
Axe cerveau – intestin – pelvis et ostéopathie – Approche intégrative du stress, de l'anxiété et de la dépression. Cerveau encéphalique

ISBN: 978-2-294-76430-1
eISBN: 978-2-294-76630-5

This translation of Axe cerveau – intestin – pelvis et ostéopathie – Approche intégrative du stress, de l'anxiété et de la dépression. Cerveau encéphalique, [1st] edition by Nathalie Camirand was undertaken by Elsevier GmbH and is published by arrangement with Elsevier Masson SAS.

Diese Übersetzung von Axe cerveau – intestin – pelvis et ostéopathie – Approche intégrative du stress, de l'anxiété et de la dépression. Cerveau encéphalique, [1.] Auflage, von Nathalie Camirand wird durch die Elsevier GmbH ausgeführt und in Absprache mit Elsevier Masson SAS veröffentlicht.

Die Achse Hirn-Darm-Becken in der Osteopathie, Das Gehirn, 1. Auflage, von Nathalie Camirand


ISBN 978-3-437-55351-6
eISBN 978-3-437-06309-1



**Wichtiger Hinweis**
Die Übersetzung wurde von der Elsevier GmbH eigenverantwortlich ausgeführt. Ärzte/Praktiker und Forscher müssen sich bei der Bewertung und Anwendung aller hier beschriebenen Informationen, Methoden, Wirkstoffe oder Experimente stets auf ihre eigenen Erfahrungen und Kenntnisse verlassen. Bedingt durch den schnellen Wissenszuwachs insbesondere in den medizinischen Wissenschaften sollte eine unabhängige Überprüfung von Diagnosen und Arzneimitteldosierungen erfolgen. Im größtmöglichen Umfang des Gesetzes wird von Elsevier, den Autoren, Redakteuren oder Beitragenden keinerlei Haftung in Bezug auf die Übersetzung oder für jegliche Verletzung und/oder Schäden an Personen oder Eigentum, im Rahmen von Produkthaftung, Fahrlässigkeit oder anderweitig, übernommen. Dies gilt gleichermaßen für jegliche Anwendung oder Bedienung der in diesem Werk aufgeführten Methoden, Produkte, Anweisungen oder Konzepte.

**Bibliografische Information der Deutschen Nationalbibliothek**
Die Deutsche Nationalbibliothek verzeichnet diese Publikation in der Deutschen Nationalbibliografie; detaillierte bibliografische Daten sind im Internet über https://www.dnb.de abrufbar.

22 23 24 25 26 5 4 3 2 1



In ihren Veröffentlichungen verfolgt die Elsevier GmbH das Ziel, genderneutrale Formulierungen für Personengruppen zu verwenden. Um jedoch den Textfluss nicht zu stören sowie die gestalterische Freiheit nicht einzuschränken, wurden bisweilen Kompromisse eingegangen. Selbstverständlich sind **immer alle Geschlechter** gemeint.

Planung: Marko Schweizer, München
Projektmanagement: Annekathrin Sichling, München
Redaktion: Alessandra Kreibaum, Bad Münder
Rechteklärung: Gabriel Kollböck, Baierbrunn
Satz: abavo GmbH, Buchloe/Deutschland
Druck und Bindung: Drukarnia Dimograf Sp. z o.o., Bielsko-Biała/Polen
Fotos: Cyrille Martinet
Zeichnungen: Véronic Thibault
Umschlaggestaltung: SpieszDesign, Neu-Ulm
Titelfotografie: Véronic Thibault

Aktuelle Informationen finden Sie im Internet unter **www.elsevier.de**

# Danksagung

Von ganzem Herzen bedanke ich mich bei meinem Mann für seine Geduld und seine uneingeschränkte und bedingungslose Unterstützung.

Ein besonderes Dankeschön geht an den Psychiater Dr. Luc Blanchet für seine Großzügigkeit, seine Hilfe bei der Korrektur des vorliegenden Buches und für seine klugen Anregungen und Ratschläge.

Meine Dankbarkeit richtet sich auch an all jene Personen, die mich im Laufe der verschiedenen Etappen dieses Buches begleitet haben und mir, jede auf ihre Art, geholfen und zur Entstehung dieses Buches beigetragen haben.

Meine unendliche Anerkennung richtet sich an all meine Patienten und die Teilnehmer meiner Seminare. Sie waren und sind für mich eine Quelle der Inspiration und motivieren mich immer wieder aufs Neue weiterzumachen und auf dem Weg des Wissens und der Erkenntnis weiterzugehen.

# Abkürzungen

| | |
|---|---|
| **2-AG** | 2-Arachidonylglycerol |
| **5-HT** | 5-Hydroxytryptamin (Serotonin) |
| **5-HTP** | 5-Hydroxytryptophan |
| **A.** | Arteria |
| **ACA** | A. cerebri anterior |
| **ACE** | A. carotis externa |
| **ACh** | Acetylcholin |
| **AChA** | A. choroidea anterior |
| **ACI** | A. carotis interna |
| **ACM** | A. cerebri media |
| **ACP** | A. cerebri posterior |
| **ACTH** | Adrenocortictropic Hormone (Adrenocorticotropes Hormon) |
| **Ad** | Adrenalin |
| **ADH** | Antidiuretic Hormone (Antidiuretisches Hormon) |
| **ADHS** | Aufmerksamkeitsdefizit-Hyperaktivitätsstörung |
| **ANS** | Autonomes Nervensystem |
| **ATM** | Articulatio temporomandibularis |
| **ATP** | Adenosintriphosphat |
| **ATV** | Area tegmentalis ventralis |
| **BHS** | Blut-Hirn-Schranke |
| **BWS** | Brustwirbelsäule |
| **CBG** | Cortisol Binding Globulin |
| **CCA** | Cortex cingularis anterior |
| **CCP** | Cortex cingularis posterior |
| **CESH** | Centre d'étude sur le stress humain (Stressforschungszentrum der Universität Montreal) |
| **CIRC** | Centre international de recherche sur le cancer (Kanadisches Krebsforschungszentrum) |
| **CMB** | Zytomegalie-Virus |
| **COPD** | Chronisch obstruktive Lungenkrankheit |
| **CRF** | Corticotropin-Releasing-Factor |
| **CRH** | Corticotropin-Releasing-Hormon |
| **CRP** | C-reaktives Protein |
| **DA** | Dopamin |
| **DHEA** | Dehydroepiandrosteron |
| **DM** | Dura mater |
| **DNA** | Desoxyribonukleinsäure |
| **DPA** | D-Phenylalanin |
| **DPP** | Postpartale Depression |
| **DSM** | Diagnostic and Statistical Manual of Mental Disorders (Diagnostisches und Statistisches Manual Psychischer Störungen) |
| **EBV** | Epstein-Barr-Virus |
| **eCB** | Endocannabinoide |
| **EMDR** | Eye Movement Desensitization And Reprocessing (Desensibilisierung und Verarbeitung durch Augenbewegung) |
| **ENS** | Enterisches Nervensystem |
| **ERS** | Extension-Rotation-Sidebending homolateral |
| **FRS** | Flexion-Rotation-Sidebending homolateral |
| **FSH** | Follicle-Stimulating Hormone (Follikelstimulierendes Hormon) |
| **f$T_3$** | Freies Triiodthyronin |
| **GABA** | Gamma-Aminobuttersäure |
| **GH** | Growth Hormone (Wachstumshormon) |
| **GnRH** | Gonadotropin-Releasing-Hormon |
| **HDB** | Hirn-Darm-Becken-Achse |
| **HHG** | Hypothalamus-Hypophysen-Gonaden-Achse |
| **HHN** | Hypothalamus-Hypophysen-Nebennieren-Achse |
| **HRV** | Herzratenvariabilität |
| **HWS** | Halswirbelsäule |
| **IBS** | Irritable bowl syndrom (Reizdarmsyndrom) |
| **IGF** | Insulin-like Growth Factor |
| **IL** | Interleukin |
| **INSV** | Institut national du sommeil et de la vigilance (Kanadisches Schlafforschungszentrum) |
| **IQ** | Intelligenzquotient |
| **LC** | Locus caeruleus |
| **LCS** | Liquor cerebrospinalis |
| **LH** | Luteinizing Hormone (Luteinisierendes Hormon) |
| **LPFC** | Lateraler Präfrontalkortex |
| **LWS** | Lendenwirbelsäule |
| **MAO** | Monoaminoxidase |
| **MPFC** | Medialer Präfrontalkortex |
| **NA** | Noradrenalin |
| **NC** | Nucleus caudatus |
| **NFG** | Nerve Growth Factor (Nervenwachstumsfaktor) |
| **NS** | Nervensystem |
| **NSAR** | Nichtsteroidale Antirheumatika |
| **NTS** | Nucleus tractus solitarii |
| **OCD** | Obsessive-Compulsive Disorder (Zwangsstörung) |
| **OFC** | Orbitofrontaler Kortex |
| **OM** | Sutura occipitomastoidea |
| **PFC** | Prefrontal Cortex (Präfrontalkortex) |
| **PMS** | Prämenstruelles Syndrom |
| **PNEI** | Psycho-Neuro-Endokrino-Immunologie |
| **PRL** | Prolaktin |
| **PRM** | Primär respiratorischer Mechanismus |
| **PTBS** | Posttraumatische Belastungsstörung |
| **rTe** | Reverse $T_3$ |
| **RTS** | Reziproke Spannungstechnik |
| **SAM** | Sympathetic-adrenal-medullary-axis (Sympathikus-Nebennierenmark-Achse) |
| **SAMe** | S-Adenosylmethionin (SAMe) |
| **SAS** | Saisonal-affektive Störung |
| **SBL** | Stress am Beginn des Lebens |
| **SCM** | M. sternocleidomastoideus |

| | |
|---|---|
| **SNA** | Sympathikus-Nebennierenmark-Achse |
| **SRGP** | Lamina sacro-recto-genito-pubicalis |
| **SSB** | Synchondrosis sphenobasilaris |
| **SSNRI** | Serotonin-Noradrenalin-Wiederaufnahme-Hemmer |
| **SSRI** | Selektive Serotoninwiederaufnahme-Hemmer |
| **$T_3$** | Triiodthyronin |
| **$T_4$** | Tetraiodthyronin |
| **TNF** | Tumor Necrosis Factor |
| **TSH** | Thyroid-Stimulating Hormone (Thyroidea stimulierendes Hormin) |
| **VMHX** | Voxel-Mirrored Homotopic Connectivity |
| **WHO** | Weltgesundheitsorganisation |
| **ZNS** | Zentralnervensystem |

# Fehler gefunden?

https://else4.de/978-3-437-55351-6

An unsere Inhalte haben wir sehr hohe Ansprüche. Trotz aller Sorgfalt kann es jedoch passieren, dass sich ein Fehler einschleicht oder fachlich-inhaltliche Aktualisierungen notwendig geworden sind.
Sobald ein relevanter Fehler entdeckt wird, stellen wir eine Korrektur zur Verfügung. Mit diesem QR-Code gelingt der schnelle Zugriff.
Wir sind dankbar für jeden Hinweis, der uns hilft, dieses Werk zu verbessern. Bitte richten Sie Ihre Anregungen, Lob und Kritik an folgende E-Mail-Adresse: kundendienst@elsevier.com

# Inhaltsverzeichnis

# Einleitung

Mit Stress, Angst und Depression verbundene Störungen gehören zu den Geißeln unserer westlichen Gesellschaft und führen zu einem stetig ansteigenden Konsum an Anxiolytika und Antidepressiva. Diese Medikamente können zwar in manchen Fällen sehr nützlich sein, büßen allerdings nach einer Unterbrechung oft ihre Wirkung ein, vor allem, wenn der Patient nicht darin unterstützt wird, auch auf anderen Ebenen Veränderungen vorzunehmen. Die Psychotherapie kann im Einzelfall sehr wirksam sein, aber sie berücksichtigt nur den psychischen und verhaltensbezogenen Aspekt der Psychopathologien. Aus all diesen Gründen bedarf es eines multidisziplinären und integrativen Ansatzes, der sich ausführlich mit den verschiedenen Ursachen dieser Störungen befasst.

Angesichts der zunehmenden Prävalenz von Stimmungsstörungen ist es an der Zeit, dass wir diese Probleme aus einem ganzheitlichen Blickwinkel näher betrachten. Es erscheint uns daher von entscheidender Bedeutung, dass die osteopathische Gemeinschaft Mittel und Wege findet, um auf die wachsenden Bedürfnisse der Bevölkerung entsprechend reagieren zu können. Sehr erfolgreiche osteopathische Studien in der betroffenen Patientenpopulation konnten die positiven Auswirkungen des in diesem Buch vorgestellten Ansatzes, der sich auf die Hirn-Darm-Becken-Achse (HDB-Achse) bezieht, nachweisen.

Das vorliegende Buch präsentiert die HDB-Achse aus dem Blinkwinkel der Osteopathie und konzentriert sich speziell auf die Rolle des Kopfhirns, wobei dieses sowohl aus wissenschaftlicher als auch aus integrativer Sicht betrachtet wird, um unsere Kenntnisse über die Wirkung von Stress auf den Menschen zu vertiefen. In diesem Buch befassen wir uns vor allem mit den absteigenden Einflüssen des Kopfhirns auf die beiden anderen Hirne – das Bauch- und das Beckenhirn. Da diese drei Hirne untrennbar miteinander verbunden sind, hat die Unterteilung in Kopf-, Darm- und Beckenhirn rein didaktische Gründe. Weitere, bereits geplante Publikationen widmen sich dem aufsteigenden Einfluss des Darm- und Beckenhirns. Die Achse zwischen Hirn, Darm und Becken spielt nicht nur bei der Entstehung von Angst und Depression, sondern auch bei der Genese verschiedener anderer Krankheiten eine entscheidende Rolle. Wir beginnen unsere Ausführungen zunächst mit der Beschreibung der wechselseitigen Einflüsse dieser drei Hirne. In diesem Zusammenhang widmen wir dem N. vagus und dem N. phrenicus, zwei wichtigen Akteuren dieser Achse, deren Behandlung sehr interessante Ergebnisse bringt, ein ganzes Kapitel. Die Stimulation des N. vagus, ein wichtiges Verbindungselement der HDB-Achse, führt zu überzeugenden Ergebnissen bei der Reduzierung von systemischen Entzündungen, Angst und Depression.

Dem Leser werden auch die verschiedenen Ursachen von Angst und Depression und von Defiziten des Nervensystems nähergebracht, die zunächst mit den Stressfaktoren und den verschiedenen Stressanpassungsphasen des Körpers in Bezug stehen. Diese Informationen sollen dem Leser helfen, die verschiedenen versteckten Stressoren zu entmystifizieren, sie zu erkennen und ihm damit Werkzeuge an die Hand geben, die ihm ein entsprechendes Eingreifen ermöglichen, durch das der Teufelskreis, in dem sich der Patient befindet, unterbrochen werden kann. In weiterer Folge befassen wir uns auch aus integrativer und osteopathischer Sicht mit den Auswirkungen von Entzündungen sowie mit den Hormonen und den damit verbundenen Pathologien. Neurotransmitter werden erklärt und in einfacher Form dargestellt, damit eventuelle Mängel und Dysbalancen erkannt und die Patienten entsprechend beraten werden können.

Da wir unsere Patienten nicht immer präventiv behandeln können, ist es wichtig, die Symptome von Angst und Depression zu erkennen, um unsere Behandlung entsprechend ausrichten und den Patienten bestmöglich unterstützen zu können. Die häufigsten Formen der Stimmungsstörungen und der Angst werden mithilfe des DSM-5 definiert, damit werden neue Bezeichnungen eingeführt und eine klare Abgrenzung der Begrifflichkeiten ermöglicht.

Ebenso wichtig ist es, die Ergebnisse über präzise Fragebögen, die wir in diesem Buch vorstellen werden, objektiv darzustellen.

Das Kopfhirn ist das zentrale Organ für Stress und Adaptation im Leben des Menschen. Gehirn und Körper stehen in kontinuierlicher Wechselwirkung. So werden wir noch sehen, dass ein im Kindesalter erlebter Stress große Auswirkungen auf die psychischen und physischen Prozesse im späteren Leben haben kann. Diese Auswirkungen erhöhen insbesondere das Risiko des Auftretens von Stimmungsstörungen und Angst. Daher ist es so wichtig, diese mit Stress verbundenen Defizite so frühzeitig wie möglich zu erkennen.

Die jüngsten Fortschritte der Neurowissenschaften und die moderne und integrative Medizin lassen uns die Wechselwirkungen zwischen Gehirn und Körper, die die Grundlage für die Stressanpassung bilden, sowie die Krankheiten, die mit intensivem oder lange andauerndem Stress verbunden sind, besser verstehen. Durch die bildgebende Darstellung der Nervenstrukturen können heute auch strukturelle Veränderungen spezifischer Hirnareale identifiziert werden, die durch Stress verursacht und mit Stimmungsstörungen in Bezug gesetzt werden können. Erfahrene Osteopathen können diese morphologischen Veränderungen des Gehirns mit ihren Händen ertasten und konkret und effizient zu ihrer Auflösung beitragen.

Diese spezifischen Gehirnzonen, die aus osteopathischer Sicht behandelt werden können, werden, gestützt auf umfassende Literaturstudien, in diesem Buch vorgestellt. Dadurch erfährt der Leser, wie diese Zonen sowie die ihnen zugeordneten Arterien spezifisch diagnostiziert und behandelt werden können. Dies führt uns zurück zum Gesetz der Arterie! Auch wenn die meisten Osteopathen mit diesem osteopathischen Konzept vertraut sind, befassen sich nur wenige unter uns mit der spezifischen Arbeit an den Arterien. Wir präsentieren dem Leser einfach auszuführende Techniken für die Arterien, die überzeugende und manchmal sogar spektakuläre Ergebnisse liefern.

Das Kopfhirn, das zentrale Stressorgan, beeinflusst alle großen Systeme und auch das Darm- und Beckenhirn, die bei der Anpassung an die verschiedenen Stressoren ebenfalls eine wichtige Rolle übernehmen. Das Kopfhirn wird seinerseits von den beiden anderen Hirnen sowohl strukturell als auch funktionell beeinflusst. Das Gehirn und das gesamte Nervensystem agieren wie ein Konglomerat von in Wechselbeziehung stehenden Kreisläufen, die sich ständige umformen. Auch wenn diese drei Hirne untrennbar miteinander verbunden sind, haben wir aus didaktischen Gründen eine Unterteilung vorgenommen.

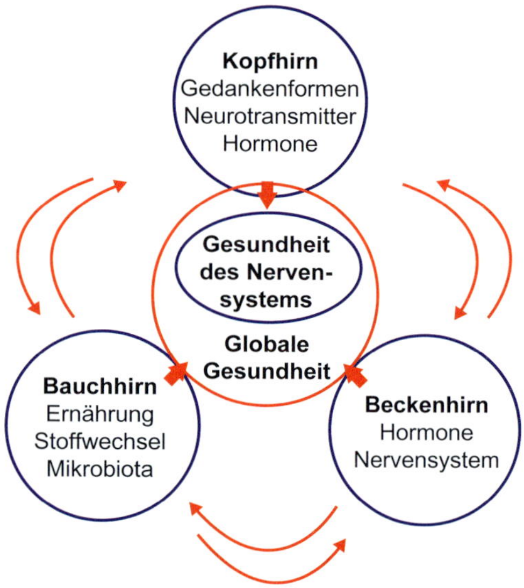


**Abb. 1** Der Einfluss der Gesundheit von Hirn-, Bauch- und Beckenhirn auf die Gesundheit des Nerven- und Hormonsystems.

Aber warum sprechen wir von integrativer Osteopathie?

Das Konzept der integrativen Medizin wurde in den 1990-er Jahren vor allem von D. Eisenberg und A. Weil in den USA propagiert. Es entstand durch die Feststellung, dass sich unsere Lebensumstände geändert haben. Ob im Bereich Ernährung, Sport, Stressmanagement oder allgemeinem Wohlbefinden, die integrative Medizin bietet eine neue Betrachtungsweise der Gesundheitsversorgung. Der integrative medizinische Ansatz ermöglicht es, verschiedene Therapieformen aus der Schul- und der Alternativmedizin miteinander zu verbinden, um bessere Behandlungsmöglichkeiten anzubieten. Die Beziehung zwischen dem Patienten und seinem Arzt steht dabei im Zentrum dieses neuen Ansatzes, der heute in Amerika und in Europa immer mehr auf das Interesse der Krankenhäuser stößt.

Die integrative Osteopathie basiert auf dem Grundgedanken, dass Gesundheit und Wohlbefinden des Menschen durch mehrere miteinander verbundene Faktoren beeinflusst werden und damit ein weites Feld umfassen, das durch die Psycho-Neuro-Endokrino-Immunologie (PNEI) abgedeckt wird. Mit den Büchern über das Kopf- bzw. das Darm- und Beckenhirn möchten wir die Therapeuten auffordern, über den Bereich der osteopathischen Dysfunktion hinauszugehen und ihre Aufmerksamkeit auf die versteckten und oftmals dahinterliegenden Ursachen von entzündlichen Prozessen, Stimmungsstörungen und Dysfunktionen des Verdauungsapparats und des Beckens zu lenken. Sehr oft ist sich der Patient dieser stillen Stressoren nicht bewusst. Er sucht seinen Therapeuten nur selten deswegen auf, sondern aufgrund der sich daraus ergebenden Folgen. Dabei steht der Patient im Zentrum seines eigenen Heilungsprozesses, durch die Entscheidungen, die er trifft, und durch seine Offenheit gegenüber Veränderungen.

Schematisch betrachtet, hängt die Gesundheit der drei Hirne ebenso wie die Gesundheit allgemein sowohl vom somatischen Aspekt des Körpers als auch von seinem hormonellen, immunologischen und neurologischen Aspekt sowie von der Mikrobiota (➤ Abb. 1) ab. Dies bedeutet, dass die drei Hirne dank ihrer Wechselwirkungen die Gesundheit unseres Nervensystems aufrechterhalten.

Natürlich darf man in diesem Zusammenhang den emotionalen Aspekt nicht vernachlässigen, der auf all diesen Ebenen ebenfalls seine Spuren hinterlässt. Daher sollte man als Therapeut auch nicht zögern, den Patienten an einen Spezialisten zu überweisen, vor allem wenn es sich um schwerere Depressionen und Angsterkrankungen handelt.

In dieser kurzen Einführung haben wir uns auf die Gesundheit der drei Hirne, auf den spezifischen Ansatz für ihre Struktur, ihre Zusammensetzung, die Nerven und Arterien, die sie umgeben, sowie auf die den Dysfunktionen zugrundeliegenden Ursachen konzentriert. Im Verlauf dieses Buches fügen wir diesem Ansatz die integrativen Aspekte der Osteopathie hinzu. Damit sind die Gründe umrissen, die uns dazu veranlasst haben, den Leser auf diese Reise in die integrative Osteopathie und die HDB-Achse mitzunehmen. Wir verbinden damit die Hoffnung, dass er mit diesem Wissen seine Patienten noch gezielter und effizienter behandeln kann.

# I Die Hirn-Darm-Becken-Achse

KAPITEL

# 1 Definition und wechselseitige Einflüsse zwischen Kopf-, Bauch- und Beckenhirn

Der Begriff *Hirn-Darm-Achse (brain gut axis)*[1] ist aufgrund zahlreicher, in den letzten zehn Jahren erschienenen Publikationen hinlänglich bekannt. Immer mehr ist die Rede vom Bauchhirn, von seiner autonomen Funktionsweise, seinen zahlreichen Funktionen sowie von seinen Auswirkungen auf das so genannte „Kopfhirn", also das Gehirn im Sinne des Zentralnervensystems. Als ich 2010 in meinem Seminar *Angst-Depression: die Hirn-Darm-Achse* begann, über den Begriff Bauchhirn zu referieren, waren nur wenige Osteopathen mit diesem Begriff und seinen Auswirkungen vertraut. Für viele von ihnen waren das Bauch- und Beckenhirn als autonome Einheiten eine neue Begrifflichkeit. In der Zwischenzeit hat sich die Literatur dieses Themas angenommen und es in zahlreichen wissenschaftlichen und populärwissenschaftlichen Büchern und Artikeln verbreitet.

Dabei scheint die populärwissenschaftliche Literatur etwas vergessen zu haben … Die Arbeiten von Robinson am Beginn des letzten Jahrhunderts erwähnten bereits zwei autonome Hirne, das Bauchhirn und das Beckenhirn. Robinson erkannte, dass die Durchtrennung des Rückenmarks die Peristaltik des Darms und der Tuben nicht zum Erliegen bringt! Aufgrund seiner Experimente stellte er als erster die Hypothese auf, dass es eine Nervenverbindung gibt, die entlang einer anterioren Achse vom Gehirn zum Darm und bis zu den Beckenorganen reicht, und zwar ohne Bezug zum Rückenmark! Die Beweise für diese autonome Innervation konnten von der Wissenschaft mittlerweile erbracht werden. Im Verlauf dieses Buches werden wir auf diese Beweise und auf den sich daraus ergebenden Ansatz eingehen.

Ich habe mir erlaubt diese Achse, die unter dem Begriff *brain gut axis,* d.h. Hirn-Darm-Achse bekannt wurde, in Hirn-Darm-Becken-Achse umzubenennen. Tatsächlich ermöglichen es uns die jüngsten Forschungen im Bereich der Psycho-Neuro-Endokrino-Immunologie (PNEI) und der Gastroenterologie, unser Verständnis dieser komplexen Achse und der verschiedenen in ihr vorhandenen Hirne zu erweitern. Dies führte zu der Feststellung, dass es eine wichtige Verbindung zwischen dem Hirn und dem Darm gibt, die, wie wir noch sehen werden, auch in Beziehung zum Beckenhirn steht.

## 1.1 Definition

**Die Hirn-Darm-Becken-Achse (HDB-Achse) kann als eine autonome in beide Richtungen verlaufende Kommunikationsbahn zwischen dem Kopf-, dem Bauch- und dem Beckenhirn definiert werden (➤ Abb. 1.1).**

**Diese Bahn, deren Elemente im Wesentlichen durch den N. vagus verbunden werden, verläuft über eine anteriore kraniokaudale Achse und ist von der zerebrospinalen Achse unabhängig.**

Die über die Bahn des N. vagus vermittelten Informationen verbreiten sich über die gesamte Länge dieser Achse.

Diese Informationsbahn verfügt an den verschiedene Nervengeflechten über Schaltstellen: Plexus thyroideus, Plexus cardiacus, Plexus coeliacus, Plexus mesentericus, Plexus entericus, Plexus hypogastricus superior und inferior. Sie verbindet somit sowohl das kraniale, das kardiopulmonale (Herz), das Darm- (enterisches Nervensystem, ENS) und das Beckenhirn.

[1] Entgegen dem im Deutschen teilweise gebräuchlicheren Begriff Darm-Hirn-Achse wurde in diesem Buch bewusst der Begriff „Hirn-Darm-Achse" gewählt, der sowohl dem englischen als auch dem französischen Begriff entspricht. Anm. d. Übers.

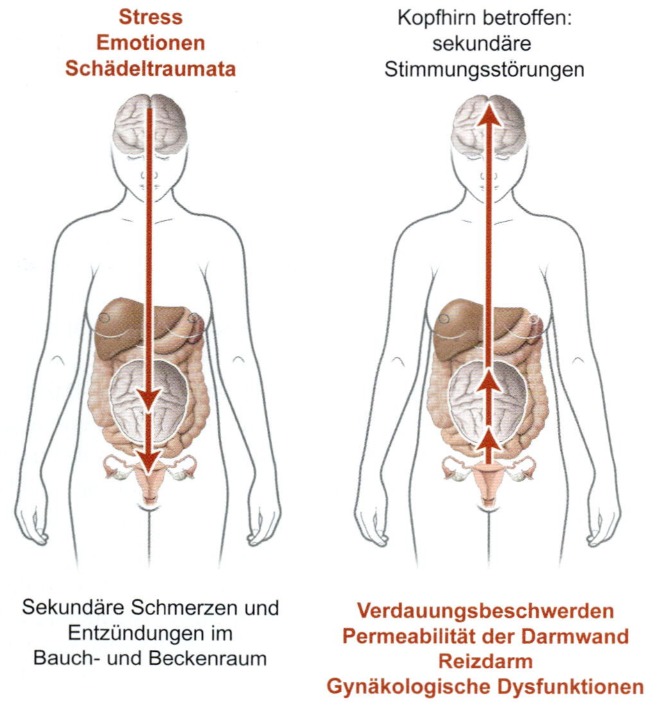


**Abb. 1.1** Die Hirn-Darm-Becken-Achse: eine bidirektionale Achse.

Eine Schaltstelle ist ein System – eine Organisation oder ein Netzwerk – das mindestens zwei Elemente, die das gleiche Ziel verfolgen, miteinander verbindet. Die vom Vertex zum Os coccygis verlaufende Kommunikationsschaltstelle folgt dem N. vagus über eine anteriore Achse (➤ Kap. 12), hat aber auch umfassende, d. h. neuro-endokrino-immunologische Implikationen. Sie umfasst somit viszerofasziale, neuroendokrine, neurovaskuläre, lymphatische und immunologische Aspekte.

## 1.2 Wechselseitige Einflüsse zwischen Kopf-, Bauch- und Beckenhirn

Die Medizin betrachtet den menschlichen Körper gern als eine komplexe, in verschiedene Abschnitte unterteilte Maschine.

Damit gelang es ihr, die Behandlung von schweren Traumata, Herzinfarkten, schweren Infektionen, chirurgischen Notfällen zu perfektionieren. Beschädigte Teile des Körpers werden entfernt oder repariert oder es kommen Medikamente zum Einsatz, die spezifisch auf den Mechanismus eines einzelnen Systems einwirken. So etwa verschreibt die Schulmedizin bei einem Magengeschwür meist Protonenpumpen-Hemmer, ohne den Einfluss des Gehirns auf das Magengeschwür in die Betrachtung einzubeziehen.

Trotz der hohen Gesundheitskosten werden zur Behandlung chronischer Schmerzen, degenerativer Erkrankungen, Entzündungen und psychopathologischer Probleme nur wenige Lösungen angeboten und das, obwohl all diese Störungen mit der bidirektionalen Hirn-Darm-Becken-Achse (HDB-Achse) in Bezug stehen. Das ist zumindest die von den Spezialisten für integrative Medizin und den Vertretern der funktionellen und ganzheitlichen Medizin, die auf ihrer Suche nach den Ursachen den gesamten Körper miteinbeziehen, vertretene Meinung.

Das medizinische Modell, das den menschlichen Körper in einzelne Abschnitte unterteilt, weist also gewisse Lücken beim Verständnis der Einflüsse des Gehirns auf den Rest des Körpers auf. Eigentlich bilden die verschiedenen Teile des Körpers ein großes Ganzes, in dem jeder Abschnitt die drei Hirne, die in ständigem Austausch untereinander stehen, verbindet.

In diesem Buch werden wir die Funktionsweise des Gehirns und seiner unterschiedlichen Teile im Detail untersuchen. Dabei geht es besonders um die Verbindungen des Gehirns und seinen Einfluss auf die psychische Gesundheit und auf die Gesundheit des gesamten Körpers. Das Gehirn beeinflusst auch den Verdauungsapparat und die Organe des kleinen Beckens und ihr reziprokes Gleichgewicht. Es ist bekannt, dass das Gehirn an Bluthochdruck, an chronischen Schmerzen, Beschwerden im Abdomen, im Brustraum und im Beckenbereich beteiligt ist. Wir wissen ebenfalls, dass diese Symptome häufig in Verbindung mit Störungen der psychischen Gesundheit auftreten. Der Darm, die Organe des kleinen Beckens und das Gehirn sind über bidirektionale Verbindungsbahnen eng miteinander verbunden. Die sehr engen Wechselwirkungen dieser Bahnen spielen eine entscheidende Rolle bei der Entstehung von Emotionen und der Funktion des Verdauungs- und Geschlechtsapparats. So können Stress, Emotionen oder Angst unmittelbar Reaktionen im Darm oder im Bereich der Geschlechtsorgane auslösen.

Es ist bekannt, dass sich unsere Emotionen in unserem Gesicht widerspiegeln. Wenn wir die Peristaltik des Verdauungssystems beobachten oder, wie der amerikanische Gastroenterologe Almy es am Beginn der 1960er-Jahre machte, hören könnten oder den Uterus beobachten könnten, so würden wir feststellen, dass sie sich durch unsere Emotionen ebenfalls verändern. Unter Stress, bei Angst oder Wut verkrampft sich der Magen, die Darmperistaltik wird aktiviert, der Uterus verspannt sich. Umgekehrt entspannen sich Magen und Darm, wenn wir uns freuen oder vergnügen. Wenn eine Person verzweifelt ist, sich einer Sache nicht gewachsen fühlt oder Schuldgefühle hegt, verlangsamt sich die Darmperistaltik und der Uterus scheint leicht nach posterior zu kippen. Die von unserem Kopfhirn auf das Bauch- und Beckenhirn übermittelten Signale können auch widersprüchlich sein und damit zu gegensätzlichen Reaktionen (Spasmus oder Atonie) führen.

Verdauungssystem und Urogenitalapparat sind oftmals die Bühne der Emotionen, auf der das gespielt wird, was das Kopfhirn vorschlägt.

Ungefähr 20 % der Bevölkerung leiden an unterschiedlichen Beschwerden im Darm- und Beckenbereich wie etwa dem Reizdarmsyndrom, chronischer Verstopfung, Verdauungsstörungen, Magenbrennen, Blähungen, Dysfunktionen und chronische Beckenschmerzen. Ähnliche Zahlen lassen sich auch zu Angst und Depression erheben, bei denen es zu Störungen in der Kommunikation zwischen dem Gehirn, dem Darm und den Beckenorganen kommt[2]

### 1.2.1 Absteigende Einflüsse: vom Kranium zu Darm und zu Becken

Der absteigende Einfluss des Kopfhirns auf die anderen Hirne wird in diesem Buch ausführlich behandelt. In ➤ Kap. 5 beschreiben wir, wie die drei Hirne schrittweise durch chronischen Stress beeinträchtigt werden, was längerfristig zur Störung der gesamten HDB-Achse führt, und zwar über

- die Aktivierung der Hypothalamus-Hypophysen-Nebennieren-Achse (HHN),
- die Inhibition der Hypothalamus-Hypophysen-Gonaden-Achse (HHG) auf hormoneller und neurologischer Ebene,
- die schrittweise Unterdrückung oder Überstimulation des Immunsystems.

Somit erzeugt Stress im Kopfhirn automatisch eine Reaktion im Bauch- und Beckenhirn und umgekehrt. Jedes der betroffenen Hirne beeinflusst und wirkt auf die beiden anderen ein.

Stress wie etwa ein Schädeltrauma kann die Darmbarriere schädigen [1]. In gleicher Weise kann eine durch Emotionen verursachte Störung des limbischen Systems auch zu Tachykardie, Bauchkrämpfen, Verdauungsstörungen, erhöhter Permeabilität der Darmwand, Durchfall, Krämpfen im Uterus usw. führen [2].

Stress reduziert auch die Fertilität bei Mann und Frau [3] und kann die Ursache von Spasmen im Uterus sein [4]. Er verstärkt das prämenstruelle Syndrom und die Symptome von Menopause und Andropause.

**All diese Komponenten können durch die präzise Arbeit am Kopfhirn und an den Läsionsfolgen entlang der Achse verbessert werden.**

---

2 Das Herzlungensystem wird in seiner Funktion als „Hirn" in diesem Buch nicht behandelt.

### 1.2.2 Aufsteigende Einflüsse: von Bauch- und Beckenhirn zum Kopfhirn

Auf die Auswirkungen des Bauch- und Beckenhirns auf das Kopfhirn wird in diesem Buch nur kurz eingegangen.

Empfindungen, Schmerzen und Spasmen im Darm bzw. im gynäkologischen Bereich, eine schlechte intestinale Mikrobiota (Darmflora) können bestimmte Emotionen erzeugen und Ausgangspunkt verschiedener Psychopathologien sein. Das, was wir in unserem Bauch spüren, kann unsere Entscheidungen beeinflussen.

So wurde festgestellt, dass Stress bei bereits bestehenden gastrointestinalen, hormonellen oder urogenitalen Störungen den psychischen Zustand besonders stark beeinträchtigt. Betroffene Personen haben damit ein höheres Risiko, Angststörungen und Depressionen zu entwickeln als Personen ohne diese Beeinträchtigungen [5]. Magendarmprobleme oder gynäkologische Probleme können Auslöser für Depressionen und Angst oder auch verschiedene psychische Störungen sein [6]. Zwischen 50 und 90 % der Reizdarm-Patienten leiden auch an affektiven Störungen.

In verschiedenen Studien konnte ein eindeutiger Zusammenhang zwischen Stress, dem Gastrointestinal- und dem Urogenitalsystem und dem psychischen Zustand hergestellt werden.

**Entzündliche Veränderungen im Verdauungsapparat oder im Beckenbereich wirken sich negativ auf die Fähigkeit von Menschen aus, mit Stress umzugehen und sich von ihm zu lösen oder zu distanzieren.**

Über die anteriore Nervenverbindung können Verdauungsbeschwerden oder ein Spasmus im Uterus eine Angstreaktion auslösen. Störungen im Bauch- und Beckenbereich begünstigen die Chronifizierung von Stress im Körper und sind oftmals auch Auslöser von Angst und Depression. Andauernde Störungen im Bauch- oder Beckenhirn, wie man sie etwa beim Reizdarmsyndrom, bei spontanen oder chronischen Schmerzen im Becken findet, erzeugen eine Stresstendenz auf zerebraler Ebene, da sie eben jene Zonen stimulieren, die bei Stress und Angst beteiligt sind (➤ Abb. 1.1) [7].

Aus der Fachliteratur lässt sich schließen, dass neurochemische Störungen des Gehirns während eines Stressereignisses mit oder ohne Angst unvermeidbar über die HDB-Achse weitergeleitet werden, und zwar in beide Richtungen [6].

**Kopf-, Bauch- und Beckenhirn sind in kontinuierlicher Wechselbeziehung. Daher liegt es an uns, den „Schuldigen" zu finden und die beiden anderen Hirne durch ein entsprechendes Behandlungsprotokoll zu beruhigen.**

**OSTEOPATHISCHE RELEVANZ**

Bei der Behandlung der HDB-Achse sollte man sich zunächst auf die primäre Sphäre, also jene die die beiden anderen Bereiche hauptsächlich und auf negative Weise beeinträchtigt, konzentrieren. Diese Sphäre ist natürlich individuell verschieden. In ➤ Abschnitt 7 beschreiben wir einen Test für die drei Diaphragmen (kraniales, thorakales und Beckendiaphragma), mit dessen Hilfe eindeutig jene Sphäre bestimmt werden kann, an der die Behandlung beginnen sollte. Im Rahmen einer Behandlung sollte immer an allen drei Sphären gearbeitet werden, da nur so die gesamte HDB-Achse harmonisiert werden kann.
Im Gehirn müssen an den vom Stress betroffenen Zonen spezifische Techniken ausgeführt werden, um eine Chronifizierung zu vermeiden. Die durch das Kopfhirn erzeugte Stressreaktion ist nicht immer leicht zu „unterbrechen" und kann sich daher negativ auf die anderen beiden Hirne auswirken. Sie muss in jedem Fall behandelt werden.

#### REFERENZEN

[1] Smith Ma EL, Desai AD, Cheung N, Hanscom L, Stoica MB, Loane A, et al. Bidirectional brain-gut interactions and chronic pathological changes after traumatic brain injury in mice. Brain Behav Immun 2017; 66: 56–69.
[2] Hang CH, Shi JX, Li JS, Wu W, Yin HX. Alterations of intestinal mucosa structure and barrier function following traumatic brain injury in rats. World J Gastroenterol 2003; 9 (12): 2776–81.
[3] Lynch CD, Sundaram R, Maisog JM, Sweeney AM, Buck LGM. Preconception stress increases the risk of infertility: results from a couple-based prospective cohort study–the LIFE study. Hum Reprod 2014; 29 (5): 1067–75.
[4] Kollipaka R, Arounassalame B, Lakshminarayanan S. Does psychosocial stress influence menstrual abnormalities in medical students? J Obstet Gynaecol 2013; 33 (5): 489–93.
[5] Popa SL, Dumitrascu DL. Anxiety and IBS revisited: ten years later. Clujul Medical (1957) 2015; 88 (3): 253–7.
[6] Fond G, Loundou A, Hamdani N, Boukouaci W, Dargel A, Oliveira J, et al. Anxiety and depression comorbidities in irritable bowel syndrome (IBS): a systematic review and meta-analysis. Eur Arch Psychiatry Clin Neurosci 2014; 264 (8): 651–60.
[7] Huang L, Kutch JJ, Ellingson BM, Martucci KT, Harris RE, Clauw DJ, et al. Brain white matter changes associated with urological chronic pelvic pain syndrome: multisite neuroimaging from a MAPP case-control study. Pain 2016; 157 (12): 2782–91.

KAPITEL

# 2 Störfaktoren der Hirn-Darm-Becken-Achse

Der Osteopath, der sich für einen integrativen Ansatz entschieden hat und die verschiedenen Ursachen, die bei seinen Patienten zu Dysbalancen führen, besser verstehen möchte, muss sich zunächst mit den Störfaktoren vertraut machen, die die Gesundheit der HDB-Achse negativ beeinflussen.

## 2.1 Interne Störfaktoren

Diese Faktoren werden in ➢ Kap. 4 ausführlich beschrieben.

Zu den wichtigsten Störfaktoren zählen:

- Stress und unter Stress eingenommene Mahlzeiten
- Ernährung, der wichtigste interne Störfaktor
- Medikamente und Zusatzstoffe
- Schwermetallvergiftungen (Blei, Quecksilber, Kupfer)
- Verdauungsschwierigkeiten, Obstipation oder Diarrhö
- Dehydratation
- Entzündungen der Bauch- und Beckenregion, Blähungen, Bauchkrämpfe, Kolopathie
- Pathologien im Verdauungs- oder im Urogenitalapparat, Adhäsionen
- Permeabilität der Darmwand
- Hormonelles Ungleichgewicht: Schilddrüsenunterfunktionen erhöhen die Transitzeit des Darms, verlangsamen den Austausch und den Gesamtstoffwechsel. Vermehrte stressbedingte Ausschüttung von Cortisol durch die Nebennieren schwächt die Darmbarriere und kann zur Aufrechterhaltung des Stresszyklus beitragen
- Exokrine Pankreasinsuffizienz: Verminderte Produktion von Enzymen verlangsamt die Verdauung. Veränderungen in der endokrinen Pankreasfunktion können den Blutzuckerspiegel usw. beeinträchtigen
- Unzureichende Produktion von Magensäure
- Unzureichende Ausschüttung von Galle
- Infektionen oder Proliferation von Bakterien, Viren, Parasiten oder Pilzen (*Candida albicans*), Dysbiose im Darm (Dysbalance der Darmflora)
- Verminderte Serotoninproduktion durch den Darm und/oder das Gehirn
- Emotionale Spannungen und Gedächtnisspuren (Engramme)

## 2.2 Externe Störfaktoren

Zu den externen Störfaktoren gehören:

- Lebensrhythmus, mangelnde Bewegung, mangelnde Spiritualität
- Strahlenbelastung, elektromagnetische Belastung
- Atmosphärische, energetische, tellurische Schadstoffe in Wasser und Luft
- Physische oder psychische Traumata

## 2.3 Osteopathische Störfaktoren

Der Begriff *Dysfunktion* ist im osteopathischen Sinn als der Verlust der optimalen, für die Gesundheit erforderlichen Dynamik zu verstehen, die mit der Mobilität und der Motilität der Strukturen sowie mit den strukturellen Veränderungen in den verschiedenen Ebenen (Flexibilität, Viskoelastizität) verbunden sein kann. In den ➢ Abschnitten 6 und 7 werden für die verschiedenen Dysfunktionen spezifische Techniken vorgestellt.

Da der hier vorgestellte Ansatz auf dem Prinzip der Körper-Sphären aufbaut, werden diese im Folgenden kurz beschrieben. Der Sphären-Ansatz bietet eine gewisse Systematik und hilft, keinen Aspekt zu vernachlässigen.



### 2.3.1 Kraniozervikale Sphäre

- Dysfunktionen der Synchondrosis sphenobasilaris (SSB)
- Okklusionsprobleme einschließlich schlecht angepasster Aufbissschienen
- Spezifische Dysfunktionen der kranialen oder kraniozervikalen Dura mater
- Dysfunktion der A. vertebralis und der A. cerebri posterior
- Dysfunktionen der A. carotis interna und ihrer Kollateralgefäße
- Dysfunktionen der oberen Halswirbel und des zervikothorakalen Übergangs und ihre Auswirkungen auf Gefäße und Nerven, C4 und die Verbindung zum N. phrenicus
- Dysfunktionen der sympathischen Ganglien
- Endokraniale Spannungen, Spasmen oder Atrophien der verschiedenen, an der Entstehung von Stress, Angst und Depression beteiligten Hirnareale. Unter- oder Überbelastung dieser verschiedenen Strukturen
- Spannungen am Zungengrund
- Spannungen der Eingeweidehülle des Halses unter Einbeziehung von Schilddrüse und Ösophagus
- Hormonelle Dysfunktionen der Hypophyse, der Epiphyse und der Schilddrüse
- Dysfunktionen des N. vagus in seinem kranialen und zervikalen Abschnitt, häufiger links als rechts
- Dysfunktionen des N. phrenicus an seinen Austrittstellen bei C3, C4 und C5 und in seinem zervikalen Abschnitt

### 2.3.2 Thorakale Sphäre

- Mechanische Dysfunktionen in der BWS und den Rippen, die die sympathische Versorgung von Herz und Lungen, den N. splanchnicus, die Druckmechanik, die Sauerstoffversorgung der Gewebe, das Mediastinum, das Herz und den Herzrhythmus, den Thymus, die Lungen, die Kyphose sowie die Spannung des Ösophagus beeinflussen
- Dysfunktion der viszerofaszialen Herzloge, des Thymus, des Perikards und ihrer Aufhängungsstrukturen
- Dysfunktion des Plexus cardiacus und des Plexus pulmonalis
- Arterielle Dysfunktionen: Arcus aortae, A. thoracica interna, Äste der A. thyroidea inferior, Äste der Pars thoracica aortae, A. phrenica inferior und A. gastrica sinistra
- Dysfunktionen der Brustdrüsen und ihrer Arterien
- Dysfunktionen von Herz und Lungen
- Dysfunktionen des Ösophagus
- Dysfunktionen des N. vagus in seinem thorakalen Abschnitt: sehr häufig und oft auf der linken Seite
- Dysfunktionen des N. phrenicus in seinem thorakalen Abschnitt: Pleura, Perikard, Diaphragmakuppeln

### 2.3.3 Bauch- und Beckensphäre

- Mechanische Störungen in der viszerofaszialen Kontinuität zwischen Diaphragma und Perineum
- Störungen der Druckmechanik
- Dysfunktionen der innerhalb einer Metamerie verlaufenden Nerven aufgrund von Dysfunktionen in den Gelenken und/oder der Dura mater, des thorakolumbalen Übergangs, der Lendenwirbel, des Sakrums und des Coccyx
- Dysfunktionen des N. vagus, des Plexus coeliacus, des Plexus entericus, des Plexus hypogastricus superior und inferior. Unterhalb des Diaphragmas kann die Dysfunktion des N. vagus die Seite wechseln. Außerdem kann der Nerv nur in einigen Bereichen und nicht notwendigerweise in seinem gesamten Verlauf von Dysfunktionen betroffen sein
- Dysfunktion des N. phrenicus entlang seinem Verlauf: Bandapparat der Leber, fibröse Leberkapsel, Nebennierenloge, Peritoneum (Oberbauch)
- Dysfunktion der das Verdauungssystem versorgenden Arterien: Aorta abdominalis und ihre Kollateralgefäße in Bauch und Becken
- Viszerale Spannungen/Dysfunktionen im Verdauungsapparat: Magen, Darm, sowie Pankreas und Gallenblase – Spasmen, Adhäsionen, Stauungen, mangelnde Kontraktilität. Viszerale Ischämie oder viszerale Spasmen können durch Dysfunktionen in den Organen, Emotionen, Narbengewe-

be, Gefäßspasmen, lokale Sympathikotonie, osteopathische Dysfunktionen im Verlauf des N. vagus und Dysfunktionen der Plexus verursacht werden
- Spannungen und/oder Dysfunktionen der Milz können das Verdauungssystem, das Immunsystem und die Regenerationsfähigkeit der Gewebe – die Milz ist ein Stammzellenspeicher – beeinträchtigen
- Dysfunktion der Niere: rechte Niere (Verdauung), linke Niere (Hormone)
- Hormonelle Dysfunktionen: Dysfunktion des Pankreas mit Beeinflussung der Verdauung und des Blutzuckerspiegels, Dysfunktion der Ovarien/Hoden, Dysfunktion der Nebennieren (wenn sich die Dysfunktion auf die rechte Seite beschränkt, kann das ein Hinweis auf einen verdauungsbedingten Stress sein, wenn nur die linke Seite betroffen ist, könnte die Ursache ein hormoneller Stress sein)
- Adhäsionen des Peritoneums, der Excavatio vesicouterina, der Excavatio rectouterina bzw. der Excavatio rectovesicalis
- Osteopathische Dysfunktionen der Beckenorgane, v. a. im Bereich der Zervix und des Corpus uteri (Sitz des Beckenhirns) und der Prostata. Die Adnexen sind aus mechanischer, hormoneller und vaskulärer Sicht ebenfalls von großer Bedeutung

**OSTEOPATHISCHE RELEVANZ**

Der Therapeut sollte bei der Behandlung der HDB-Achse diese verschiedenen Komponenten und Störfaktoren berücksichtigen. Es ist wichtig, dass er in der richtigen Sphäre – kraniozervikale, thorakale oder Bauch- und Beckensphäre – beginnt und anschließend die sekundären Sphären behandelt, um so das Gleichgewicht zwischen den Sphären wiederherzustellen. Persönlich glaube ich nicht, dass man bei der Behandlung der HDB-Achse mit einer einzigen Intervention in einer Sphäre das lokale und globale Gleichgewicht sofort wiederherstellen kann. Ich glaube auch nicht, dass man pro Behandlung nur ein System – das Flüssigkeits-, das Nerven-, das kraniale, das viszerale oder das strukturelle System – behandeln sollte. Für mich zeigt die Pluralität des osteopathischen Ansatzes gerade in diesem Bereich ihre besondere Bedeutung. Meiner Ansicht nach umfasst ein Osteopath, der nur viszeral, faszial, kranial oder strukturell arbeitet, nicht die Globalität des Körpers.

Außerdem sollten wir unseren Patienten auch Ratschläge für ihre Lebensführung geben: Bewegung, Stressmanagement, Ernährung, Darmflora, Parasiten. Die richtigen Fragen während eines palpatorischen Tests oder ein kinesiologischer Test helfen dem Therapeuten, jene Ratschläge zu geben, die zur Nachhaltigkeit der Behandlungsergebnisse beitragen. Diese Informationen können durch einen ausgebildeten Heilpraktiker oder einen Arzt für integrative Medizin bestätigt werden. Ein kompetenter Osteopath wird im Bedarfsfall auch andere Therapeuten für weitere Tests hinzuziehen.

# II Der Stress

Stress ist in unserer modernen Welt ein allgegenwärtiges Phänomen. Ständig sind wir Belastungen ausgesetzt, die unser Gehirn als Gefahren interpretiert. Für den Steinzeitmenschen war die Gefahr ein punktuelles Ereignis, dem echte Ruhephasen folgten. Damit war es sicherlich leichter, das Gleichgewicht zwischen dem Nerven-, dem Hormon- und dem Immunsystem aufrechtzuerhalten.

Da Stress sehr eng mit der Entstehung von Angst und Depression verbunden ist, widmet sich dieser Abschnitt zunächst der Definition des Stresses, geht anschließend auf seine Auswirkungen in den verschiedenen Lebensphasen ein, befasst sich mit den verschiedenen Ursachen von Stress und mit seinen Auswirkungen auf das Bewusstsein, das Unbewusste und auf das Kopfhirn.

Da Stress der auslösende Faktor für die neuro-endokrino-immunologische Beeinflussung des Körpers zu sein scheint, ist es zunächst wichtig, all die potenziellen Stressfaktoren, die Patienten beeinträchtigen, zu erkennen.

Wenn von Stress die Rede ist, denken die meisten Menschen an emotionalen und psychischen Stress: man kann seine Rechnungen nicht bezahlen, hat familiäre Probleme oder eine Beziehungskrise, beklagt den Tod eines geliebten Menschen, leidet unter Druck am Arbeitsplatz. Diese Stressfaktoren können tatsächlich vorhanden sein. Daneben gibt es jedoch noch versteckte Stressfaktoren, über die kaum gesprochen wird: die physiologischen, physischen und biochemischen Stressfaktoren. Um diese Stressfaktoren geht es in diesem Abschnitt. Ihre genaue Kenntnis unterstützt den Therapeuten nicht nur bei der richtigen Behandlung der Patienten, sondern liefert ihm auch geeignete Ratschläge, um den Teufelskreis des Stresses zu durchbrechen und das Ungleichgewicht umzukehren.

Das letzte Kapitel dieses Abschnittes befasst sich mit den verschiedenen Stadien der Stressanpassung und ihren Auswirkungen auf den Körper. Damit lernen Osteopathen besser zu verstehen, wie sie, abhängig von der Stressphase, in der sich der Patient befindet, konkret vorgehen, um eine Dekompensation zu vermeiden.

KAPITEL

# 3 Stress in den verschiedenen Lebensabschnitten

## 3.1 Definition

Der Begriff Stress leitet sich vom Lateinischen *stringere* ab, was so viel bedeutet wie in Spannung bringen. Stress kann als eine nicht spezifische Reaktion des Körpers auf aversive interne und externe Anforderungen, sogenannte „Stressoren", definiert werden. Diese Stressoren können physisch oder psychisch, real oder eingebildet, positiv oder negativ sein. Stress ist somit eine physiologische Antwort, die als Reaktion auf einen bestimmten Faktor auftritt.

Stress erzeugt immer die gleiche physiologische Überlebensreaktion, die im Laufe der Zeit zur Entstehung verschiedenster Störungen beitragen kann. Unser Gehirn erkennt eine Gefahr und aktiviert die Ausschüttung von Cortisol durch die Nebennieren. Was als Gefahr wahrgenommen wird, hängt natürlich davon ab, wie unser Gehirn den Alltag wahrnimmt. Nach Lupien nimmt das Gehirn psychologischen Stress umso mehr als Gefahr wahr, je weniger Kontrolle die Person über die Situation hat, wenn es sich um eine unerwartete oder neue Situation handelt oder diese das Ego gefährdet [1].

Unabhängig von seiner Art ist Stress immer eine Anpassungsreaktion des Organismus auf eine Situation und es sind die Intensität und die Dauer des Stresszustands, die letztlich negative Wirkungen erzeugen. Stress wirkt sich signifikant auf die Gesundheit der Bevölkerung aus und ist an zahlreichen – kardiovaskulären, immunologischen, metabolischen und psychologischen – Problemen beteiligt [2].

Der aus unterschiedlichen Quellen entstehende „Stress" wird hier im weiteren Sinn verstanden. Entscheidend ist dabei, dass sich die verschiedenen Arten von Stress im Körper ansammeln. Es ist die Anzahl, die Intensität und die Frequenz dieser Stresssituationen sowie ihre Dauer, die zu einer schrittweisen Dekompensation führen, wenn die Anpassungsfähigkeit überschritten wird [3].

Sehen wir uns zunächst an, welche Auswirkungen Stress in den verschiedenen Lebensabschnitten haben kann.

## 3.2 Vor und nach der Geburt

Von der Mutter während der Schwangerschaft erlebter – starker oder chronischer – Stress kann das Kind vor allem während des 1. Trimenons beeinträchtigen. Während der Fetalphase reagiert das Kind sehr sensibel auf Cortisol. Je mehr Stress- oder Depressionssymptome die Mutter erlebt, umso höher ist der Stresshormonspiegel beim Kind. Der pränatale Stress prädisponiert den zukünftigen Erwachsenen für verschiedene Schwierigkeiten. So konnte zum Beispiel festgestellt werden, dass Kinder, die mit einer reduzierten Fähigkeit zur Stressanpassung geboren werden, eine Nebennierenschwäche aufweisen, die sich auf den von der Mutter durchlebten Stress zurückführen lässt [3]. Zudem besteht eine verringerte Neuroplastizität des Gehirns. Amiel-Tison bestätigte 2009, dass chronischer perinataler oder postnataler Stress *„zu permanenter hormoneller Deregulation, zu Läsionen des Hippocampus […] und zu langfristig negativen Folgen führen kann"* [4].

Fagundes et al. stellten eine Verbindung zwischen dem Stress, dem ein Kind *in utero* ausgesetzt wird und den gesundheitlichen Problemen später im Leben, zu denen chronische sowie Herzkreislauferkrankungen und Diabetes Typ 2 zählen, fest [5]. Zu diesen Stressfaktoren gehören bestimme psychische Stressoren: Missbrauch, Vernachlässigung, familiäre Konflikte und schwierige sozioökonomische Bedingungen.

**OSTEOPATHISCHE RELEVANZ**

Als Osteopathen sollten wir die Möglichkeit haben, die Gesundheit der Mutter vor, während und nach der Schwangerschaft zu beeinflussen, um die negativen Auswirkungen von Stress auf muskuloskelettaler und auf neuro-endokrino-immunologischer Ebene zu behandeln und somit ein besseres Gleichgewicht der Mutter und des Kindes sicherzustellen. Diese Aspekte werden in ➤ Kap. 5 beschrieben. Das Kind sollte ebenfalls so schnell wie möglich behandelt werden, um die Folgen der Geburt oder des Stresses, den die Mutter möglicherweise durchlebt hat, zu minimisieren.



## 3.3 Kindheit und Jugend

In der Kindheit und der Jugend können physische und hormonelle Veränderungen Auslöser von Stress sein. Auf physischer Ebene erleben junge Mädchen die Veränderungen ihres Körpers als schwierig, vor allem wenn sie sehr frühzeitig auftreten. Jungen leiden mehr unter dem verspäteten Eintreten dieser Veränderungen.

Mädchen scheinen außerdem mehr durch Ereignisse und persönliche Beziehungen gestresst zu werden, während Jungen eher durch ihre schulischen und sportlichen Leistungen beeinflusst werden.

Natürlich stellt sexueller Missbrauch bei Kindern und Jugendlichen einen großen Stressor dar, der zur Deregulation der HHN-Achse führen kann. Im Erwachsenenalter kann dies zu Anpassungsschwierigkeiten gegenüber Stressereignissen sowie zu größerer Anfälligkeit gegenüber Stress und Depression führen.

Zudem stellt man bei Kindern, die Opfer von Ausgrenzung wurden, fest, dass sie bestimmte Verhaltensweisen wie Mangel an Altruismus, aggressiveres, wütenderes und impulsiveres Verhalten, Mangel an Aufmerksamkeit und große soziale Angst entwickeln [6]. Bei Kindern, die Ablehnung erfahren haben, stellt man oft auch geringeres Selbstvertrauen fest, sie leiden zudem leichter an psychischen Problemen wie etwa Depressionen [7].

**In jungen Jahren erlebter Stress begünstigt Entzündungen in der Adoleszenz und eine Prädisposition zur Entwicklung von Angst und Depression im Erwachsenenalter.**

**Sozialer Stress in der Jugend und im Erwachsenenalter wird mit einer erhöhten Entzündungsaktivität in Verbindung gebracht, die man bei depressiven Personen wiederfindet.**

**Stress am Beginn des Lebens (SBL) lässt Entzündungen vorhersagen und begünstigt das Auftreten von Angst und Depression [8].**

**OSTEOPATHISCHE RELEVANZ**

Je schwieriger die Kindheit, umso eher läuft die Person Gefahr, Entzündungserkrankungen, Angst und Depression im Erwachsenenalter zu entwickeln. Osteopathische Behandlungen in diesem Lebensabschnitt sind daher angezeigt, um die Stressbelastung zu reduzieren, ihr vorzubeugen oder entgegenzuwirken.

Die Zeiten hormoneller Veränderungen sind oft für das Auftreten von Angst und Depression entscheidend, vor allem bei Personen, deren Verletzlichkeit bereits erhöht ist. Heute sind viele Kinder und Jugendliche enormem Druck durch ihre Eltern ausgesetzt. In der Adoleszenz können sich die Wahl der Schule oder des Berufs oder auch die sexuelle Orientierung als sehr schwierig erweisen. In diesem Alter können sich die Symptome schleichend entwickeln. Wir müssen also gegenüber diesen Symptomen, die möglicherweise in unterschiedlichen Formen auftreten, sehr wachsam sein. Anorexie, Bulimie, Isolierung, Angst zu versagen sind einige Beispiele, die einen multidisziplinären Behandlungsansatz erforderlich machen. Da die Verbalisierung in diesem Alter immer schwierig ist, reagieren Kinder und Jugendliche sehr gut auf osteopathische Behandlungen. Entsprechende Methoden zum Stressmanagement sollten ebenfalls angeboten werden. Die von P. Denisson entwickelte *Brain-gym*-Methode bei verschiedenen schulischen Problemen und beim Stressmanagement ist sehr effizient und zudem aufgrund ihrer Bewegungen auch amüsant und daher gut für Kinder geeignet.

## 3.4 Erwachsenenalter

Im Erwachsenenalter sollte man in der Anamnese auch Traumata und Stress in der Kindheit berücksichtigen.

Nach einer Studien von Taylor und Ron Sullivan [*in* 9], reagieren Männer und Frauen unterschiedlich auf Stress (➤ Abb. 3.1), dies kann auch zu verschiedenen Variationen bei den Krankheiten, die mit Stress in Verbindung stehen, führen. So sind

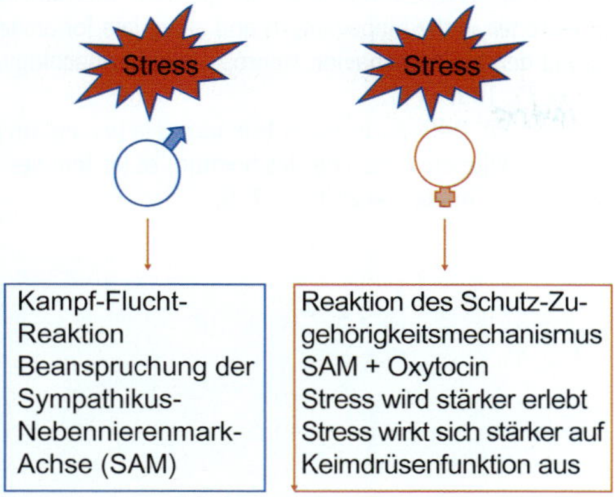


**Abb. 3.1** Stress: Reaktion bei Mann und Frau.

Männer nach Aussage der Autoren eher bereit zu kämpfen (körperlich und verbal) oder zu fliehen, während Frauen die gegenseitige Hilfe vorziehen.

- Bei Männern zeichnet sich der Mechanismus der Stressreaktion durch die Beanspruchung der Sympathikus-Nebennieren-Achse (SAM-Achse) und der Ausschüttung von Noradrenalin (NA) und Adrenalin (Ad) durch das Nebennierenmark aus.
- Bei Frauen wird neben der SAM-Achse zudem der „Schutz- und Zugehörigkeitsmechanismus" (*tend-and-befriend-response*) beansprucht, der das Ergebnis der durch Sexualhormone und endogene Opioide wie Endorphine, Enkephaline und Dynorphine modulierten Oxytozin-Ausschüttung zu sein scheint [10]. In Stresssituationen tendieren Frauen dazu, Gruppen zu bilden, um ihre Nachkommen zu schützen bzw. sich gegenseitig Trost zu spenden. Viele Frauen rufen in Stresssituationen eine Freundin an.

Männer scheinen also mit Personen ihres Geschlechts vermehrt in Konkurrenz zu treten, während die Anwesenheit einer Frau ihre Stressantwort beruhigt. Frauen fühlen sich in Gegenwart anderer Frauen ruhiger, in Gegenwart eines Mannes jedoch mehr gestresst, außer wenn dieser sie körperlich berührt [1].

Frauen durchleben subjektiv mehr Stress als Männer und entwickeln mehr Symptome durch emotionale Notsituationen. Ihre Tendenz zum Grübeln erhöht die Risiken von Depressionssymptomen, dies erklärt teilweise die höhere Prävalenz der Diagnose Depression bei Frauen. Das Grübeln erhöht die zerebrale Reaktion auf negative Reize des Präfrontalkortex und des Corpus amygdaloideum [11].

Festzustellen ist auch eine höhere Ausschüttung des basalen Cortisols bei Frauen im Tagesverlauf, insbesondere in Verbindung mit Ablehnung oder sozialen Störungen in Verbindung mit ihren Nachkommen, der Zugehörigkeit oder den hohen beruflichen Anforderungen. Frauen verfügen auch über geringere Reserven, um Stress entgegenzuwirken [1].

Zudem können sich die hormonellen Schwankungen während des Zyklus auf das Niveau der chemischen Botenstoffe im Gehirn, etwa auf den Serotoninspiegel, und damit auf die Psyche der Frau auswirken. Östrogen hat eine angstlösende und antidepressive Wirkung auf den Hippocampus und das Corpus amygdaloideum. Diese reagieren sensibel auf den Östrogenspiegel und spielen eine Rolle beim Ausgleich von Angst- und Depressionsverhalten [12]. Ist das Stressniveau hoch, ist der Östrogenspiegel niedrig [13]. In der Menopause führt das Absinken des Östrogenspiegels häufig zu Stress, Angst und zu Stimmungsstörungen wie der Depression.


## REFERENZEN

[1] Lupien S. Par amour du stress. Montréal: Au Carré; 2010.

[2] Dedovic K, Renwick R, Mahani N, Engert V, Lupien S, Pruessner J. The Montreal imaging stress task: Using functional imaging to investigate the effects of perceiving and processing psychosocial stress in the human brain. J Psychiatry Neurosci 2005; 30 (5): 319–25.

[3] Wilson JL. Adrenal Fatigue. Petaluma: US Smart Publications; 2006.

[4] Amiel-Tison C, Gosselin J. Démarche clinique en neurologie du développement. Paris: Masson; 2008.

[5] Fagundes CP, Glaser R, Kiecolt-Glaser JK. Stressful early life experiences and immune dysregulation across the lifespan. Brain Behav Immun 2013; 27C: 8–12.

[6] Bierman KL. Peer rejection: Developmental processes and intervention strategies. New York: The Guilford Press; 2003.

[7] McDougall P, Hymel S, Vaillancourt T, Mercer L. The consequences of childhood rejection. In: Leary MR, editor. Interpersonal rejection. New York: Oxford University Press; 2001. p. 213–47.

[8] Danese A, Moffitt TE, Pariante CM, Ambler A, Poulton R, Caspi A. Elevated inflammation levels in depressed adults with a history of childhood maltreatment. Arch Gen Psychiatry 2008; 65 (4): 409–15.

[9] Trépanier L. Comment le cerveau d'un homme diffère de celui d'une femme face au stress ? Mammouth magazine 2009; 6: 6.


3

[10] Taylor SE, Klein LC, Lewis BP, Gruenewald TL, Gurung RA, Updegraff JA. Biobehavioral responses to stress in females: tend-and-befriend, not fight- or-flight. Psychol Rev 2000; 107 (3): 411–29.
[11] Plusquellec P, Muckle G, Dewailly E, Ayotte P, Bégin G, Desrosiers C, et al. The relation of environmental contaminants exposure to behavioral indicators in Inuit preschoolers in Arctic Quebec. Neurotoxicology 2010; 31 (1): 17–25.
[12] Walf AA, Frye CA. A review and update of mechanisms of estrogen in the hippocampus and amygdala for anxiety and depression behavior. Neuropsychopharmacology 2006; 31: 1097–111.
[13] Juster RP. Différences corps-tête face à la perception et à la réactivité au stress chez les hommes et les femmes. Mammouth magazine 2009; 6: 7–8.

KAPITEL

# 4 Ursachen von Stress

Die genaue Identifizierung der Stressursachen ermöglicht die Probleme des Patienten genauer einzugrenzen und damit die therapeutische Effizienz zu erhöhen. Man unterscheidet verschiedene Stressursachen. Vereinfachend können drei Arten von Stressoren (S) – Stressfaktoren – unterschieden werden: physische (strukturelle), emotionale (psychische) und biochemische Stressoren. Die beiden erstgenannten Stressoren sind für den Patienten und den Therapeuten leichter zu identifizieren, während der 3. Stressor oftmals unterschwellig und unverstanden ist und häufig nicht berücksichtigt wird.

Diese 3 S beeinflussen sich ständig gegenseitig und müssen Teil unseres Behandlungsansatzes sein. Jeder dieser Stressoren wirkt sich auf die Expression unserer Gene aus (➤ Abb. 4.1) und bildet die Grundlage der Epigenetik.

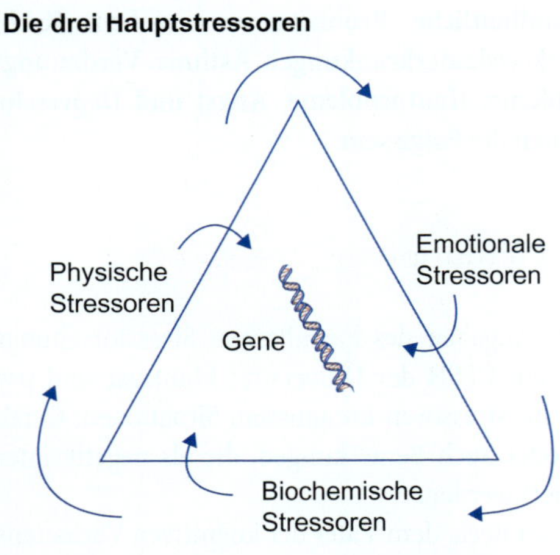


**Abb. 4.1** Die 3 S (Stressoren). Sie stehen untereinander in kontinuierlicher Wechselwirkung und beeinflussen die Genexpression.

So kann ein sozialer Stress innerhalb der Kategorie der emotionalen Stressoren sowohl zu einer Veränderung des Verhaltens und der Psyche führen und damit Einfluss auf das Magendarm-, das Hormon- und das Immunsystem [1] nehmen als auch sich durch physische Spannungen äußern. Die psychischen Veränderungen können sich längerfristig durch strukturelle Veränderungen im Gehirn manifestieren, die in ➤ Abschnitt 5 näher behandelt werden.

Ein weiteres häufiges Beispiel: Eine chronische Entzündung im Abdomen aufgrund eines versteckten biochemischen Stressors (Mikrobiota, Parasiten, Viren, Nahrungsmittelunverträglichkeit) kann strukturelle Veränderungen im Gehirn erzeugen, physische Schmerzen in der Lendenwirbelsäule verursachen und die Person im Alltag, in den sportlichen Aktivitäten, im gesellschaftlichen Leben beeinträchtigen und letztlich Emotionen oder auch Ängste und Depressionen verursachen, die ihrerseits wiederum die physische Struktur und die gesamte Biochemie des Patienten beeinflussen. Der Patient wird durch das Zusammenwirken der 3 S und seinen ganz eigenen Stressoren gefangen und unter den Folgen jedes einzelnen leiden und das unabhängig davon, wo der Stress seinen Ausgang genommen hat. Werden die 3 S nicht spezifisch behandelt, so gleitet der Patient schrittweise in einen chronischen Prozess. Letztlich entsteht ein systemisches Problem.

Der Stressor, der das homöostatische Gleichgewicht zum Kippen bringt, kann aus unterschiedlichen Quellen stammen, die Anfälligkeit für bestimmte Krankheiten erhöhen und die Psychopathologie begünstigen.

**Jeder Stress, egal ob endogenen oder exogenen Ursprungs, wirkt sich auf die HDB-Achse in absteigender wie in aufsteigender Richtung aus (➤ Abb. 4.2).**

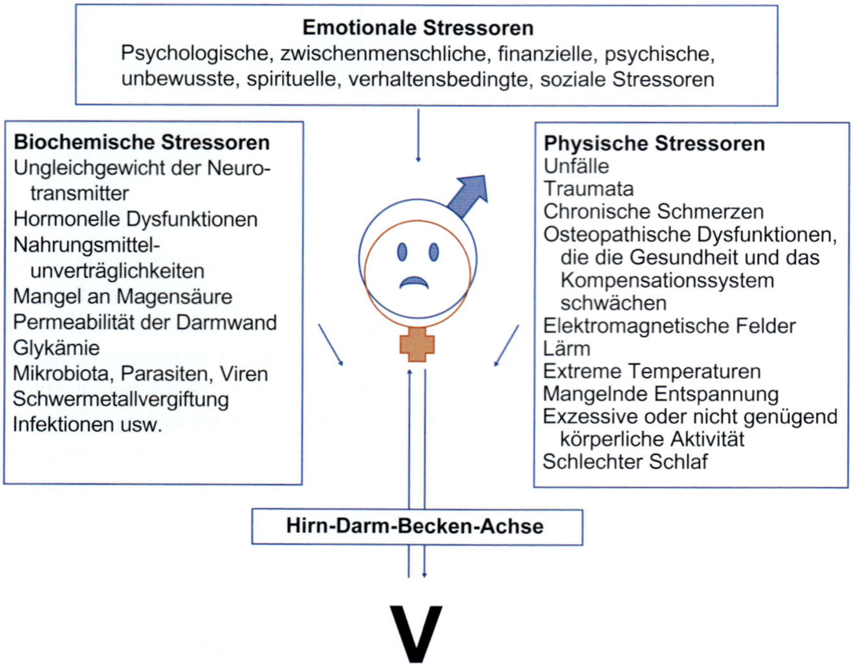


**Abb. 4.2** Verschiedene Arten von Stressoren und ihre Wirkung auf die Hirn-Darm-Becken-Achse.

## 4.1 Emotionale, psychologische und soziale Stressoren

Jüngste Studien über die Verbindungen zwischen Körper und Geist beschreiben wie Gedanken und Emotionen das Gehirn, aber auch das Hormon- und Immunsystem über Neuropeptide (Neuromodulatoren), die durch jede unserer Emotionen freigesetzt werden, beeinflussen. Die Neuropeptide werden durch die Immun- und Hormonzellen sowie durch die Zellen des autonomen Nervensystems (ANS) schnell aufgenommen und beeinflussen damit ihre Funktion. Eine „positive“ Emotion wie Liebe, Freude oder Enthusiasmus erzeugt chemische Botenstoffe. Diese wirken sich auf das Gehirn und das Immun- und Hormonsystem aus und erhöhen die Widerstandsfähigkeit gegen Krankheiten und verbessern ganz allgemein die Gesundheit. „Negative“ Emotionen wie Angst, Wut und Trauer beeinflussen die gleichen Systeme, nur dass sie die Widerstandsfähigkeit gegen Krankheiten und folglich die Gesundheit verringern.

**Auf diese Weise kann „sich gestresst fühlen“ zu einer Veränderung der Physiologie führen und gesundheitliche Probleme verursachen: Krebs, Herzkreislauferkrankungen, Asthma, Verdauungsprobleme, Hautprobleme, Angst und Depression können die Folge sein.**

### 4.1.1 Emotionale Stressoren

Nach Angaben des kanadischen Stressforschungszentrum CESH der Universität Montreal sind psychische Stressoren Ereignissen, Situationen, Gefahren oder auch Bemerkungen, die als negativ interpretiert werden.

Nach Beck, dem Vater der kognitiven Verhaltenstherapie, entstehen individuelle Probleme, zu denen auch die emotionalen Störungen gehören, großteils durch Verzerrungen der Realität, die auf falschen Hypothesen beruhen. Die daraus abgeleitete Interpretation basiert meist auf der im Laufe des Lebens konstruierten Lebensrealität.

Aus mehreren von uns konsultierten Studien geht hervor, dass Beziehungsstress und soziale Ablehnung/Ausgrenzung die schädlichsten psychischen Stressoren darstellen und die besten Indikatoren für das Auftreten von Angst und Depression sind.

**WIE LÄSST SICH DIESE TATSACHE ERKLÄREN?**

Als der Mensch noch Jäger und Sammler war, hatte er, wenn er aus der Gemeinschaft ausgestoßen wurde, nur sehr geringe Überlebenschancen. Diese Angst abgelehnt und ausgegrenzt zu werden, haben wir Menschen bis heute nicht abgelegt, so als würde damit immer noch unser Überleben gefährdet werden. Gleichzeitig wissen wir, dass sich die Frage des Überlebens nicht mehr stellt und dass es angesichts von Ausgrenzung konkrete Lösungen gibt, indem man sich einfach einer anderen Gruppe zuwendet oder sich einen neuen Arbeitsplatz usw. sucht.

Physiologisch gestehen geht es also um die Interpretation des „Stressors" durch den „Gestressten". Somit kann jede auch noch so banale oder irreale Situation, die als Gefahr interpretiert wird, eine neuroendokrino-immunologische Kaskade auslösen, so als wäre die Gefahr real [2]!

**OSTEOPATHISCHE RELEVANZ**

**Methoden, die helfen rationale von irrationalen Gedanken zu trennen**

Hier einige Fragen, die der Patient sich stellen sollte, um zu überprüfen, ob er von irrationalen Gedanken vereinnahmt wird, die emotionale Störungen und Stress erzeugen.

Die fünf Kriterien von Beck helfen dem Patienten zu überprüfen, ob ein Gedanke rational ist oder nicht.

- Basiert der Gedanke auf objektiven Tatsachen?
- Hilft mir der Gedanke, mein Leben und meine Gesundheit zu schützen?
- Hilft mir der Gedanke, meine kurz- und langfristigen Ziele zu erreichen?
- Hilft mir der Gedanke, unerwünschte Konflikte mit anderen zu vermeiden?
- Hilft mir der Gedanke, Emotionen zu spüren, die ich in vergleichbaren Situationen spüren will?

Beantwortet der Patient mehr als zwei dieser Fragen mit Nein, ist das ein Hinweis auf einen irrationalen Gedanken, der Körper begibt sich in einen Stresszustand.

Der Patient muss einen Gedanken finden, auf den er dreimal mit Ja antworten kann, um einen rationalen Gedanken zu objektivieren.

Die Vier Versprechen der Tolteken (➤ Anhang 2) bilden allgemeine Verhaltens- und Einstellungsrichtlinien, die sich in allen Lebenssituationen als sehr nützlich erwiesen haben und uns dabei helfen, den emotionale Verzerrungen und Belastungen zu begegnen.

Auch die Heilmethode Ho'oponopono ist bei Traumata und schwierigen Situation sehr effizient (➤ Kap. 19).

### 4.1.2 Soziale Stressoren

Es besteht ein eindeutiger kausaler Zusammenhang zwischen psychosozialen Faktoren und den Funktionen des Magendarmsystems. Zu diesen Faktoren zählen Kindheitstraumata, aber auch aktuelle Traumata, ein geringer sozioökonomischer Status, soziale Isolation, andauerndes Mobbing, die Pflege eines Angehörigen, die häusliche oder berufliche Überlastung. Sie können zum Auftreten eine Reizdarmsyndroms beitragen und zu Bauch- und Beckenschmerzen, Entzündungen und Verhaltensveränderungen bis hin zur Depression führen [3].

**Sozialer und emotionaler Stress nehmen somit Einfluss auf die gesamte HDB-Achse.**

## 4.2 Unbewusste Stressoren und Alexithymie

### 4.2.1 Unbewusste Stressoren

Stress kann auch das Ergebnis einer unbewussten Verdrängung sein: Ängste, Mangel, nicht bewältigte Trauer, transgenerationelle Erinnerungen usw.

**Die wissenschaftliche Gemeinschaft erkennt heute an, dass sich negative, nicht gelöste Auswirkungen von Traumata von einer Generation auf die nächsten übertragen können und eine biologische Spur hinterlassen, die über drei bis fünf zukünftige Generationen weitergegeben werden kann [4].**

Daher ist es vorstellbar, dass eine unerklärbare Angst bei einem Menschen von einem Ereignis stammt, das einer früheren Generation gehört!

Wenn das Unbewusste das Bewusstsein nicht über die Störung, die es belastet, informieren kann und wenn diese Blockade fortdauert, wird das Problem auf körperlicher Ebene zum Ausdruck gebracht, damit beginnt die Somatisierung und das

Entstehen von Problemen mit bestimmten, unangemessenen Ängsten und Schutzreaktionen.

### 4.2.2 Alexithymie

Der Begriff Alexithymie bezieht sich auf die Schwierigkeit, seine Gefühle auszudrücken. Sie wird mit einer verringerten Aktivität der kortikotropen Achse (Hypothalamus-Hypophysen-Nebennieren-Achse) assoziiert, die das Auftreten von psychosomatischen Erkrankungen begünstigt. Aufgrund der gestörten Sekretion und Aktivität des Cortisols bei chronischem Stress treten auch vermehrt Entzündungen auf.

Menschen, denen es schwerfällt auszudrücken, woran sie leiden, laufen damit eher Gefahr, physische und entzündliche Beschwerden zu entwickeln. Da die Emotionen nicht ausgedrückt werden können, werden sie stärker somatisiert und schlechter reguliert, wodurch die Wahrscheinlichkeit, an einem posttraumatischen Stresszustand [5] zu leiden und psychopathologische Symptome zu entwickeln ansteigt [6]. Personen, die mehrere Abwehrmechanismen wie das Verleugnen und den Rückzug verwenden, weisen in Stresssituationen einen geringeren Cortisolspiegel auf. Auf biochemischer Ebene ergibt sich daraus ein Ungleichgewicht zwischen den beiden Bahnen der Stressreaktion, wobei der Cortisolspiegel verringert und die Sympathikusaktivität erhöht ist, was vermehrt zu Schmerzen und Angst führt (➤ Abb. 4.3) [7].

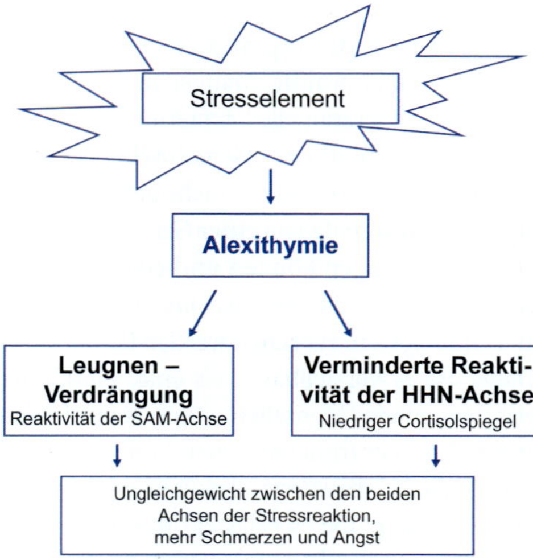


**Abb. 4.3** Alexithymie und die Reaktion der SAM- und der HHN-Achse.

**OSTEOPATHISCHE RELEVANZ**

Emotionen, vor allem jene, die uns nicht bewusst sind oder nicht zum Ausdruck gebracht werden können, hinterlassen im Körper Spuren. Osteopathen können diese Spuren erkennen und sie beeinflussen. Indem wir die Spannungsbarriere lösen, ermöglichen wir „gespeicherten Emotionen" von der unbewussten Ebene ins Bewusstsein zu gelangen. Der Patient wird sich seines Spannungsschemas bewusst und kann die damit in Zusammenhang stehenden Elemente zum Ausdruck bringen (➤ Abb. 4.4). Indem er Zugang zu seinen Ressourcen erhält, kann er physiologische und psychologische Selbstregulationsmechanismen in Gang setzen und damit die Auflösung des erlebten Stresses beginnen. Wir sollten also den Patienten ermutigen zu fühlen, sich die im Körper festgehaltenen Spannungen bewusst zu machen, die wir mit unseren Händen spüren, und ihm dabei helfen, das Gespürte in Worte zu fassen. Der Therapeut sollte die Verbalisierung oder das Niederschreiben unterstützen, da es die Homöostase unterstützt.
Wenn der verbalisierte Stress jedoch zu starken Störungen führt, sollte der Therapeut dem Patienten raten, sich von einem Psychologen behandeln zu lassen, der ihm zeigt, wie er mit seinen aktuellen Emotionen besser umgehen kann.

**KLINISCHES FALLBEISPIEL**

Bei der Normalisierung somatoemotionaler Spannung im Thorax mithilfe des *Focusing* (➤ Kap. 19) sieht eine Patientin detaillierte Bilder von der Vergewaltigung einer Frau, die sie jedoch nicht selbst ist. Während die Spannung im Thorax sich auflöst, durchlebt sie Emotionen, die so stark sind, als wäre sie selbst von diesem Ereignis betroffen. Nach der Behandlung ist die Patientin etwas verwirrt, da sie nicht weiß, welche Bedeutung sie den von ihrem Unbewussten gelieferten Bildern zuordnen soll. Da sie sich jedoch erleichtert fühlt, lassen wir uns nicht auf Mutmaßungen ein und gleichen zur besseren Integration das Nervensystem aus. Nach der Behandlung findet ihr Uterus, der sich immer in Retroversion befunden hatte, zur normalen Anteversion zurück und verbleibt in der Folge in dieser Stellung. Handelte es sich um ein transgenerationelles Trauma? Auch wenn wir dies nicht bestätigen können, sind die Behandlungsergebnisse überraschend. Die Patientin bestätigte uns, dass sie sich in der Folge sehr erleichtert fühlte, so als wäre ein Gewicht, dass sie über Jahre belastet hatte, von ihr abgefallen (➤ Abb. 4.4).

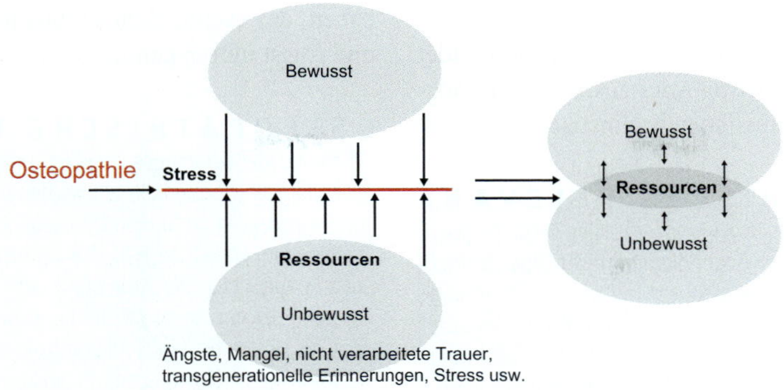


**Abb. 4.4** Der Osteopath kann auf – bewusste und unbewusste – Stressoren, die im Körper Spuren hinterlassen haben, einwirken und dem Patienten Zugang zu seinen eigenen Ressourcen ermöglichen.

## 4.3 Elektromagnetische Stressoren

Aktuell erleben wir eine Veränderung des Magnetfelds der Erde und werden kontinuierlich und vermehrt elektromagnetischen Strahlen ausgesetzt: durch Satelliten, Smartphones, Haustechnik, WLAN, Mikrowellen usw. Dies führt zu Störungen der Menschen, erzeugt Stressreaktionen, Depression, Angst, Schlaflosigkeit, Schwindel, Kopfschmerzen, Muskelspasmen usw.

2007 haben amerikanische Forscher menschliche Zellen (Neuronen- und Astrozytenkulturen) einem Mobiltelefon ausgesetzt. Nach nur zwei Stunden zeigte sich bereits, dass das Mobiltelefon die Apoptose (Zelltod) in den Zellen des Gehirns erhöht und dass Neuronen besonders sensibel reagieren [8].

2011 setzte das kanadische Krebsforschungszentrum CIRC die hochfrequenten Felder (zu denen auch die Mobiltelefone gehören) auf die Liste der möglichen Krebsursachen, insbesondere der Hirntumore [9].

Die amerikanische Psychologin J. M. Twenge studiert seit 25 Jahren das soziale und affektive Verhalten von Jugendlichen. Seit 2012 beobachtet sie die katastrophalen Auswirkungen von Smartphones auf junge Menschen.

2012 besaßen in den USA mehr als die Hälfte aller Jugendlichen ein Smartphone. Heute hat jeder vierte Jugendliche ein Smartphone. Immer mehr Menschen leiden auch an Elektrosensibilität, die zu verschiedensten physischen und psychischen Störungen führt.

**OSTEOPATHISCHE RELEVANZ**

Ratschläge zur Reduzierung der elektromagnetischen Stressquellen

- Mindestens eine Stunde vor dem Schlafengehen keine Bildschirmgeräte mehr verwenden.
- WLAN-Verbindung zumindest über Nacht abschalten.
- Stromquellen – auch Mobiltelefone – mindestens einen Meter vom Bett entfernen.
- Kein Fernseher im Schlafzimmer.
- So wenig wie möglich am Mobiltelefon sprechen oder zumindest eine Freisprechanlage verwenden. Aufgrund der negativen Auswirkungen von Mobiltelefonen auf die Entwicklung des Gehirns sollten Kinder nur beschränkten Zugang zu Mobiltelefonen haben.
- Smarte Stromzähler durch ältere Modelle ersetzen oder die neuen Modelle nicht im Haus installieren.
- Wenn möglich nicht neben einem Mobilfunk-Sendemasten wohnen, ihre Magnetfelder haben einen Radius von bis zu 7 km.

## 4.4 Virtualität

Zudem führen die modernen Technologien, die viele Zeit, die Menschen vor einem Bildschirm, vor Simulatoren und mit Videospielen verbringen, möglicherweise auch zur Auflösung sozialer, familiärer, geistiger Bindungen oder sogar zu verminderter Empathie. Wenn eine Person im Fernsehen einen Kampf sieht oder in Videospielen selbst an einem Kampf teilnimmt, kann die Belastung des Hormon- und Nervensystems genauso hoch sein wie bei einem realen Stress. Die Ansammlung von Stressmediatoren im Körper, die physisch nicht verwendet werden, kann mittelfristig Angstzustände und möglicherweise auch Depressionen begünstigen.

**OSTEOPATHISCHE RELEVANZ**

Als Gesellschaft müssen wir uns leider der Tatsache stellen, dass die modernen Technologien unser Leben immer mehr bestimmen. Als Therapeuten müssen wir Eltern und Jugendliche bestmöglich und auf Grundlage aktueller Kenntnisse beraten. Da die Nutzung von Mobiltelefonen und Videospielen auch zu Abhängigkeiten führen kann, sollte den Kindern von klein an eine gewisse Mäßigung bei der Nutzung dieser Technologien angelernt werden und ihr Gebrauch zeitlich begrenzt werden.

Dadurch können Depression, Schlaflosigkeit, Isolation und Selbstmordgedanken vermieden werden. Steve Jobs, der Mitbegründer von Apple, hatte seinen Kindern die Nutzung des Smartphones verboten. Bill Gates, der Gründer von Microsoft, möchte bei sich zu Hause keinen Computer. Haben diese „Informatik-Genies" es bereits vor uns verstanden?

## 4.5 Lebensrhythmus

Der hektische Lebensrhythmus, dem viele von uns ausgesetzt sind, ist ein besonders schwerwiegender Stressfaktor. Die moderne Technik fordert uns nicht nur dazu auf, mehrere Dinge gleichzeitig zu tun, sie führt auch dazu, dass wir uns mehr im Inneren aufhalten. Damit verbringen wir weniger Zeit im Freien, um uns zu bewegen usw. Dadurch wird das Gleichgewicht Arbeit/Freizeit beeinträchtigt, da die Anhäufung dieser geistigen Anforderungen zu einer energetischen Überlastung führt, die leider auf der körperlichen Ebene nicht ausreichend genutzt wird. Wir müssen uns mehr bewegen, um die in unserem Körper und unserem Gehirn angehäuften Stressmetaboliten abzubauen.

Zudem müssen Frauen täglich ihre unterschiedlichen Rollen als Mutter, Ehefrau und Arbeitnehmerin unter einen Hut bringen. Obwohl sie schon seit langem ebenso viele Stunden wie die Männer außer Haus arbeiten, sind sie häufig immer noch diejenigen, die den Großteil der Hausarbeit übernehmen. Es scheint vorstellbar, dass diese Doppelbelastung dazu führt, dass Frauen ein erhöhtes Stressniveau haben, das eventuell zu Problemen wie Depression und Angst führen kann.

**OSTEOPATHISCHE RELEVANZ**

Während der Anamnese frage ich meine Patientinnen regelmäßig, wie ihr Verhältnis zwischen Arbeit und Freizeit ist und wie viel Zeit sie für Sport/Bewegung oder für sich selbst verwenden. Dabei stelle ich häufig fest, dass ein Missverhältnis zugunsten der Arbeit und der familiären Aufgaben besteht, der nur wenig Zeit für Sport/Bewegung, Ruhe und Zeit für sich selbst lässt. Allerdings kann zu viel Sport und zu intensives Training ebenfalls ein Stressfaktor sein.

Es ist wichtig Maßnahmen zu ergreifen, um dieser Überbelastung zu begegnen. Wenn Veränderungen unmöglich zu sein scheinen, empfehle ich die Achtsamkeitsmeditation und zeige meinen Patientinnen einige Übungen für eine bessere Kohärenz der verschiedenen Systeme: Herzkohärenz, Wonder Woman Pose, kinesiologische Punkte usw. (➤ Kap. 20).

## 4.6 Schlafmangel

Die Auswirkungen von Schlafmangel sind gut dokumentiert: Depression, frühe Alterung, Zunahme von Herzkreislauferkrankungen, Diabetes, Adipositas usw.

In einer Studie konnte 2017 nachgewiesen werden, dass es im Gehirn Zellen gibt, die Astrozyten, die bei Schlafmangel die Synapsen zwischen den Neuronen buchstäblich „auffressen" [10]! Schlafmangel schwächt die Synapsen. Die Astrozyten hingegen werden durch Schlafmangel stimuliert und aktiver. Dabei handelt es sich um normale Funktionen, die jedoch durch Schlafmangel verstärkt werden. Man kann also tatsächlich sagen, dass sich durch Schlafmangel das Gehirn selbst zerstört!

Es scheint, dass ein Drittel der Franzosen unter Schlaflosigkeit leidet und diese Zahl steigt ständig. Nach dem kanadischen Schlafforschungsinstitut INSV schlafen wir durchschnittlich nur noch 6h58 pro Nacht, in den 1960er-Jahren waren es noch 8h30.

Unsere Drüsen und unser Nervensystem regenerieren sich während der Nacht. Es scheint daher fast sinnlos, die verschiedenen Stressfaktoren behandeln zu wollen, wenn Körper und Geist an Schlafmangel leiden.

**OSTEOPATHISCHE RELEVANZ**

Ratschläge für einen besseren Schlaf

- Abends weniger Licht (weniger Volt) verwenden und fluoreszierendes Licht, Computer, Fernseher, Telefone, Tablets usw. mindestens zwei Stunden vor dem Schlafengehen vermeiden. Das von ihnen ausgestrahlte blaue Licht stimuliert das Gehirn und schadet dem Schlaf.
- In den Abendstunden beruhigende Aktivitäten bevorzugen.
- Spurenelemente und beruhigende Kräuter abends einnehmen, Vitamine eher am Morgen.
- Erst zu Bett gehen, wenn man müde ist.
- Nicht im Bett bleiben, wenn man nicht schlafen kann. In einen anderen Raum gehen und eventuell eine Kleinigkeit essen.
- Das Schlafzimmer nicht zum Fernsehen oder für intellektuelle Arbeit verwenden.
- Kein Schläfchen während des Tages.
- Morgens immer um die gleiche Zeit aufstehen.
- Spät abends keinen Sport mehr betreiben.
- Vor dem Zubettgehen ein lauwarmes (kein heißes) Bad nehmen und dabei vielleicht beruhigende ätherische Öle verwenden: Kamille, Lavendel, Orangenblüten.
- Socken anziehen: kalte Füße können Schlaf verhindern.
- Jegliche Stromquellen vom Bett entfernen. WLAN abschalten.
- Spät abends Tabak, Alkohol, Schokolade und Kaffee sowie schweres Essen vermeiden.
- Lernen, wie man sich durch Meditation oder Atemübungen vom Stress löst, man kann auch die Hände auf die Stirn legen, um den Geist zu beruhigen. Sich eine „To-do-Liste" für den nächsten Tag schreiben, um während der Nacht nicht daran denken zu müssen.

## 4.7 Umweltverschmutzung und urbanes Leben

Es gibt immer mehr Hinweise, dass in Städten häufig vorkommende Schadstoffe sich nicht nur auf die sexuellen Steroidhormone, sondern auch auf die Stresshormone auswirken und den Cortisolspiegel im Blut ansteigen lassen. Nach P. Plusquellec vom kanadischen Stressforschungszentrum CESH der Universität Montreal entsteht dadurch ein erhöhtes Risiko für chronischen Stress und für Stoffwechselerkrankungen in Verbindung mit psychiatrischen Erkrankungen [11]. Dr. Plusquellec untersuchte unter anderem die Verbindung zwischen Schadstoffen und Stress. Ihm zufolge sind die Auswirkungen der Schadstoffe bei Kindern und älteren Personen besonders ausgeprägt. Zu den am besten untersuchten Schadstoffen gehören Blei, Quecksilber, polychloriertes Biphenyl (PBC) sowie Organochlorpestizide, all diese Schadstoffe sind für ihre negativen Auswirkungen auf das Nerven- und Hormonsystem bekannt. Fragen über die neurotoxische Wirkung von chemischen Produkten werden immer dringlicher und sollten von unseren Regierungen genauer untersucht werden.

Forschungsarbeiten, die die Verbindung zwischen der Schadstoffbelastung und der psychischen Gesundheit untersuchen, sind für die öffentliche Gesundheit und die Gesellschaft von großem Wert.

Bezüglich der Luftverschmutzung bestätigt eine kürzlich in der Stadt Shanghai durchgeführte Studie, dass das Blut und der Urin von Studenten, die eine mit Feinstaubpartikeln belastete Luft einatmeten, hohe Niveaus an Stresshormonen (Cortisol, Cortison, Adrenalin und Noradrenalin) sowie hohe Werte an Zucker, Fetten und Fettsäuren enthielt, in Mengen, die umso höher waren, je stärker die Feinstaubbelastung in den Studentenwohnheimen war [12]. Im Gegensatz dazu wiesen Studenten, deren Wohnheime über ein Luftreinigungssystem verfügten, geringere Konzentrationen der Stressmarker auf. Bewiesen ist heute auch der Zusammenhang zwischen Schadstoffbelastung, erhöhtem Blutdruck, einer weniger guten Reaktion auf Insulin und mehr Markern für molekularen Stress in den Geweben.

Das Leben in der Stadt scheint sich auch auf die Mikrobiota [13] und die geistige Gesundheit auszuwirken. In Deutschland zum Beispiel sind 40 % der Stadtbewohner von Depression betroffen und die Häufigkeit von Angststörungen ist in der Stadt um nahezu 20 % höher. „Das Schizophrenie-Risiko ist bei Personen, die in der Stadt geboren wurden und ihre ersten Lebensjahre dort verbracht haben, noch höher." Man spricht von einem zwei- bis dreimal höheren Risiko bei Kindern, die in der Stadt aufwachsen, im Vergleich zu Kindern vom Land, unterstreicht Andreas Meyer-Lindenberg, Direktor des Zentralinstituts für Seelische Gesundheit in Mannheim (Deutschland).

2011 gelang es deutschen und kanadischen Forschern mithilfe von bildgebenden Verfahren nachzuweisen, dass Gehirnregionen unterschiedlich reagieren, je nachdem, ob man in der Stadt oder auf dem Land lebt! Sie beobachteten eine erhöhte Aktivität des Corpus amygdaloideum bei Personen, die in großen Städten (mit mehr als 100.000 Einwohnern) leben, im Vergleich zu Personen, die in Kleinstädten (mit 20.000 Einwohnern) leben. Das Leben auf dem Land scheint das Corpus amygdaloideum sehr wenig zu beanspruchen. Bekannt ist auch, dass bei Personen, die unter Depression und Angst leiden, das Corpus amygdaloideum häufiger hyperaktiv ist.

Zudem stellten diese Forscher fest, dass Kinder, die in einem städtischen Umfeld aufgewachsen sind, eine erhöhte Aktivität des Cortex cingularis anterior (CCA) aufweisen, und zwar proportional zur Größe der Stadt. Es war bereits bekannt, dass chronischer Stress ein wesentlicher Risikofaktor für psychiatrische Erkrankungen darstellt, nun gelang es diesen Forscher den neuralen Mechanismus nachzuweisen.



**OSTEOPATHISCHE RELEVANZ**

Leider können nicht alle Menschen auf dem Land leben. Wenn man in einer Stadt oder in der Nähe einer wichtigen Verkehrsachse wohnt, sollte man einen Vitamin-B-Komplex einnehmen. Die B-Vitamine sind nicht nur für das Gehirn und die geistige Gesundheit wichtig, jüngste Forschungen haben gezeigt, dass sie auch gegen Luftverschmutzung und Feinstaub schützen können und zum „fast vollständigen Verschwinden der negativen Auswirkungen der Umweltverschmutzung" auf die Zellen, die Mitochondrien und die DNA der Studienteilnehmer führten [14]. Spaziergänge im Wald oder in einem Park mit vielen Bäumen wirken sich ebenfalls positiv aus.

## 4.8 Schwermetalle

Die toxischen Metalle, die zu Unrecht als Schwermetalle bezeichnet werden, umfassen alle Metalle, Metalloide und Nichtmetalle, die für die Gesundheit und die Umwelt giftig sind: Blei (Pb), Aluminium (Al), Quecksilber (Hg), Arsen (As), Kadmium (Cd), Nickel (Ni), Zink (Zn), Mangan (Mn), Brom (Br), um hier nur die wichtigsten anzuführen.

Einige Metalle wie Kupfer, Zink, Chrom können in kleinen Mengen für den Körper notwendig sein, in größeren Dosen jedoch toxisch werden.

Im Organismus reichern sich die toxischen Metalle an und führen u. a. zu psychischen Erkrankungen und/oder beschleunigen den Alterungsprozess und die Degenerierung. Toxische Metalle und Nichtmetalle gelangen einfach über das Einatmen von Abgasen von Autos, Flugzeugen oder aus der Industrie usw. in unseren Organismus.

Wir nehmen sie auch über kontaminierte Nahrungsmittel auf, da in der Nahrungsmittelindustrie chemische Verbindungen verwendet werden, die dazu geführt haben, dass Böden und Wasser vermehrt mit Kupfer, Quecksilber, Kadmium und Blei angereichert werden und dadurch die Nahrungsmittel kontaminieren. Blei kann auch aus alten Bleileitungen in den Häusern oder den Wasserleitungen der Stadt stammen. Quecksilber ist ein schweres Meeresgift, dessen Konzentration sich seit der industriellen Revolution verdreifacht hat. Der Quecksilbergehalt ist insbesondere in großen Fischen wie Thunfischen, Schwertfischen und Aalen besonders hoch. Der Verzehr dieser Fische sollte daher eigentlich vermieden werden. Kraken, Krabben und Meeresspinnen sind ebenfalls stark schwermetallbelastet. Eine Quecksilbervergiftung kann u. a. die Schilddrüsenfunktion beeinträchtigen [15]. Schwangere Frauen und Kinder unter drei Jahren sollten maximal zweimal pro Woche Fisch essen, da Quecksilber das Gehirn von Feten und Kleinkindern schädigen kann.

Die Verwendung von Küchengeräten aus Aluminium oder Alufolie kann ebenfalls die Vergiftung der Schilddrüse begünstigen. Impfstoffe, deren Zusatzstoffe Quecksilber und/oder Aluminium enthalten, tragen ebenfalls zur potenziellen Intoxikation bei. Einige Zahnfüllungen enthalten Quecksilber und Silber.

Wenn man eine Schwermetallbelastung vermutet, sollte man deren Gehalt mit einem Haartest bei einem spezialisierten Heilpraktiker analysieren lassen. Die Analyse von (nicht behandelten) Haaren gibt den Schwermetallgehalt sowie auch den Gehalt an Spurenelementen und Mineralstoffen an. Dieser Test ist relativ billig und ist ein gutes Abbild des Terrains des Patienten. Ein kinesiologischer Test oder auch eine entsprechende Frage an den Körper gerichtet, vorausgesetzt, dass man hierfür entsprechend ausgebildet wurde, kann ebenfalls durchgeführt werden.

### OSTEOPATHISCHE RELEVANZ

Um Schwermetalle besser ausleiten zu können, sollte osteopathisch zunächst an den Ausscheidungsorganen (Darm, Nieren, Gallenblase, Haut, Lungen) gearbeitet werden. Gut sind auch Sport und Infrarot-Sauna, da sie das Schwitzen fördern. Schwitzen ist einer der besten Wege, um Schwermetalle auszuscheiden.

- Um den Darm und die Darmschleimhaut zu schützen, sollte die Drainage durch eine erhöhte Flüssigkeitszufuhr in Form von Kräutertees, biologischem Grüntee und Kirschstieltee angeregt werden. Eine einfache Methode ist es, dem Trinkwasser einige Tropfen Chlorophyll beizumengen.
- Mehrere Studien zeigten die positive Wirkung von Chlorella zur Ausleitung von Schwermetallen. Die fibröse Membran dieser Alge absorbiert zahlreiche Umweltgifte [16]. Algen haben sowohl eine entgiftende als auch eine remineralisierende Wirkung.
- Zeolith, eine Mineralerde aus vulkanischem Tuffstein, ist ebenfalls sehr effizient. Verschiedene Studien zeigten, dass Zeolith Blei, Kadmium, Arsen, Quecksilber und andere potenziell gefährliche Metalle „einfangen" kann. Zeolith scheint Toxine in einer speziellen Reihenfolge zu eliminieren. Während der ersten Wochen eliminiert es die oben angeführten Schwermetalle und anschließend Toxine aus Pestiziden, Herbiziden und Plastik. Zeolith ist eines der effizientesten Mittel im Kampf gegen die radioaktive Verseuchung von Böden und im Bereich der Nahrungskette. Es soll bei der Dekontaminierung von Fleisch und lebenden Tieren, die von der durch die Nuklearkatastrophe von Tschernobyl verursachten Radioaktivität betroffen waren, geholfen haben. Das an Klinoptilolith reiche Zeolith scheint sowohl beim Menschen als auch beim Tier eines der besten Mittel zur Ausleitung von radioaktiven Elementen zu sein.
- Wir unterstreichen nochmals, dass vor jeder Entgiftungsbehandlung die Ausscheidungsorgane entsprechend behandelt werden müssen, da andernfalls die Gefahr besteht, dass die toxischen Mineralstoffe in einem geschlossenen Kreislauf im Körper zirkulieren. Man muss also zunächst dafür sorgen, dass die Ausgänge geöffnet sind, also keine Obstipation besteht.
- Nieren und Harnwege können durch Brennnesselwurzel, Lindensplint, Löwenzahn usw., die Leber durch Mariendistel, Kurkuma oder Desmodium unterstützt werden.
- Ballaststoffe begünstigen eine regelmäßige Verdauung.
- Selen ist ein Antagonist von Quecksilber, Kadmium und Kupfer.
- Kalzium ist ein Antagonist von Aluminium und Blei.
- Zink ist ein Antagonist von Blei, Aluminium, Quecksilber, Kupfer und Kadmium.

## 4.9 Viren

Die virale Belastung darf als Stressfaktor nicht unterschätzt werden. Zahlreiche Menschen leiden viele Jahre aufgrund eines Virus, dem sie in ihrer Jugend oder im Erwachsenenalter ausgesetzt waren. Das Virus kann in unserem System oder in bestimmten Organen weiter vorhanden sein und zu einem späteren Zeitpunkt wieder aktiviert werden. Es kann auch zu Müdigkeit führen und eine kaskadenartig erfolgende neuro-endokrino-immunologische Reaktion auslösen. Das ist zum Beispiel beim Epstein-Barr Virus (EBV), beim Zytomegalie-Virus (CMV), der Lyme-Borreliose und Herpes der Fall.

So konnte eine Studie die Präsenz des EBV (Pfeiffer-Drüsenfieber) in den Schilddrüsenzellen von 80°% der an Hashimoto-Thyreoiditis erkrankten Personen und von 62,5 % der an Basedow-Hyperthyreose erkrankten Personen feststellen, während in der Kontrollgruppe kein EBV in den Schilddrüsenzellen nachweisbar war [1].

Die spezifischen Immunzellen T CD8+, die für die Bekämpfung dieses Virus notwendig sind, nehmen mit dem Alter ab und sind bei Frauen und bei einer zu geringen Vitamin-D-Zufuhr in geringerer Zahl vorhanden. Personen, die nach dem Alter von 15 Jahren mit dem EBV in Kontakt kamen, haben eine dreimal geringere Anzahl an diesen Lymphozyten als in der Kindheit, was zu negativen Auswirkungen führt [18]. Das reaktivierte Virus kann die Produktion von Antikörpern in der Schilddrüse einleiten und ist an zahlreichen autoimmunen Symptomen beteiligt, die den Gemütszustand stark beeinträchtigen.

Die Forschung im Bereich der Virologie geht weiter und man wird noch mehr negative Auswirkungen des EBV und des CMV auf die Gesundheit finden, die oft zu chronischer Müdigkeit und anderen, medizinisch noch nicht geklärten Symptomen führen.

### OSTEOPATHISCHE RELEVANZ

Wenn ein Patient an chronischer Müdigkeit leidet, kann es hilfreich sein, vom Arzt eine Blutanalyse vornehmen zu lassen, um festzustellen, ob diese Viren – aktiv oder ruhend – im Blut vorhanden sind. Diese Viren können manchmal mit antiviralen Medikamenten behandelt werden, um die Virusbelastung zu verringern und damit das Nerven- und Hormonsystem zu entlasten. Gleichzeitig sollte Stress aus dem Leben verbannt werden und die Darmflora regeneriert werden. Die Mykotherapie scheint sich positiv auf die Virenbelastung auszuwirken, hilfreich sind auch Vitamin C und D. Zudem sollte durch eine entsprechende osteopathische Behandlung das gute Funktionieren von Milz, Thymus und Darm sichergestellt werden.

## 4.10 Ernährung



Bereits im 5. Jh. v. Chr. erklärte Hippokrates, dass der Ursprung aller Krankheit im Darm liege! „Wir sind, was wir essen“ und wir sind auch das Spiegelbild der in uns vorhandenen Bakterien! Die durch unsere Ernährung beeinflusste Mikrobiota verändert unseren psychischen Zustand und unser Verhalten.

Bereits Still hatte festgestellt, dass die Ernährung bei der Behandlung von Depression eine wichtige Rolle spielt. C. Kousmine, eine Pionierin der 1950er-Jahre, behauptete, trotz der starken Ablehnung ihrer Ärztekollegen, dass degenerative Erkrankungen durch eine falsche Ernährung entstehen können.

**Gute Ernährung ist von essenzieller Bedeutung. Zu diesem Thema gibt es heute zahlreiche Publikationen: Eine Ernährung bestehend aus viel Obst und Gemüse, wenig raffiniertem Zucker und ohne Allergene begünstigt das Wohlbefinden auf immunologischer, hormoneller, entzündlicher, neurologischer und psychischer Ebene.**

Ein Dutzend Studien aus Kanada, Amerika und Großbritannien, die zwischen 1997 und 2015 veröffentlicht wurden, berichten von einem starken Absinken der Nährstoffkonzentration in unseren Nahrungsmitteln. Auch in sogenannten gesunden Nahrungsmitteln verringerte sich der Gehalt an Vitamin A und C, an Phosphor, Kalzium, Eisen und anderen Mineralstoffen und Spurenelementen um die Hälfte, um das 25-Fache oder sogar das 100-Fache innerhalb eines halben Jahrhunderts, von der Belastung mit Pestiziden und Insektiziden ganz zu schweigen!

Um den Nährwert einer Frucht oder eines Gemüses aus den 1950er-Jahren zu sich zu nehmen, müssten man viel größere Mengen, ungefähr zehnmal mehr essen! So verringerte sich der Gehalt an Vitamin A, einem für das Sehen und die Immunabwehr wichtigen Vitamin, in 17 der 25 von kanadischen Forschern untersuchten Obst- und Gemüsearten drastisch. Unsere moderne industrialisierte, nährstoffärmere und verseuchte Ernährung enthält nicht mehr alle für unsere Gesundheit erforderlichen Nährstoffe. Deshalb kann es auch bei sehr gesunder Ernährung zu einem gewissen Mangel kommen, sodass Nahrungsergänzungsmittel eingesetzt werden müssen (➤ Kap. 21).

Neben den Pestiziden und Insektiziden und der Nährstoffarmut unserer Nahrungsmittel sind Zucker und Nahrungsmittelunverträglichkeiten große, täglich auf uns einwirkende Stressoren.
Die Ernährung kann zu einer wichtigen Stressquelle für den Stoffwechsel, die Psyche und das Verhalten werden.

Milchprodukte, Weizen, Soja, Eier, Fisch, Meeresfrüchte, Nüsse, Erdnüsse führen zu 90 % der Nahrungsmittelallergien [19] und können u. a. zu hormonellen Störungen (Hypothyreose, Diabetes) und zu Verhaltensstörungen und psychischen Symptomen führen: Autismus [20], Aufmerksamkeitsdefizit- Hyperaktivitätsstörung (ADHS), Angststörungen, Depressionen und chronische Entzündung.

Eine Milchprodukteunverträglichkeit kann zu Ansammlungen von Schleim (Phlegma) führen und damit zu chronischer Otitis und Magen-Darm-Erkrankungen (Diarrhö, Obstipation, Gastritis). Milchprodukte erhöhen den Gärungsprozess im Darm, erzeugen Entzündungen und tragen damit zur Durchlässigkeit des Darms bei. Sie enthalten zudem den insulinähnlichen Wachstumsfaktor IGF-1, der das anarchische Zellwachstum begünstigt. Deshalb findet man in der Literatur immer mehr Verbindungen zwischen Krebs (Brust-, Prostatakarzinom usw.) und Milchprodukten. Milchprodukte enthalten mehrere potenziell problematische Komponenten wie Laktose und Casein (Protein). Laktosefreie Produkte zu essen, löst das Problem nicht, da diese Produkte immer noch Casein enthalten.

Die negativen Reaktionen auf eine Allergie oder eine Nahrungsmittelunverträglichkeit sind von der Immunantwort abhängig [21]. Die Überbelastung des Immunsystems und die daraus entstehende Entzündung können zu hormonellen Störungen und zum Auftreten von chronischen Erkrankungen, zu

Herz-, Autoimmun-, neurodegenerativen und psychiatrischen Erkrankungen führen [22].

In einer Studie kam man sogar zum Schluss, dass Kontakt mit Gluten sogar zu Depressionssymptomen führen kann[23]. Zudem geht aus einer jüngst veröffentlichten Studie hervor, dass das in Weizen enthaltene Gliadin zur Entzündung der Darmwand und damit zur Permeabilität der Darmwand bei allen Personen führt, unabhängig davon, ob sie Symptome zeigen oder nicht [24]. Es besteht eine Verbindung zwischen der Permeabilität des Darms und der Permeabilität der Blut-Hirn-Schranke, woraus sich die sekundär, nach einer ungeeigneten Ernährung entstehenden Psychopathologien erklären lassen.

Mehrere Studien unterstreichen auch, dass zu hoher Zuckerkonsum sowohl die kognitiven Funktionen als auch unser psychologisches Gleichgewicht verändert.

Die richtige Ernährung ist damit ein primärer Faktor für das Gleichgewicht unserer Mikrobiota. Sie beeinflusst unsere Fähigkeit, gegen durch Entzündung und Oxidation verursachte Schäden anzukämpfen, stärkt das Immunsystem und schützt uns vor Stimmungsstörungen, Angststörungen und Depression.

**OSTEOPATHISCHE RELEVANZ**

Ich wiederhole es nochmals, die Korrektur des Ernährungsverhaltens ist ein entscheidendes Element in der osteopathischen Behandlung, nur dadurch können dauerhafte Ergebnisse erzielt werden, um gegen Stress, Entzündung, hormonelle Störungen, Angst und Depression anzukämpfen. Sobald der Patient keine Allergene mehr zu sich nimmt und seine Ernährung verbessert, lässt sich bei der Palpation des Darms und des Gehirns eine große Veränderung feststellen. Dabei sollte nicht vergessen werden, dass auch Personen, die auf ihre Ernährung achten, einer gewissen Belastung der Nahrungsmittel durch Pestizide, Insektizide, Zuckersatz, Trans-Fettsäure, Farbstoffe, Glutamat, Nitrate, Aspartam, synthetische Antioxidanzien usw. ausgesetzt sind. Man sollte daher Bio-Produkte bevorzugen, zumindest bei den nach David Suzuki am meisten mit Pestiziden belasteten Nahrungsmitteln, den so genannten „Dirty Dozen“:

1. Apfel
2. Sellerie
3. Paprika
4. Pfirsich
5. Erdbeeren
6. Nektarinen
7. Trauben
8. Spinat
9. Blattsalat
10. Gurken
11. Heidelbeeren
12. Kartoffeln

Personen, die bereits Gesundheitsprobleme haben und unter Entzündungen leiden, sollten eine hypotoxische Ernährung oder eine Paleo-Diät in Betracht ziehen. Informationen dazu können in verschiedenen Büchern zu diesem Thema nachgelesen werden. Die Paleo-Ernährung, die keine Allergene wie Gluten, Milchprodukte und Getreide enthält, zielt darauf ab, die Immunreaktion und ihre entzündlichen Auswirkungen auf das Kopf-, Bauch- und Beckenhirn zu mindern. Die Rolle von Omega-6-Fettsäuren und Gluten bei der Entstehung von chronischer Entzündung ist heute hinlänglich bekannt. Weniger bekannt ist, dass gewöhnliche Nahrungsmittel wie Tomaten oder Reis aufgrund der in ihnen enthaltenen Lektine ebenfalls problematisch sein können. Ebenso sollten die heute als „Superfood“ verkauften Goji-Beeren nur sehr selten gegessen werden. Nahrungsmittel, die die meisten Lektine enthalten sind:

- Hülsenfrüchte, v. a. Soja
- Getreide, Buchweizen
- rohe Samen
- Milchprodukte
- Mais
- Nachtschattengewächse: Tomaten, Kartoffeln, Auberginen
- Paprika

Andere Früchte oder Gemüse enthalten auch Lektine, stellen aber kein Problem dar.

Lektine schädigen die Darmschleimhaut, weil sie durch das menschliche Verdauungssystem nicht verdaut werden können. Sie erzeugen chronische Entzündungen im Körper, da sie schrittweise die Permeabilität der Darmwand erhöhen. Das Immunsystem betrachtet damit eventuell Nahrungsmittel oder gesunde Substanzen, die in das Blut gelangen, als Fremdkörper und erzeugt Antikörper, wodurch es zur Entstehung einer Autoimmunreaktion kommen kann.

Wenn wir mit unseren Patienten nicht über die Ernährung sprechen, besteht die Gefahr, dass sie in einem Zustand der Chronizität verbleiben, den wir mit unserem Ansatz nur kurzzeitig beeinflussen können. Die Epigenetik wird damit zu einem wichtigen Thema. Um den spezifischen Bedürfnissen des Patienten gerecht zu werden, kann auch ein Heilpraktiker konsultiert werden.

Zudem dürfen wir nicht vergessen, dass manche Personen Alkohol als Selbstmedikation verwenden, um das Stressniveau zu senken. Auch wenn der gelegentliche Genuss eines Glas Weins zu unserem Wohlbefinden beiträgt, unterdrückt der regelmäßige Genuss von Alkohol das Zentralnervensystems (ZNS). Tatsächlich haben Alkoholiker

ein dreimal so hohes Risiko eine Depression zu entwickeln als Nichtalkoholiker [25]. Alkoholkonsum sollte bei der Anamnese als wichtiger Faktor betrachtet werden.
Der Konsum von Kaffee sollte bei ängstlichen Menschen und Personen, die an Schlaflosigkeit neigen, reduziert oder sogar vollständig beendet werden.

**KLINISCHES FALLBEISPIEL**

Vulvodynie, Angst, Schlaflosigkeit, prämenstruelles Syndrom

Eine 28-jährige Patientin kommt in meine Praxis. Sie leidet unter Vulvodynie und einem starken prämenstruellen Syndrom. Während der Anamnese stellt sich heraus, dass die Patientin auch unter Angst (6/10) leidet und bereits seit ihrer Jugend Schlafschwierigkeiten hat. Die Testung des Energieniveaus ergibt einen Wert von 4/10. Die Patientin kann zwar Geschlechtsverkehr haben, verspürt dabei jedoch lokal Schmerzen im linken Vestibulum vaginae. Ihre Angst führt vor allem zu Atemschwierigkeiten, die während des gesamten Zyklus auftreten können, sich während des PMS jedoch verstärken.

Die Untersuchung ergibt, dass die primär zu behandelnde Zone die Bauch- und Beckensphäre ist. Bei der Palpation erweist sich der Darm als schmerzhaft und gestaut. Das Zäkum ist vergrößert und das Sigmoid verspannt. Die Leber ist fest und die Beckensphäre gestaut.

Ich behandle Darm und Leber. Der kinesiologische Test und die Befragung des Körpers ergeben, dass die Patientin weniger Zucker zu sich nehmen und auf Gluten und Milchprodukte verzichten sollte. Der Uterus befindet sich in einer Lateroflexion nach links, wobei die Zervix und der Corpus uteri Adhäsionen mit dem Sigmoid bilden. Durch die Korrektur mittels internen Techniken können die Schmerzen im linken Vestibulum reduziert werden. Zudem behandle ich die Brustwirbelsäule, die SSB, die hintere Schädelgrube und C2. Auf Gehirnebene ist festzustellen, dass der rechte Präfrontalkortex (PFC) und das rechte Corpus amygdaloideum ihre Spannung verringern, wenn die Patientin ihre Hand auf den Bauch legt (Inhibition), damit bestätigt sich ein aufsteigender Einfluss.

Drei Monate später sehe ich die Patientin wieder: Ihr Energieniveau liegt bei 8–9/10, ihr PMS ist verschwunden, sie leidet nicht mehr unter Angst und erklärt „wie ein Baby zu schlafen". Ich frage sie, was sie gemacht hat und sie antwortet: Ich war bei Ihnen in Behandlung! Anschließend erklärt sie mir, dass sie in den letzten drei Monaten auf Zucker, Gluten und Milchprodukte verzichtet hat. Natürlich wäre meine Behandlung effizient gewesen, aber es hätte niemals so signifikante Verbesserungen in allen Sphären gegeben, wenn die Patientin ihre Ernährung nicht umgestellt hätte.

## 4.11 Mikrobiota und Parasitosen

Die Gesamtheit den Verdauungsapparat besiedelnden Mikroorganismen werden als intestinale Mikrobiota – auch bekannt als Darmflora – bezeichnet. Die Mikrobiota ist für das gute Funktionieren des Verdauungssystems, aber auch des Immunsystems von wesentlicher Bedeutung. Wird die Mikrobiota durch die Besiedlung von schlechten Bakterien und Parasiten aus dem Gleichgewicht gebracht, kann dies ein interner Stressfaktor sein, der niedrigschwellig wirkt und eine Kaskade an neuro-endokrino-immunologischen Veränderungen erzeugt, die auch die psychischen Funktionen beeinträchtigen können. Dieses Ungleichgewicht kann bereits bei der Geburt entstehen, wenn die Scheidenflora der Mutter nicht gesund ist oder das Kind mittels Kaiserschnitt geboren wird. In diesem Fall kann die Scheidenflora der Mutter, die bei einer vaginalen Geburt an das Kind weitergegeben wird, nicht auf das Kind übertragen werden. Die vermehrte Gabe von Antibiotika, gechlortes und mit Fluor versetztes Wasser, der Mangel an mit Probiotika reichen Nahrungsmitteln begünstigen das Ungleichgewicht zwischen guten und schlechten Bakterien.

**OSTEOPATHISCHE RELEVANZ**

**Stressfaktoren**

Jede Form von Stress beeinflusst die Immunfunktionen und steht in engem Zusammenhang mit dem endokrinen System [26]. Stress dürfte auch bei Depression und Angst eine Rolle spielen.

Stress hat einen kumulativen Effekt.

Es ist die Anzahl, die Intensität und die Frequenz der Stresssituationen sowie ihre Dauer, die, wenn sie die Anpassungsfähigkeit des Körpers überschreiten (allostatische Last), schrittweise zur Dekompensation führen. Zudem verfügt nicht jeder Mensch über die gleiche Anpassungsfähigkeit gegenüber Stress und das bereits ab dem Zeitpunkt der Geburt [27]. All dies zeigt, wie wichtig eine gute Anamnese ist, um all jene Aspekte zu entdecken, die möglicherweise am Zustand des Patienten beteiligt sind. Die anschließende osteopathische Untersuchung bezieht diese verschiedenen Komponenten mit ein.

Damit uns die Anamnese ein Gesamtbild des Patienten liefert, sollte sie folgende Aspekte umfassen:

- Die persönliche Geschichte des Patienten, einschließlich der hormonellen Situation von der Geburt bis ins Erwachsenenalter: Art der Geburt, Stress der Mutter während der Schwangerschaft, häufige Antibiotikagabe, virale Belastung (EBV, CMV usw.), Adoleszenz. Ist die Person in einem städtischen Umfeld aufgewachsen?
- Körperliche, hormonelle, digestive und neurologische Symptome: Reizdarmsyndrom, Aufstoßen, Verdauung, Blähungen.
- Gynäkologische Symptome: Zyklus, Ovulation, Menstruation, PMS, Prämenopause, Menopause, Schwangerschaften und Geburten, Schwangerschaftsabbrüche, Dyspareunie.
- Genetische Faktoren und Familienanamnese unter Berücksichtigung von Angst, Depression, psychischen Erkrankungen, endokrinen Störungen; sie helfen das Terrain des Patienten zu bestimmen.
- Reisen: Hat der Patient eine Reise unternommen und wurde dabei krank? Traten die Symptome erst nach der Reise auf? (Verdacht auf Parasiten).
- Evaluierung des erfahrenen Stress (Trauer, Missbrauch, Ablehnung, Trennung, Mobbing am Arbeitsplatz, Unfälle, schwere Krankheiten, Umzüge usw.): allostatische Last.
- Individuelle Beurteilung des Stressniveaus auf einer Skala von 0 bis 10.
- Beurteilung des Energieniveaus auf einer Skala von 0 bis 10.
- Beurteilung der Schlafqualität auf einer Skala von 0 bis 10 und der Schlafmenge.
- Stressmanagement, wie wird dem Stress begegnet.
- Bewegung und Sport.
- Ernährung einschließlich Nahrungsergänzungsmittel.

## 4.12 Schlussfolgerung

Wir wissen, dass sich unsere Lebensweise auf die Gesundheit und das Gehirn auswirkt. Die Tatsache, dass man sich regelmäßig osteopathisch behandeln lässt, die Ernährung, Bewegung und Sport sowie der persönliche Umgang mit Stress beeinflussen die DNA-Expression. Wir hoffen, dass wir mit diesem Kapitel den Leser auf die verschiedenen Störfaktoren aufmerksam gemacht haben, die das menschliche Potenzial negativ beeinflussen können und ihm damit mehr bewusst wird, wie wichtig ein integrativer Ansatz innerhalb der Osteopathie, aber auch in der Gesundheitsversorgung insgesamt ist.

### REFERENZEN


[1] Savignac HM, Hyland NP, Dinan TG, Cryan JF. The effects of repeated social interaction stress on behavioural and physiological parameters in a stress-sensitive mouse strain. Behav. Brain Res 2011; 216: 576–84.

[2] Kemeny ME. Psychobiological responses to social threat. Evolution of a psychological model in psychoneuroimmunology. Brain Behav Immun 2009; 23 (1): 1–9.

[3] Slavich GM, Irwin MR. From stress to inflammation and major depressive disorder: a social signal transduction theory of depression. Psychol Bull 2014; 140 (3): 774–815.

[4] Gapp K, Jawaid A, Sarkies P, Bohacek J, Pelczar P, Prados J, et al. Implication of sperm RNAs in transgenerational inheritance of the effects of early trauma in mice. Nat Neurosci 2014; 17 (5): 667–9.

[5] Yehuda R. Advances in understanding neuroendocrine alterations in PTSD and their therapeutic implications. Ann N Y Acad Sci 2006; 1071: 137–66.

[6] Simeon D, Yehuda R, Cunill R, Knutelska M, Putnam FW, Smith LM. Factors associated with resilience in healthy adults. Psychoneuroendocrinology 2007; 32 (8/10): 1149–52.

[7] Alkan HE, Aust S, Heuser I. HPA system activity in alexithymia: a cortisol awakening response study. Psychoneuroendocrinology 2013; 38 (10): 2121–6.

[8] Zhao TY, Zou SP, Knapp PE. Exposure to cell phone radiation up-regulates apoptosis genes in primary cultures of neurons and astrocytes. Neurosci Lett 2007; 412 (1): 34–8.

[9] Levis AG, Minicuci N, Ricci P, Gennaro V, Garbisa S. Mobile phones and head tumours. The discrepancies in cause-effect relationships in the epidemiological studies – how do they arise? Environ Health 2011; 10: 59.

[10] Bellesi M, De Vivo L, Chini M, Gilli F, Tononi G, Cirelli C. Sleep loss promotes astrocytic phagocytosis and microglial activation in mouse cerebral cortex. J Neurosci 2017; 37 (21): 5263–73.

[11] Plusquellec P, Muckle G, Dewailly E, Ayotte P, Bégin G, Desrosiers C, et al. The relation of environmental contaminants exposure to behavioral indicators in Inuit preschoolers in Arctic Quebec. Neurotoxicology 2010; 31 (1): 17–25.

[12] Li H, Cai J, Chen R, Zhao Z, Ying Z, Wang L, et al. Particulate matter exposure and stress hormone levels. Psychoneuroendocrinology 2017; 136 (7): 618–27.

[13] Wlasiuk G, Vercelli D. The farm effect, or: when, what and how a farming environement protects from asthma and allergic disease. Curr Opin Allergy Clin Immunol 2012; 12 (5): 461–6.

[14] Zhong J, Karlsson O, Wang G, Li J, Guo Y, Lin X, et al. B vitamins attenuate the epigenetic effects of ambient fine particles in a pilot human intervention trial. Proc Natl Acad Sci U S A 2017; 114 (13): 3503–8.

[15] Liang QR, Liao RQ, Su SH, Huang SH, Pan RH, Huang JL. Effects of lead on thyroid function of occupationally exposed workers. Zhonghua Lao Dong Wei Sheng Zhi Ye Bing ZA Zhi 2003; 21: 111–3.

[16] König-Péter A, Kilár F, Felinger A, Pernyeszi T. Biosorption characteristics of Spirulina and Chlorella cells to accumulate heavy metals. Journal of the Serbian Chemical Society 2015; 80 (3): 407–19.
[17] Janega P, Rychly B, Kuracinova K, Babal P. The role of Epstein-Barr virus infection in the development of autoimmune thyroid diseases. Endokrynol Pol 2015; 66 (2): 132–6.
[18] Pender MP. CD8+ T-Cell Deficiency, Epstein-Barr Virus Infection, Vitamin D Deficiency, and Steps to Autoimmunity: A Unifying Hypothesis. Autoimmune Dis 2012; 2012: 189096.
[19] Shewry PR. Wheat. J Exp Bot 2009; 60 (6): 1537–53.
[20] Champoux N. Être ou ne plus être autiste. Montréal: Fides; 2015.
[21] Turnbull JL, Adams HN, Gorard DA. Review article: the diagnosis and management of food allergy and food intolerances. Aliment Pharmacol Ther 2015; 41 (1): 3–25.
[22] Myles IA. Fast food fever: Reviewing the impact of the Western diet on immunity. Nutr J 2014; 13: 61.
[23] Peters SL, Biesiekierski JR, Yelland GW, Muir JG, Gibson PR. Randomised clinical trial: gluten may cause depression in subjects with non-coeliac gluten sensitivity – an exploratory clinical study. Aliment Pharmacol Ther 2014; 39: 1104–12.
[24] Hollon J, Puppa EL, Greenwald B, Goldberg E, Guerrerio A, Fasano A. Effect of gliadin on permeability of intestinal biopsy explants from celiac disease patients and patients with non-celiac gluten sensitivity. Nutrients 2015; 7 (3): 1565–76.
[25] Lai HM, Cleary M, Sitharthan T, Hunt GE. Prevalence of comorbid substance use, anxiety and mood disorders in epidemiological surveys, 1990–2014: A systematic review and meta-analysis. Drug Alcohol Depend 2015; 154: 1–13.
[26] Butcher SK, Lord JL. Stress responses and innate immunity: aging as a contributory factor. Aging Cell 2004; 3 (4): 151–60.
[27] Wilson JL. Adrenal Fatigue. Petaluma: Smart Publications; 2006.

KAPITEL

# 5 Physiologische Stressreaktionen

Forschungsarbeiten zeigen, dass der Organismus auf physiologischer Ebene eine Reihe von Reaktionen einsetzt, um seinen Gleichgewichtszustand aufrechtzuerhalten. Dabei kommen sowohl zentrale als auch periphere Prozesse zum Einsatz. Das Prinzip der Homöostase kann zudem dazu führen, dass die Aktivität eines Systems erhöht wird, während andere Systeme ruhig gestellt oder inhibiert werden. Folglich können mit Stress verbundene Störungen entweder durch die Überbeanspruchung oder die Inhibition eines Mechanismus verursacht werden.

Unter Stress sendet das Kopfhirn ein Signal an den Hypothalamus, der das Corticotropin-Releasing-Hormon (CRH) freisetzt, das die Hypophyse zur Sekretion von Adrenocorticotrophin (ACTH) anregt und damit einen Stresszustand im gesamten Körper erzeugt, damit dieser auf die Gefahr reagieren kann. Wenn das Stressprogramm aktiviert wird, steigen also die von der Hypophyse bzw. den Nebennieren ausgeschütteten Mengen an ACTH und Cortisol sprunghaft an. Dieser Prozess erzeugt Reaktionen auf verschiedensten Ebenen: Herz, Darm, Immunsystem, Becken und Bewegungsapparat, die langfristig diese Systeme schwächen. ACTH wirkt auch auf andere Gehirnstrukturen und insbesondere auf das Corpus amygdaloideum. Dadurch entstehen Angst- und Furchtreaktionen, die Person reagiert sensibler auf alle Empfindungen, so auch auf die Signale aus dem Darm- oder Beckenbereich. Es kommt zur Intensivierung der Empfindungen und Schmerzen.

Wie wir im Weiteren noch sehen werden, führt chronischer Stress zu Dysfunktionen in der Stressverarbeitung, das System, das den Stress hemmt, versagt, sodass die Betroffenen, auch wenn sie nicht unter Stress stehen, die negativen Auswirkungen des Stresses körperlich, psychisch und ganz allgemein auf gesundheitlicher Ebene erfahren. Damit lösen banale Vorkommnisse des täglichen Lebens im Gehirn Programme aus, die zu Fehlalarmen wie Angst und Furcht führen.

Die allgemeine Stressreaktion des Organismus umfasst die gesamte HDB-Achse sowie das Herz, unabhängig davon, ob der Stress körperlicher oder psychischer Natur ist oder durch das Umfeld erzeugt wird. Der Körper unterscheidet nicht zwischen verschiedenen Arten von Stressoren, sodass er unabhängig von der Situation von Stresshormonen und Adrenalin sowie von chemischen Botenstoffen, Zytokinen, die durch das Immunsystem freigesetzt werden, überschwemmt wird. Das Bauch- und Beckenhirn reagieren ebenfalls. Dieses System funktioniert gut, vorausgesetzt der Stress ist zeitlich begrenzt. Wird der Körper jedoch chronischem Stress ausgesetzt, gleitet er immer mehr ins Ungleichgewicht ab.

- Die **Homöostase** ist die Fähigkeit eines Systems, sein inneres Milieu im Gleichgewicht zu halten (Körpertemperatur, Blutzuckerspiegel, Blutdruck, Herzrhythmus).
- Die **Allostase** bezieht sich auf die Adaptationsprozesse, die der Organismus angesichts verschiedener Stressoren in Gang setzt, um seine physiologische Stabilität aufrechtzuerhalten [1]. Das Gehirn analysiert und koordiniert über das Corpus amygdaloideum, den Hippocampus und den Präfrontalkortex die allostatische Reaktion [2]. Das Allostasekonzept als *Stabilität durch Veränderung* ist eine Erweiterung der Theorie der Homöostase. Es konzentriert sich auf die dynamische Anpassung, die über zerebrale Regelkreise von Aktion und Reaktion ermöglicht wird. Kurzfristig haben diese Mechanismen eine Schutzfunktion, deren Ziel es ist, das Gleichgewicht wiederherzustellen.
- Die **allostatische Last** bezeichnet die Auswirkungen fortwährender Anpassung des Menschen an chronische Stresssituationen. Mittel- und langfristig führt die neurologische, hormonelle und energetische Beanspruchung zu einem kompensatorischen pathophysiologischen Effekt, der die

Gesundheit schwächt und die allostatische Last bildet [3]. Damit kippt der Körper in einen Zustand des Ungleichgewichts, der funktionellen Erschöpfung bestimmter Funktionen, was ihn noch anfälliger für Stress macht.

Am besten wäre es, man würde diese Zustände vermeiden. Da aber ein großer Teil der Bevölkerung unter chronischem Stress leidet, müssen wir als Therapeuten die komplexen Kreisläufe dieses Systems zunächst verstehen und dann, abhängig von der Adaptationsphase, in der sich der Patient befindet, entsprechend handeln.

## 5.1 Die Phasen der Stressadaptation nach Selye

H. Selye (1813–1878) war der erste, der die biologischen Auswirkungen von andauerndem Stress auf den Körper nachwies. Er entwickelte ein Modell, das er das „allgemeine Adaptationssyndrom“ (AAS) nannte, um die Wirkung von Stress auf den Körper zu erklären. Dieses Modell hat bis heute nichts von seiner Gültigkeit verloren.

Das allgemeine Adaptationssyndrom umfasst drei aufeinanderfolgende Phasen(➤ Abb. 5.1): die Alarmphase, die Widerstandsphase und die Erschöpfungsphase. Wilson beschrieb zudem eine 4. Phase, die Erholungsphase [4].

Die nachfolgende Beschreibung der einzelnen Phasen geht natürlich weit über das hinaus, was sich Selye ursprünglich vorgestellt hatte. Anhand dieser Phasen werden wir im Folgenden die Ergebnisse unserer Forschungen und klinischen Erfahrungen präsentieren.

Das Ungleichgewicht, das in der Widerstandsphase entsteht, kann, sofern es nicht gelöst wird, eventuell zur Dekompensation führen. Abhängig von den persönlichen Schwächen, Dysfunktionen, Lebensweise, Vererbung jedes einzelnen, zeigt sich die Dekompensation schrittweise auf endokriner, immunologischer und/oder neurologischer Ebene.

### 5.1.1 Alarmreaktion

In dieser Phase werden die Abwehrkräfte durch das sympathische Nervensystem mobilisiert, dabei kommt es bei Männern zu der von Cannon im letzten Jahrhundert beschriebenen Kampf-Flucht-Reaktion (*Fight or Flight Response*) und bei Frauen zur Tend-and-Befriend-Reaktion (Nachwuchs beschützen und Freundschaft anbieten), die von Taylor 2000 entdeckt wurde. Die Kampf-Flucht-Reaktion kann allerdings bei beiden Geschlechtern beobachtet werden.

In der Alarmphase steht die Reaktion des sympathischen Nervensystems an erster Stelle. Dabei werden folgende Strukturen aktiviert (➤ Abb. 5.2):

- **Reptiliengehirn** für die Kampf-Flucht-Reaktion

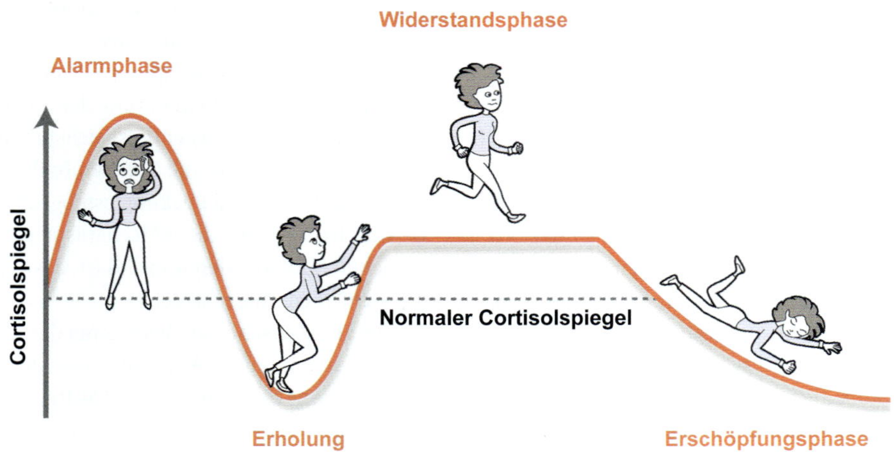


**Abb. 5.1** Allgemeines Adaptationssyndrom: die Phasen der Adaptation.

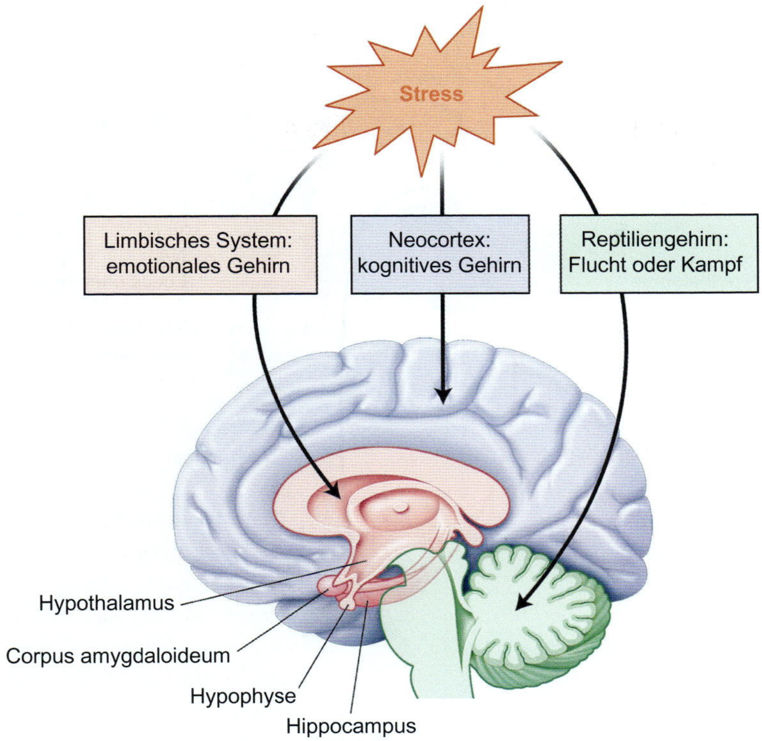


**Abb. 5.2** Unter Stress: Aktivierung des Reptiliengehirns, des limbischen Systems und des kognitiven Gehirns zur Analyse der Information. Diese Systeme stimulieren den Hypothalamus, der eine Stressreaktion auslöst.

- **Limbisches System** (emotionales Gehirn) und insbesondere:
  - **Corpus amygdaloideum,** das als Alarmsystem des Gehirns, den **Hypothalamus** stimuliert und damit die Stressreaktion auslöst
  - **Hippocampus,** der für das Gedächtnis zuständig ist und das Gedächtnis stärkt; der Hippocampus hemmt auch das Corpus amygdaloideum und eventuell den Hypothalamus, um die negativen Auswirkungen einer zu intensiven und langen Cortisolausschüttung zu mildern
- **Neocortex** für die richtige Entscheidung, kognitives Gehirn
- **Hypothalamus,** der auf autonomer Ebene verschiedene Achsen aktiviert (➤ Abb. 5.3):
  - **Aktivierung der Nervenachse** erfolgt über den **Locus caeruleus** (LC), also im Hirnstamm, durch die Freisetzung von NA: Kampf-Flucht-Reaktion, und über die Sympathikus-Nebennierenmark-Achse (SAM) [5] durch die Freisetzung von Adrenalin
  - **Aktivierung der Hormonachse** erfolgt über die Hypophyse und stimuliert:
    – **Nebennieren** über die HHN-Achse – Sekretion von Cortisol, Aldosteron und DHEA (Dehydroepiandrosteron); Cortisol wird freigesetzt, weil es die notwendige Energie liefert, entzündungshemmend wirkt, aber auch weil es die Stressreaktion bremst und abmildert
    – Schilddrüse für die Produktion von ATP
  - **Aktivierung des Immunsystems** (➤ Abb. 5.4), um die Entzündungsfaktoren zu erhöhen [6]; Milz und Thymus kontrahieren sich [7]
  - **Aktivierung des muskuloskelettalen Systems,** um die für den Kampf oder die Flucht notwendigen Ressourcen bereitzustellen

Da in dieser Phase kurzfristig das sympathische Nervensystem dominiert, kommt es zu einem Anstieg des Adrenalins und damit zu folgenden Symptomen:

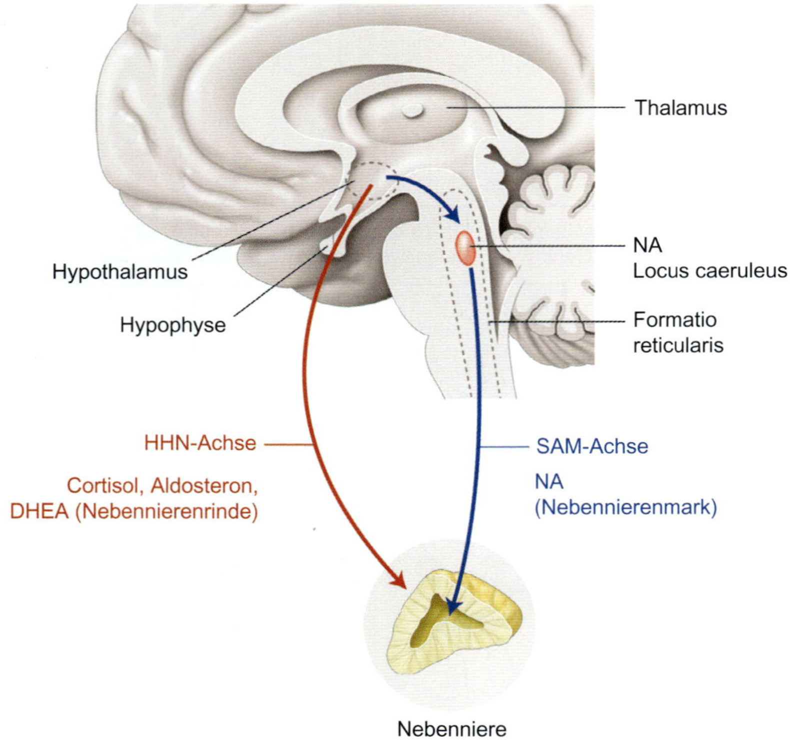


**Abb. 5.3** Bei Stress: Aktivierung der HHN-Achse (Hypothalamus-Hypophyse-Nebennierenachse) über die Hypophyse (endokrine Achse) und Aktivierung der Sympathikus-Nebennierenmark-Achse (SAM) über den Locus caeruleus.

Erweiterung der Pupillen, Enge im Hals, trockener Mund, Gefühl, dass einem die Beine nicht gehorchen, Verdauungsstörungen, Kopfschmerzen, schnelle ruckartige Atmung oder das Gefühl zu Ersticken.

In dieser Phase nimmt die Motilität des Darms ab.

## OSTEOPATHISCHE RELEVANZ

Als Therapeuten sind wir kaum mit Patienten konfrontiert, die sich in dieser Phase befinden, da sie nicht lange anhält, außer der Patient war auf der Fahrt in die Praxis in einen Unfall verwickelt, wurde gerade beschimpft oder hat eben eine schlechte Nachricht erhalten. Sollte dieser Fall doch eintreten, besteht die Aufgabe des Osteopathen darin, das sympathische Nervensystem zu beruhigen und die Überfunktion der Drüsen (Nebennieren und Schilddrüse) zu behandeln.

Man behandelt zunächst die Kompression von Kranium und Sakrum, die häufig für die Sympathikotonie verantwortlich sind. In weiterer Folge normalisiert man die hintere Schädelgrube und den Hirnstamm, die für die Kampf-Flucht-Reaktion verantwortlich sind, und stimuliert dann den frontalen und den Präfrontalkortex. Zudem sollten die Diaphragmen entspannt werden und die Bewegungssynchronizität von Okziput und Sakrum wiederhergestellt werden, da mangelnde Synchronizität die neurovegetative Dystonie begünstigt. Falls notwendig, muss der Rhythmus der Nebennieren und der Schilddrüse verlangsamt werden. Eventuell müssen auch der Darm, die Thymusdrüse und die Milz entkrampft werden, zudem sollten der N. vagus, die Arterien und die Plexus überprüft werden.
Hauptaufgabe: beruhigen und die neurovegetative Homöostase und das normale Gleichgewicht im muskuloskelettalen System begünstigen.

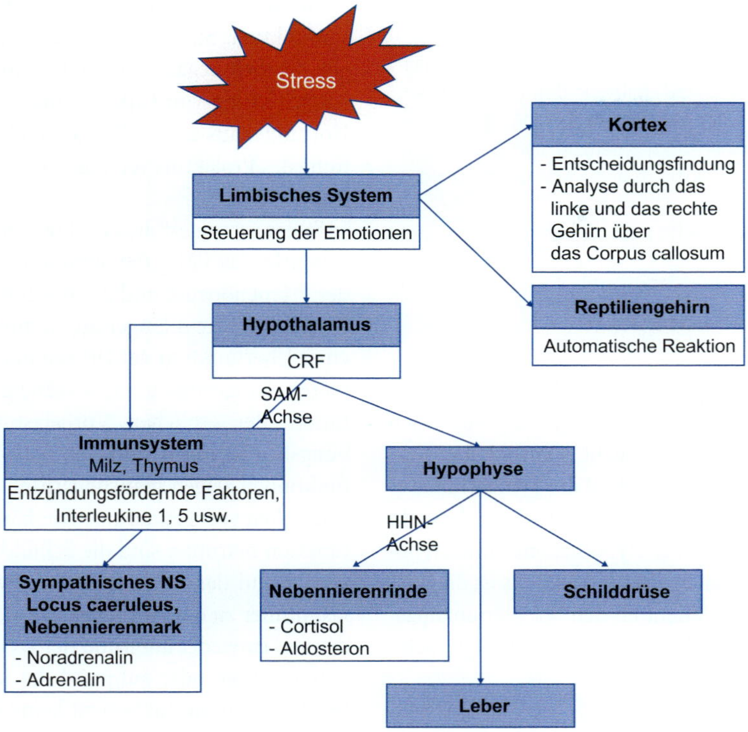


**Abb. 5.4** Bei Stress: Reaktion des Nerven-, Hormon- und Immunsystems.

### 5.1.2 Erholungsphase

Auf die Alarmphase folgt die Erholung des Körpers. In dieser Phase ist der Körper besonders verletzlich. Das neuroendokrine System und die Immunabwehr reagieren weniger gut. In dieser Phase sinken der Adrenalin- und der Cortisolspiegel und der Körper reagiert weniger gut auf Stress [4]. In dieser Phase fühlt sich die Person besonders müde und sehnt sich nach Ruhe. Sie fühlt sich verletzlich und entwickelt vielleicht auch Entzündungen. In dieser Phase reagieren das Hormon- und Nervensystem weniger gut: Ist der Stress bereits chronisch, so haben wir es mit Patienten zu tun, die während des Urlaubs plötzlich Kreuzschmerzen oder eine heftige Grippe bekommen und sich besonders müde fühlen.

Physiologisch betrachtet findet man in dieser Phase kurzfristig folgende Symptome:

- Nebennierenunterfunktion, Sinken des Cortisol- und DHEA-Spiegels, Entzündungsreaktion, plötzlich auftretende Arthritis
- Hypoglykämie
- Schilddrüsenschwäche oder Produktion von Reverse-T3 (rT3)
- Ungleichgewicht im Bereich der Keimdrüsen
- Beeinträchtigung des Gedächtnisses [4]
- Sinken der kognitiven Funktion
- Reduktion der Immunfunktion

**OSTEOPATHISCHE RELEVANZ**

Der Patient sollte sich diese Ruhepause, die sein Körper und sein Geist einfordern, gönnen, ohne in Lethargie zu verfallen. Das sympathische, das parasympathische und das enterische Nervensystem müssen harmonisiert werden. In dieser Phase sollte sich der Patient weiter leicht körperlich bewegen, sich gesund ernähren und mehr schlafen, um die Erholung zu unterstützen.

Wenn die Erholungsphase länger andauert und der Patient sein normales Energieniveau nicht wiederfindet, muss der Sympathikus durch strukturelle Techniken in der oberen BWS (Aktivierung von Hypophyse und Schilddrüse) und am thorakolumbalen Übergang (Nebennieren)

stimuliert werden. Eventuell müssen auch die Nebennieren oder die Schilddrüse stimuliert werden.
Wenn das Immunsystem am meisten betroffen zu sein scheint, sind Thymusdrüse, Milz und Darm zu aktivieren.
Um die Drüsen oder die dysfunktionalen Systeme zu unterstützen, können auch Vitamine und adaptogene Pflanzen für das Nervensystem empfohlen werden (➤ Kap. 18).
Bezüglich des hormonellen Aspekts siehe [8].

### 5.1.3 Widerstandsphase

Diese Phase spiegelt die Art und Weise wider, wie der Körper sich mittel- und langfristig auf einen „Stressor" anzupassen versucht. Obwohl das Nervensystem beansprucht wird, ist der Sympathikus in dieser Phase weniger aktiv als in der Alarmphase. In dieser Phase werden über Hypothalamus und Hypophyse mehr Hormonen ausgeschüttet. Es ist die Phase, in der sich der Patient an den Stressor anzupassen versucht. Die Reaktion umfasst allerdings auch

- endokrine,
- neurologische und
- immunologische Mechanismen.

In dieser Phase treten auch die ersten physiologischen Fehlregulationen auf. Je nach individuellen Schwächen und erblichen Vorbelastungen entstehen bereits bestimmte Probleme: Reizdarmsyndrom, Verdauungsstörungen, Allergien, Entzündungen, Immunschwäche, Dysfunktionen der Keimdrüsen, der Schilddrüse, der Nebennieren oder des Pankreas sowie … Stimmungsstörungen, Angst, Depression.

**In dieser Phase sind das Bauch-, das Becken- und das Kopfhirn geschwächt.**

#### Hormonelle Reaktion

**Stress aktiviert über den Sympathikus die Nebennieren, die Schilddrüse und das Pankreas, gleichzeitig verringert Stress die Funktion der Keimdrüsen.**

##### Keimdrüsen

Die Keimdrüsenfunktion wird durch den Parasympathikus stimuliert. Wenn das sympathische Nervensystem durch Stress aktiviert wird, kommt es somit de facto zu einer Reduzierung der Keimdrüsenfunktion. Stress erhöht auch den Prolaktinspiegel, der sich negativ auf die Hypophyse und auf die Ausschüttung von GnRH (Gonadotropin Releasing Hormone) auswirkt. Mit anderen Worten, die Erhöhung des Prolaktins verringert die Keimdrüsenfunktion.

Stress verringert die Fertilität bei Mann und Frau, verstärkt das PMS, die Symptome der Menopause, der Prämenopause und der Andropause [9].

Hält der Stress länger an, kommt es zunächst zu einer Überfunktion der Drüsen und v. a. der Nebennieren. Längerfristig und abhängig von der Konstitution, der erblichen Vorbelastung, den Umgebungsbedingungen und den osteopathischen Dysfunktionen zeigen manche Drüsen jedoch vermehrt Anzeichen von Ermüdung. Am häufigsten von Dysfunktion betroffen sind die Schilddrüse, die Nebennieren und das Pankreas. Wie erwähnt, kommt es fast immer zu einem Ungleichgewicht in den Keimdrüsen, entweder aufgrund der Dysfunktion der anderen Drüsen oder aufgrund der Sympathikotonie. Die Keimdrüsenfunktion ist keine Überlebensfunktion, sie nimmt unter Stress ab, um dem Abwehrsystem mehr Raum zu geben.

**OSTEOPATHISCHE RELEVANZ**

Um zu wissen, ob eine Drüse eine Über- oder Unterfunktion aufweist, genügt es den Rhythmus des PRM (primär respiratorischer Mechanismus) zu palpieren. In meinen über mehrere Jahre andauernden klinischen Forschungen konnte ich feststellen – und durch Blutanalysen bestätigen – dass der normale Rhythmus der Drüsen während der kranialen Inspirations- und Expirationsbewegung 8 Zyklen/Minute beträgt. Dieser normale Rhythmus lässt sich leicht zählen und entspricht in der kranialen Inspirations- und der kranialen Expirationsbewegung jeweils 4 Sekunden.

- Wenn der Rhythmus also langsamer ist, liegt eine Unterfunktion der Drüse vor (> 4 Sek./kraniale Inspiration und > 4 Sek./kraniale Expiration). Zum Beispiel: Ein Rhythmus von 5 Sekunden/5 Sekunden entspricht 6 Zyklen pro Minute.
- Wenn der Rhythmus beschleunigt ist, liegt eine Überfunktion der Drüse vor (< 4 Sek./kraniale Inspiration und < 4 Sek./kraniale Expiration). Zum Beispiel: Ein Rhythmus von 2 Sekunden/Inspiration 2 Sekunden/Expiration entspricht 15 Zyklen pro Minute.

### Nebennieren

In der Widerstandsphase wird das Nebennierenmark weniger stimuliert, also weniger Adrenalin freigesetzt, während die Nebennierenrinde mehr Hormone produziert. Bei dieser Hormonkaskade wird durch den Hypothalamus CRH freigesetzt und dadurch die ACTH-Ausschüttung durch die Hypophyse stimuliert. ACTH stimuliert wiederum die Produktion der Glukokortikoide (Cortisol, Aldosteron und DHEA) in der Nebennierenrinde (➤ Abb. 5.5).

Durch die Freisetzung von Aldosteron über die Nebennieren kann es zu Wasseransammlungen und zur Erhöhung des Blutdrucks kommen. Deshalb fühlen sich Menschen unter Stress voluminöser und aufgebläht oder haben einen erhöhten Blutdruck.

Sobald die Nebennieren erste Anzeichen von Müdigkeit oder Schwäche zeigen, leidet der Betroffene allerdings mehr unter einem niedrigen Blutdruck, was sich vor allem beim Aufstehen aus dem Sitzen oder Liegen bemerkbar macht. Neben dem niedrigen Blutdruck verspürt die Person ein erhöhtes Verlangen nach salzigen Speisen, was praktisch immer ein Anzeichen für eine Nebennierenunterfunktion ist. Patienten sagen zum Beispiel: *„Ich fühle mich benommen, wenn ich mich nach dem Zubinden der Schuhe wieder aufrichte....“*

Größere Mengen von Cortisol erhöhen auch den Gehalt an Glukose, an Triglyceriden und Cholesterin im Blut. Dadurch erhöht sich das Diabetes- und das Atheroskleroserisiko, die der Ausgangspunkt für stressbedingte Herzkreislauferkrankungen sind. Im Gegenzug kann ein erhöhter Cholesterinspiegel ebenfalls ein Anzeichen von Stress sein, denn der Körper braucht Cholesterin zur Herstellung von Cortisol.

- Der durch das Cortisol ausgelöste Anstieg des Blutzuckers stimuliert das Pankreas, das Insulin ausschüttet. Dies führt anfänglich zu Symptomen von Hypoglykämie (➤ Abb. 5.6). Dies zeigt, dass Nebennieren und Pankreas eng miteinander ver-



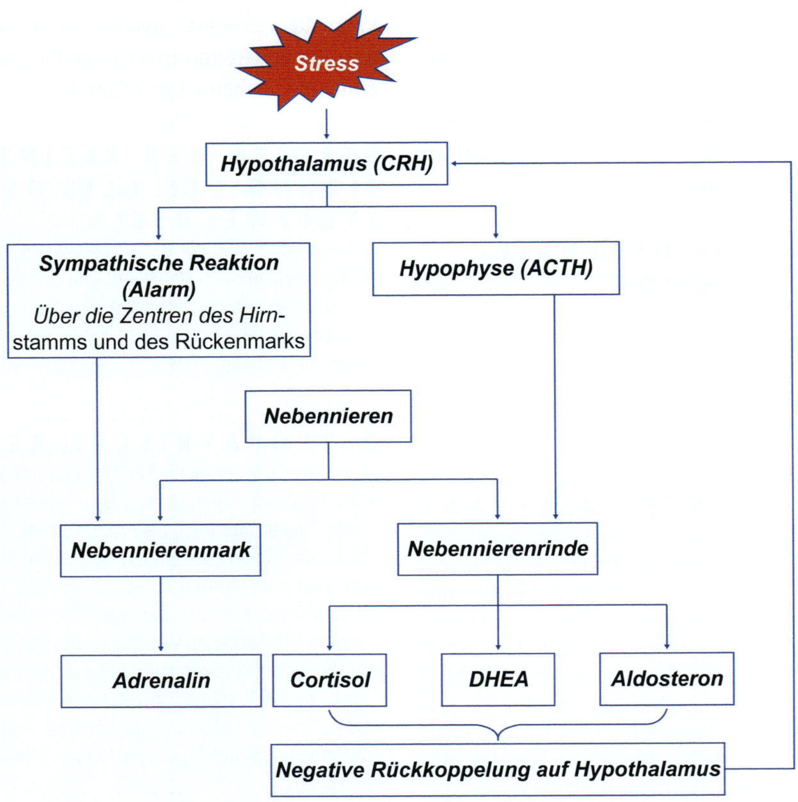


**Abb. 5.5** Reaktion der Nebennieren bei Stress. Hypothalamus-Hypophysen-Nebennieren-Achse und Sympathikus-Nebennierenmark-Achse.

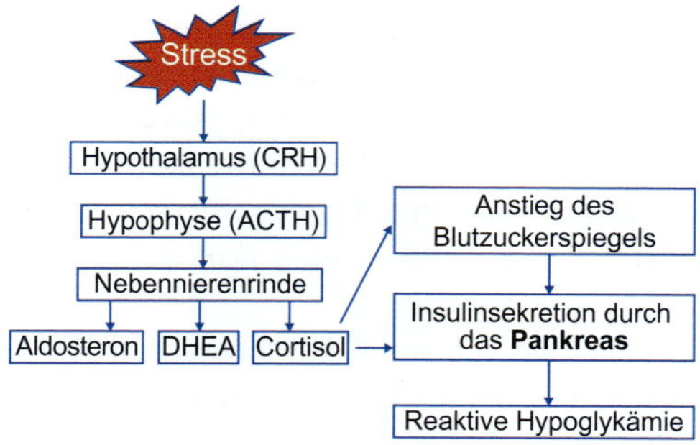


**Abb. 5.6** Hypothalamus-Hypophysen-Nebennieren-Achse. Wechselwirkung zwischen Nebennieren und Pankreas: Erschöpfungskreislauf.

bunden sind, sowohl was ihre Funktion, ihre Dysfunktionen als auch ihre Behandlung betrifft. Die beiden Drüsen bilden ein Paar, das leider nur zu oft Dysfunktionen aufweist.

- Der Cortisolanstieg kann auch zu Muskelatrophie, gastroösophagealem Reflux, Magen-Darm-Geschwüren, Leaky-Gut-Syndrom, Kolopathie, zum Absinken der Immunabwehr und zu einer zunehmenden Cortisolresistenz der Zellen führen.

**Die Widerstandsphase ist jene Phase, in der sich die Dysfunktionen im Verdauungssystem und im Becken manifestieren.**

### STADIEN DER NEBENNIERENDYSFUNKTION

- Normale Funktion
- Überfunktion
- Cortisolresistenz der Zellen
- Unterfunktion
- Morbus Addison

### OSTEOPATHISCHE RELEVANZ

In unserem Ansatz zur Behandlung von Stress, Angst und Depression bilden die Nebennieren ein unerlässliches Element. Die Evaluierung ihres Rhythmus gibt uns zunächst Aufschluss darüber, ob eine Über- oder Unterfunktion vorliegt. Mit etwas Praxis können wir durch die Palpation auch erspüren, welcher Teil der Drüse vermindert reagiert oder überstimuliert wird. Der zentrale Teil der Nebenniere, das Nebennierenmark (Adrenalin) kann sich atrophiert oder wie ein dichter Kern, der uns abstößt, anfühlen. Der äußere Teil der Nebenniere, die Nebennierenrinde (Glukokortikoide), kann sich in manchen Teilen ihres Randes weniger präsent anfühlen, ausgedünnt oder sogar atrophiert oder aber als wolle dieser Teil den ganzen Raum einnehmen.

Unter Stress können sich die Nebennieren als Ganzes angespannt und/oder auf beiden Seiten in Dysfunktion anfühlen.

In meiner Praxis konnte ich allgemein feststellen, dass eine Dysfunktion der rechten Nebenniere ein Hinweis auf einen durch Nahrungsmittel verursachten Stress ist, was sicherlich mit der Leber zusammenhängt. Die linke Nebenniere ist oft mit hormonellem Stress, vor allem der Keimdrüsen, verbunden, sicherlich aufgrund der venösen Verbindung über die V. renalis.

## Pankreas

Wird das Pankreas durch Stress aktiviert, schüttet es mehr Insulin aus, um den erhöhten Blutzuckerspiegel auszugleichen, der als Folge des Cortisolanstiegs und der Aktivierung der Leber entsteht. Unter Stress kann es daher zu reaktiver Hypoglykämie kommen. Je nach den erblich bedingten Schwächen, den osteopathischen Dysfunktionen und der Lebensweise kann die vermehrte Insulinzufuhr zu Insulinresistenz der Zellen und in weiterer Folge zu Hyperglykämie und Diabetes Typ 2 führen.

### STADIEN DER BEEINTRÄCHTIGUNG DES GLUKOSESTOFFWECHSELS

- Euglykämie (stabiler Blutzuckerspiegel)
- Hypoglykämie
- Insulinresistenz mit Hyperinsulinämie
- Hyperglykämie
- Diabetes mellitus Typ 2

### OSTEOPATHISCHE RELEVANZ

Patienten, bei denen die Familienanamnese auf Diabetes hinweist, sollten bereits in jungen Jahren eine Ernährung ohne Zucker und reich an Aminosäuren wählen, um der Beeinträchtigung des Blutzuckerstoffwechsels bei Stress vorzubeugen. Natürlich ist es für die Erholung der Nebennieren und des Pankreas besonders wichtig, auf raffinierten Zucker zu verzichten, um das Pankreas durch die Freisetzung von Insulin nicht zu belasten. Bei Überfunktion des Pankreas spüren unsere Hände eine Bewegung, die schneller als die normale Bewegung ist. In diesem Fall befindet sich der Patient eher in einer Hypoglykämie.

Die Verlangsamung der Pankreasbewegung ist ein Hinweis auf eine Hyperglykämie oder den Beginn einer Insu-

linresistenz. Liegt ein Mangel an Bewegung vor und lässt sich das Pankreas durch unseren Ansatz nur schwer in Bewegung bringen, können dies Hinweise auf Diabetes sein.
Stellt der Therapeut bei der Palpation eine Verlangsamung des Pankreas fest, sollte er dem Patienten sofort folgende Fragen stellen:

- Gibt es in Ihrer Familie Diabetes?
- Essen Sie viel Zucker und fette Speisen?
- Wie viel bewegen Sie sich?

Wenn das Pankreas sich nicht bewegt, sollte ein Prädiabetes vermutet werden. In diesem Fall sollte der Therapeut die Mobilität und die Motilität des Organs aktivieren und die Arterien behandeln. Zudem sollte der Patient ernsthaft in Betracht ziehen, seine Ernährung zu ändern und mehr Bewegung/Sport zu machen, da andernfalls tatsächlich die Gefahr besteht, dass er Diabetes entwickelt. Zur Erinnerung: Der Blutzucker wird nüchtern durch eine Blutabnahme gemessen. Der Normalwert sollte zwischen 0,8 und 1,26 g/l liegen. Unter diesem Wert spricht man von Hypoglykämie, darüber von Hyperglykämie

## Schilddrüse

Die Schilddrüse wird durch das vom Hypophysenvorderlappen ausgeschüttete TSH (Thyroid Stimulating Hormone) stimuliert und setzt in der Folge T3 und T4 (Trijodthyronin und Tetrajodthyronin/Thyroxin) frei. In der Widerstandsphase wird die Schilddrüse zunächst stimuliert, mittelfristig zeigt sie jedoch schnell Anzeichen von Ermüdung, zunächst durch einen Anstieg von rT3 und/oder durch eine Erhöhung des TSH-Werts, die den Beginn einer Hypothyreose anzeigt. Das Reverse-T3 (rT3) ist eine weniger aktive Form des T3, das bei den üblichen Bluttests nicht gemessen wird. Kältegefühl, Energiemangel, verschwommene Gedanken, Haarausfall, Verdauungsschwierigkeiten, Angst, Depression, Muskelschwäche, Demineralisierung, Gelenkschmerzen sind Symptome, die mit einer verminderten Aktivität der Schilddrüse verbunden sein können.

Als mögliche Ursachen für die Produktion von rT3 oder einer Schilddrüsenunterfunktion werden in der Literatur alle Stressfaktoren angeführt, die zur schrittweisen Entstehung einer Schilddrüsenschwäche(➤ Abb. 5.7) beitragen, wie etwa:

- Physischer Stress, zu intensives Training [10].
- Traumata.
- Osteopathische Dysfunktionen.
- Körperliche Misshandlung im Kindes- oder Jugendalter vervierfacht das Risiko an einer Schilddrüsendysfunktion zu erkranken [11].
- Sein Selbst nicht zum Ausdruck bringen zu können, das Gefühl seine Worte hinunterzuschlucken, ein

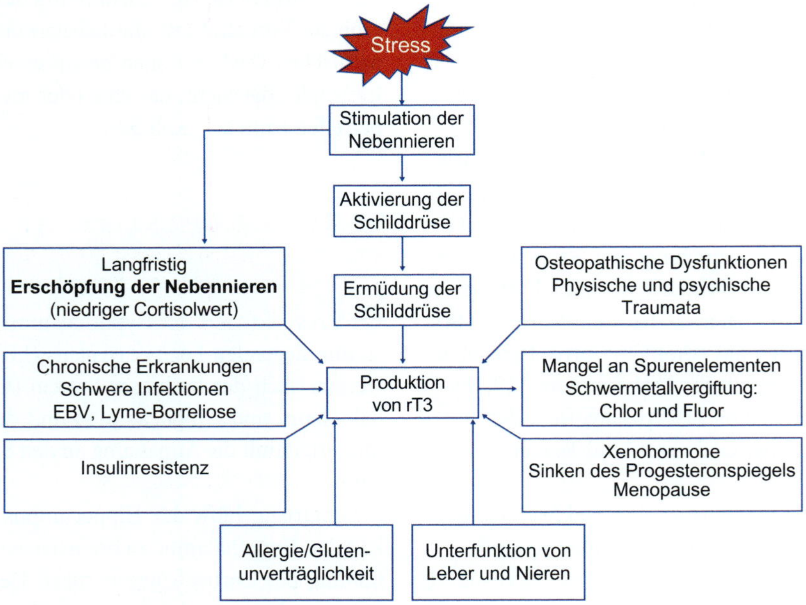


**Abb. 5.7** Ursachen für die Entstehung einer Schilddrüsendysfunktion.

5

Konflikt mit dem Zeitbegriff, sich verpflichtet zu fühlen, schneller oder weniger schnell sein zu müssen.
- Glutenunverträglichkeit: Patienten, die an Zöliakie leiden, haben ein dreimal höheres Risiko, ein Schilddrüsenproblem zu entwickeln. Frauen sind dabei häufiger betroffen als Männer [12], Zusammenhang zwischen Zöliakie und Autoimmunerkrankungen der Schilddrüse[13].
- Mangel an Ferritin, Vitamin B12 und Mineralstoffen und insbesondere an Quecksilber-Antagonisten Selen, Jod, Eisen, Zink und Kupfer. Selenmangel ist in den meisten Fällen ein Hinweis auf eine verminderte Umwandlung von T4 in T3 und damit auf eine Schilddrüsendysfunktion, da das Konversionsenzym selenabhängig ist.
- Schwermetallvergiftung (Cd, Pb, Cr, Hg und Cu) vor allem durch Quecksilber führt bei Mensch und Tier durch die Inhibition der Synthese und Ausschüttung der Schilddrüsenhormone zu Schädigungen [14].
- Chlor und Fluor im Wasser blockieren die Jodrezeptoren in der Schilddrüse und führen zu verminderter Produktion der Schilddrüsenhormone [15].
- Unter- oder Überfunktion des Pankreas in frühen Stadien. Patienten, die an Insulinresistenz oder an Übergewicht leiden, weisen, im Vergleich zu Patienten ohne Insulinresistenz, einen erhöhten TSH-Wert und einen verringerten T4-Wert [16] auf.
- Ein verminderter Progesteronspiegel, der langfristig zu einer Hypothyreose führen kann. Progesteron scheint die Verwendung des Schilddrüsenhormons durch die Zelle zu begünstigen [17]. Zudem führt Hypothyreose zu Dysfunktionen der Keimdrüsen. Mit zunehmendem Alter steigt die Prävalenz eines erhöhten TSH-Spiegels, insbesondere bei Frauen nach der Menopause an [18].
- Längere Phasen mit erhöhtem Cortisolspiegel beeinflussen ebenfalls die TSH-Sekretion [19]. Es wird vermutet, dass das Drüsengewebe der Schilddrüse über Glukokortikoid-Rezeptoren verfügt[20]!
- Funktionsschwäche von Leber und Nieren. Da die Leber die Schilddrüsenhormone verstoffwechselt und ihre systemische Wirkung reguliert, konnte eine Verbindung zwischen oxidativem Stress und einem niedrigen Wert an Antioxidanzien im Serum in Kombination mit einer Leberpathologie mit dem Sinken der Schilddrüsenhormone hergestellt werden.
- Chronische Erkrankungen, schwere Infektionen: EBV (Pfeiffer-Drüsenfieber) [21].

**OSTEOPATHISCHE RELEVANZ**

Gemäß der Kanadischen Schilddrüsenstiftung leidet jeder dritte Kanadier an einem Schilddrüsenproblem, wobei bis zu 50 % nicht diagnostiziert werden!
Mittels Palpation können im Anfangsstadium die Vorzeichen oder der Schweregrad der Dysfunktion schnell identifiziert werden. Die Schilddrüsendysfunktion ist die häufigste endokrine Dysfunktion. Oftmals ist sie die Ursache für verschiedenste Beschwerden und Energiemangel. Der Therapeut sollte nicht zögern, die TSH-Werte und die T3- und T4-Werte bestimmen zu lassen. Der Normalwert für TSH liegt bei ungefähr 1,5 mIU/l und bei fT3 zwischen 7 und 8,5 pmol/l. Diese Werte sind für unsere Behandlungen die Zielvorgaben. Falls notwendig, sollte auch mit Nahrungsergänzungsmitteln gearbeitet werden. Wichtig ist es, den Glutenanteil in der Nahrung zu verringern oder auf Gluten sogar vollständig zu verzichten. Wenn durch entsprechende osteopathische Behandlung und Nahrungsergänzungsmittel innerhalb von 3 bis 6 Monaten keine Verbesserung der Schilddrüse erkennbar ist, sollte eine medikamentöse Behandlung ins Auge gefasst werden.

Die hormonelle Reaktion auf chronischen Stress führt schrittweise zur Erschöpfung der Drüsen. Die erbliche Vorbelastung, die Lebensweise und osteopathischen Dysfunktionen bewirken ein hormonelles Ungleichgewicht, das eine oder mehrere Drüsen betreffen kann (➤ Abb. 5.8).

### 5.1.4 Die Reaktion des Nervensystems und des Gehirns auf Stress

Bei Stress aktiviert der Hypothalamus den im Hirnstamm liegenden Locus caeruleus (LC), gleichzeitig werden auch das limbische System (Corpus amygdaloideum und Hippocampus) und der Kortex stimuliert, damit die Anpassung an den Stress erfolgen kann.

Langfristig büßt der Hippocampus seine Fähigkeit den Hypothalamus zu bremsen, ein, was zur Erhöhung des Cortisolspiegels führt. Der Hippocampus atrophiert, wodurch Angstzustände, Gedächtnisverlust und Lernschwierigkeiten zunehmen.

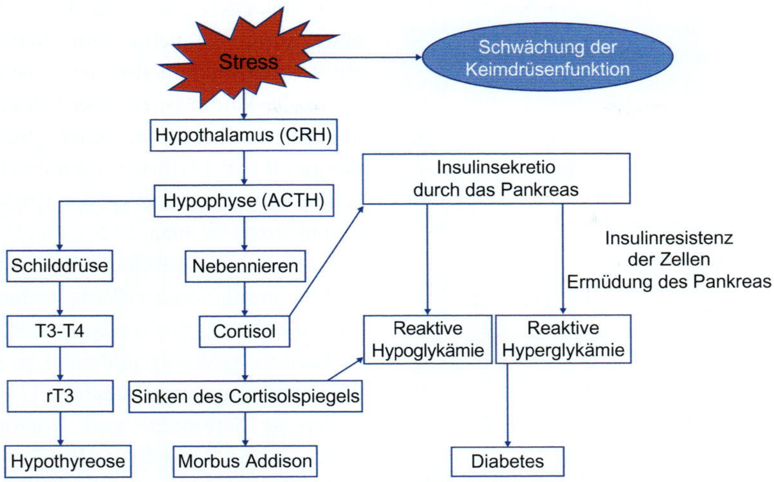


**Abb. 5.8** Chronischer Stress: Etappen der fortschreitenden Schwächung, in Abhängigkeit von der Konstitution und der Vererbung sowie der hormonellen Reaktion (Schilddrüse, Nebennieren, Pankreas).

Zudem kann es auch zur Atrophierung des Präfrontalkortex kommen, der somit nicht mehr adäquat auf den Stress reagieren und die Aktivität des Corpus amygdaloideum nicht mehr eindämmen kann.

Die Überbeanspruchung der SAM-Achse kann durch die intensive Ausschüttung von Neurotransmittern zur biochemischen Überlastung des Gehirns führen. Diese Überlastung führt möglicherweise dazu, dass das Gehirn die Stressreaktion nicht mehr „abschalten" kann, was in der Folge zu Angst führt.

Wenn das enterische Nervensystem (ENS) gut funktioniert, reagiert es und synthetisiert 95 % des Serotonins. Ein geschwächtes ENS kann zu Serotoninmangel und eventuell zu depressiven Zuständen und Verdauungsschwierigkeiten führen.

### 5.1.5 Immunologische Reaktion auf Stress

- Über das ENS, die Milz und den Thymus kann es zur Beeinträchtigung der Immunfunktionen kommen sowie zu gleichzeitiger Störung der Darmbarriere und der intestinalen Mikrobiota. Die erhöhte Porosität der Darmwand führt schrittweise dazu, dass exogene Organismen (Bakterien, Viren, Parasiten) in den Blutkreislauf gelangen, dadurch wird das Immunsystem (Milz, Thymus) überlastet und es treten vermehrt Entzündungsreaktionen auf.
- Diese Situation kann eine systemische Entzündungsreaktion auslösen [22].

**HAUPTAUSWIRKUNGEN VON CHRONISCHEM STRESS IN ABHÄNGIGKEIT VON DER KONSTITUTION, DEN „SCHWACHSTELLEN" DES PATIENTEN**

- Nervensystem: Angst und Depression, Nachlassen der Lernfähigkeit und des Gedächtnisses
- Muskuloskelettales System: Probleme im Bewegungsapparat, Entzündungen, Herzkreislauferkrankungen
- Endokrines System: Dysfunktion einer oder mehrerer Drüsen führt zu Müdigkeit, Energiemangel, Verdauungsstörungen, verminderte Funktion der Ovarien und der Hoden (PMS, Prämenopause und Andropause: verstärkte Symptome, verminderte Fertilität), geringere Libido usw.
- Immunsystem: Allergien, Nahrungsmittelunverträglichkeiten, Autoimmunerkrankungen, Sinken der Immunfunktionen, Ungleichgewicht zwischen entzündungsfördernden und entzündungshemmenden Faktoren
- Verdauung und Becken: Reizdarmsyndrom, viszerale Übersensibilität, Permeabilität der Darmwand, Diarrhö, Obstipation, Magen- und Duodenal-Geschwür, Reflux, Stauungen in Abdomen und Becken, Probleme mit der Mikrobiota, Adhäsionen in Abdomen und Becken, Dysmenorrhö usw.

**OSTEOPATHISCHE RELEVANZ**

In der Widerstandsphase sollte man unbedingt das Nerven-, Hormon- und Immunsystem überprüfen, um sich anbahnende oder bereits bestehende Defizite zu erkennen.

Therapeuten, die mit dem kinesiologischen Test, den ich in meinem ersten Buch [8] beschrieben habe, vertraut sind, können mit dessen Hilfe feststellen, auf welcher Ebene der Patient anfällig für hormonelle Hypo- oder Hyperfunktionen ist.

Der Test für den Hirnstamm und die verschiedenen Strukturen des Endokraniums, den wir in ➤ Abschnitt 7 präsentieren, sowie die Palpation des Darms geben Aufschluss über den Zustand des Nervensystems. Manche Menschen dekompensieren mehr über das Nerven- als über das Hormonsystem, während andere, abhängig von ihrer genetischen Prädisposition, dem Lebensstil und den osteopathischen Dysfunktionen, in beiden Systemen Defizite aufweisen.

Wichtig wäre es präventiv, also noch bevor sich die negativen Auswirkungen des Stresses durch Symptome zeigen, anzusetzen, indem man die hyperfunktionellen Drüsen verlangsamt und die hypofunktionellen Drüsen stimuliert. Der viszerofasziale Aspekt, die Struktur, das Nervensystem und seine Segmente, die Arterien und Nerven müssen spezifisch behandelt werden.

Der Palpationstest der verschiedenen Drüsen informiert über die normale Funktion oder über die Über- und Unterfunktion jeder Drüse auf hormoneller und immunologischer Ebene. Milz und Thymus müssen ebenfalls behandelt werden, um ihre normale Funktionsweise zu unterstützen und Entzündungen zu kontrollieren. Die verschiedenen Organe und Strukturen des Verdauungssystems und der Beckenregion müssen sowohl aus osteopathischer als auch aus integrativer Sicht behandelt werden.

Alle in ➤ Kap. 4 angeführten Elemente müssen gegebenenfalls überprüft und normalisiert werden, um den Stresskreislauf zu durchbrechen.

Diese Schritte sind wichtig – aus präventiver und aus kurativer Sicht – um die Dekompensationskaskade eines neuro-endokrino-immunologischen Erschöpfungszustands zu verhindern. Auf der Grundlage dieser Elemente können die Anamnese, die Untersuchung und der Behandlungsplan so präzise wie möglich ausgeführt werden.

## 5.2 Erschöpfungsphase

Die Erschöpfung tritt dann ein, wenn die Stressbelastung die Adaptationsfähigkeit des Körpers, d.h. die allostatische Last übersteigt.

Physiologisch gesehen kann es in dieser Phase zu einer hormonell verursachte Depression d.h. zu einer Unterfunktion der Nebennieren, der Schilddrüse, des Pankreas, zu einer Schwäche der immunologischen Funktion, einer gestörten Entzündungsreaktion (Arthritis, Fibromyalgie, chronische Schmerzen) und einem großen Ungleichgewicht der Keimdrüsen kommen.

Wiederholter Stress kann die Chemie des Gehirns und die Regulationskreisläufe verändern. Dies kann z.B. zu einer allgemeinen Angststörung führen. Das Gedächtnis wird aufgrund einer neuralen Atrophie des Hippocampus beeinträchtigt [23].

Geringe Serotonin- und Noradrenalinreserven können eine nervöse Depression verursachen. Diese Pathologien des Nervensystems können allein oder in Verbindung mit anderen auftreten.

Eine Zusammenfassung der verschiedenen Phasen der Stressadaptation finden Sie in ➤ Abb. 5.9.

**OSTEOPATHISCHE RELEVANZ**

Zunächst sollte der Therapeut prüfen, ob es sich um ein neurologisches oder um ein endokrines Problem oder gar um beide handelt. Viele Patienten erhalten Antidepressiva und/oder Anxiolytika, ohne dass eine detaillierte Diagnose erstellt wurde. Dysfunktionen der Nebennieren und der Schilddrüse erzeugen manchmal Symptombilder, die jenen von Angststörungen und Depressionen sehr ähnlich sind. Zudem erleben einige Männer und vor allem Frauen während der Andro- bzw. Menopause Symptome wie Angst und Depression, ohne dass eine primäre Ursache im Nervensystem vorliegt.

Der Therapeut muss alle Systeme überprüfen und je nach Defizit behandeln, um sich schnell dem primären Problem anzunähern.

Wenn ein Patient seit Langem an Energiemangel und Stimmungsproblemen leidet und die osteopathischen Behandlungen und die Ratschläge im Hinblick auf Mikronährstoffe innerhalb von 3 Monaten keine erkennbare Verbesserung bringen, sollte eine medikamentöse Behandlung in Betracht gezogen werden. Die Osteopathie ist kein Allheilmittel. Für manche Patienten sind Medikamente die Rettung. Anschließend kann der Therapeut dem Patienten dabei helfen, eine solidere Grundlage für seine weitere Entwicklung aufzubauen.

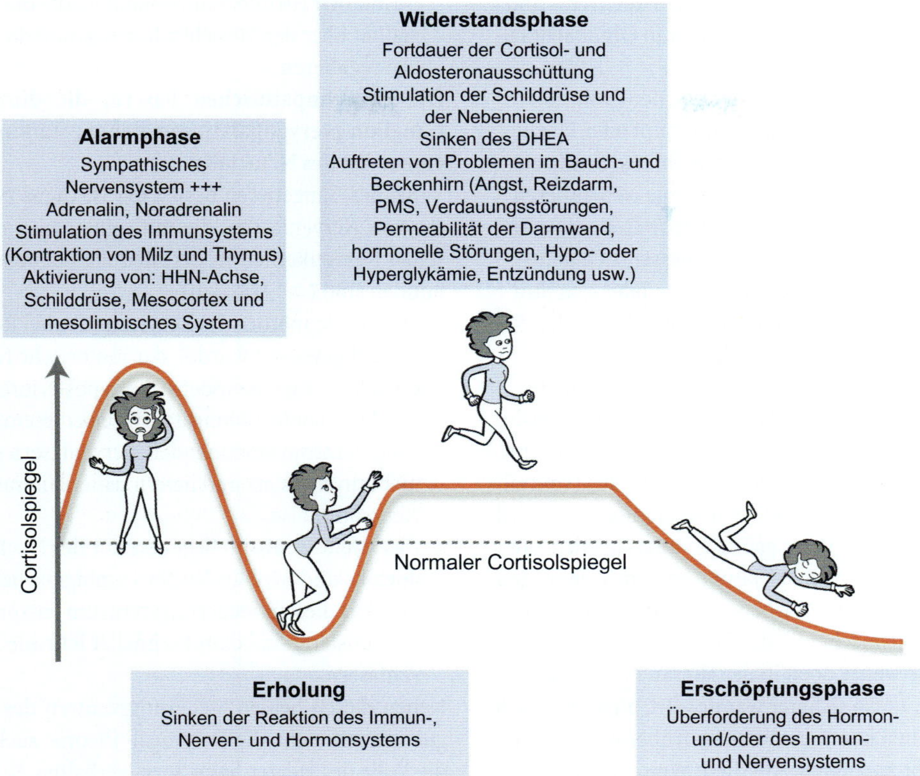


**Abb. 5.9** Zusammenfassung der verschiedenen Phase der Stressadaptation.

## 5.3 Polyvagal-Theorie nach S. Porges

Stephen Porges liefert einen weiteren Ansatzpunkt zum Verständnis der hierarchisch angeordneten Reaktion des autonomen Nervensystems (ANS), der insofern von Interesse ist, als der N. vagus ein wesentliches Element des in diesem Buch präsentierten Ansatzes bildet. Durch seine Forschungen erweiterte Dr. Porges das Verständnis des ANS und formulierte die sogenannte „Polyvagal-Theorie", um die Strategien zur Verhaltensanpassung zu erklären.

W. Cannon (1871–1945) hatte vor ihm bereits erkannt, dass der Sympathikus das Herz stimuliert und der Parasympathikus es zügelt. Die jüngsten von S. Porges durchgeführten Forschungen zeigen, dass es nicht zwei, sondern drei Steuerungszentren des ANS gibt: Zwei sind dem Parasympathikus und eines dem Sympathikus zuzurechnen. Seine Forschungen ergaben, dass die zwei Äste des ANS (Sympathikus und Parasympathikus) nicht so sehr als Konkurrenten, sondern vielmehr in hierarchischer Form miteinander agieren. Das ANS scheint somit drei hierarchisch angeordnete Ebenen zu umfassen, die sich aus der Phylogenese erklären. Ontogenetisch betrachtet, haben sich die Komponenten des Systems zur Stressreaktion im Lauf der Zeit entwickelt.

- Anfänglich verfügten die ersten Tiere, die Reptilien, nur über eine einzige Stressreaktion, das Erstarren, das durch den im Nucleus dorsalis entspringenden N. vagus ausgelöst wurde. Durch das Todstellen konnten manche Beutetiere ihren Feinden entkommen. In sehr belastenden Stresssituationen kann es zu physiologischen Reaktio-

5

nen wie Erstarren, Sich-Lähmen, die Herz- und Atemfrequenz reduzieren oder in Ohnmacht fallen, kommen.

- In der nächstfolgenden Etappe der Evolution wurde ein Reagieren durch Kampf oder Flucht möglich, das über den Sympathikus, den Locus caeruleus im Hirnstamm und die Nebennieren vermittelt wird. Für einige Lebewesen war es in einer gefährlichen Situation besser, sich dem Feind durch Flucht zu entziehen oder sich ihm im Kampf zu stellen. Reaktionen, die für den Regenwurm nicht funktioniert hätten.
- Die dritte Möglichkeit Stress zu begegnen, die den Säugetieren vorbehalten ist, war das soziale Engagement, das durch den myelinisierten Anteil des N. vagus, der im Nucleus ambiguus (ventral des Nucleus dorsalis) entspringt, moduliert wird. Diesen Nervenkern gab es erstmals bei den Säugetieren. Ab dem Zeitpunkt, ab dem Tiere begannen, in Herden zu leben, wurde die soziale Position ein entscheidendes Element für das Überleben. Je weiter oben in der Hierarchie ein Tier stand, umso sicherer war der Ort, an dem es sich ausruhen konnte, und umso früher war es ihm erlaubt zu fressen. Auf diese Weise wurde das System des sozialen Engagements entwickelt, das eine schnelle Regulation des Herzes aufgrund der Umweltbedingungen ermöglicht. Dieses System ist mit den Hirnnerven verbunden, die die Sozialität über den Gesichtsausdruck und die Sprache regulieren.

**Die parasympathischen Fasern, die durch das Ganglion pterygopalatinum ziehen, stammen aus einem Ast des N. facialis!**

Bei den Säugetieren besitzt der N. vagus zwei Arten von Nervenfasern, die mit seinen zwei motorischen Nervenkernen in der Medulla oblongata verbunden sind (➤ Abb. 5.10):

- Das älteste motorische Zentrum (das bei Reptilien nachgewiesen wurde), der motorische Nucleus dorsalis n. vagi, befindet sich im posterioren Anteil der Medulla oblongata. Die aus diesem Steuerungszentrum stammenden Nervenfasern sind nicht myelinisiert und liefern daher langsamere Nervenimpulse.
- Das zweite Zentrum liegt anterior des Nucleus dorsalis und wird als Nucleus ambiguus bezeichnet. Aus diesem Steuerungszentrum entspringen myelinisierte und damit schneller leitende Nervenfasern.

Neben diesen beiden Steuerungszentren des N. vagus unterstreicht die Polyvagal-Theorie auch noch die Rolle des Herzes beim Sozialverhalten. S. Porges behauptet, dass der myelinisierte N. vagus, den es nur bei den Säugetieren gibt, Informationen an das Herz weiterleitet, um so komplexe Verhaltensweise

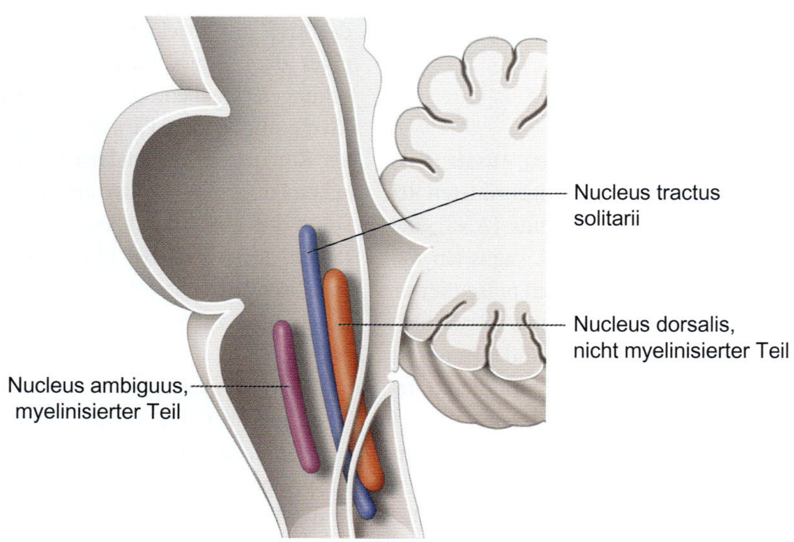


**Abb. 5.10** Nervenkerne des N. vagus.

wie den Aufbau oder die Aufgabe von Beziehungen zu anderen Personen zu lenken. Ein spezifischer Aspekt der Polyvagal-Theorie besteht darin, dass sie sich nicht auf den Herzrhythmus konzentriert, sondern vielmehr auf die Variabilität des Herzrhythmus, ein Parameter, der bis dahin als unbedeutend erachtet wurde.

Die Herzratenvariabilität (HRV), die Variation des Intervalls zwischen zwei Herzschlägen, scheint eine Schlüsselrolle im sozialen Verhalten, in der Entscheidungsfindung, der Regulation der Emotionen und dem Stressmanagement zu spielen. So scheint es einen Zusammenhang zwischen einer verringerten HRV, Depression [24] und Autismus [25] zu geben. Eine erhöhte HRV wird mit größeren sozialen Fähigkeiten in Verbindung gebracht und begünstigt eine adäquatere Antwort auf sozial stressige Situationen, wie etwa in der Öffentlichkeit das Wort zu ergreifen [26]. Diese klinischen Indikationen zeigen, dass die Untersuchung der Rolle des Herzes und des N. vagus anterior im sozialen Leben von großem Interesse für die Psychologie und die Neurologie sind.

Nach der Polyvagal-Theorie werden bei einer angepassten Reaktion die älteren Systeme durch die jüngeren inhibiert.

Vom Standpunkt des Verhaltens aus betrachtet, steht der ventrale Vaguskomplex an der Spitze der autonomen Hierarchie. Er beinhaltet den Gesichtsausdruck, die Tatsache, dass man sich seiner Erfahrungen bewusst ist, die Fähigkeit, auf andere zuzugehen, organisiert zu sein, seine Projekte umzusetzen, kurz, das Gefühl die Dinge im Griff zu haben. In diesem Zustand kann man seine Notlage besser erkennen, verschiedene Optionen abwägen, Unterstützung suchen und organisierte Reaktionen zeigen. Bezogen auf die Gesundheit hat ein gesundes Herz folgende Auswirkungen: gut regulierter Blutdruck, funktionierendes Immunsystem, gute Verdauung, guter Schlaf und allgemeines Wohlbefinden.

Unter Stress wird der Sympathikus aktiviert, wenn das Gefühl einer Gefahr gegenüberzustehen auftritt. Dadurch werden verschiedene Reaktionen ausgelöst, die ein Handeln möglich machen und das ist gesund. Handeln bedeutet auch, dass man in der Folge wieder in den Zustand der Sicherheit und der sozialen Verbindung zurückkehren kann. Wenn man in der Evolution einen Schritt zurückmacht, dann befindet sich die Person mehr im Kampfmodus und hört mehr auf die Gefahrenzeichen und weniger auf ihre Mitmenschen. Die Welt erscheint ihr dann gefährlicher, chaotischer und unfreundlicher, wie dies auch bei ängstlichen Menschen der Fall ist. Dies kann zu Angstkrisen, Wut, Konzentrationsschwierigkeiten oder Problemen beim Zuendeführen von Aufgaben und Hilflosigkeit in den Beziehungen führen. Auf gesundheitlicher Ebene kann dies zu Herzerkrankungen, Anstieg des Blutdrucks, des Cholesterinspiegels, Schlafproblemen usw. führen.

Wenn die Person das Gefühl hat, in die Falle gegangen zu sein und der Gefahr nicht entrinnen zu können, kann der dorsale Vaguskomplex sie noch weiter bis ins Reptilienstadium zurückholen. Der dorsale Vaguskomplex reagiert auf Signale großer Gefahr. Er bildet den letzten Ausweg. Er unterbricht die Verbindung zum Bewusstsein und bringt uns in den schützenden Zustand der Lähmung oder des Zusammenbruchs. Die Person schaltet sich aus, um zu überleben, begibt sich in einen Zustand des Nicht-Spürens, in dem sie fast nicht mehr existiert. In diesem Zustand dominiert das Gefühl erstarrt oder bewegungsunfähig zu sein. Eine Reaktion scheint unmöglich, der Stress ist zu groß: die Person ist zu müde, nicht stark genug, um zu denken oder zu handeln. Die Person befindet sich im Überlebensmodus. Dabei treten folgende Symptome auf: Dissoziation, Apathie, Gedächtnisschwierigkeiten, Autismus, Depression, Isolierung und Energiemangel. Die gesundheitlichen Folgen sind u. a.: chronische Müdigkeit, Fibromyalgie, Verdauungsprobleme, niedriger Blutdruck, Gewichtszunahme.

Wenn zwischen den drei Teilen des ANS eine Synergie besteht, kann die Person die Hierarchie leichter wieder nach oben klettern und, nachdem der Stress vorbei ist, zu einem Gefühl des Wohlbefindens zurückkehren, wenn nicht, kann die Person in einem primitiveren Zustand verharren. Wenn die drei Systeme gut funktionieren und eine gute Korrelation besteht, spürt man Ruhe, Gelassenheit und ist kommunikativ. Es herrschen Homöostase und Allostase. Es ist die Aufgabe des Osteopathen, mithilfe seiner Behandlung die drei Teile des ANS wieder zu vereinen.

## REFERENZEN


[1] McEwen BS. Protective and damaging effects of stress. Central role of the brain. Dialogues Clin Neurosci 2006; 8 (4): 367–81.

[2] Juster RP. Différences corps-tête face à la perception et à la réactivité au stress chez les hommes et les femmes. Mammouth magazine 2009; 6: 7–8.

[3] Elenkov IJ, Iezzoni DG, Daly A, Harris AG, Chrousos GP. Cytokine dysregulation, inflammation and well-being. Neuroimmunomodulation 2005; 12 (5): 255–69.

[4] Wilson JL. Adrenal Fatigue. Petaluma: Smart Publications; 2006.

[5] Koolhaas JM, Buwalda A, de Boer B, Meerlo SF, Flügge G, Fuchs S, et al. Stress revisited: A critical evaluation of the stress concept. Neurosci Biobehav Rev 2011; 35 (5): 1291–301.

[6] Steptoe A, Hamer M, Chida Y. The effects of acute psychological stress on circulating inflammatory factors in humans : A review and meta-analysis. Brain Behav Immun 2007; 21 (7): 901–12.

[7] Živković I, Rakin A, Petrović-Djergović D, Miljković B, Mićić M. The effects of chronic stress on thymus innervation in the adult rat. Acta Histochem 2005; 106 (6): 449–58.

[8] Camirand N. Dysfonctions glandulaires et nerveuses : Diagnostics et traitements ostéopathiques. Paris: Maloine; 2009.

[9] Bauld R, Brown RF. Stress, psychological distress, psychosocial factors, menopause symptoms and physical health in women. Maturitas 2009; 62 (2): 160–5.

[10] Opstad PK, falch D, Øktedalen O, Fonnum F, Wergeland R. The thyroid function in young men during prolonged exercise and the effect of energy and sleep deprivation. Clin Endocrinol (Oxf) 1984; 20 (6): 657–69.

[11] Plaza A, Garcia-Esteve L, Torres A, Ascaso C, Gelabert E, Luisa IM, et al. Childhood physical abuse as a common risk factor for depression and thyroid dysfunction in the earlier postpartum. Psychiatry Res 2012; 200 (2–3): 329–35.

[12] Sategna-Guidetti C, Volta U, Ciacci C, Usai P, Carlino A, De FL, et al. Prevalence of thyroid disorders in untreated adult celiac disease patients and effect of gluten withdrawal: an Italian multicenter study. Am J Gastroenterol 2001; 96 (3): 751–7.

[13] Sategna-Guidetti C, Bruno M, Mazza E, Carlino A, Predebon S, Tagliabue M, et al. Autoimmune thyroid diseases and coeliac disease. Eur J Gastroenterol Hepatol 1998; 10 (11): 927–31.

[14] Liang QR, Liao RQ, Su SH, Huang SH, Pan RH, Huang JL. Effects of lead on thyroid function of occupationally exposed workers. Zhonghua Lao Dong Wei Sheng Zhi Ye Bing ZA Zhi 2003; 21: 111–3.

[15] Wones RG, Deck CC, Stadler B, Roark S, Hogg E, Frohman LA. Lack of effect of drinking water chlorine on lipid and thyroid metabolism in healthy humans. Environ Health Perspect 1993; 99: 375–81.

[16] Ambrosi B, Masserini B, Iorio L, Delnevo A, Malavazos AE, Morricone L, et al. Relationship of thyroid function with body mass index and insulin-resistance in euthyroid obese subjects. J Endocrinol Invest 2010; 33 (9): 640–3.

[17] Bertoni AP, Brum IS, Hillebrand AC, Furlanetto TW. Progesterone upregulates gene expression in normal human thyroid follicular cells. Int J Endocrinol 2015; 2015: 864852.

[18] Schindler AE. Thyroid function and postmenopause. Gynecol Endocrinol 2003; 17 (1): 79–85.

[19] Rubello D, Sonino N, Casara D, Girelli ME, Busnardo B, Boscaro M. Acute and chronic effects of high glucocorticoid levels on hypothalamic-pituitary-thyroid axis in man. J Endocrinol Invest 1992; 15 (6): 437–41.

[20] Zhang XW, Li Y, Wang ZL, Li P. Glucocorticoid receptor subunit gene expression in thyroid gland and adenomas. Acta Oncologica 2006; 45 (8): 1073–8.

[21] Janega P, Rychly B, Kuracinova K, Babal P. The role of Epstein-Barr virus infection in the development of autoimmune thyroid diseases. Endokrynol Pol 2015; 66 (2): 132–6.

[22] Slavich GM, Irwin MR. From stress to inflammation and major depressive disorder: a social signal transduction theory of depression. Psychol Bull 2014; 140 (3): 774–815.

[23] Czéh B, Varga ZKK, Henningsen K, Kovács GL, Miseta A, Wiborg O. Chronic stress reduces the number of GABAergic interneurons in the adult rat hippocampus, dorsal-ventral and region-specific differences. Hippocampus 2015; 25 (3): 393–405.

[24] Kemp A, Quintana D, Gray MA, Felmingham KL, Brown K, Gatt JM. Impact of depression and antidepressant treatment on heart rate variability: a review and meta-analysis. Biol Psychiatry 2010; 67 (11): 1067–74.

[25] Bal E, Harden E, Lamb D, Vaughan Van Hecke A, Denver AJ, Porges SW. Emotion recognition in children with autism spectrum disorders: relations to eye gaze and autonomic state. J Autism Dev Disord 2010; 40 (3): 358–70.

[26] Waugh CE, Panage S, Mendes WB, Gotlib IH. Cardiovascular and affective recovery from anticipatory threat. Biol Psychol 2010; 84 (2): 169–75.

# III Angst und Depression

In diesem Abschnitt werden Angst und Depression definiert, ihre Prävalenz sowie die klinisch häufigsten Formen einschließlich ihrer Symptome präsentiert. Dabei handelt es sich nicht um ein Handbuch für Psychiatrie, sondern um eine Anleitung, die dem Leser helfen soll, die Problematik von Patienten, die bereits über eine Diagnose verfügen oder noch zu diagnostizieren sind, genauer zu erfassen und ihn gegebenenfalls an einen Facharzt zu überweisen.

Damit dies geschehen kann, müssen Osteopath und Arzt die gleiche Sprache sprechen. Aus diesem Grund wurde der in der Forschung häufig verwendete DSM-5 (Diagnostisches und Statistisches Manual Psychischer Störungen, 5. Auflage) zur Kategorisierung der klinischen Merkmale der verschiedenen Pathologien herangezogen. Dieser Leitfaden wird kontinuierlich weiterentwickelt und mit jeder neuen Ausgabe des DSM werden auch neue Diagnosen hinzugefügt. Die Einteilung in Kategorien basiert auf der Beobachtung und den Berichten von Patienten und nicht auf biologischen Markern. Nichtsdestotrotz ermöglicht der DSM Forschern und Klinikern miteinander in Kurzform Informationen über die Prävalenz, die Ätiologie und die Behandlung der wichtigsten psychischen Störungen auszutauschen.

KAPITEL

# 6 Angst

Als Therapeut sollte man in der Lage sein, normale Angst von pathologischer Angst zu unterscheiden sowie zwischen Angst, Furcht, Phobie und Stress zu nuancieren, um die Probleme der Patienten entsprechend eingrenzen und sie entsprechend behandeln zu können. Trotz dieser Begriffsabgrenzungen wird in diesem Buch oftmals der Begriff Angst verwendet, um je nach Kontext die Mechanismen der normalen Angst oder die Angststörungen zu beschreiben.

## 6.1 Definition

Angst ist ein emotionaler und physiologischer Reaktionsmechanismus, dessen Funktion darin besteht, uns vor gefährlichen oder stressigen Situationen zu schützen. Bei stressbeladenen Ereignissen etwas Angst zu verspüren kann sich somit als normal erweisen. Angst verbessert im Allgemeinen das Lernen und die Leistungen und hilft, mit widrigen Umständen besser umzugehen. Sie verschwindet normalerweise, sobald das Leben wieder seinen normalen Lauf nimmt.

Im Übrigen können verschiedene Lebensphasen Angst in unterschiedlicher Stärke auslösen. Die Pubertät, die Menopause und das Alter sind besonders häufig mit Angst belastet, da sie mit tiefgehenden Veränderungen des menschlichen Körpers einhergehen, denen es sich anzupassen gilt.

## 6.2 Normale und pathologische Angst

Wenn die Angst fortbesteht, wird sie als Besorgnis, als ein undefinierbares Gefühl von Unsicherheit, Ängstlichkeit und Unruhe wahrgenommen, deren Ursache schwer zu definieren ist und die die Lebensqualität stark beeinflusst. Sie kann auch Vermeidungs- und Zwangsverhalten hervorrufen. In solchen Fällen spricht man von pathologischer Angst.

Die Kriterien, die zur Unterscheidung von normaler und pathologischer Angst herangezogen werden, sind:

- Das beharrliche Fortbestehen, auch wenn die beunruhigende Situation beendet ist
- Das Bestehen von Angst ohne erkennbaren Grund
- Das damit verbundene Leiden, das ständig auf der Person lastet
- Schwierigkeit in der Schule, bei der Arbeit, in der Gesellschaft oder in anderen Bereichen des täglichen Lebens zu funktionieren, zu handeln und zu reagieren

Die meisten Angststörungen zeichnen sich durch die Angst vor Kontrollverlust aus. Dieses Gefühl wird von psychischen und physischen Symptomen begleitet und unterscheidet sich damit von einem einfachen Zustand oder Gefühl unter Stress zu leiden. Dabei verstärkt das Gefühl oder die Vorahnung einer vagen und unmittelbar bevorstehenden Gefahr, der beharrliche Eindruck der Ohnmacht oder der Schwäche angesichts der Gefahr das Gefühl der Angst. Diese Empfindungen und Eindrücke werden im Allgemeinen von physiologischen Symptomen begleitet. Angststörungen können auch Schlafstörungen, Konzentrationsstörungen sowie paranoide Gedanken erzeugen.

## 6.3 Prävalenz der Angststörungen

Angststörungen stellen aktuell das größte Problem im Bereich der psychischen Gesundheit dar und das häufigste psychische Gesundheitsproblem bei Kindern. Nach Angaben der kanadischen Stiftung für psychische Erkrankungen (*Fondation des maladies mentales*) dürfte ein Drittel der Bevölkerung betroffen sein. Viele der betroffenen Personen werden nicht behandelt, vermutlich aufgrund des subjektiven Charakters der Angst, die manchmal komplex und schwer zu definieren ist. Es konnte nachgewiesen werden, dass Personen, die unter Angststörungen leiden, häufig auch eine erhöhte viszerale Sensibilität aufweisen und ein höheres Risiko haben, ihre Magen-Darm-Erkrankung zu verschlimmern oder eine derartige Erkrankung zu entwickeln [1].

## 6.4 Die häufigsten Formen der Angststörung

### 6.4.1 Panikstörung

Die Panikstörung zeichnet sich durch ein Gefühl von Angst und Furcht aus, das ohne erkennbare Ursache und ohne Bezug zu Ereignissen des Lebens auftritt und den Patienten daran hindert, zu funktionieren und in der Schule, am Arbeitsplatz, in der Gesellschaft und im täglichen Leben normal zu handeln.

Nach dem diagnostischen Kriterium A des DSM-5 (es gibt auch Kriterien B, C und D) [2] entspricht diese Störung wiederholten und unerwarteten Panikattacken. Eine Panikattacke ist eine plötzlich auftretende intensive Besorgnis oder ein tiefes Unbehagen, das innerhalb weniger Minuten den Höhepunkt erreicht und durch mindestens vier der nachfolgend angeführten Symptome gekennzeichnet wird:[1]

1. Palpitationen, Herzklopfen oder Tachykardie
2. Schwitzen
3. Zittern oder Beben der Muskeln
4. Gefühl der Kurzatmigkeit oder der Atemnot
5. Erstickungsgefühle
6. Thoraxschmerzen oder Beklemmungsgefühle
7. Übelkeit und Magen-Darm-Beschwerden
8. Schwindel, Unsicherheit, Benommenheit oder das Gefühl der Ohnmacht nahe zu sein
9. Kälteschauer oder Hitzewallungen
10. Parästhesien (Taubheits- und Kribbelgefühl)
11. Derealisation (Gefühle der Irrealität) oder Depersonalisation (von sich selbst gelöst sein)
12. Angst, die Kontrolle zu verlieren oder verrückt zu werden
13. Angst zu sterben

### 6.4.2 Agoraphobie

Panikstörungen werden manchmal von Agoraphobie begleitet. Betroffene Personen fürchten sich vor öffentlichen Plätzen, meist aus Angst sie nicht schnell genug wieder verlassen zu können und dort einen Anfall zu bekommen. Öffentliche Orte werden aktiv vermieden. Die Furcht, die Angst oder die Vermeidung sind nachhaltig und dauern typischerweise 6 Monate oder länger. Nach dem Diagnosekriterium A des DSM-5 (es gibt auch Kriterien B, C, D, E, F, G, H, I) [2] entspricht diese Störung einer ausgeprägten Angst oder Furcht vor mindestens zwei (oder mehr) der fünf folgenden Situationen:[2]

1. Benutzung öffentlicher Verkehrsmittel (Bus, Zug, Schiff, Flugzeug)
2. Auf offenen Plätzen sein (Märkte, Brücken)
3. In geschlossenen öffentlichen Räumen sein (Geschäfte, Theater, Kino)
4. Schlange stehen oder in einer Menschenmenge sein
5. Allein außer Haus sein

### 6.4.3 Generalisierte Angststörung

Die generalisierte Angststörung (GAS) ist charakterisiert durch chronische und übertriebene Beunruhigung bezüglich mehrerer Ereignisse des täglichen Lebens wie etwa Gesundheit, Arbeit oder persönliche Beziehungen. Die Sorgen sind schwer kontrollierbar und unverhältnismäßig und beziehen sich oft auf unbedeutende Ereignisse. Betroffene stellen sich

[1] Mit Genehmigung von Elsevier Masson S.A.S. Issy-les-Moulineaux im Namen der American Psychiatric Association. Französische Übersetzung von „Diagnostic and Statistical Manual of Mental Disorders", 5. Auflage © 2015, American Psychiatric Association. Alle Rechte vorbehalten.

[2] Idem

Katastrophenszenarien vor, die nicht unbedingt mit der Realität in Bezug stehen. Ihre Sorgen können mit beruflichen, finanziellen oder familiären Verantwortlichkeiten verbunden sein und die Betroffenen können sich nur schwer davon lösen. Die generalisierte Angststörung betrifft ungefähr 5 % der Bevölkerung.

Die diagnostischen Kriterien A und C des DSM-5 (es gibt auch die Kriterien B, D, E, F) [2] sind:[3]

A. Übermäßige, fast ständig auftretende Angst und Sorgen (angstvolle Erwartungshaltung) während mindestens 6 Monaten hinsichtlich bestimmter Ereignisse oder Aktivitäten (wie etwa die Arbeit oder die schulischen Leistungen)

C. Die Angst und die Sorgen sind mit mindestens drei der sechs folgenden Symptomen verbunden (von denen zumindest einige Symptome fast ständig seit mindestens 6 Monaten vorhanden sind) (ein einzelnes Symptom bei Kindern):

1. Unruhe oder ein Gefühl der Überreiztheit oder am Ende zu sein
2. Leichte Ermüdbarkeit
3. Konzentrationsschwierigkeiten oder Erinnerungslücken
4. Reizbarkeit
5. Muskelverspannung
6. Schlafstörungen (Einschlaf- oder Durchschlafschwierigkeiten oder unruhiger und nicht erholsamer Schlaf)

**Champagne führte eine quantitative randomisierte Studie am Collège d'études osteopathiques von Montreal an 65 Personen durch: *„Die Wirkung einer globalen osteopathischen Behandlung mit Bezug zur Hirn-Darm-Achse bei Personen, die unter einer generalisierte Angststörung leiden.“* [1] Die im Vergleich zur Kontrollgruppe gemessenen Variablen ließen eine merkliche klinische wie statistische Verbesserung der Angst, der viszeralen Überempfindlichkeit, der Depression und des psychischen Unwohlseins erkennen. Im Rahmen dieser Studie wurden die kraniosakrale Achse und die Hirn-Darm-Achse durch drei Behandlungen normalisiert. Die Angst wurde nicht nur nach den drei Behandlungen besser, die Verbesserung setzte sich auch in der Folge fort.**

[3] Idem

### 6.4.4 Soziale Phobie

Soziale Angst oder Phobie ist eine mit bestimmten sozialen Aktivitäten verbundene Angst, bei denen der Betroffene der Beschämung, der Demütigung oder dem Urteil anderer ausgesetzt sein könnte (Angst in der Öffentlichkeit oder in einer Sitzung zu sprechen, Angst im öffentlichen Raum zu essen).

### 6.4.5 Spezifische Phobie

Die spezifische Phobie ist eine mit einem bestimmten Gegenstand oder einer bestimmten Situation verbundene Angst, wie etwa eine Flugreise. Die Person verspürt eine übertriebene und unverständliche Angst vor einer Situation, die keine reale Gefahr darstellt.

Die Gegenstände oder Situationen, die am häufigsten die Ursache spezifischer Phobien sind, sind Tiere, Insekten, Gewitter, Höhe, Brücken, Aufzüge, Verletzungen (einschließlich Blut und Spritzen), Tod und enge Räume (Klaustrophobie).



### 6.4.6 Trennungsangst

Die diagnostischen Kriterien A und B des DSM-5 (es gibt auch die Kriterien C, D) [2] sind:[4]

A. Übertriebene und unangemessene Furcht oder Angst während der Entwicklungsphase vor der Trennung von Personen, mit denen der Betroffene sehr verbunden ist und Vorhandensein von mindestens drei der folgenden Symptome:

1. Übertriebene und wiederkehrende Verzweiflung in Trennungssituationen vom Haus oder von den wichtigsten Bezugspersonen oder die Erwartung derartiger Situationen
2. Übertriebene und nachhaltige Sorge bezüglich des Verschwindens der wichtigsten Bezugspersonen oder des Unheils, das ihnen zustoßen könnte, wie etwa eine Krankheit, ein Unfall, eine Katastrophe oder der Tod
3. Übertriebene und nachhaltige Sorge, dass ein unglückliches Ereignis (sich verlaufen, gekidnappt

[4] Idem

werden, einen Unfall haben, krank werden) den Betroffenen von den wichtigsten Bezugspersonen trennt

4. Beharrlicher Widerwille oder Weigerung das Haus zu verlassen, um in die Schule, zur Arbeit oder sonst wo hinzugehen, weil man Angst vor der Trennung hat
5. Übertriebene und nachhaltige Furcht oder Widerwillen, allein oder ohne die wichtigsten Bezugspersonen zu Hause oder anderswo zu bleiben
6. Beharrlicher Widerstand oder Weigerung, außerhalb des Hauses zu übernachten oder schlafen zu gehen in Abwesenheit der wichtigsten Bezugspersonen
7. Immer wiederkehrende Alpträume zum Thema Trennung
8. Wiederkehrende somatische Beschwerden (Kopfschmerzen, Bauchschmerzen, Übelkeit, Erbrechen), wenn der Betroffene von den wichtigsten Bezugspersonen getrennt ist oder nur die Vorstellung einer derartigen Situation

B. Die Furcht, die Angst oder das Vermeidungsverhalten bestehen über mindestens 4 Wochen bei Kindern und Jugendlichen und typischerweise über mindestens 6 Monate bei Erwachsenen.



### 6.4.7 Andere Störungen, die mit Angststörungen in Bezug gesetzt werden können

Auch wenn die posttraumatische Belastungsstörung (PTBS) und die Zwangsstörung im DSM-5 nicht mehr zu den Angststörungen gezählt werden, wurden sie in dieses Kapitel aufgenommen, nicht zuletzt, weil diese Änderung des DSM-5 umstritten ist, aber vor allem, weil diese beiden pathopsychologischen Störungen zahlreiche Ähnlichkeiten mit den Angststörungen aufweisen.

#### Posttraumatische Belastungsstörung

Dabei handelt es sich um eine Störung, die als Reaktion auf ein traumatisches Ereignis auftreten kann.

Die diagnostischen Kriterien des DSM-5 [2] betreffen Erwachsene, Jugendliche und Kinder ab dem Alter von 6 Jahren:[5]

A. Konfrontation mit tatsächlichem oder drohendem Tod, ernsthafter Verletzung oder sexueller Gewalt auf eine (oder mehrere) der folgenden Arten:

1. Direktes Erleben eines oder mehrerer traumatischer Ereignisse
2. Persönliches Erleben eines oder mehrerer solcher traumatischer Ereignisse bei anderen Personen
3. Erfahren, dass einem nahen Familienmitglied oder einem engen Freund ein oder mehrere traumatische Ereignisse zugestoßen sind; im Falle von tatsächlichem oder drohendem Tod des Familienmitgliedes oder Freundes muss das Ereignis bzw. müssen die Ereignisse durch Gewalt oder einen Unfall bedingt sein
4. Die Erfahrung wiederholter oder extremer Konfrontation mit aversiven Details von einem oder mehreren derartigen traumatischen Ereignissen [...]

B. Präsenz von einem (oder mehreren) im Nachstehenden angeführten Intrusionssymptomen, die mit einem oder mehreren traumatischen Ereignissen verbunden sind und nach einem oder mehreren traumatischen Ereignissen aufgetreten sind:

1. Wiederholte, unfreiwillige und aufdrängende Erinnerung an das oder die traumatischen Ereignisse, die ein Gefühl von Hilflosigkeit erzeugt
2. Wiederholte Träume, die ein Gefühl von Hilflosigkeit erzeugen, deren Inhalt und/oder Gefühlszustände mit dem oder den traumatischen Ereignissen verbunden sind
3. Dissoziative Reaktionen (flashbacks [Wiedererleben]), in denen die Person sich so fühlt oder so handelt, als würde(n) das oder die traumatischen Ereignisse erneut stattfinden [...]
4. Intensives oder lang anhaltendes Gefühl von psychischer Hilflosigkeit während der Konfrontation mit internen und externen Hinweisen, die einem Aspekt des oder der traumatischen Ereignisse ähneln
5. Ausgeprägte physiologische Reaktionen bei der Konfrontation mit internen und externen Hin-

[5] Idem

weisen, die einem Aspekt des oder der traumatischen Ereignisse ähneln

C. Beharrliche Vermeidung von Stimuli, die mit dem oder den traumatischen Ereignissen assoziiert werden, das nach dem oder den traumatischen Ereignissen auftritt […].

D. Negative Veränderungen von Gedanken und Stimmung in Verbindung mit einem oder mehreren traumatischen Ereignissen, die nach dem oder den traumatischen Ereignissen aufgetreten sind oder durch diese verstärkt wurden […].

E. Markante Veränderungen des Schlafs und der Reaktionsfähigkeit, in Verbindung mit einem oder mehreren traumatischen Ereignissen, die nach dem oder den traumatischen Ereignissen aufgetreten sind oder durch diese verstärkt wurden […].

F. Die Störung (Symptome B, C, D und E) dauert mehr als einen Monat.

G. Die Störung erzeugt signifikantes klinisches Leid oder Veränderungen der Funktionsweise im sozialen, beruflichen oder in einem anderen Bereich.

H. Die Störung kann nicht auf die physiologischen Auswirkungen einer Substanz (Medikamente oder Alkohol) oder auf andere medizinische Beschwerden zurückgeführt werden.

Die Vermeidung dient oft dazu, bedrohliche Situationen zu verhindern. Dies kann schwerwiegende Auswirkungen auf das persönliche, familiäre und soziale Leben der betroffenen Person haben.

## Zwangsstörung

Die diagnostischen Kriterien des DSM-5 [2] sind wie folgt:[6]

A. Vorliegen von Zwangsvorstellungen oder Zwangshandlungen oder beiden, die durch (1) und (2) definiert werden:

1. Wiederkehrende und anhaltende Gedanken, Triebe oder Bilder, die zu bestimmten Zeiten der Störung als invasiv oder unangebracht erscheinen und die bei den meisten Patienten zu Angst oder schwerer Hilflosigkeit führen.
2. Der Betroffene bemüht sich, diese Gedanken, Triebe oder Bilder zu ignorieren oder zu unterdrücken oder sie durch andere Gedanken und Handlungen zu neutralisieren (d. h. durch Zwangshandlungen).

Zwangshandlungen definiert durch (1) und (2):

1. Wiederholtes Verhalten (Hände waschen, ordnen, überprüfen) oder mentale Handlungen (beten, zählen, still Wörter wiederholen), die der Betroffene ausführen muss, um auf Zwangsvorstellungen oder auf bestimmte Regeln zu reagieren, die unbedingt auszuführen sind.
2. Die Verhaltensweisen oder die geistigen Handlungen dienen dazu, die Angst oder das Gefühl von Hilflosigkeit zu neutralisieren oder zu vermindern oder ein gefürchtetes Ereignis oder eine Situation zu verhindern. Allerdings sind diese Verhaltensweisen oder geistigen Handlungen entweder ohne Bezug zur Realität, die sie zu neutralisieren oder zu verhindern suchen oder offensichtlich übertrieben.

B. Die Zwangsvorstellungen oder -handlungen sind sehr zeitaufwendig (umfassen oftmals mehr als eine Stunde pro Tag) und verursachen signifikantes klinisches Leid oder die Veränderung der Funktion im sozialen, beruflichen oder anderen Bereichen.

C. Die Zwangsstörungen lassen sich nicht auf die physiologischen Auswirkungen einer Substanz (Substanz, die zu Missbrauch führt oder Medikament) oder auf andere medizinische Beschwerden zurückführen.

D. Die Störung kann durch die Symptome einer anderen psychischen Störung nicht erklärt werden […].

Personen, die unter Zwangsstörungen leiden, sind sich oft bewusst, dass ihr Verhalten übertrieben ist, können sich jedoch selbst nicht davon abhalten. Zwangsstörungen können mit Depression und anderen Angststörungen verbunden sein.

[6] Idem

### REFERENZEN

[1] Champagne B. L'effet du traitement ostéopathique global en regard de l'axe cerveau-intestin sur les gens atteints de trouble d'anxiété généralisée (thèse non publiée). Collège d'études ostéopathiques de Montréal, Québec ; 2011.

[2] American Psychiatric Association. Diagnostisches und Statistisches Manual Psychischer Störungen DSM-5®. Deutsche Ausgabe herausgegeben von Peter Falkai und Hans-Ulrich Wittchen: Hogrefe Verlag GmbH & Co.KG, 2015.

KAPITEL

# 7 Depression

Die Begriffe Depression oder Stimmungsstörung werden zur Beschreibung unterschiedlicher Formen der depressiven Störung verwendet: klinische Depression, Wochenbettdepression usw.

Zunächst sollte man eine klare Unterscheidung zwischen der Deprimiertheit, die lediglich eine normale depressive Reaktion auf spezifische Ereignisse des Lebens ist, und der Depression, die als ernst zu nehmende affektive Erkrankung der nötigen Aufmerksamkeit und der entsprechenden Behandlung bedarf.

Deprimiert zu sein ist eine Reaktion auf soziale oder psychische Faktoren wie Trauer, Trennung, Scheidung, Verlust des Arbeitsplatzes usw., die zu einer normalen depressiven Störung führen. Es ist gesund, die alltäglichen Emotionen auf diese Weise ausdrücken zu können. Diese Reaktion ist zeitlich begrenzt, zudem reagiert der Betroffene weiter auf bestimmte Freuden und andere Stimuli.

Bei Frauen erhöht sich das Risiko, eine Depression zu entwickeln, mit der Pubertät und der Östrogenausschüttung durch die Ovarien. Je mehr man in dieser Zeit an Stimmungsproblemen leidet, umso häufiger kann die Menopause Ausgangspunkt für Angststörungen und Depression sein [1].

Die hormonelle Geschichte jedes Menschen ist daher sehr wichtig, denn wenn eine Person während der Adoleszenz unter Stimmungsstörungen gelitten hat, so steigt das Depressionsrisiko im Wochenbett, in der Menopause oder der Andropause.

## 7.1 Definition

*„Der Abgrund blickt mich an. Ich stehe vor der Kluft, die den Verlust der Sinns bedeutet… Ich spüre, dass ich durch die Leere und die Dunkelheit beobachtet werde, Verlust jeder Menschlichkeit, jeder Gnade, jedes Glaubens. Ich glaube an nichts mehr, ich glaube nicht mehr an mich…"* [2]

Dieses Zitat von Philippe Labro zeigt, wie sehr Traurigkeit alltäglich und dauerhaft sein kann. Die Person fühlt sich allein und hoffnungslos, interessiert sich nicht mehr für ihre Umgebung, fühlt sich isoliert, müde und weint leicht.

Hinzu kommen noch Schuldgefühle, Selbstkritik und ein Hang zu Selbstabwertung sowie der Verlust an Interesse und an Freude in allen Lebensbereichen (Familie, Studium, Arbeit, gesellschaftliches Leben usw.). Auch Todes- und Selbstmordgedanken können auftreten.

Einfache Müdigkeit oder Erschöpfung, wenn man das Gefühl hat, den Anforderungen des Lebens, der Familie und des Berufs nicht mehr gerecht werden zu können, können einer Depression vorausgehen und diese ankündigen.

Schmerzen können die Depression auch verschleiern: Rücken- oder Bauchschmerzen, Schwindel, Migräne, Aufmerksamkeits- und Gedächtnisstörungen, Schlafprobleme.

Die Diagnose Depression wird manchmal zu schnell gestellt, andererseits kann es auch schwierig sein, sie zu erkennen und zu diagnostizieren. Oft werden nur die Symptome behandelt: Schlafstörungen, Muskelschmerzen usw., und nicht die Ursache.

Viele von Depression betroffene Menschen weigern sich zuzugeben, dass sie krank sind, sie leiden, weil sie sich schämen, und greifen deshalb zu Lösungen, die ihrem Problem nicht angepasst sind.

Dabei ist das Anerkennen der Realität bereits ein erster Schritt auf dem Weg der Heilung: *„Unser Körper liebt die Wahrheit"*, bemerkte D. Servan-Schreiber so trefflich.

Das bedeutet nicht, dass man immer gleich zu Antidepressiva greifen muss. Tatsächlich sind sie vor allem bei leichten Depressionen nur wenig wirksam. D. Perlmutter drückte dies wie folgt aus: *„Die positive Wirkung von Antidepressiva – im Vergleich zu einem*

*Placebo – nimmt mit dem Schweregrad der Depression zu. Je schwerer die Depression, umso effizienter sind Antidepressiva, wenn die Symptome jedoch leicht oder mittelschwer sind, sind diese Medikamente wenig aktiv oder sogar vollkommen ineffizient.*“ [3]. Andererseits können schwere Depressionen eine Einweisung ins Krankenhaus erforderlich machen.

Ohne die Nützlichkeit von Antidepressiva infrage stellen zu wollen, zeigt dieses Buch verschiedene Möglichkeiten auf, um Medikamente zu reduzieren oder, noch besser, Depression und Angst durch eine tiefgehende Analyse ihrer Ursachen zu verhindern.

Die Wissenschaft weiß heute, dass die Depression ein Hinweis auf ein Ungleichgewicht ist und dass man bei der Ursachenforschung nicht nur die Genetik berücksichtigen darf. Das Ungleichgewicht kann durch entzündungsfördernde Nahrungsmittel, Toxine, Medikamente, traumatisierende Ereignisse oder Stress verursacht werden. Nur ein Antidepressivum einzunehmen, wäre so, als würde man den Rauchmelder abschalten und das Feuer ignorieren. Die Symptome sind ein Hinweis, die Toxine zu reduzieren, die Ursachen zu behandeln und sich schließlich auf den Weg der echten Heilung zu begeben.



## 7.2 Prävalenz

Nach Schätzungen der Weltgesundheitsorganisation leiden weltweit 350 Millionen Menschen an Depressionen. Es ist damit zu rechnen, dass Depressionen bereits 2020 die zweithäufigste Ursache für Arbeitsunfähigkeit weltweit sein werden, unmittelbar nach den Herzkreislauferkrankungen [4]. Nach Informationen des „Institut universitaire en santé mentale“, des Instituts für psychische Gesundheit, der Universität Montreal sind die häufigsten psychischen Erkrankungen Depressionen, Angststörungen und Psychosen. In der Kindheit ist die Prävalenz bei Mädchen und Jungen gleich. In der Pubertät und im Erwachsenenalter kommt es jedoch zu einer Änderung, sodass Frauen bei Depression eine höhere Prävalenz aufweisen.

In Kanada entwickeln 21 % der Frauen im Laufe ihres Lebens eine klinische Depression (*Major Depression*), bei den Männern sind es 13 % [5]. Frauen, die an Depression leiden oder ein geschwächtes Nervensystem aufweisen, haben ein hohes Risiko an einem prämenstruellen Syndrom, Wochenbettdepressionen oder Stimmungsschwankungen während der Menopause zu leiden, da die Biochemie ihres Gehirns bereits gestört ist. Ein gleiches Phänomen ist auch bei Männern in der Andropause feststellbar.

Depressionen können sich auf den Alltag, auf die Gesundheit, die Arbeit oder auch auf die Beziehungen und die Familie auswirken. Die daraus resultierenden sozioökonomischen Kosten zeigen, wie wichtig die therapeutische Betreuung und die Prävention sind.

## 7.3 Die häufigsten Formen der depressive Störung

### 7.3.1 Klinische Depression (Major Depression)

Das diagnostische Kriterium A des DSM-5[1] (es gibt auch Kriterien B, C, D, E) [6] basiert auf der Präsenz von mindestens fünf der folgenden Symptome über einen Zeitraum von mindestens zwei Wochen, ein Symptom muss dabei „depressive Verstimmung“ (1) oder „deutlich vermindertes Interesse“ (2) sein (NB: Symptome, die eindeutig einer anderen Erkrankung zuordenbar sind, sollten nicht inkludiert werden):

1. Depressive Verstimmung an fast allen Tagen, für die meiste Zeit des Tages nach Angaben des Betroffenen (z. B. fühlt sich traurig, leer, hoffnungslos) oder nach Beobachtung von anderen (z. B. weint) (NB: eventuell auch Reizbarkeit bei Kindern oder Jugendlichen)
2. Deutlich vermindertes Interesse oder Freude an (fast) allen Aktivitäten, an fast allen Tagen (Angaben des Betroffenen oder Beobachtung von anderen)

1 Mit Genehmigung von Elsevier Masson S.A.S. Issy-les-Moulineaux im Namen der American Psychiatric Association. Französische Übersetzung von „Diagnostic and Statistical Manual of Mental Disorders“, 5. Auflage © 2015, American Psychiatric Association. Alle Rechte vorbehalten.

3. Deutlicher Gewichts-/Appetitverlust oder Gewichtszunahme/Appetitsteigerung (z. B. Änderung des Körpergewichts von mehr als 5 % innerhalb eines Monats) oder Verlust oder Steigerung des Appetits an fast allen Tagen (NB: bei Kindern ist auch das Fehlen von zu erwartender Gewichtszunahme zu berücksichtigen)
4. Schlaflosigkeit/vermehrter Schlaf an fast allen Tagen
5. Psychomotorische Unruhe/Verlangsamung an fast allen Tagen (von anderen festgestellt, nicht begrenzt auf ein subjektives Gefühl von Unruhe oder Verlangsamung)
6. Müdigkeit/Energieverlust an fast allen Tagen
7. Gefühle von Wertlosigkeit/Schuld an fast allen Tagen (nicht nur sich vorwerfen oder sich schuldig fühlen, krank zu sein)
8. Konzentrations- und Entscheidungsprobleme an fast allen Tagen (durch den Betroffenen angeführt oder durch andere beobachtet)
9. Wiederkehrende Gedanken an den Tod (nicht nur Angst zu sterben), wiederkehrende Suizidvorstellungen ohne genauen Plan, tatsächlicher Suizidversuch oder genaue Planung des Suizids

### 7.3.2 Einige Anmerkungen zum Thema Selbstmord

Viele Patienten, die unter klinischer Depression leiden, haben das Gefühl, allein zu sein und niemanden zu haben, der ihnen zuhört oder ihre Probleme versteht. Es ist ihnen unmöglich, den Weg zurück zu einem Ort voll Hoffnung und Glück zu finden.

Es wurde entdeckt, dass die meisten Personen, die versucht haben, sich zu töten oder die bereits Selbstmordgedanken hatten, folgende Symptome und Zeichen aufweisen:

- Person fühlt sich deprimiert oder äußerst hoffnungslos oder traurig. Zudem hat sie das Gefühl, dass es kein Ziel in ihrem Leben gibt, keine bedeutsame Beziehung mit anderen und dass es allen egal wäre, wenn sie sich umbrächte.
- Sie hat keine Hoffnung, dass die Dinge sich in Zukunft zum Besseren wenden.
- Sie fühlt sich sehr isoliert und allein. Auch Patienten, die eine Familie und/oder Freunde haben, die sehr kooperativ und besorgt sind, können dieses Gefühl haben.
- Sie zieht sich von der Familie, den Freunden, der Gemeinschaft, den Kollegen, der Gesellschaft im Allgemeinen und den normalen Aktivitäten zurück.
- Sie fühlt sich ängstlich, neurotisch, unruhig und unwohl. Dies kann zu einer Verstärkung der Angstsymptome führen.
- Die Person hat Stimmungsschwankungen und dramatische Verhaltensänderungen. Dieser Umstand kann ein Hinweis auf eine bipolare/manisch-depressive Störung sein.
- Sie fühlt sich sehr müde, nicht motiviert, hat kein Interesse an Dingen, die normalerweise angenehm sind.
- Sie erhöht den Konsum von Alkohol, Drogen oder rezeptpflichtigen Medikamenten, manchmal mit Anzeichen von Abhängigkeit bzw. Entzug.
- Sie sucht nach Möglichkeiten sich zu verletzen oder zu töten: Medikamente, Feuerwaffen oder andere Waffen.
- Sie schreibt, schafft Kunstwerke, singt oder findet andere Arten, ihre Todesgedanken zum Ausdruck zu bringen.
- Sie nimmt im Internet Kontakt mit anderen Personen auf, die auch schon Selbstmordgedanken hatten, nimmt an Diskussionen über Selbstmord in Blogs oder in den sozialen Netzwerken teil.

**OSTEOPATHISCHE RELEVANZ**

**Selbstmordgedanken**

Während der Anamnese oder der Behandlung sollte der Therapeut viel Empathie zeigen, gleichzeitig aber auch die richtigen Fragen stellen:

- Ich habe verstanden, was Sie mir sagen wollen, ich bin für Sie da, die Dinge sind nicht hoffnungslos, …
- Mit Ruhe, Akzeptanz und Aufmerksamkeit zuhören. Versuchen ernsthaft alle Gefühle des Patienten zu hören, ohne Ratschläge zu geben, ohne das, was er sagt, klein zu reden. Dem Patienten zu verstehen geben, dass er nicht allein ist. Aufrichtig sein und ihn direkt fragen:
  - Hatten Sie bereits mehrfach Todes- oder Selbstmordgedanken?
  - Haben Sie bereits versucht, Selbstmord zu begehen?

Wenn man das Gefühl hat, dass diese Fragen nicht angebracht sind oder die Lage verschlimmern könnten, sollte man einen Spezialisten zurate ziehen.

7

Wenn der Patient angibt, dass er weiß, wo, wann und wie er seine Tat umsetzt, sollte man ihn niemals allein die Praxis verlassen lassen. Man sollte seine Besorgnis darüber äußern, dass er eine unvorsichtige Entscheidung treffen könnte. Der Therapeut muss zeigen, dass ihn das zutiefst stört und dass es für ihn wichtig ist, dass der Patient sein Vorhaben überdenkt und sofort Hilfe in Anspruch nimmt. Man sollte sofort eine Anlaufstelle für Suizidgefährdete kontaktieren oder mit jemandem sprechen, der helfen kann, sofort eine Behandlung oder Hilfe für die Person zu bekommen oder ein Familienmitglied oder eine nahestehende Person kontaktieren, die den Patienten ins Krankenhaus bringt. Eine derartige Situation erfordert eine engmaschige medizinische und psychologische Betreuung oder sogar eine Einweisung ins Krankenhaus.
Wenn der Patient nur düstere Gedanken hat, ohne einen genauen Plan, dann besteht ein gewisser Spielraum, um die Entwicklung zu verfolgen, ihm entsprechende medizinische und psychologische Hilfe zu organisieren und sicherzustellen, dass er sich auf den Weg der Besserung begibt.

### 7.3.3 Persistierende depressive Störung (Dysthymie)

Die diagnostischen Kriterien A bis C des DSM-5 (es gibt auch die Kriterien D, E, F, G, H) [6] sind:[2]

1. Depressive Verstimmung an fast einem ganzen Tag, mehr als einen von zwei Tagen, nach Angaben des Betroffenen oder nach Beobachtung von anderen über mindestens zwei Jahre (NB: bei Kindern und Jugendlichen kann gereizte Stimmung bestehen und die Dauer muss mindestens ein Jahr betragen).
2. Wenn die Person depressiv ist, zeigt sie mindestens zwei der folgenden Symptome:
   A. Appetitverlust oder extremer Appetit
   B. Schlaflosigkeit oder zu viel Schlaf
   C. Energieverlust oder Müdigkeit
   D. Geringes Selbstwertgefühl
   E. Konzentrationsschwierigkeiten oder Entscheidungsschwierigkeiten
   F. Gefühl von Hoffnungslosigkeit
3. Während des Zeitraums von zwei Jahren (ein Jahr bei Kindern und Jugendlichen) der depressiven Störung hatte die Person nie einen Zeitraum von mehr als zwei aufeinanderfolgenden Monaten ohne die Symptome der Kriterien A und B.

[2] Idem

### 7.3.4 Postpartale Depression

Sie ist die häufigste Komplikation nach der Geburt eines Kindes [7], unter der zwischen 10 und 20 % der Frauen leiden [8].

Nach Angaben der American Psychiatric Association kann der Begriff postpartale Depression (DPP) verwendet werden, wenn eine Frau depressive Symptome nach Ablauf der 4. Woche nach der Entbindung verspürt. Dieser Zustand kann für die Mutter und das Kind schwere Folgen haben, da die Mutter sich weniger um das Wohlergehen des Kindes kümmert. Sie tendiert dazu weniger zu spielen, zu sprechen, ungeduldiger zu sein, mehr zu schreien und sich weniger verantwortlich zu fühlen [9]. Als Therapeut sollte man daher in der Lage sein, eine DPP zu erkennen, um sie bestmöglich zu behandeln bzw. sie durch eine entsprechende Betreuung nach der Entbindung zu verhindern. Hormonelle Dysfunktionen nach der Entbindung sind häufig und werden oft zu Unrecht als Depression bezeichnet. Vor allem Schilddrüsendysfunktionen treten postpartal sehr häufig auf.

**M.-S. Mayer führte am Collège d'études ostéopathiques in Montral eine Studie durch, bei der überprüft wurde, ob eine osteopathische Behandlung mit neuroendokrinen Techniken die depressiven Symptome im ersten Jahr nach der Geburt des Kindes verringern kann [10]. Dabei behandelte die Therapeutin nicht nur den gesamten Körper und die vorhandenen Dysfunktionen, sondern konzentrierte ihre Behandlungen auf das neuroendokrine System, wobei sie jene Techniken verwendete, die ich in meinen Seminaren präsentiert hatte. Neben der kraniosakralen Achse und den Wirbelsäulenkorrekturen konzentrierte sie sich vor allem auf die Ovarien, die Nebennieren und die Schilddrüse, den N. vagus sowie auf bestimmte Gehirnstrukturen wie das Corpus amygdaloideum, den Hippocampus, die Insula, den Hirnstamm und ihre Arterien. Diese fast experimentelle Studie im zeitlichen Verlauf umfasste 19 Probanden im Alter zwischen 18 und 35 Jahren. Dabei**

**konnte nach dem Beck-Depressions-Inventar nach drei Behandlungen eine Reduzierung von 47 % erreicht werden. Die Anzahl der Stunden und die Qualität des Schlafes wurde signifikant verbessert und das Angstniveau, der Stress und die Energielosigkeit reduziert.**

### 7.3.5 Saisonabhängige Depression oder saisonal affektive Störung (SAS)

Die SAS ist eine Depression, die mit Mangel an natürlichem Licht in Verbindung steht. Um diese Diagnose erstellen zu können, muss die Depression alljährlich um die gleiche Zeit, d. h. im Herbst und im Winter, in zwei aufeinanderfolgenden Jahren auftreten und bis in den folgenden Frühling andauern. Das Licht spielt bei der Regulation der biologischen Uhr eine wichtige Rolle: Wach- und Schlafzyklus, Ausschüttung verschiedener Hormone zu bestimmten Tageszeiten usw.

Lichtstrahlen dringen in das Auge ein und werden in elektrische Signale umgewandelt und ins Gehirn weitergeleitet, wo sie auf Neurotransmitter wie das Serotonin einwirken, das auch die Produktion von Melatonin, das für den Wach-Schlaf-Rhythmus zuständig ist, anregt. Durch Lichtmangel verursachte hormonelle Fehlregulationen können somit zu depressiven Symptomen führen.

Während der Wintermonate sind die Tage kürzer und die Beleuchtungsstärke des Tageslichts geringer. Während diese an einem sonnigen Sommertag 100.000 lx (Lux, Einheit der Beleuchtungsstärke) erreicht, sinkt sie in den Wintermonaten auf kaum 2.000 lx. In Kanada leiden ungefähr 18 % der Bevölkerung unter der sogenannten „Winterdepression", die sich durch einen Mangel an Energie und einen fragileren Gemütszustand [11] oder auch durch eine echte Depression, die ein normal funktionierendes Leben schwierig macht, äußert. Davon sind 0,7 bis 9,7 % der Erwachsenen in Nordamerika betroffen [12]. Je weiter man sich vom Äquator entfernt, umso mehr Personen sind davon betroffen. In Alaska, wo es im Winter über mehr als ein Monat lang keine Sonne gibt, leiden 9 % der Bevölkerung unter einer saisonabhängigen Depression [13].

**OSTEOPATHISCHE RELEVANZ**

- Mindestens eine Stunde pro Tag an die frische Luft gehen und während der Wintermonate sogar etwas mehr.
- So viel Sonnenlicht wie möglich in seine Wohnräume eindringen lassen. Wände in blassen Farben erhöhen die Helligkeit des Raums, an den richtigen Stellen angebrachte Spiegel tragen ebenfalls dazu bei.
- So viel Sport wie möglich im Freien betreiben.
- Eine Lichttherapielampe mit 10.000 lx verwenden: Das ist eine einfache und effiziente Methode ohne Nebenwirkungen. Sie kann auch verwendet werden, wenn man sich während der Wintermonate trauriger und weniger dynamisch fühlt.

### 7.3.6 Prämenstruelle dysphorische Störung (PMDS)

Die diagnostischen Kriterien A bis C des DSM-5 (es gibt auch die Kriterien D, E, F, G) [6] sind:[3]

1. Während des Zyklus treten mindestens fünf der folgenden Symptome in der der Regelblutung vorausgehenden Woche auf, nehmen in den ersten Tagen der Menstruation ab und verschwinden in der auf die Menstruation folgenden Woche.
2. Mindestens eines der folgenden Symptome muss vorhanden sein:
   A. Ausgeprägte emotionale Labilität (z. B. Stimmungsschwankungen, plötzliche Traurigkeit, Gefühl weinen zu müssen, bei Ablehnung heftige Reaktionen)
   B. Ausgeprägte Reizbarkeit oder Wut oder Zunahme der zwischenmenschlichen Konflikte
   C. Ausgeprägte depressive Stimmung, Hoffnungslosigkeit oder Selbstabwertung (gedankliche Selbstabwertung)
   D. Ausgeprägte Angst, Spannung bzw. Gefühl angespannt, nervös zu sein
3. Mindestens eines des folgenden Symptome muss vorhanden sein, um mindesten fünf Symptome zu erreichen, wenn die Symptome der Kriterien B und C hinzugefügt werden:
   A. Vermindertes Interesse an den gewöhnlichen Aktivitäten (Arbeit, Schule, Freunde, Freizeit)
   B. Subjektive Schwierigkeit sich zu konzentrieren

[3] Idem

7

C. Lethargie, exzessive Ermüdbarkeit oder ausgeprägter Energiemangel
D. Markante Änderung des Appetits, Hyperphagie, intensives Verlangen nach bestimmten Lebensmitteln
E. Vermehrter Schlafbedarf oder Schlaflosigkeit
F. Gefühl überfordert zu sein oder die Kontrolle zu verlieren
G. Körperliche Symptome wie Spannungen oder Anschwellen der Brüste, Gelenk- oder Muskelschmerzen, Gefühl „angeschwollen" zu sein, Gewichtszunahme

## DIE PRÄMENSTRUELLE DYSPHORISCHE STÖRUNG ALS EINE FORM DER DEPRESSION

Manche Experten stellen die Aufnahme der prämenstruellen dysphorischen Störung in das DSM-5 infrage und betrachten sie mehr als eine hormonelle Störung als eine psychische oder nervöse Erkrankung.
Häufig findet man tatsächlich eine hormonelle Komponente: Progesteronmangel kann durch eine primäre Ovarialdysfunktion entstehen oder als Folge einer Schilddrüsen- oder Nebennierendysfunktion auftreten. Je größer der Progesteronmangel, umso länger halten die Symptome an und umso intensiver sind sie. Bei einem anovulatorischen Zyklus treten in den zwei Wochen vor der Menstruation oft vermehrt Symptome auf. Die spezifische Behandlung der betroffenen Drüsen, die Supplementation und die Verbesserung der Ernährung regeln dieses Problem meist relativ schnell.
Allerdings kommt es manchmal auch zu einer primären Dysfunktion des Nervensystems, die der hormonellen Dysfunktion vorausgeht. Diese wird in unserem Ansatz ebenfalls berücksichtigt, da das Nervensystem sich oft schwerer an die Schwankungen des hormonellen Zyklus anpassen kann.
Aus diesem Grund habe ich mich entschieden, dieses Syndrom in diesem Kapitel anzuführen, nicht um Frauen, die unter einem PMS leiden, in die Gruppe der unter psychischen Erkrankungen leidenden Menschen einzuordnen, sondern damit anerkannt wird, dass dieses Syndrom Teil eines pathologischen Zustands ist, der unserer ganzen Aufmerksamkeit und Betreuung bedarf. Viele Frauen, die darunter leiden, finden oft keine entsprechende Hilfe.

7

## REFERENZEN


[1] Sichel D, Driscoll JW. Humeurs de femmes. Montréal: Le Jour; 2000.
[2] Labro P. Tomber sept fois, se relever huit. Paris: Gallimard; 2005.
[3] Perlmutter D. Ces glucides qui menacent notre cerveau. Pourquoi et comment limiter gluten, sucres et glucides raffinés. Poche; 2016.
[4] Lupien S. Par amour du stress. Montréal: Au Carré, 2010.
[5] Plusquellec P. L'art de se creuser les méninges : est-ce que les hommes et les femmes diffèrent sur ce point ? Mammouth magazine 2009; 6: 9.
[6] American Psychiatric Association. Diagnostisches und Statistisches Manual Psychischer Störungen DSM-5®. Deutsche Ausgabe herausgegeben von Peter Falkai und Hans-Ulrich Wittchen: Hogrefe Verlag GmbH & Co.KG, 2015.
[7] Silverman M, Loudon H, Safier M, Protopopescu X, Leiter G, Liu X, et al. Neural dysfunction in postpartum depression: An fMRI pilot study. CNS Spectr 2007; 12 (11): 853–62.
[8] Gjerdingen DK, Yawn BP. Postpartum depression screening: importance, methods, barriers, and recommendations for practice. J Am Board Fam Med 2007; 20 (3): 280–8.
[9] McLearn KT, Minkovitz CS, Strobino DM, Marks E, Hou W. Maternal depressive symptoms at 2 to 4 months postpartum and early parenting practices. Arch Pediatr Adolesc Med 2006; 160: 279–84.
[10] Mayer MS. Effet du soin ostéopathique à visée neuroendocrinienne sur les symptômes dépressifs des femmes dans la première année postpartum (mémoire de maîtrise inédit). Montréal: Collège d'études ostéopathiques de Montréal; 2016.
[11] Kasper S, Wehr TA, Bartko JJ, Gaist PA, Rosenthal NE. Epidemiological findings of seasonal changes in mood and behavior. A telephone survey of Montgomery County, Maryland. Arch Gen Psychiatr 1989; 46 (9): 823–33.
[12] Lam RW, McIntosh D, Wang J, Enns MW, Kolivakis T, Michalak EE, CANMAT Depression Work Group. et al. Canadian Network for Mood and Anxiety Treatments (CANMAT) Clinical Guidelines for the Management of Adults with Major Depressive Disorder: Section 1. Disease Burden and Principles of Care. Can J Psychiatry 2016; 61 (9): 510–23.
[13] Miller AL. Epidemiology, etiology, and natural treatment of seasonal affective disorder. Altern Med Rev 2005; 10 (1): 5–13.

# IV Ätiologie von Angststörungen und Depressionen



IV

In diesem Abschnitt werden die verschiedenen Ursachen von Stimmungsstörungen, die in der Klinik und in der Fachliteratur erwähnt werden, aus anatomischer, physiologischer, osteopathischer und integrativer Sicht beleuchtet. Dabei wird insbesondere auf die aus der Perspektive der Osteopathie relevantesten Komponenten eingegangen:

- Genetische Komponente
- Gehirn und seine strukturellen Veränderungen
- Biologische, mit den Neurotransmittern verbundene Faktoren
- Wirkung der Hormone
- Einfluss der Entzündung und des Immunsystems
- Beteiligung des N. vagus und des N. phrenicus

Das Darm- und Beckenhirn sind ihrerseits Ausgangspunkt für Überlegungen und Behandlungen, auf die im Weiteren noch eingegangen wird. Der Leser sollte dabei insbesondere nicht vergessen, dass alle bereits erwähnten und im Zusammenhang mit dem Kopf-, Bauch- oder Beckenhirn stehenden Stressoren ebenfalls an der Entstehung von Stimmungsstörungen beteiligt sein können.

Durch das Umfeld verursachte Stressoren sollten dabei in der Anamnese und den Empfehlungen nicht vernachlässigt werden.

KAPITEL

# 8 Genetische, epigenetische und das Gehirn betreffende Prädispositionen

## 8.1 Genetik

Der Gedanke, dass es eine genetische Prädisposition für Angststörungen und Depression geben könnte, stößt nicht überall auf Gefallen. Aber gibt es sie tatsächlich?

Die Anpassungsfähigkeit an Stress variiert von Mensch zu Mensch und das bereits ab dem Zeitpunkt der Geburt. Werden in der Familienanamnese psychiatrische Erkrankungen erhoben, steigt für den Patienten das Risiko, an einer psychischen Störung zu erkranken [1].

Im Bereich der Depression konnte sogar eine genetische Ursache identifiziert werden. Ein Gen, das 5-HTT, bildet das Zentrum dieses Mechanismus und ist am Transport von Serotonin innerhalb der Nervenzellen beteiligt. Abhängig von der Länge der Allelsequenz transportiert 5-HTT mehr oder weniger Serotonin (➤ Abb. 8.1). Während Personen, die über eine längere (l-Allel)-Sequenz des 5-HTT-Gens verfügen, besser mit Serotonin versorgt werden und daher besser mit schwierigen Situationen umgehen können, sind Personen, die über eine kürzere (s-Allel)-Sequenz des 5-HTT-Gens verfügen, weniger gut mit Serotonin versorgt und daher anfälliger für Stress und Depression und weniger offen für soziale Beziehungen.

In gleicher Weise führt eine hohe emotionale Belastung beim ll-Genotyp niemals zu Depression und Angst, während beim ss-Genotyp bereits geringer Stress zu Depression führen kann. Personen, die sowohl s-Allele als auch l-Allele aufweisen, die von Elternteilen mit einem ll-Genotyp bzw. einem ss-Genotyp stammen, weisen Stressreaktionen auf, die vermehrt durch Lernprozesse geprägt sind, allerdings anfälliger für Stress sind als Träger des ll-Genotyps.

Zudem kommt es beim ss-Genotyp im Ruhezustand zu einer größeren Aktivität im Corpus amygdaloideum als beim ll-Genotyp, was zu einer größeren Prädisposition für Angst führt.

Allerdings wird nicht alles in der DNA-Sequenz und unseren Genen festgeschrieben. Während sich die Genetik mit dem Studium der Gene befasst, interessiert sich die Epigenetik für die zusätzlichen Informationen, die bestimmen, wie die Gene durch die Zelle verwendet werden. Dieses Konzept widerlegt teilweise die „Schicksalhaftigkeit“ unserer genetischen Anlage.

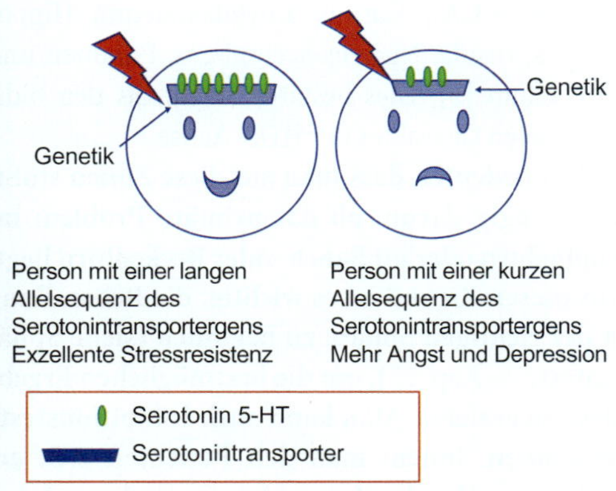


**Abb. 8.1** Variationen im Genotyp des Serotonintransporters.

## 8.2 Epigenetik

Dieser Fachbereich der Biologie befasst sich mit den Mechanismen, die je nach Kontext die Genexpression modulieren.

Im Rahmen des vorliegenden Buchs untersucht die Epigenetik, wie die Wahl unseres Lebensstils – Ernährung, Umwelt, Erziehung, körperliche Bewegung, Stressmanagement, Behandlungen und professionelle Unterstützung – die Expression der DNA beeinflussen und sich direkt auf die Gesundheit im

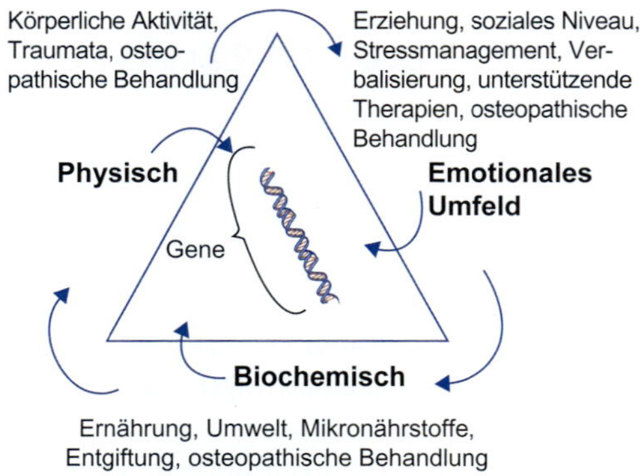


**Abb. 8.2** Epigenetik. Einige Modulatoren unserer Genetik.

Allgemeinen und die Gesundheit des Gehirns auswirken können (➤ Abb. 8.2).

**OSTEOPATHISCHE RELEVANZ**

Die Genetik des Patienten oder besser gesagt der Zustand, in dem er sich gerade befindet, erfordert, dass der Therapeut die Reaktion des Patienten in einer Stresssituation nicht be- oder verurteilt, auch wenn sie angesichts des Stressors übertrieben erscheinen mag. Für manche Menschen ist es schwieriger, kleine Stressmomente im Alltag zu meistern als für andere große Stresssituationen in den Griff zu bekommen, einfach weil sie nicht die gleiche genetische Veranlagung haben.

Ein Experiment mit Hundewelpen zeigte, dass ein Welpe mit einem ss-Genotyp, der von einer Mutter mit einem ll-Genotyp aufgezogen wurde, mit Stress besser umzugehen wusste, weil er von seiner Mutter gelernt hatte, wie er ihm begegnen muss. Die Erziehung spielt also eine entscheidende Rolle für das Stressmanagement, trotz der Genetik: Dies zeigt den Einfluss der Epigenetik, der Wechselwirkung zwischen Umwelt und Genetik.

Regelmäßige Behandlungen reduzieren den im Körper angesammelten Stress in beachtlicher Weise und helfen Fähigkeiten und Einstellungen zu erwerben, und das trotz einer eher „schlechteren" genetischen Veranlagung. Besonders stressanfällige Personen profitieren von häufigeren Behandlungen und einer langfristigen osteopathischen Betreuung. Während der Anamnese ist es daher wichtig, den Patienten zu bitten, auf einer Skala von 1 bis 10 sein Stressgefühl, seine Angst und sein Depressionsniveau zu quantifizieren. Dies ermöglicht es uns, die Entwicklung im Zeitverlauf objektiver zu verfolgen.

Die Ernährung, die Lebensgewohnheiten und die Nahrungsergänzungsmittel spielen eine entscheidende Rolle bei der Remission von Psychopathologien.

8

## 8.3 Finden Depression und Angst tatsächlich in unserem Kopf statt?

Diese Frage ist viel komplexer, als es anfänglich scheint. Wer beeinflusst was? Der Begriff der bidirektionalen Hirn-Darm-(Becken)-Achse versucht, hierfür eine Erklärung zu finden.

A. Damasio suchte bereits am Ende des 20. Jahrhunderts eine Antwort auf diese Frage, indem er u. a. nachwies, dass das psychische Leben und die Grundlagen der Selbstbeherrschung und des sozialen Erfolgs das Ergebnis eines ständigen Bemühens um eine Symbiose zwischen dem kognitiven und dem emotionalen Gehirn sind. Heute wissen wir, dass Dysfunktionen in diesen Strukturen zu Stimmungsstörungen führen können. Dank der bildgebenden Verfahren konnten die Neurowissenschaften in diesem Bereich große Fortschritte erzielen.

Auf Ebene des Gehirns konnte dank des Neuroimaging gezeigt werden, dass chronischer Stress, Angst und Depression spezifisch bestimmte Gehirnregionen betreffen. Strukturelle Veränderungen in diesen Regionen scheinen bei Frauen mehr als bei Männern aufzutreten [2]. Zu diesen Regionen gehören u. a. der Hippocampus, das Corpus amygdaloideum, die Insula [3,4], der Locus caeruleus im Hirnstamm und der Präfrontalkortex (➤ Abb. 8.3).

Diese Regionen des Kopfhirns, die bei Stress belastet werden, beeinflussen das Bauch- und Beckenhirn. Im Gegenzug aktiviert ein Schmerz oder ein viszerales Problem auch das Kopfhirn und v. a. folgende Zonen: Cortex praefrontalis, Cortex cingularis anterior (CCA), Corpus amygdaloideum, Hippocampus, Insula, Nucleus accumbens, Putamen und Cerebellum [5]. Dies bestätigt nochmals den bidirektionalen Charakter der HDB-Achse.

**Dies bedeutet, dass man auf diese Zonen stößt, unabhängig davon, ob das primäre Problem im Kopfgehirn oder im Bauch- oder Beckenhirn liegt. Aus diesem Grund ist es wichtig, die Behandlung in der richtigen Sphäre zu beginnen (siehe Sphärentest, ➤ Kap. 22), um die bestmöglichen Ergebnisse zu erzielen. Man kann auch Inhibitionstests verwenden, indem man den Patienten z. B. ersucht, eine Hand auf das Abdomen oder auf den Beckenbereich zu legen und dann überprüft, ob**

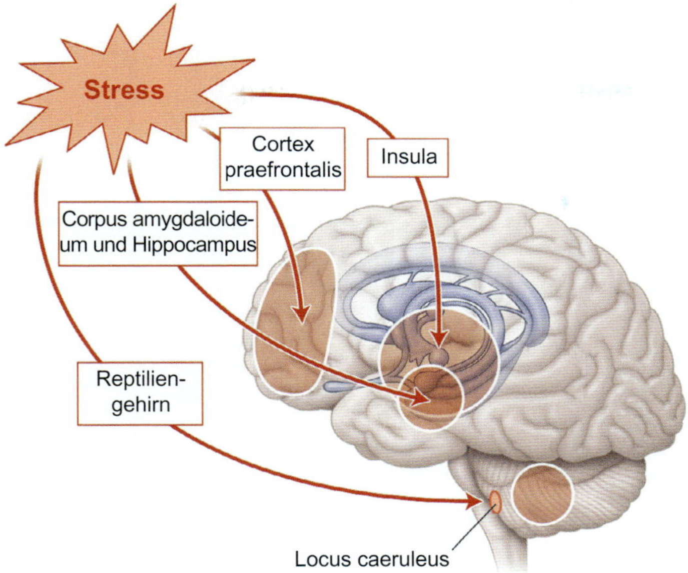


**Abb. 8.3** Chronischer Stress und seine Auswirkungen auf die verschiedenen Zonen des Gehirns: Hippocampus, Corpus amygdaloideum, Insula, Locus caeruleus im Hirnstamm und Präfrontalkortex.

**die Gehirnzonen, an denen man Dysfunktionen gefunden hat, sich zu entspannen beginnen. Bei Stress ist es wichtig, dass man mit der primären Dysfunktion beginnt, um die Feedbackschleifen besser erkennen zu können.**

Die Psychopathologie ist multifaktoriell. Das Kranium und die spezifischen Zonen des Gehirns, die mit Stimmungsproblematiken in Bezug stehen, verdienen unsere ganze Aufmerksamkeit (Details über die wichtigsten Strukturen des Gehirns, die am Stressmanagement beteiligt sind und ihre Rolle bei Angst und Depression, siehe ➤ Abschnitt 5).

Wenn eine Person durch ihre Emotionen oder durch eine Überbelastung dieser Zonen überwältigt wird, übernehmen das emotionale und das Reptiliengehirn gegenüber dem kognitiven Gehirn und den geistigen Funktionen die Führung. Der fortschreitende Verlust über die Kontrolle des Gedankenflusses macht die Person eventuell unfähig, langfristig bestmöglich zu reagieren. Um die Zonen und ihre Wechselwirkungen zu verstehen, muss man diese Zonen und ihre Gefäßverbindung im Detail untersuchen (➤ Abschnitt 5).

## REFERENZEN

[1] Goldstein JM, Buka SL, Seidman LJ, Tsuang MT. Specificity of familial transmission of schizophrenia psychosis spectrum and affective psychoses in the New England family study's high-risk design. Arch Gen Psychiatry 2010; 67 (5): 458–67.
[2] Mychasiuk R, Muhammad A, Kolb B. Chronic stress induces persistent changes in global dna methylation and gene expression in the medial prefrontal cortex, orbitofrontal cortex, and hippocampus. Neuroscience 2016; 322: 489–99.
[3] Nagai M, Kishi K, Kato S. Insular cortex and neuropsychiatric disorders : a review of recent literature. Eur Psychiatry 2007; 22: 387–94.
[4] McEwen B. Estrogen actions throughout the brain. Recent Prog Horm Res 2002; 57: 357–84.
[5] Wang Z, Bradesi S, Charles JR, Pang RD, Maarek JMI, Mayer EA, et al. Functional brain activation during retrieval of visceral pain-conditioned passive avoidance in the rat. Pain 2011; 152 (12): 2746–56.

KAPITEL

# 9 Der Einfluss der Neurotransmitter

Durch die Neurowissenschaften wissen wir, dass die Chemie des Glücks über das Studium der an Schmerz, Depression und psychiatrischen Störungen beteiligten Mechanismen entdeckt wurde. Aber auch Botenstoffe wie Dopamin, Noradrenalin, Serotonin, Endorphine usw. sind für das körperliche und psychische Wohnbefinden von essenzieller Bedeutung. Ihre Aktivität stimuliert oder hemmt Emotionen wie Freude, Verlangen, Motivation usw.

Das Gehirn enthält mehr als 50 Neurotransmitter (und es werden ständig neue entdeckt), die alle an der Regulation des Nervensystems beteiligt sind. Neurotransmitter sind chemische Substanzen, die der Körper selbst produziert und die Nervenimpulse zwischen den Nervenzellen oder zwischen Nervenzellen und verschiedenen anderen Zellen des Organismus übertragen. Sie werden im synaptischen Spalt ausgeschüttet, binden an den postsynaptischen Rezeptoren und leiten auf diesem Weg ihre Botschaft weiter (➤ Abb. 9.1). Neurotransmitter haben entweder eine hemmende (z. B. GABA) oder eine erregende (z. B. Noradrenalin) Wirkung auf die postsynaptische Zelle.

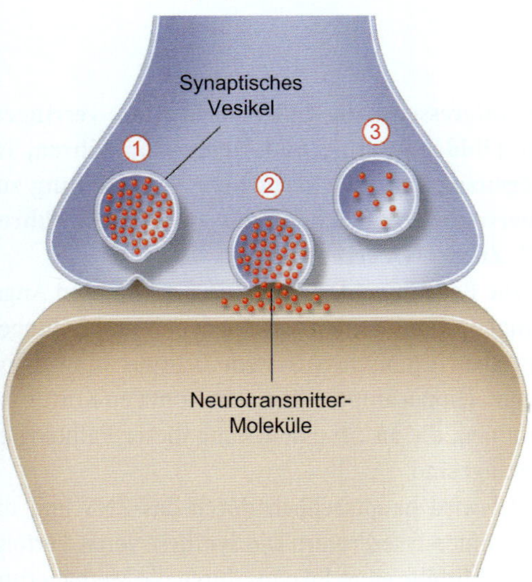


**Abb. 9.1** Freisetzung der Neurotransmitter im synaptischen Spalt, Anbindung an die postsynaptischen Rezeptoren und Weitergabe der Botschaft.
1, 2, 3: Schritte der Freisetzung der Neurotransmitter

Die Aktivität der Neurotransmitter wird zeitlich durch den Abbau- oder Wiederaufnahmeprozess der Autorezeptoren des ausschüttenden Neurons begrenzt, das die Moleküle erneut in den Vesikeln speichert.

Die meisten Neurotransmitter werden in Nervenkernen im Hirnstamm hergestellt (➤ Abb. 9.2). Damit ist der Hirnstamm ein für die osteopathische Behandlung unerlässliches Element, über das die Sekretion und die Regulation der Neurotransmitter beeinflusst werden kann.

Betrachten wir nun jene Neurotransmitter, die mit Stress, Angst und Depression in Bezug stehen.

Zur Erinnerung:

- 95 % des Serotonins wird im Gastrointestinaltrakt produziert. An der Synthese von Serotonin aus Tryptophan ist auch das von den Ovarien ausgeschüttete Östrogen als Cofaktor beteiligt.
- Noradrenalin wird auch durch die Nebennieren ausgeschüttet.

Damit wird klar, dass das Gehirn nicht allein für die Kontrolle der Neurotransmitter verantwortlich ist und dass Bauch- und Beckenhirn ebenfalls beteiligt sind. In diesem Kapitel werden auch verschiedene Nahrungsergänzungsmittel angeführt, die ein Neurotransmitterdefizit ausgleichen helfen und die daraus entstehenden Symptome von Depression und Angst mindern (zur Identifizierung des Neurotransmitterdefizits siehe ➤ Anhang 1).

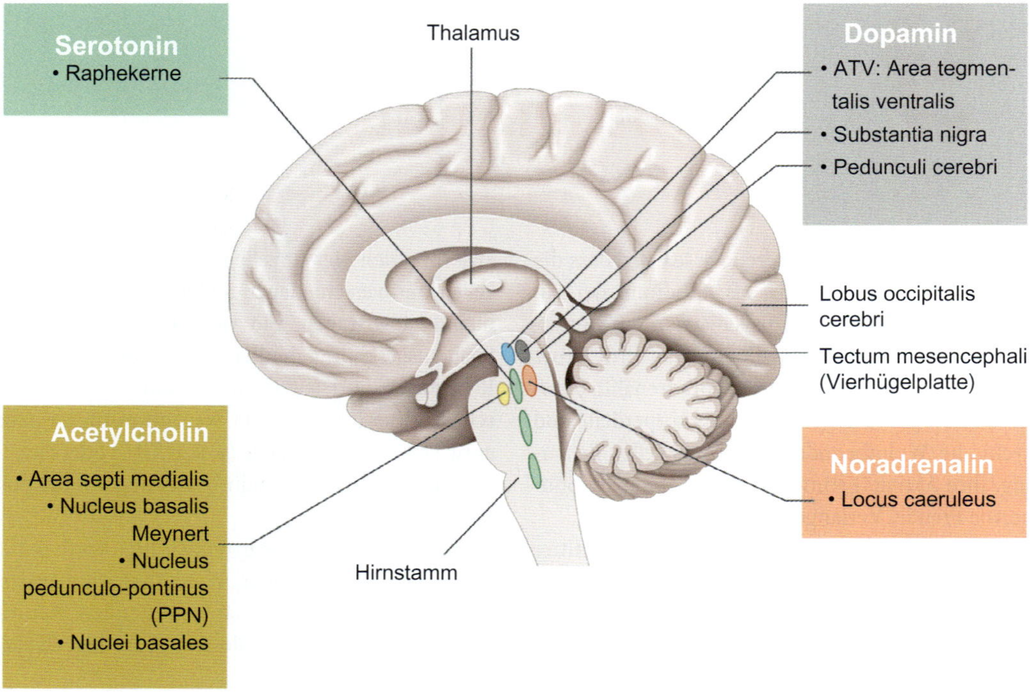


**Abb. 9.2** Bildungsorte der Neurotransmitter im Gehirn.

## 9.1 Noradrenalin (Norepinephrin) und Adrenalin: Aktivität, Wachsamkeit, Flucht oder Kampf



Noradrenalin (NA) wird von bestimmten Neuronen aus Tyrosin, einer Aminosäure, die in Nahrungsproteinen enthalten ist und auch zur Herstellung von Dopamin dient, synthetisiert. NA wird vor allem im Locus caeruleus (LC), im Hirnstamm, und im Nebennierenmark (10 %) produziert. Als Vorläufersubstanz von Adrenalin (Ad) erhöht es die Wachsamkeit und die Aufmerksamkeit und bereitet den Körper auf Aktivität vor. Es scheint auch günstige Voraussetzungen für das Lernen, die Sozialität und die Sensibilität gegenüber emotionalen Signalen zu schaffen.

**Die verringerte Synthese oder Freisetzung von NA kann zu Zurückgezogenheit, Gleichgültigkeit, Desinteresse, mangelnder Motivation, verringerter Libido, Apathie und Depression führen, im Gegenzug kann die vermehrte Ausschüttung zur übertriebener Wachsamkeit und Angst führen [1]. Zu viel NA erzeugt Angst.**

Die Bedeutung des NA bei Depression und Angst hängt auch mit seinen verschiedenen Verbindungen mit dem limbischen System (Corpus amygdaloideum, Hippocampus) und dem frontalen Kortex zusammen, die an der Entstehung dieser Pathologien beteiligt sind.

Ad wird hauptsächlich durch das ZNS und die Nebennieren sezerniert. Die Synthese von Ad erfolgt unter Mithilfe eines Enzyms durch die Methylierung von NA. Ad hat eine kurze Wirkungszeit (ungefähr 2 Minuten), da es schnell abgebaut wird.

Ad aktiviert auch die Reaktion des Organismus auf Stressreize. Es wirkt auf das SNS und bereitet den Organismus auf die Kampf-Flucht-Reaktion vor.

**OSTEOPATHISCHE RELEVANZ**

Neben der entsprechenden osteopathischen Behandlung der SSB, der hinteren Schädelgrube, der obersten Halswirbel, des Gehirns und der Nebennieren, die die negativen Auswirkungen eines chronisch erhöhten Adrenalinspiegels begrenzen, können wir auch den Verzehr von magnesiumhaltigen Nahrungsmitteln, beruhigenden Pflanzen in Form von Kapseln oder Tees sowie Techniken zur Stressbewältigung empfehlen.

Koffein erhöht NA im Gehirn und verbessert die Fähigkeit, sich wiederholende, langweilige und nicht mit Belohnung verbundene Aufgaben zu erfüllen. Gleichzeitig begünstigt NA die Angst und Koffein führt zu Übersäuerung. Daher ist Kaffee in akuten Stresssituationen und für Menschen, die unter Angst leiden, nicht empfehlenswert. Bei depressiven Patienten vom Typ NA-Ad haben ein oder zwei Tassen Kaffee am Morgen eine positive Wirkung.

Tyrosin ist eine Aminosäure, aus der die Katecholamine hergestellt werden: DA, Ad und NA. Tyrosinmangel führt zu Antriebsmangel, Aufwachschwierigkeiten und Konzentrationsmangel. Tyrosin findet man in der Ernährung v. a. in Geflügel, Eier, Mandeln, Bananen, Avocados sowie in Kürbiskernen und Sesam.

Die Verabreichung von L-Tyrosin an depressive oder energielose Patienten begünstigt die Sekretion von NA-Ad und reduziert die Depression. Die Wirkung von L-Tyrosin auf das NS ist eindeutig, sodass seine Verwendung im Kampf gegen leichte Depressionen und den damit verbundenen Störungen angezeigt ist. L-Tyrosin kann auch zur Steigerung der Wachheit, der Motivation, der Wachsamkeit und des Verlangens verabreicht werden. Komplexe zur Unterstützung der Schilddrüse enthalten oft auch L-Tyrosin. Bei intensivem Stress oder Depression kann eine Supplementation mit L-Tyrosin (500 mg Anfangsdosis) hilfreich sein. Es sollte auf nüchternem Magen und mit Abstand zu den Mahlzeiten eingenommen werden (Vorsicht vor Wechselwirkungen mit anderen Medikamenten).

## 9.2 Dopamin: Motivation und Belohnung

Dieser Neurotransmitter wird ebenfalls im Hirnstamm durch die Substantia nigra und die Area tegmentalis ventralis (ATV) produziert (siehe ➤ Abb. 9.2). Dopamin (DA) wird ebenfalls aus Tyrosin über bestimmte Nervenzellen synthetisiert. Es wirkt auf die Muskelbewegung, begünstigt erforschendes Verhalten, Wachsamkeit, Gewebewachstum, beeinflusst das Funktionieren des Immunsystems, die Suche nach Freude und das aktive Vermeiden von Strafe. Es ist auch an der Sekretion des Wachstumshormons beteiligt.

Das nur von 0,3 % der Gehirnzellen sezernierte DA nimmt eine essenzielle Rolle bei der Aktivierung der Motivation und der Belohnung ein. Wenn dieses System stimuliert wird, entwickeln wir unsere Freude am Leben, am Entdecken und Erneuern und treiben unsere Projekte mit Entschlossenheit voran. Es ist wichtig, dass Kinder bereits sehr früh Gelegenheit bekommen innerhalb eines sicheren Umfelds, die Welt selbst zu entdecken, zu spielen und sich ungehindert auszutoben. Spiel und Freude stimulieren das Wachstum des Corpus amygdaloideum und des Präfrontalkortex beim Kind [2]. Man sollte Kinder also spielen lassen, sie selbst Dinge entdecken lassen und elektronische Spiele bei Kleinkindern vermeiden.

Gleichzeitig stimulieren abhängig machende Substanzen (Drogen, Alkohol, Nikotin usw.) Dopamin, erhöhen dabei aber auch bei jeder Einnahme die Reizschwelle. Die DA-Sekretion stimuliert das Belohnungssystem und beeinflusst die Regulation des Verdauungsapparats. Es ermöglicht auch die Verbindung zwischen dem emotionalen Gehirn und dem motorischen Kortex, das ist z. B. eine Grundvoraussetzung für den dringenden Wunsch zu Trinken.

DA ist die biosynthetische Vorstufe von NA und Ad. Ein hoher DA-Spiegel wird oft mit hohem Risikoverhalten in Verbindung gebracht, wohingegen ein niedriger DA-Spiegel die Unfähigkeit zur Freude und Mangel an Interesse bewirkt [3]. Es wirkt gegen Angst, da es ein Gefühl von Zufriedenheit erzeugt.

Beim Tier führen Läsionen der dopaminergen Zonen zu Desinteresse gegenüber den Reizen der Umwelt und zu einer Verringerung von neugierigem Verhalten. Die Stimulation dieser Zonen erzeugt Freude und Erregung, die so weit gehen können, dass das Versuchstier auf das Fressen vergisst.

Es konnte auch nachgewiesen werden, dass Frauen, die unter Depression oder postpartaler Depression leiden, weniger dopaminerge Rezeptoren haben. Verringerte Dopaminaktivität findet man bei Depressionen vom Typ Melancholie, die durch mangelnde Motivation, Initiative und motorische Aktivität gekennzeichnet wird.

Medikamente, die den Dopaminspiegel erhöhen wie L-dopa oder Amphetamine führen zu mehr Initiative, Aggressivität und sexueller Aktivität. Antidepressiva wirken teilweise über die Stimulation der dopaminergen Nervenaktivität im mesolimbischen System.

### OSTEOPATHISCHE RELEVANZ

J. Ross definierte auf der Grundlage bestimmter Defizite an Neurotransmittern vier Stimmungstypen, denen ich noch den glykämischen und den Acetylcholin-Typ hinzufüge, sodass letztlich und je nach dem Mangel an Hormonen und Neurotransmittern sechs Stimmungstypen definiert werden können (siehe ➤ Anhang 1): Serotonin, DA-Ad-NA, GABA, Acetylcholin, Endorphine, Glykämie (siehe ➤ Kap. 10) [4]. Klinisch ist es für den osteopathischen Behandlungsplan und für die Auswahl der Nahrungsergänzungsmittel sehr hilfreich, den Stimmungstyp bestimmen zu können oder erste Anzeichen zu erkennen.

### DER „DEPRESSIVE DOPAMIN-NORADRENALIN-ADRENALIN-TYP"

Diese Art der Depression betrifft eine apathische, schwache und an körperlicher und mentaler Energie mangelnde Person. Sie fühlt sich ständig müde. Ihre Extremitäten sind kalt und sie ist oft kälteempfindlich. Sie zeigt wenig Enthusiasmus und braucht sehr viel Schlaf. Trinkt sie Kaffee, Soft- oder Energiedrinks oder konsumiert sie Kokain wird sie aufgeweckter und motivierter.

Diese Symptome können auch mit einer Schilddrüsenunterfunktion zusammenhängen. Man sollte daher auch die Schilddrüse immer untersuchen und nötigenfalls mittels Nahrungsergänzungsmitteln ausgleichen. Wenn die Schilddrüse gut funktioniert, beträgt ihr PRM 4 Sekunden in der Inspirationsphase und 4 Sekunden in der Expirationsphase [5].

Aus osteopathischer Sicht sind zunächst die hintere Schädelgrube (Reptiliengehirn), der Hirnstamm und die Nebennieren bei der Behandlung in Betracht zu ziehen, um die Neurotransmitter ins Gleichgewicht zu bringen. Bei Angst sollte man die Nebennieren beruhigen und bei Depression sollte man sie – wenn der Rhythmus verlangsamt ist – stimulieren und dem Patienten gegebenenfalls Nahrungsergänzungsmittel empfehlen, um die Nebennierenfunktion zu unterstützen.

Die Vorläufersubstanzen von DA sind zwei Aminosäuren (Grundsubstanzen der Proteine): Phenylalanin und Tyrosin. Um also die DA-Synthese zu fördern, sollte man eiweißreiche Speisen zu sich nehmen. Auch wenn die Wechselwirkungen sehr komplex sind, muss der Hirnstamm, in dem das DA produziert wird, unbedingt behandelt werden, und zwar noch vor den Nebennieren. Die Einnahme von L-Tyrosin am Morgen – meist in Form von 500 mg Kapseln (L ist ein Hinweis auf den natürlichen Ursprung der Substanz) – kann sich als hilfreich erweisen, da Tyrosin eine Vorläufersubstanz von DA, Ad und NA ist. Tyrosin entsteht im Körper aus Phenylalanin, dessen Einnahme man dem Patienten ebenfalls empfehlen kann.

S-Adenosylmethionin (SAMe) ist an der Biosynthese vieler essenzieller Aminosäuren beteiligt und trägt zur Synthese, Aktivierung und zum Metabolismus von Hormonen, Neurotransmittern, Proteinen usw. bei. Es ist für das richtige Funktionieren des Körpers, des ZNS und der Leber von großer Bedeutung (➤ Kap. 21).

Meist teste ich mit kinesiologischen Tests oder indem ich dem Körper die Frage stelle, welches Ergänzungsmittel ihm am besten entspricht.

## 9.3 Serotonin (5-Hydroxytryptamin): heitere Gelassenheit

Serotonin (5-HT) ist ein chemischer Botenstoff des ZNS, der mehrere Aufgaben erfüllt. Ein normaler 5-HT-Wert steht mit verschiedenen physiologischen Funktionen in Verbindung: Ernährung, Gewichtskontrolle, Schlaf, Atmung, Thermoregulation, Ernährungs- und Sexualverhalten, zirkadianer Rhythmus, Blutgerinnung, Schmerz, embryologische Entwicklung und viszerale Sensibilität [6]. Serotonin ist auch der Neurotransmitter, der uns das Leben durch eine rosa Brille sehen lässt. Es sichert das Gleichgewicht der Emotionen und Stimmungen und fördert das normale Verhalten und die Erinnerung [7]. Es verringert die Aggressivität und ist damit für den Aufbau von guten Beziehungen entscheidend. Ein geringer 5-HT-Wert wird oft mit impulsivem Verhalten und der Schwierigkeit, seine Stimmungsschwankungen im Schach zu halten, in Verbindung gebracht. Serotonin ist an Stress, Angst sowie an verschiedenen psychiatrischen Störungen, Angststörungen und Depression beteiligt.

Der 5-HT-Wert kann auch von der Qualität unserer Beziehungen abhängen. Ein Kind, das mit seinen Eltern schöne Stunden verbringt, weist einen höheren 5-HT-Spiegel auf [8]. Stress am Beginn des Le-

9

bens schädigt das Serotonin-System, sodass das Kind als Erwachsener ängstlicher, wütender und depressiver ist. Berührung führt zur Ausschüttung der Wohlfühlmoleküle Oxytocin, Endorphin und Serotonin. Wenn Berührung angenehm und beruhigend auf Körper und Emotionen wirkt, werden diese Moleküle freigesetzt [8]. Deshalb sollten unsere Berührung und die Art, wie wir uns dem Patienten nähern, immer angenehm, empathisch und beruhigend sein.

Ein Mangel an Serotonin kann zu Unruhe, Impulsivität, Reizbarkeit, Aggressivität, Besorgnis, Apathie, Hoffnungslosigkeit und zu Selbstmordtendenz führen [9]. 5-HT verfügt auch über die Fähigkeit, Schmerzen im Zusammenhang mit viszeraler Übersensibilität effizient zu verringern, wenn es lokal oder in das ZNS injiziert wird [10].

Serotonin ist auch der einzige Neurotransmitter, der einen saisonalen Rhythmus aufweist, sodass ein Mangel häufiger zu saisonal affektiven Störungen führt. Die Stressachse und das Serotoninsystem beeinflussen sich gegenseitig und können die Stimmung stark bestimmen, teilweise aufgrund der Wirkung auf den Hippocampus. Dieser steht nicht nur mit dem Gedächtnis und dem Lernprozess in Verbindung, sondern kontrolliert auch die Stimmung und die Emotionen. Patienten, die unter Depression leiden, haben oft auch verschiedenste Gedächtnisdefizite, ein Hinweis auf die Beteiligung des Hippocampus an der Depression.

5-HT wird auf der Grundlage der Aminosäure Tryptophan durch bestimmte Neuronen synthetisiert. Es kann eine beruhigende, antidepressive und den Schlaf fördernde Wirkung haben. Es trägt zur Gesundheit des NS, zur Stabilisierung der Stimmung und zur Verminderung des Appetits bei. Es wirkt auf die Triebkontrolle, Abhängigkeiten, Aggressivität, Selbstmord. Östrogen ist als Cofaktor von Tryptophan an der Serotoninsynthese beteiligt. Dies erklärt, warum Frauen während der Menopause häufig an Schlafproblemen und Stimmungsschwankungen leiden.

Eine an 261 Depressionspatienten durchgeführte Studie bestätigt, dass Personen mit schwerer Depression viermal häufiger an Hypocholesterinämie leiden. Cholesterin beeinflusst die Funktion der Zellrezeptoren für Serotonin. Cholesterinmangel ist somit ein Risikofaktor für Depression und schlechte Triebkontrolle [11].

Die meisten serotonergen Zellen im Gehirn liegen im Pons und der Medulla oblongata, im Hirnstamm, und insbesondere in den Raphekernen [12]. In der Periphere konnte 5-HT in der Magendarmschleimhaut und den Blutplättchen nachgewiesen werden. Es ist an der Blutgerinnung, dem Gefäßtonus und an der Motilität des Gastrointestinaltrakts beteiligt.

Die enterochromaffinen Zellen in der Schleimhaut des Magendarmsystems sezernieren und bewahren 95 % des Serotonins des Körpers auf. Serotonin ist an der Pathophysiologie von verschiedensten Magendarmerkrankungen, so etwa an funktionellen und entzündlichen Störungen beteiligt [13]. Die Pharmakokinetik von 5-HT, seiner Metaboliten, Rezeptoren und seiner Ausscheidung ist sehr komplex. Bekannt ist, dass es eine Korrelation zwischen dem intestinalen und dem zerebralen Serotonin gibt und dass ersteres die Blut-Hirn-Schranke durchqueren kann.

### DER „DEPRESSIVE SEROTONIN-TYP"

Nach J. Ross neigt dieser Typ dazu, die dunkle Seite der Dinge zu sehen. Er ist sehr negativ, schüchtern, hat ein geringes Selbstwertgefühl, kritisiert sich selbst, neigt zu Schlaflosigkeit oder zu leichtem und unruhigem Schlaf. Er kann auch reizbar, beunruhigt und ängstlich sein. Er hat trübe, pessimistische oder auch suizidäre Gedanken. Er kann auch ein zwanghaftes Verhalten (Computer, Fernseher, Telefon usw.) aufweisen oder einen Tic haben. Er kann Perfektionist sein und alles kontrollieren wollen. Er leidet unter verschiedenen Ängsten: Höhe, Flugzeug, geschlossene Räume, öffentliche Räume, Spinnen, Schlangen, Brücken, Menschenmengen, das Haus verlassen usw. Personen dieses Typs leiden unter einem starken PMS oder unter der Verstärkung der in der Menopause bzw. der Andropause auftretenden Symptome. Erleichterung finden sie durch Sport, Alkohol, Marihuana oder Süßigkeiten am Abend.

Da das ENS 95 % des 5-HT synthetisiert, wird verständlich, wie wichtig das Bauch- und das Beckenhirn – Östrogen ist ein Cofaktor der 5-HT-Synthese – für die Gesundheit sind. Ernährung, Darmflora, Parasiten, Entzündung, Permeabilität der Darmwand, osteopathische Dysfunktionen können die Produktion von Serotonin beeinträchtigen. Es ist somit wichtig, diese Aspekte in unserem Behandlungsansatz der Depression zu berücksichtigen. Die osteopathische Behandlung des gesamten Verdauungssystems ist eine Priorität. Besonders zu beachten sind Adhäsionen und Spasmen. Auch Arterien sollten behandelt werden. Die Behandlung des N. vagus ist ebenfalls

unerlässlich, um die Entzündung zu bekämpfen und um die 5-HT Rezeptoren zu aktivieren, worauf wir im Weiteren noch eingehen werden.
Der Hirnstamm mit den Raphekernen (5-HT-Ausschüttung) und die hintere Schädelgrube (Reptiliengehirn) müssen untersucht und gegebenenfalls behandelt werden. Ernährungsratschläge (Vermeidung von Zucker und Allergenen) sind ebenso unerlässlich wie die Behandlung der Darmentzündung und die Stimulation der Serotoninsynthese.

**OSTEOPATHISCHE RELEVANZ**

**Stimulation der Serotoninsynthese**

Zu den Nahrungsmitteln, die reich an Tryptophan, der Ausgangssubstanz für die Serotoninsynthese, sind, gehören Avocados, Käse, Hühnerfleisch, Entenfleisch, Haferflocken, Wild und Bananen. Die täglich durchschnittlich aufgenommene Menge an Tryptophan beträgt zwischen 0,5 und 1,0 g. Die erforderliche Mindestzufuhr liegt bei 200 mg/Tag.
Wir verschreiben L-Tryptophan immer gemeinsam mit Vitamin B6, damit die Blut-Hirn-Schranke überwunden werden kann. Der Verzehr der an Vitamin B6 reichen Sesamkörnern begünstigt die Synthese der Neurotransmitter 5-HT und DA. Die Gabe von Vitamin B6 kann eine sehr gute Ergänzung sein.
Es bedarf auch einer ausreichenden Zufuhr an „guten Fetten" durch die Ernährung: Avocado, fetthaltige Fische, Omega-3, Macadamianüsse, Pistazien, Cashewnüsse, Haselnüsse. Der Körper braucht Cholesterin für die gesunde Bildung von Hormonen und Neurotransmittern. Kokosöl enthält viele gesättigte Fettsäuren und führt zum Anstieg des Gesamtcholesterinspiegels. Konsum von Gemüse wie Salat, Feldsalat, Spinat. Mehr körperliche Bewegung.
Wenn über die Nahrung nicht genügend Serotonin aufgenommen wird oder ein großer Mangel besteht, kann sich die Supplementation mit 5-HTP als sehr effizient erweisen. 5-HTP ist eine Aminosäure, die im Körper durch die Umwandlung von Tryptophan hergestellt wird und rezeptfrei erhältlich ist. Nach der Aufnahme durchquert 5-HTP die Blut-Hirn-Schranke und wird im Gehirn in 5-HT umgewandelt. 5-HTP kann für die Behandlung von Depressionen [14], Angst [15], Pavor nocturnus [16] und Fibromyalgie [17] erfolgreich eingesetzt werden. Wenn 5-HTP nicht optimal funktioniert, liegt wahrscheinlich ein Tryptophanmangel vor (siehe ➤ Kap. 20 und ➤ Kap. 21).

## 9.4 Acetylcholin: Soma, Gedächtnis und Parasympathikus

Acetylcholin (ACh) ist der einzige wichtige Neurotransmitter, der nicht aus einer Aminosäure (Grundbaustein der Proteinsynthese) hergestellt wird. ACh wird in der Nervenfaser direkt aus dem Nahrungsbestandteil Cholin und der aktiven Form der Pantothensäure (Vitamin B5) hergestellt.

Die cholinergen Bahnen des ZNS sind sehr weit verbreitet. Eine Gruppe von cholinergen Neuronen wurde im mittleren Frontallappen, unter dem anterioren Abschnitt des Corpus callosum sowie im Bereich des Nucleus basalis Meynert und den Basalganglien (siehe ➤ Abb. 9.2) lokalisiert. Sie innervieren den Hippocampus, das Corpus amygdaloideum und die Hirnrinde.

ACh spielt eine wichtige Rolle im zentralen, im peripheren und im autonomen Nervensystem. Die Funktionsgeschwindigkeit des Gehirns ist von ACh abhängig. Somit ist Acetylcholin teilweise für unsere Intelligenz, unser Gedächtnis und unsere Konzentrationsfähigkeit zuständig. Es ist am Lernprozess, der Verhaltensregulation, der Stimmungskontrolle und der Koordination beteiligt. Es beeinflusst auch unsere körperliche Form, da es an der Muskelkontraktion beteiligt ist. Auf Ebene des ANS führt die Stimulation von Fasern des N. vagus (parasympathisch) zur Ausschüttung von ACh. Parasympathische Phänomene werden üblicherweise der Aktivität dieses Neurotransmitters zugeordnet, der damit für das Gleichgewicht zwischen Sympathikus und Parasympathikus, das gerade bei chronischem Stress fragil ist, von Bedeutung ist.

Ältere an der Alzheimer-Krankheit leidende Menschen weisen ebenfalls starke ACh-Mängel auf. Auch gesunde Menschen produzieren mit zunehmendem Alter weniger ACh. Dieser Umstand kann zu verschiedenen Störungen beitragen.

**DER „ACETYLCHOLIN-TYP"**

Er hat Schwierigkeiten mit seinem Gedächtnis, Neues zu erlernen fällt ihm schwer. Sein Muskeltonus ist schwach. Seine Koordination weniger gut. Seine Atmung ist im Allgemeinen schwerfälliger. Möglicherweise hat er eine Vorliebe für fette Speisen.

9

**OSTEOPATHISCHE RELEVANZ**

Die Zufuhr an Cholin, der Vorläufersubstanz von ACh, sollte über die Gabe von B5 und B12 oder durch Cholin-Supplementation erhöht werden. In der Nahrung findet man Cholin v. a. in Eigelb, Fleisch, Leber, Soja, Weizenkeimen, Kreuzblütlern und Getreide.

Die Normalisierung des N. vagus beeinflusst möglicherweise auch teilweise diesen Neurotransmitter. Während der Untersuchung sollte man seine Aufmerksamkeit auf den medialen Anteil des Präfrontalkortex, das limbische System (Basalganglien) und auf den Hirnstamm (Gleittest) und v. a. auf seinen anterioren Anteil konzentrieren.

## 9.5 Gamma-Aminobuttersäure: beruhigend und angstlösend

Die Gamma-Aminobuttersäure (GABA) gilt als inhibitorischer Neurotransmitter. Sie verringert die Nervenaktivität der Neuronen, an die sie anbindet, die ihre Aktivität ansonsten bis zur Erschöpfung des Systems steigern könnten. Sie ist in gewisser Weise der Neurotransmitter, der nach dem Stress die „Rückkehr zum Normalzustand" ermöglicht. GABA ist in ungefähr 30 % der Nervenzellen vorhanden und wirkt als „Beruhigungsmittel". Sie begünstigt Ruhe und Entspannung, verlangsamt den Herzrhythmus und vermindert Tonus und Muskelspasmen sowie die bei Epilepsie auftretenden Krampfanfälle. Zudem ist GABA an bestimmten Etappen der Speicherung von Informationen im Gedächtnis und an der Synthese des Wachstumshormons beteiligt. GABA gibt es v. a. in der Vierhügelplatte (Lamina tecti), dem Thalamus, dem Hypothalamus und den Okzipitallappen [18].

Eine Dysfunktion des GABAergen Systems führt zu zahlreichen Störungen des Nervensystems [19]. Die Unterfunktion dieses Systems kann epileptische Anfälle, Angst und Furcht, Depression, Anstieg der Muskelspannungen, Hyperaktivität, Verstärkung des PMS sowie Schlafstörungen auslösen [20]. Verschiedene Studien vermuten auch, dass bei Autismus die Signalfunktion von GABA eine wichtige Rolle spielt. ADHS und das Tourette-Syndrom werden mit einem GABA-Mangel in Verbindung gebracht [21]. Die selten auftretende Hyperaktivität des GABA-Systems zeigt eine Verbindung zur Schizophrenie.

GABA ist eine nichtessenzielle Aminosäure. Dies bedeutet, dass der Körper GABA über eine andere Aminosäure, Glutamin, selbst herstellen kann. Die Umwandlung von Glutamin in GABA erfordert Cofaktoren wie Zink und Vitamine B6. Die Einnahme von Ovulations-Hemmern trägt bei der Frau zu Mangel an Vitamin B6 und GABA bei.

Der Lactobacillus und das Bifidobacterium begünstigen ebenfalls die GABA-Synthese [22]. Diese Bakterien können als Probiotika ebenfalls für die Verringerung von Angst verantwortlich sein [23].

Mit dem Alter beginnt der GABA-Spiegel zu sinken, was die Anpassung an Stress schwieriger macht. Alkohol bindet an die GABA-Rezeptoren im Gehirn, was seine beruhigende Wirkung auf das ZNS erklärt. In höheren Dosen erzeugt Alkohol allerdings einen wenig wünschenswerten depressiven Effekt. Medikamente wie die Benzodiazepine (Valium® – Diazepam) sind Beruhigungsmittel, die an die gleichen Rezeptortypen binden wie GABA.

**DER „GABA-TYP"**

Der GABA-Typ hat Schwierigkeiten mit der Stresstoleranz, fühlt sich überfordert und ständig unter Druck. Alles ist unüberwindlich! Alles erscheint ihm zu viel und er fühlt sich nicht in der Lage, alles zu erledigen. Er ist leicht verärgert und frustriert. Da er überstimuliert wird, fällt es ihm schwer sich zu entspannen und einzuschlafen. Sein Körper ist angespannt und verkrampft. Er kann sich auch schwach und zittrig fühlen, vor allem wenn er eine Mahlzeit auslässt oder lange Zeit nichts gegessen hat. Er ist eventuell auch empfindlich gegenüber Licht, Lärm oder chemischen Gerüchen. Er versucht sich durch Nikotin, Alkohol, Nahrung oder Drogen zu entspannen und zu beruhigen.

**OSTEOPATHISCHE RELEVANZ**

Zur Stimulation der GABA-Synthese empfiehlt sich eine Ernährung, die reich an Kohlenhydraten mit einem niedrigen glykämischen Index ist und viel Glutamin, die Aminosäure, die eine Vorläufersubstanz von GABA ist, enthält. Folgende Nahrungsmittel sind zu empfehlen: Linsen, Heilbutt, Walnüsse, Vollkornhafer, Reiskleie, Bananen und Brokkoli.

GABA in Form eines Nahrungsergänzungsmittels (rezeptfrei in Apotheken und Gesundheitsshops erhältlich) kann sich bei bestimmten Stress- und Angstproblematiken als sehr effizient erweisen. Bei Angst und Depression mit Angst ist eine Dosierung von 600 mg zweimal täglich zu empfehlen. Zusätzlich sollten auch Vitamin B6 und Zink supplementiert werden.

Man kann davon ausgehen, dass die Expansion der Schädelbasis, die Entspannung der hinteren Schädelgrube, der Zervikalganglien und die Normalisierung des limbischen Systems das GABA-System positiv beeinflussen. Eventuell sollte man auch die Funktion der Nebennieren und des Pankreas untersuchen bzw. behandeln, um eine Hypoglykämie zu vermeiden. Im Bedarfsfall sollte supplementiert werden.

## 9.6 Theanin: der Stimmungsregulator

Theanin (oder L-Theanin) ist eine Aminosäure, die im Tee (Camellia sinensis) vorkommt.

Es wird von der Aminosäure Glutamin abgeleitet, die den Zugang zu den Gehirnzellen erleichtert. Die Wirkung von Theanin auf das Gehirn zeigt sich durch die Reduzierung von psychischem und physischem Stress und Entspannung [24].

Theanin hilft Symptome von Schizophrenie und Angststörungen zu mildern [25]. Theanin begünstigt die Produktion von GABA und erhöht seine Konzentration. Es scheint zudem die 5-HAT- und die DA-Konzentration zu erhöhen und sich positiv auf die Aktivierung der Alpha-Wellen im Gehirn auszuwirken.

**OSTEOPATHISCHE RELEVANZ**

Das in den Teeblättern enthaltene L-Theanin durchdringt langsam die Darmwand und gelangt so in den Blutkreislauf. Es ist leicht zu transportieren, kann die Blut-Hirn-Schranke durchqueren und findet sich ungefähr eine Stunde nach der Einnahme im Gehirn wieder. Seine Wirkung ist lang andauernd, da die höchste Konzentration meist fünf Stunden nach der Aufnahme beobachtet wird. Da sich Theanin im Körper nicht ansammelt, wird es bis zum Ende des Tages vollkommen ausgeschieden. Deshalb sollten Patienten täglich Tee oder L-Theanin-Tabletten trinken bzw. einnehmen, bis sich ihre Stimmungslage verbessert hat. LTO3® ist ein Nahrungsergänzungsmittel aus Fischöl, L-Theanin und Helmkraut, das interessante Ergebnisse bringt und gegen Angst und Hyperaktivität bei Erwachsenen und Kindern eingesetzt werden kann.

9

## 9.7 Endocannabinoide: Modulatoren[1]

Die Endocannabinoide (eCB) stehen aufgrund ihrer neuromodulierenden Wirkung aktuell im Zentrum des wissenschaftlichen Interesses. Man betrachtet sie sogar als eine Kategorie von Neurotransmittern, die jedoch rückwirkend, d. h. in umgekehrter Richtung zu den klassischen Neurotransmittern funktionieren [26]. Diese Funktionsweise verleiht ihnen die Fähigkeit, die serotonergen, GABAergen, glutaminergen und dopaminergen Systeme zu inhibieren oder zu stimulieren [27]. Dieses System bildet einen der neurophysiologischen Mechanismen, die der Neuroplastizität sowie den morphologischen Veränderungen, die man nach lang anhaltender Stressexposition in bestimmten Gehirnstrukturen beobachten konnte, zugrunde liegen[28]. Das eCB-System sollte also als ein System verstanden werden, dass mehreren Neurotransmittern zugrunde liegt und damit ein breites Spektrum an physiologischen Prozessen reguliert. In der Klinik werden geringe eCB-Werte mit verschiedenen Störungen wie Migräne, Reizdarmsyndrom, Fibromyalgie sowie Angststörungen und Depression in Verbindung gebracht [29,30] und sind Teil eines Syndroms, das heute als klinischer Endocannabinoid-Mangel bezeichnet wird, da es eine starke Komorbidität mit diesen Pathologien aufweist [31].

Anandamid (n-arachidonyl ethanolamid) und 2-AG (2-arachidonylglycerol) sind die zwei am besten untersuchten Endocannabinoid-Moleküle. Sie haben mehrere Aufgaben und sind an der Nozizeption, der Stimmung, der Stressreaktion, der Immunreaktion, der Neuroplastizität, der Neurogenese, der neonatalen Entwicklung, der Fertilität und sogar am Schwangerschaftsprozess beteiligt. Dieses breite Aktionsspektrum lässt sich durch die heterogene Lokalisation der Endocannabinoid-Rezeptoren erklären, die unter den Namen CB1 und CB2 bekannt sind [3]:

- Die CB1-Rezeptoren findet man v. a. im ZNS, in hoher Konzentrationen in den Strukturen des limbischen Systems und in geringerer Konzentration in der Peripherie, im Darm, im Pankreas, der Leber und den Fettzellen.

[1] Mit Unterstützung von Antoine Del Bello.

- Die CB2-Rezeptoren weisen im Immunsystem eine hohe Konzentration auf.

Morphologische Studien des Fasziensystems zeigen die Präsenz der CB1- und CB2-Rezeptoren in den Fibroblasten [33] sowie in den afferenten sensiblen Fasern der Haut [34], was vermuten lässt, dass sie am peripheren Schmerzmanagement beteiligt sind.

Angesichts der Komplexität, des Umfangs und der Tatsache, dass die Forschung über diese Kategorie von Neurotransmittern noch ganz am Anfang steht, wird es noch etwas dauern, bis die genauen physiologischen Implikationen des eCB-Systems völlig geklärt sein werden. Die jüngsten Entdeckungen lassen sie dennoch zu einem zentralen Punkt der Therapie werden, die schrittweise über Verordnungen von Phytocannabinoiden und synthetischen Cannabinoiden in das Medizinsystem integriert werden.

**OSTEOPATHISCHE RELEVANZ**

Die zahlreichen Moleküle, die das eCB-System bilden, werden bei Bedarf durch die postsynaptische Dendritenmembran produziert. Das unterscheidet sie von den anderen Neurotransmittern, die hauptsächlich im Hirnstamm synthetisiert werden und in den synaptischen Vesikeln aufbewahrt werden. Um ein gesundes eCB-System zu fördern, braucht es körperliche Bewegung, Kaffee, Kakao, eine an Olivenöl und Omega-3 reiche Ernährung, Cannabidiol, Echinacea, eine an Flavonoiden reiche Ernährung, Kontakt mit Kälte – alles natürliche Ansätze, die in der Literatur zur Unterstützung der Produktion von eCB und zur Förderung der Expression der CB1- und CB2-Rezeptoren angeführt werden.

Auch die Osteopathie könnte einen positiven Einfluss haben, da der Endocannabinoid-Wert im Serum nach einer osteopathischen Behandlung, die auch myofasziale und artikuläre Techniken beinhaltete, angeblich um 168 % anstieg [35]. Das Gefühl von Wohlbefinden und Leichtigkeit, das Patienten unmittelbar nach einer osteopathischen Behandlung beschreiben, könnte auch auf die Aktivierung des eCB-Systems im Gehirn zurückzuführen sein, das damit auch das limbische System beeinflusst. Die Beobachtungen von McPartland et al. [36] zeigen die Bedeutung der Behandlung der osteopathischen Dysfunktion für die Potenzialisierung unserer, bereits von A. T. Still erwähnten „inneren Apotheke".

Demnach begünstigt die fasziale Arbeit in der Osteopathie die Freisetzung des peripheren eCB über in der Haut entdeckte Keratozyten und über die Fibroblasten, die das myofasziale System bilden. Dadurch erhöht sich der eCB-Wert im Serum und die CB1- und CB2-Rezeptoren werden aktiviert [36]. Die Aktivierung des eCB-Systems über fasziale Anspannungstechniken (AST) dürfte Entzündungen im Muskel- und Skelettsystem begrenzen und zur strukturellen Neuorganisation des Fasziengewebes beitragen [35]. Gleichzeitig werden drei unterschiedliche nozizeptive Bahnen, die mit dem durch eine osteopathische Dysfunktion erzeugten mechanischen Stress in Bezug stehen, inhibiert:

- Die Produktion von Zytokinen, die durch an den Ort der Dysfunktion wandernde Leukozyten produziert werden
- Die Entzündungsmediatoren, die durch das geschädigte Gewebe selbst produziert werden
- Die Substanz P, die in den an der osteopathischen Dysfunktion liegenden Nervenendigungen gebildet wird

Betrachtet man die starke Konzentration von CB1-Rezeptoren und die bedarfsbedingte lokale Produktion von eCB im Gehirn, könnte mechanischer Stress im Kranium, unabhängig von der Ursache – Knochen, Membranen, Arterien, Gehirnmasse – die das Nervensystem schützenden Eigenschaften des eCB-Systems begrenzen [37]. Dies unterstreicht die Bedeutung der spezifischen osteopathischen Arbeit am Kranium, am limbischen System und am Neocortex.

Da das eCB-System parallel zu den großen Systemen, die an der Stimmung und dem Stressmanagement beteiligt sind, arbeitet, hat es eine nicht vernachlässigbare Rolle und sollte bei der Optimierung der Selbstregulationsfähigkeiten berücksichtigt werden. Aus medizinischer Sicht könnte dieses System die bereits gesetzten Maßnahmen zur Verbesserung des Wohlbefindens potenzieren oder eine Lösung anbieten, wenn die klassischen Maßnahmen (5-HT, GABA, DA usw.) nicht zum gewünschten Erfolg führen.

## 9.8 Medikamente gegen Depression und Angst

### 9.8.1 Die große Gruppe der Antidepressiva

Manche Patienten werden bereits medizinisch behandelt, tatsächlich werden sie oft zu schnell mit Antidepressiva behandelt, obwohl es gerade bei leichter oder mittlerer Depression natürlichere Lösungen gäbe. Andere Patienten brauchen ein synthetisches Molekül, da sie unter ihrem Zustand zu sehr leiden. Bei diesen Patienten ist es oft besser, die Medikamente zu akzeptieren, vor allem wenn die Symptome sehr heftig sind und andere Lösungen bereits probiert wurden, ohne positive Ergebnisse zu bringen. Gleichzeitig sollte man diese Patienten auch osteopathisch betreuen, um ihnen dabei zu helfen, ihre Kreisläufe wieder aufzubauen, d.h. eine bessere Grundlage für ihre weitere Entwicklung zu schaffen. Während dieser Zeit, die meist mindestens ein Jahr Medikamenteneinnahme umfasst, sollte man versuchen, die verschiedenen Stressfaktoren zu korrigieren (endogener und exogener Stress, siehe ➤ Kap. 4) und damit die globale Genesung unterstützen.

Es gibt verschiedene Medikamente zur Behandlung der Depression. Die Antidepressiva lassen sich *grosso modo* in folgende Gruppen unterteilen: Selektive Serotonin-Wiederaufnahme-Hemmer (SSRI), Serotonin-Noradrenalin-Wiederaufnahme-Hemmer (SSNRI), trizyklische Antidepressiva und Monoaminoxydase-Hemmer (MAO).

Manche Medikamente mildern v.a. die mit der Depression verbundenen Zeichen wie Angst, Müdigkeit oder Reizbarkeit. Der Arzt kann seine Verordnung abändern, wenn die Wirkung nicht ausreicht oder wenn die Nebenwirkungen zu stark sind.

### Selektive Serotonin-Wiederaufnahme-Hemmer (serotonerge Antidepressiva)

Sie wurden am Beginn der 1990er-Jahre eingeführt. Sie erhöhen die Menge des zwischen den Nervenzellen vorhandenen Serotonins. Sie gehören zu den am meisten verschriebenen Medikamenten: Citalopram (Celexa® oder Seropram®), Escitalopram Oxalat (Cipralex®, Lexapro®, Sipralexa® oder Seroplex®), Fluoxetin (Prozac®), Fluvoxamin (Luvox® oder Floxyfral®), Paroxetin (Paxil®, Dexorat®, Seroxat® oder Divarius®) und Sertralin (Zoloft®) sind die wichtigsten Vertreter.

### Serotonin-Noradrenalin-Wiederaufnahme-Hemmer

Dabei handelt es sich um sogenannte gemischte Antidepressiva, denn sie hemmen die Wiederaufnahme von 5-HT und NA: Duloxetin (Cymbalta®), Milnacipram (Ixel®), Venlafaxin (Effexor LP®), Desvenlafaxin (Pristiq®) gehören zu dieser Gruppe.

### Trizyklische Antidepressiva und Monoaminoxidase-Hemmer

Diese beiden Gruppen umfassen ältere Antidepressiva, die heute kaum mehr verschrieben werden, da sie viele Nebenwirkungen aufweisen: Obstipation, trockener Mund, orthostatische Hypotonie usw. Amitriptylin (Elavil®), Imipramin (Tofranil®) und Clomizapin (Anafranil®) sind Beispiele der trizyklischen Antidepressiva, Iproniazid (Marsilid®) und Moclobemid (Moclamine®) sind Beispiele für MAO-Hemmer.

### Andere Antidepressiva

Sie gehören nicht zu den oben erwähnten Gruppen, werden heute aber noch verschrieben:

- Mirtazapin (Remeron® oder Norset®)
- Tazodon (Desyrel®)
- Bupropion (Wellbutrin® oder Zyban®)

## 9.8.2 Anxiolytika

Bei der Behandlung von Angststörungen wird den Antidepressiva meist der Vorzug über den Anxiolytika gegeben, da sie weniger zu Gewöhnung und Abhängigkeit führen als die Benzodiazepine.

Die Wirkung der Benzodiazepine besteht in der Verminderung der Kommunikation zwischen bestimmten Nervenzellen, wodurch die Angst reduziert, der Schlaf verbessert und die Muskulatur entspannt wird. Sie haben eine fast unverzügliche Wirkung. Zu den Benzodiazepinen gehören: Lorazepam (Ativan® oder Temesta®), Alprazolam (Xanax®), Diazepam (Valium®), Chlordiazepoxid (Librium® oder Librax®), Oxazepam (Serax® oder Seresta®), Clonazepam (Rivotril®), Temazepam (Restoril®), Clorazepat (Tranxene®), Bromazepam (Lexomil® oder Lectopam®) und Prazepam (Lysanxia®).

Die Benzodiazepine verursachen verschiedene Nebenwirkungen wie Schläfrigkeit während des Tages, Benommenheit, Müdigkeit, unscharfes Sehen, Gedächtnisverlust, verringerte Konzentration, Verwirrtheit, Reizbarkeit und Muskelschwäche. Da sie auch den Appetit anregen, können sie zu Gewichtszunahme führen. Werden sie gemeinsam mit Alkohol eingenommen, sind sie besonders gefährlich. Sie können mit bestimmten Medikamenten wie mit Antihistaminika und oralen Kontrazeptiva Wechselwirkungen erzeugen und dürfen während der Schwangerschaft und der Stillphase nicht eingenommen werden. Aufgrund des Gewöhnungseffekts und der Abhängigkeit sollten diese Medikamente entweder nur für sehr kurze Zeit – maximal 3 Wochen – oder nur punktuell verschrieben werden.

### REFERENZEN


[1] Moret C, Briley M. The importance of norepinephrine in depression. Neuropsychiatr Dis Treat 2011; 7: 9–13.

[2] Camirand N. Dysfonctions glandulaires et nerveuses : Diagnostics et traitements ostéopathiques. Paris: Maloine; 2009.

[3] Gordon N, Burke S, Akil H, Watson SJ, Panksepp J. Socially-induced brain fertilization: Play promotes brain derived neurotrophic factor transcription in the amygdale and the dorsolateral frontal cortex in juvenile rats. Neurosci Lett 2003; 341 (1): 17–20.

[4] Ross J. The mood cure: the 4-step program to take charge of your emotions – today. Westminster: Penguin Books; 2003.

[5] Pitchot W, Scantamburlo G, Ansseau M. Dopamine et dépression : le neurotansmetteur oublié. Rev Med Liege 2008; 63 (5–6): 378–84.

[6] Sun HS, Tsai HW, Ko HC, Chang FM, Yeh TL. Association of tryptophan hydroxylase gene polymorphism with depression, anxiety and comorbid depression and anxiety in a population-based sample of postpartum Taiwanese women. Genes Brain Behav 2004; 3 (6): 328–36.

[7] Bakermans-Kranenburg MJ, van Ijzendoorn MH. Ocytocin receptor and serotonin transporter genes associated with observed parenting. Soc Cogn Affect Neurosci 2008; 3: 128–34.

[8] Cozolini L. The Neuroscience of Human Relationships: Attachment and Developing Social Brain. New York: W. W. Norton; 2006.

[9] Miczek KA, Fish EW, De Bold JF, De Almeida RM. Social and neural determinants of aggressive behavior: pharmacotherapeutic targets at serotonin, dopamine and gamma-aminobutyric acid systems. Psychopharmacology (Berl) 2002; 163: 434–58.

[10] O'Mahony SM, Bulmer DC, Coelho AM, Fitzgerald P, Bongiovanni C, Lee K, et al. 5-HT2B receptors modulate visceral hypersensitivity in a stress-sensitive anumal model of brain-gut axis dysfunction. Neurogastroenterol Motil 2010; 22 (5): 573–8.

[11] Segoviano-Mendoza M, Cárdenas-de la Cruz M, Salas-Pacheco J, Vázquez-Alaniz F, La Llave-León O, Castellanos-Juárez F, et al. Hypocholesterolemia is an independent risk factor for depression disorder and suicide attempt in Northern Mexican population. BMC Psychiatry 2018; 18 (1): 7.

[12] Fadem B. Behavioral Science in Medicine. 2nded. Baltimore: Lippincott Williams & Wilkins; 2004.

[13] Manocha M, Shajib MS, Rahman MM, Wang H, Rengasamy P, Bogunovic M, et al. IL-13-mediated immunological control of enterochromaffin cell hyperplasia and serotonin production in the gut. Mucosal Immunol 2013; 6 (1): 146–55.

[14] Turner EH, Loftis JM, Blackwell AD. Serotonin a la carte : supplementation with the serotonin precursor 5-hydroxytryptophan. Pharmacol Ther 2006; 109 (3): 325–38.

[15] Schruers K, van Diest R, et al. Acute L-5-hydroxytryptophan administration inhibits carbon dioxide-induced panic in panic disorder patients. Psychiatry Res 2002; 113 (3): 237–43.

[16] Bruni O, Ferri R, et al. L-5-hydroxytryptophan treatment of sleep terrors in children. Eur J Pediatr 2004; 163 (7): 402–7.

[17] Nicolodi M, Sicuteri F. Fibromyalgia and migraine, two faces of the same mechanism. Serotonin as the common clue for pathogenesis and therapy. Adv Exp Med Biol 1996; 398: 373–9.

[18] Tortora GJ, Grabowski SR. Principe d'anatomie et de physiologie. Anjou: CEC; 1999.

[19] Bettler B, Kaupmann K, Mosbacher J, Gassmann M. Molecular structure and physiological functions of GABA(B) receptors. Physiol Rev 2004; 84: 835–67.

[20] Martin IL, Dunn SM. GABA receptors. Tocris Revs 2002; 20: 1–8.

[21] Draper A, Increased GABA, et al. Contributes to Enhanced Control over Motor Excitability in Tourette Syndrome. Curr Biol 2014; 24 (19): 2343–7.

[22] Barrett E, et al. y-Aminobutyric acid production by culturable bacteria from the human intestine. J. Applied. Microbiol 2012; 113 (2): 411–7.

[23] Luo J, et al. Ingestion of Lactobacillus strain reduces anxiety and improves cognitive function in the hyperammonemia rat. Sci China Life Sci 2014; 57 (3): 327–35.

[24] Kimura K, Ozeki M, Juneja L, Ohira H. L-Theanine reduces psychological and physiological stress responses. Biol Psychol 2007; 74 (1): 39–45.

[25] Ritsner MS, Miodownik C, Ratner Y, Shleifer T, Mar M, Pintov L, et al. L-Theanine relieves positive, activation, and anxiety symptoms in patients with schizophrenia and schizoaffective disorder: an 8-week, randomized, double-blind, placebo-controlled, 2-center study. J Clin Psychiatry 2011; 72 (1): 34–42.

[26] Maccarrone M, Guzmán M, Mackie K, Doherty P, Harkany T. Programming of neural cells by (endo)cannabinoids: from physiological rules to emerging therapies. Nat Rev Neurosci 2014; 15: 786–801.

[27] Senst L, Bains J. Neuromodulators, stress and plasticity: a role for endocannabinoid signalling. J Exp Biol 2014; 217: 102–8.

[28] Viveros MP, Marco EM, Llorente R, López-Gallardo M. Endocannabinoid system and synaptic plasticity: implications for emotional responses. Neural Plast 2007; 2007: 52908.

[29] Pacher P, Kunos G. Modulating the endocannabinoid system in human health and disease – successes and failures. FEBS J 2013; 280: 1918–43.
[30] Russo EB. Clinical endocannabinoid deficiency (CECD): can this concept explain therapeutic benefits of cannabis in migraine, fibromyalgia, irritable bowel syndrome and other treatment-resistant conditions? Neuroendocrinol Lett 2004; 25: 31–9.
[31] Russo EB. Clinical endocannabinoid deficiency reconsidered: current research supports the theory in migraine, fibromyalgia, irritable bowel, and other treatment-resistant syndromes. Cannabis Cannabinoid Res 2016; 1 (1): 154–65.
[32] Venance L, Maldonado R, Manzoni O. Le système endocannabinoïde central. Med Sci 2004; 20 (1): 45–53.
[33] Fede C, Albertin G, Petrelli L, Sfriso MM, Biz C, De CR, et al. Expression of the endocannabinoid receptors in human fascial tissue. Eur J Histochem 2016; 60 (2): 2643.
[34] Ständer S, Schmelz M, Metze D, Luger T, Rukwied R. Distribution of cannabinoid receptor 1 (CB1) and 2 (CB2) on sensory nerve fibers and adnexal structures in human skin. J Dermatol Sci 2005; 38 (3): 177–88.
[35] McPartland JM, Giuffrida A, King J, Skinner E, Scotter J, Musty RE. Cannabimimetic Effects of Osteopathic Manipulative Treatment. J Am Osteopath Assoc 2005; 105 (6): 283–91.
[36] Bíró T, et al. The endocannabinoid system of the skin in health and disease: novel perspectives and therapeutic opportunities. Trends Pharmacol Sci 2009; 30: 411–20.
[37] Holgado MA, Martín-Banderas L, Álvarez-Fuentes J, Fernández-Arévalo M. Neuroprotective effect of cannabinoids nanoplatforms in neurodegenerative diseases. J Drug Deliv Sci Technol 2017; 42: 84–93.

KAPITEL

# 10 Der Einfluss der Hormone

Nerven- und das Hormonsystem unterliegen der Steuerung des Hypothalamus und beeinflussen sich gegenseitig in ihrer Funktion. Gerät ein System aus dem Gleichgewicht, wird auch das andere beeinträchtigt. Über die Hypophyse sendet der Hypothalamus seine Signale an alle Drüsen (➤ Abb. 10.1).

Stressphasen und hormonelle Veränderungen während der Pubertät, der Menopause oder der Andropause sind für Personen mit labiler Konstitution Zeiten großer Verletzlichkeit.

Die Hormone, die mit Depressionen während der Menopause oder der Andropause assoziiert werden, sind:

- bei der Frau: Östrogen und/oder Testosteron
- beim Mann: Testosteron und DHEA

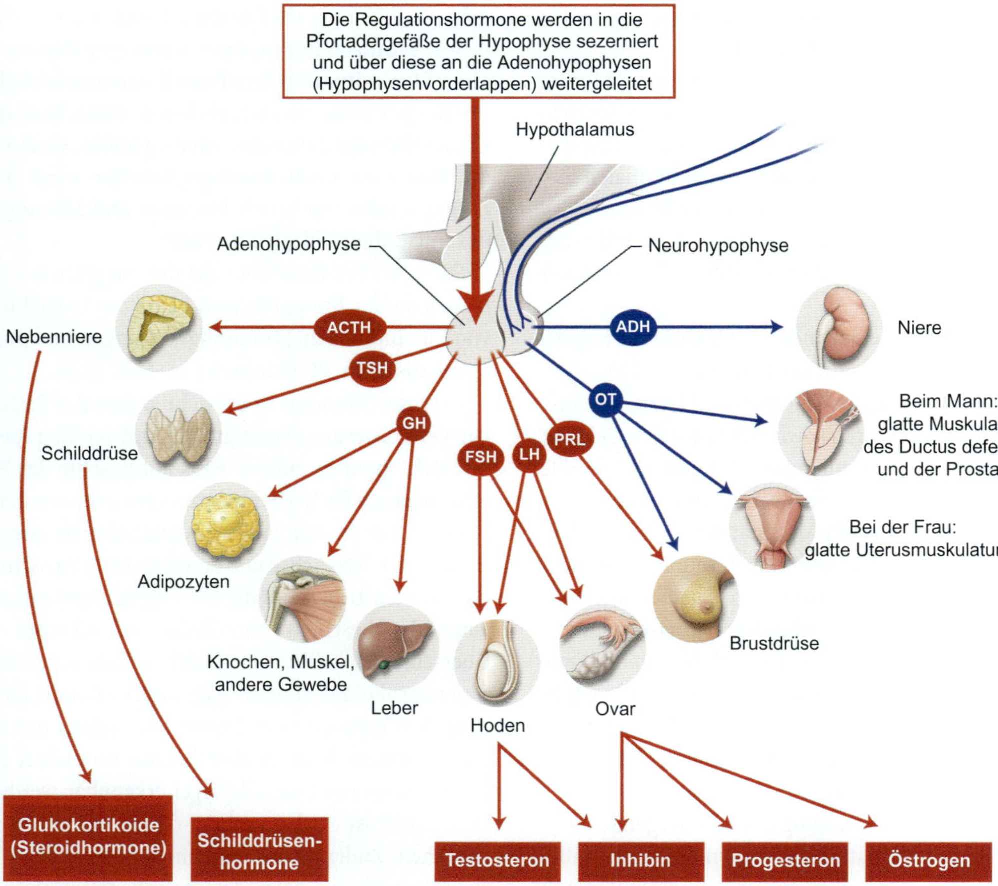


**Abb. 10.1** Aktivierung der Drüsen über Hypothalamus und Hypophyse.
ACTH: Adrenocorticotropic Hormone, ADH: Antidiuretic Hormone, FSH: Follicle-Stimulating Hormone, GH: Growth Hormone, LH: Luteinizing Hormone, OT: Oxytocin, PRL: Prolactin, TSH: Thyroid-Stimulating Hormone
Nach Martini F. et al. La biologie humaine : une approche visuelle. Montréal : Pearson Erpi; 2015.

Man muss diese Umstände berücksichtigen, die Ursachen erkennen und die Behandlung an die hormonellen Veränderungen bzw. das Sinken des Hormonspiegels anpassen und dem Patienten gegebenenfalls eine entsprechende Supplementation vorschlagen.

Die postpartale Phase ist für das Nerven- und Hormonsystem ebenfalls eine Zeit der Unsicherheit und Verletzlichkeit, die unsere besondere Achtsamkeit verdient.

Welche Rolle spielen die einzelnen Drüsen bei der Psychopathologie? Einige hormonelle Störungen weisen Symptome auf, die der Angst und/oder der Depression sehr ähnlich sind. Der erfahrene Osteopath kann zwischen einem hormonellen und einem nervösen Ungleichgewicht unterscheiden, indem er gezielte Fragen stellt und entsprechende palpatorische und kinesiologische Tests ausführt [1].

Folgendes Schema sollte zur Behandlung der einzelnen Drüsen verwendet werden:

- Evaluierung des primär respiratorischen Mechanismus (PRM). Der normale Rhythmus der Drüsen beträgt 4 Sekunden in der kranialen Inspirationsphase und 4 Sekunden in der kranialen Expirationsphase. Ein verlangsamter Rhythmus zeigt eine Unterfunktion der Drüse an, während ein schnellerer Rhythmus auf eine Überfunktion verweist.
- Viszerofasziale Behandlung zur Optimierung der Mobilität und damit der Funktion der Drüsen.
- Behandlung der knöchernen und faszialen Umgebungsstrukturen sowie der viszeralen Gelenke.
- Spezifische Behandlung der Arterien und der Plexus nervosi, des N. vagus und seiner Äste.
- Normalisierung der Motilität der Drüse durch die Stimulation oder Inhibition der innerhalb eines gleichen Metamers liegenden Ganglien und Normalisierung des betreffenden Wirbelsegments. Normalisierung der Drüse mithilfe von direkten Ecoute-Techniken, um den Rhythmus je nach Befund entweder zu beschleunigen oder zu verlangsamen und auf lokaler Ebene einen neurovegetativen Normalzustand herzustellen.
- Globale Normalisierung des neurovegetativen Systems (Sympathikus, Parasympathikus) mithilfe globaler Techniken an der kraniosakralen Achse und der HDB-Achse und Wiederherstellung des neurovegetativen Normalzustands auf systemischer Ebene.

## 10.1 Nebennieren

Unter Stress kann eine lang andauernde Belastung der Nebennieren über die kortikotrope HHN-Achse und die SAM-Achse die Chemie des Gehirns und seiner Kreisläufe dauerhaft verändern und zu morphologischen Veränderungen bestimmter Hirnregionen führen, die an der Psychopathologie beteiligt sind (➤ Abb. 10.2). So hat z. B. die Erhöhung des Cortisolspiegels langfristig eine toxische Wirkung auf den Hippocampus, der dadurch seine Fähigkeit den Hypothalamus und das Corpus amygdaloideum zu hemmen, einbüßt. Dies führt zu mehr Stress und Angst und zur Beeinträchtigung des Gedächtnisses. Eine Verringerung der Libido und eine Veränderung der Gemütslage können in Zusammenhang mit dem Absinken des DHEA-Spiegels auftreten.

**Wir erinnern daran, dass, wenn eine Person in einer Stresssituation ihre Emotionen unterdrückt, im Körper zwar Stressreaktionen entstehen, der Cortisolspiegel dabei aber niedrig bleibt, wodurch die Reaktion noch unausgeglichener wird. Die Folgen sind vermehrte Schmerzen und Störungen des muskuloskelettalen Systems.**

Diese Art der Reaktion stört die Integration traumatisierender Ereignisse und kann zur Entstehung von Entzündungen, Stimmungsstörungen und posttraumatischem Stress führen (➤ Abb. 10.3).

**In dieser Situation ist es wichtig, dass der Patient zur Verbalisierung ermutigt wird und der Therapeut mit viel Empathie zuhört. Falls nötig, sollte der Patient an einen Fach-Therapeuten verwiesen werden.**

Kommt es zu einer länger andauernden Beanspruchung der HHN-Achse und zu vermehrter Ausschüttung von Cortisol, kann die Überstimulation und der dauernde „Beschuss" der Zellen mit Cortisol zu Übersensibilität (Resistenz) der Zellen gegenüber Glukokortikoiden führen. Aus diesem Grund kann zwar der Cortisolwert im Serum noch relativ normal sein, trotzdem können aber bereits Anzeichen für einen geringeren Cortisolspiegel erkennbar werden. Demgemäß ist es also wichtig, dieses Phänomen zu verstehen. Zudem kann man ein zunehmendes Ungleichgewicht zwischen den proinflammatorischen und den antiinflammatorischen Faktoren feststellen, was zu Entzündungen und Muskelverspannungen in verschiedenen Regionen des Körpers führen kann.

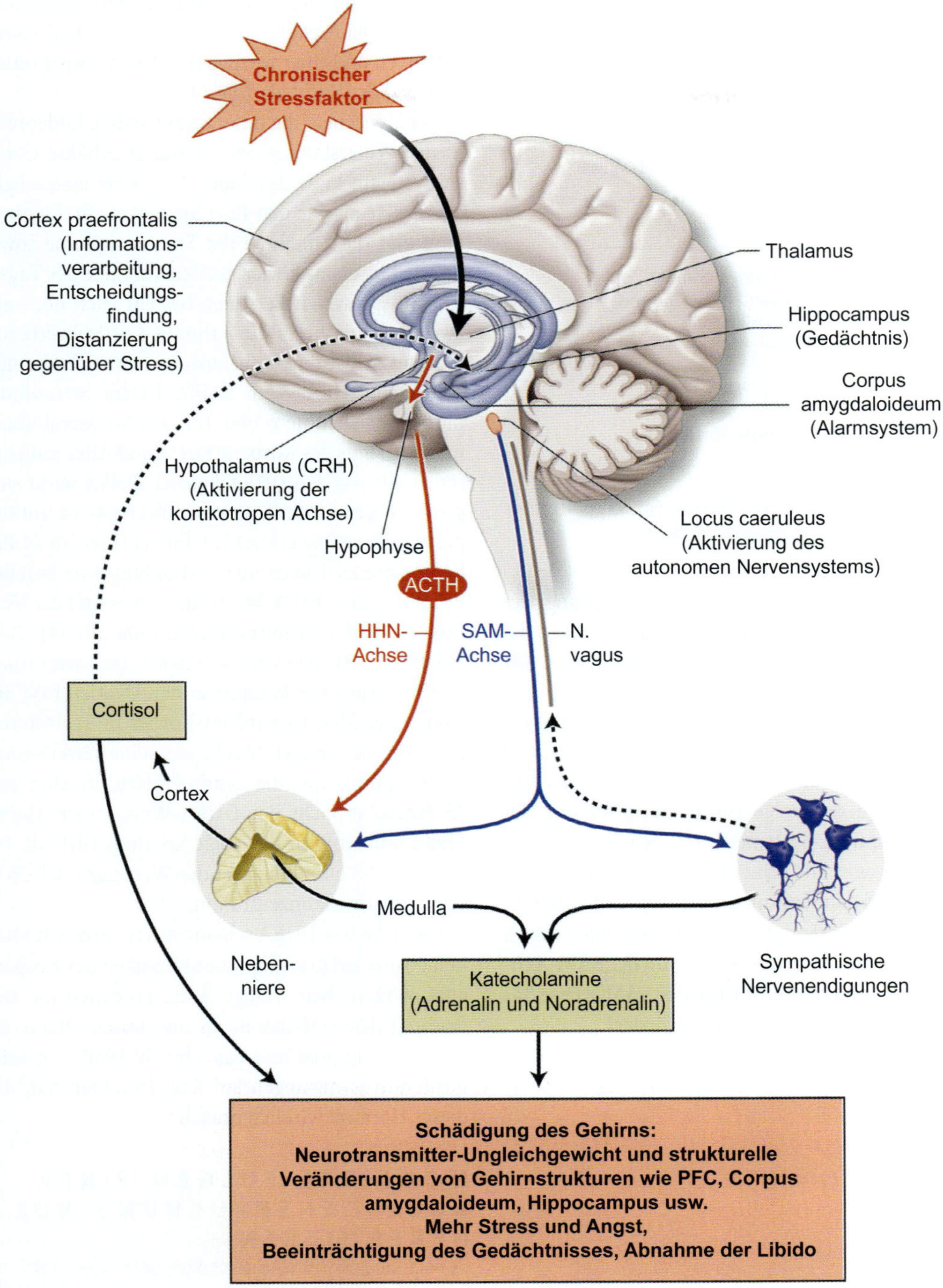


**Abb. 10.2** Überbelastung der Hypothalamus-Hypophysen-Nebennieren-Achse (HHN) und der Sympathikus-Nebennierenmark-Achse (SAM) durch Stress.

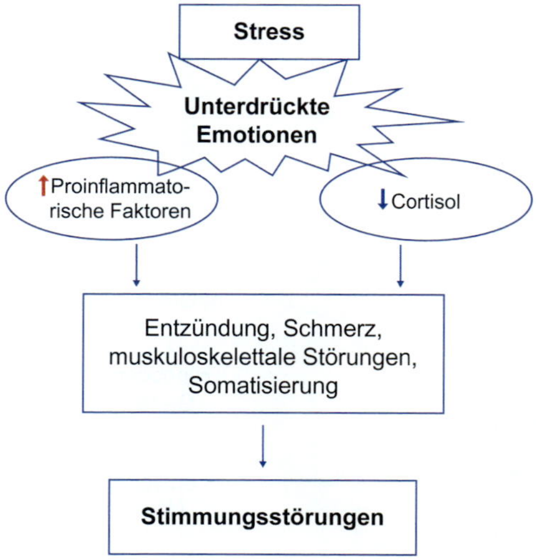


**Abb. 10.3** Auswirkung von unterdrückten Emotionen: verstärkte Somatisierung, mehr Entzündungen und Stimmungsstörungen.

Es kommt zu zunehmender Erschöpfung der HHN-Achse und der SAM-Achse, zudem sinken der Cortisol-, der DHEA und der NA-Ad-Spiegel. Die Folgen sind chronische Müdigkeit, Entzündungen, Fibromyalgie und Depression, verursacht durch die Überbeanspruchung der genannten Achsen und ihrer fortschreitenden Dysfunktion (➤ Abb. 10.4). Dies führt in der Folge zur Beeinträchtigung der Neurotransmitter-Systeme (5-HT, NA und DA) sowie des N. vagus und seiner Fähigkeit zur Regulation des ANS und damit zur neurovegetativen Dystonie.

**Ängstliche Personen zeichnen sich meist durch Hyperaktivität der HHN-Achse und der SAM-Achse aus, während die Inhibition der SAM-Achse das Auftreten depressiver Zustände fördert.**

10

## 10.2 Zirkadianer Rhythmus des Cortisols und Psychopathologien

Die Sekretion von Cortisol und Melatonin folgt einem zirkadianen Rhythmus. Die Cortisolsekretion erreicht ihren Höhepunkt zwischen 6 und 8 Uhr morgens (Spitzenphase) und nimmt in der Folge zunehmend ab, bis sie um Mitternacht fast den Nullpunkt erreicht (➤ Abb. 10.5). Depression wird u. a. mit im tageszeitlichen Verlauf relativ konstant „abgeflachten" Cortisolkurven und einer verringerten Melatoninsekretion während der Nacht assoziiert [2].

Bei Menschen, die unter Stress leiden, findet man in der Widerstandsphase allerdings erhöhte Cortisolwerte am Ende des Tages. Dies wäre eine mögliche Erklärung für den Energiemangel am Tagesanfang und die Zunahme der Stresssymptome sowie für die Einschlafschwierigkeiten am Ende des Tages.

Bei depressiven Personen besteht auch noch ein zweites klinisches Bild: erhöhte Cortisolwerte im Blut, ausgelöst durch chronischen Stress und einen niedrigen DHEA-Wert. DHEA ist ein Steroidhormon der Nebenniere und Teil des Stressreaktionsmechanismus des Körpers. Stress und Alter reduzieren langfristig den DHEA-Spiegel. DHEA wirkt sich positiv gegen Stress aus, was teilweise seine antidepressive Wirkung erklärt [3]. Ein Versuch an 34 Patienten zeigte, dass es eine Verbindung zwischen der Erhöhung des DHEA-Werts im Körper und der Verminderung der Depressionssymptome gibt [4].

DHEA wird wie Cortisol in der Nebennierenrinde und in geringeren Mengen in den Ovarien bzw. im Hoden gebildet. Es wird im Körper in Testosteron und Östrogen umgewandelt, was seine Wirkung auf die Stimmung und die Libido erklärt. Im Alter von 25 Jahren erreicht der DHEA-Wert seinen Höhepunkt und sinkt in der Folge kontinuierlich ab. Im Alter von 80 Jahren beträgt der Wert nur noch 25 % seiner Maximalkonzentration.

Die Gabe von DHEA scheint sich in Stresssituationen positiv auf die Adaptationsfähigkeit des Körpers auszuwirken. Nur wenige Ärzte erkennen die Bedeutung dieses Hormons an und lassen DHEA im Serum bestimmen und das, obwohl DHEA oft sehr positive Auswirkungen auf jene Patienten hat, die dieses Hormon wirklich brauchen.

### MÖGLICHE FOLGEN EINER ÜBERBEANSPRUCHUNG DER NEBENNIEREN

- Belastung der HHN-Achse und der SAM-Achse mit Verbindung zu Angst und Depression
- Erhöhung des Cortisolspiegels
- Belastung des Pankreas und damit Auswirkungen auf die Regulation des Blutzuckerspiegels
- Permeabilität der Darmwand und ihre Folgen

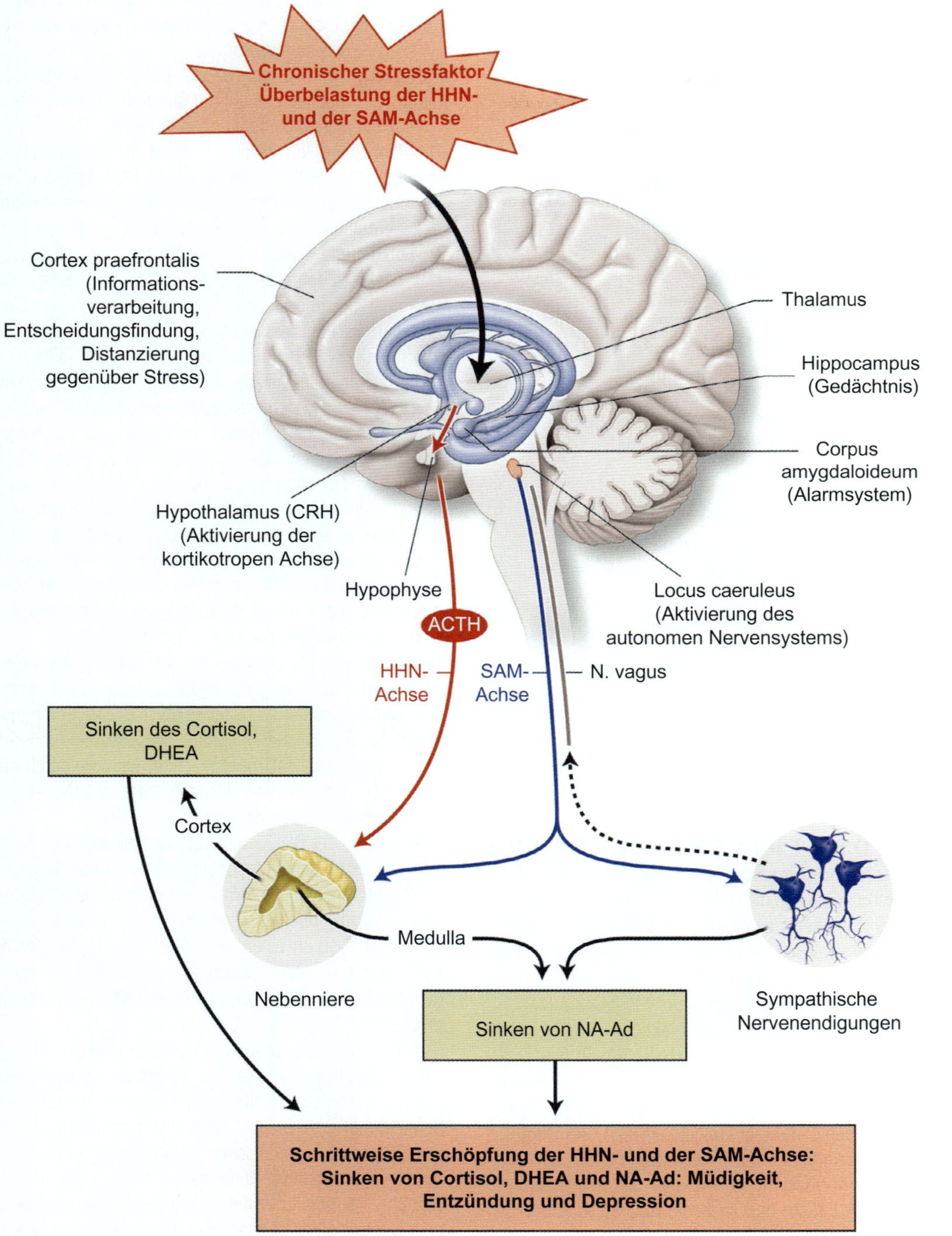


**Abb. 10.4** Erschöpfungskreislauf bei Stressbelastung der Hypothalamus-Hypophysen-Nebennieren-Achse (HHN) und der Sympathikus-Nebennieren-Achse (SAM). Der N. vagus kann das ANS weniger gut regulieren.

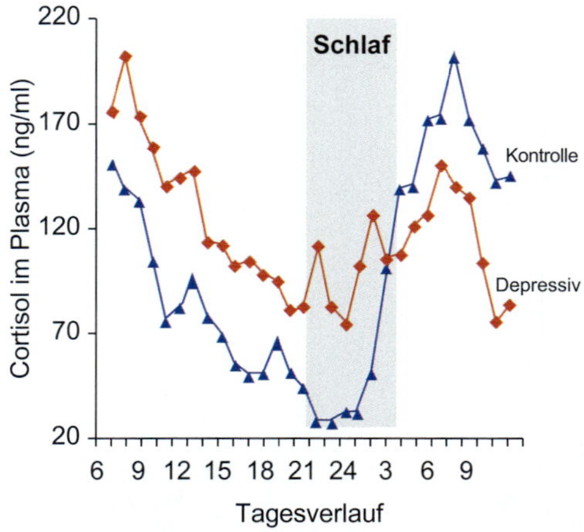


**Abb. 10.5** Zirkadianer Rhythmus des Plasma-Cortisols: Abflachung der Kurve bei depressiven Patienten.

- Belastung des Immunsystems
- Ungleichgewicht zwischen entzündungsfördernden und entzündungshemmenden Faktoren in Verbindung mit Gemütsstörungen
- Mögliche Cortisolresistenz der Zellen
- Systemische Entzündung im Gehirn
- Sinken des DHEA-Spiegels und der Libido
- Erschöpfung der Nebennieren, strukturelle Veränderungen im Gehirn, Depression
- Störung des Neurotransmitter-Systems: Angst, Depression

## OSTEOPATHISCHE RELEVANZ

Eine genaue Untersuchung der Nebennieren ist unbedingt erforderlich, um die Unter- und Überfunktion dieser Drüse entsprechend osteopathisch behandeln zu können, da Cortisol und DHEA mit Angst, Depression und der Stressachse assoziiert werden.

Die Palpation der Nebennieren, ihrer Motilität und Mobilität geben Aufschluss über ihre Funktion.

Bei intensivem Stress oder Angst stellen wir oft eine Dysfunktion beider Nebennieren, eine verstärkte Lordose im thorakolumbalen Übergangsbereich und starke Spannungen in den Diaphragmaschenkeln fest. Bei Depression mit verringerten NA-Ad-Werten finden wir das Gegenteil: thorakolumbale Kyphose mit vermindertem Tonus in der Bauch- und Beckenmuskulatur und daraus resultierend eine Inhibition der Nebennieren.

- Beschränkt sich die Mobilitäts- und Motilitätsdysfunktion auf die rechte Nebenniere, könnte eine Nahrungsmittelunverträglichkeit bestehen. Wenn die Ernährung nicht korrigiert wird, besteht die Gefahr, dass der Stress und die Dysfunktion fortbestehen.
- Beschränkt sich die Dysfunktion auf die linke Nebenniere, liegt möglicherweise ein hormoneller Stress mit Bezug zu den Keimdrüsen vor.
- Oft stellen wir fest, dass das Corpus amygdaloideum und der Hippocampus auf der gleichen Seite wie die Nebenniere eine Dysfunktion aufweisen.

Die Plexus, die Nerven und Arterien der Region sollten ebenfalls spezifisch behandelt werden. Die Milz und der Thymus sollten getestet und bei Bedarf ebenso behandelt werden, da Cortisolmangel automatisch zu vermehrter Entzündung führt!

Das Pankreas sollte behandelt werden, da Cortisol die Glykämie beeinflusst, sodass Patienten oft sekundäre Probleme im Pankreas entwickeln. Da diese beiden Drüsen funktionell miteinander verbunden sind, sollten sie systematisch gemeinsam behandelt werden, um ihr Gleichgewicht wiederherzustellen und den zwischen den beiden Drüsen bestehenden Teufelskreis zu durchbrechen. Es ist immer wieder faszinierend zu beobachten, wie sich die Nebennieren unter unseren Händen unmittelbar zusammenziehen, wenn man das Pankreas palpiert. Das ist ein Hinweis, dass die beiden Drüsen harmonisiert werden müssen. Dazu stellt man zwischen den beiden Drüsen einen Dialog her, begleitet die Gewebe zum Stillpunkt und harmonisiert dadurch den glykämischen Aspekt, der im Übrigen auch die Leber miteinschließt.

Die Nebennieren haben über den Sympathikus auch eine Verbindung zum Ganglion impar und zum Hirnstamm. Das Ganglion stellatum bildet seinerseits eine Kommunikationsbrücke zur oberen Sphäre. Diese Aspekte müssen im Behandlungsansatz berücksichtigt werden, damit die spezifische Arbeit an den Nebennieren in das Nervensystem integriert werden kann.

Eine Analyse der DHEA- und der Cortisolwerte (am Morgen und am Nachmittag) sollte systematisch durchgeführt werden. Ich persönlich verwende kinesiologische Tests und/oder überweise den Patienten für eine detailliertere Analyse an einen Arzt. Die DHEA-Supplementation erweist sich bei Symptomen wie Müdigkeit, mangelnde Libido und Muskel- und Gelenkschmerzen oft als effizient.

Je länger der Stress anhält, umso mehr sind die Nebennieren betroffen, umso länger dauert die Erholung des Organs. Wenn die Motilität der Nebennieren nach der Behandlung nicht optimal ist, sollte man neben der regelmäßigen osteopathischen Behandlung auch Nahrungsergänzungsmittel einsetzen, um die Nebennieren zu nähren – entweder mit adaptogenen Pflanzen und/oder Nebennierenextrakten oder, in sehr seltenen Fällen, mit Medikamenten wie Hydrocortisol, das vom Arzt zu verschreiben ist (➤ Kap. 21).

Aus der klinischen Beobachtung haben wir gelernt, dass der „Nebennieren-Typ" (Nebennierendysfunktion) folgende Merkmale aufweist:

- Einschlafschwierigkeiten
- Fühlt sich abends besser als morgens, kommt am Morgen nur schwer in die Gänge
- Fühlt sich häufig verspannt, hat Schwierigkeiten sich zu beruhigen (Überfunktion)
- Wasseransammlungen im Bauch und den Beinen
- Zähneknirschen, Verspannungen im Kiefer und der Kiefermuskulatur
- Chronische Schmerzen in der oberen Lendenwirbelsäule
- Blutdruck > 120/80 mmHg (Überfunktion)
- Niedriger Blutdruck bei Positionswechsel: schnelles Aufstehen führt zu Benommenheit (Unterfunktion)
- Großes Verlangen nach salziger Nahrung
- Tendenz zur Hypoglykämie (Unterfunktion)
- Chronische Schmerzen und Müdigkeit
- Fibromyalgie, Entzündung
- Verminderte Libido (DHEA)

## 10.3 Schilddrüse

Patienten, die unter einer Schilddrüsendysfunktion leiden, weisen häufig auch psychische Störungen wie Angst, Depression und Aufmerksamkeitsschwierigkeiten auf [5]. Umgekehrt scheint die Prävalenz von Schilddrüsenproblemen bei Patienten, die an Angststörungen und Panik leiden, höher zu sein [6].

Die kanadische Schilddrüsenstiftung schätzt, dass 200 Millionen Menschen weltweit an einer Schilddrüsenerkrankung leiden. In Kanada sind viele Menschen davon betroffen: Jüngste Studien weisen darauf hin, dass 3 % der Bevölkerung an einer Schilddrüsenerkrankung leiden, das sind 10 Millionen Menschen! Jeder dritte Kanadier würde demnach an einem Schilddrüsenproblem leiden, wobei bis zu 5 % nicht diagnostiziert werden. Der Osteopath ist oft der erste Therapeut, der den Patienten auf ein Schilddrüsenproblem hinweist.

Es ist bekannt, dass Patienten, in deren Familie Schilddrüsenprobleme vorkommen, unter Stress eher zu Schilddrüsenschwächen neigen. In der Literatur wurden verschiedene Faktoren des Ungleichgewichts miteinander assoziiert und Verbindungen zwischen Schilddrüsenstörungen, Depression und Angst (siehe die verschiedenen Ursachen einer Schilddrüsenschwäche in ➤ Kap. 5) hergestellt. Körperlicher Missbrauch in der Kindheit oder im Jugendalter erhöht das Risiko einer Schilddrüsendysfunktion um das Vierfache und das Risiko depressive Symptome in der postpartalen Phase zu entwickeln, um das Fünffache [7].

Häufig gibt es auch eine Verbindung zwischen der Inzidenz der postpartalen Depression und der Schilddrüsenfunktion vor der Entbindung. Ein TSH-Wert über 4,0 mU/l zum Zeitpunkt der Entbindung wird mit einem erhöhten Risiko von depressiven Symptomen in den sechs folgenden Monaten in Verbindung gebracht [8]. Zu viele Frauen leiden an vorübergehender Hypothyreose nach der Schwangerschaft, die oft nicht richtig erkannt wird und, da sie als postpartale Depression eingestuft wird, auch schlecht begleitet wird.

**Schlechte Ernährung, Parasitosen, Darmdysbiose oder Permeabilität der Darmwand führen zu einer Verlangsamung oder einer Stauung/Überlastung von Leber und Nieren, jene Organe, in denen die Umwandlung von T4 zu T3 außerhalb der Schilddrüse stattfindet. Die Leber verstoffwechselt auch die Hormone. Sie ist an dieser Synergie immer beteiligt.**

Zudem sollten auch der Einfluss der Genetik und osteopathische Dysfunktionen der Drüse, ihrer Arterien und der sie umgebenden Strukturen in die Betrachtung einbezogen werden. Diese Ursachen sollten bei der Behandlung von Stimmungsstörungen berücksichtigt werden.

### OSTEOPATHISCHE RELEVANZ

Das von der Hypophyse ausgeschüttete TSH aktiviert die Funktion der Schilddrüse. Je höher der TSH-Wert, umso stärker die Schilddrüsenschwäche, da die Schilddrüse nicht mehr richtig auf das Signal reagiert.

Die Referenzwerte für TSH liegen zwischen 0,4 und 4,8 mU/l. In der integrativen Medizin wird bereits ein TSH-Wert von über 2,0 mU/l als Hinweis auf eine Dysfunktion gewertet. Patienten werden aufgrund der falschen Interpretation der TSH-Werte immer wieder falsch diagnostiziert. Es erscheint unmöglich, dass sich ein Patient mit einem Wert von 4,8 mU/l (das 12-fache!) ebenso wohlfühlt wie ein Patient mit einem Wert von 0,4 mU/l! Zu oft wird eine Schilddrüsenschwäche falsch diagnostiziert, sodass viele Patienten unnötig leiden.

Immer mehr Spezialisten drängen auf einen internationalen Konsens zur Änderung der TSH-Referenzwerte.

Ich gehe bei Patienten mit einem TSH-Wert von über 2,0 mU/l und eindeutigen Symptomen davon aus, dass sich der TSH-Wert innerhalb von 3–6 Monaten durch entsprechende osteopathische Behandlungen, Ernährungsratschläge und die Einnahme von Nahrungsergänzungsmitteln auf einen Normalwert reduzieren lässt. Auch wenn dieser Ansatz oft gute Ergebnisse bringt, sollte man, wenn innerhalb dieses Zeitraums keine echte Verbesserung erkennbar ist, den Patienten für eine Medikamentenbehandlung an einen Arzt verweisen.

Der „Schilddrüsen-Typ" (Unterfunktion der Schilddrüse) zeichnet sich durch folgende Merkmale aus:

- Geschwollene Augen mit manchmal dünnen Wimpernspitzen
- Gestik und Redeweise langsamer als normal, raue Stimme
- Ständiges Kältegefühl und eine unter dem Normwert liegende Körpertemperatur von < 36,5 °C, gemessen am Morgen vor dem Aufstehen
- Langsame Verdauung, oft mit Blähungen
- Energiemangel und unklare Gedanken, mentale Lethargie, Mangel an Initiative
- Angespannte Muskulatur und steifere Gelenke, jede Anstrengung erfordert mehr Energie: z. B. die Treppen laufen
- Ängstliche und/oder depressive Stimmung aufgrund von Energiemangel und großem Schlafbedarf, sodass manchmal eine Verwechslung mit dem NA-DA-Typ besteht

Bei einer Schilddrüsenunterfunktion treten mehrere Symptome auf, die auch bei Angststörungen und Depression vorhanden sind. Zudem werden auch die gastrointestinale Motilität und die Leberfunktion vermindert, was sich wiederum auf das Bauchhirn auswirkt. Das Beckenhirn wird dabei sowohl auf hormoneller als auch auf mechanischer Ebene sofort mitbeeinflusst.

Viele Dysfunktionen der Keimdrüsen (Fertilitätsprobleme, PMS, unregelmäßiger Zyklus vor der Menopause) stehen in Bezug mit einer Schilddrüsendysfunktion. Man sollte sie daher immer überprüfen, bevor man über den Einsatz von Sexualhormonen – insbesondere ab dem 40. Lebensjahr – nachdenkt. Wenn nötig, kann man mithilfe eines Inhibitionstests feststellen, welche Drüse das primäre Problem darstellt.

Die integrative osteopathische Behandlung der Schilddrüse sollte immer von der Behandlung des Bauch- und Beckenhirns und seiner Störungen begleitet werden. Die Leber spielt die Hauptrolle, da sie T4 in T3 umwandelt. Das Entgiftungsorgan reguliert auch die Überbelastung, die durch zu viel Östrogen oder durch die Permeabilität der Darmwand entsteht.

Die Korrektur der oberen Brustwirbelsäule ist ein wesentliches Element für eine erfolgreiche Behandlung der Schilddrüse. Ihre viszerofasziale Komponente sowie die Aa. thyroidea superior und inferior sollten ebenfalls behandelt werden, ebenso wie die N. laryngeus superior und inferior. Die Mm. scaleni und die Mm. infrahyoidei sind ebenfalls oft betroffen.

Die Ernährung spielt in unserem Ansatz der Schilddrüse eine vorrangige Rolle. Man sollte sofort die Allergene (v. a. Gluten und Milchprodukte sowie Sojaprodukte, die eine kropffördernde (goitrogene) und phytoöstrogene Wirkung haben) und kropffördernde Nahrungsmittel (z. B. Kraut) soweit wie möglich aus der Nahrung entfernen. Viele Patienten verspüren bereits nach einigen Wochen osteopathischer Behandlung und glutenfreier Ernährung eine wesentliche Verbesserung ihres Energieniveaus. Diese Wirkung spiegelt sich auch in der Erhöhung des PRM der Schilddrüse wider.

Es ist wichtig diese Drüse zu untersuchen und gegebenenfalls zu behandeln oder präventiv zu arbeiten. Achten Sie auf den PRM! Er spiegelt die Dysfunktion der Drüse wider. Schilddrüsenschwächen werden oft nicht diagnostiziert! Die Palpation des Rhythmus der Drüse ist ein sicherer Hinweis. Und nochmals, gerade nach einer Entbindung sollte man besonders auf die Schilddrüse achten.

## 10.4 Pankreas

In der Forschung ist die Verbindung zwischen Stressreaktion, Stimmung und dem glykämischen Index seit 40 Jahren bekannt [9].

Eine Studie kam dabei zum Schluss, dass eine geringe Insulinsekretion bei Frauen durchschnittlichen Alters ein Risikofaktor für Depression darstellt [10]. Ein hoher Verbrauch an raffinierten Kohlenhydraten und eine mittlere Adipositas führen ebenso zu Angst- und Depressionsverhalten, wahrscheinlich aufgrund der Zunahme an entzündungsfördernden Mediatoren [11].

Im Übrigen ist bekannt, dass ein hohes Stressniveau (psychologischer, traumatischer, infektiöser, allergischer usw. Stress) ein prädisponierender Faktor für Hypoglykämie ist. Bei Stress wird automatisch Glukose ins Blut freigesetzt, dies erhöht den Blutzuckerspiegel, was zur Ausschüttung von Insulin und in der Folge zum Absinken des Blutzuckerspiegels führt. Wissenschaftler formulieren auch die Hypothese, dass die Deregulierung der HHN-Achse eine wichtige biologische Verbindung zwischen Stress, Depression und Diabetes bildet.

Diabetes wird oft auch mit innerer, und manchmal auch unbewusster Traurigkeit assoziiert. Pankreasstörungen beeinflussen insgesamt die Psyche:

- Hypoglykämie = mehr Angst
- Hyperglykämie = mehr Depression

**OSTEOPATHISCHE RELEVANZ**

Das Pankreas ist eine von den Osteopathen oftmals vernachlässigte Drüse.

Gleichzeitig sind Probleme mit dem Blutzuckerspiegel im Steigen begriffen. Ein schneller PRM-Rhythmus des Pankreas deutet auf eine Hyperfunktion und damit auf eine Hypoglykämie hin, während ein langsames oder nicht mobiles Pankreas auf einen prädiabetischen Zustand oder einen bereits bestehenden Diabetes verweist. Ein Viertel der nicht an Diabetes erkrankten Bevölkerung zeigt Anzeichen einer Insulinresistenz! Damit finden Osteopathen diese Probleme bei ihren Patienten sehr häufig. Oftmals habe ich bei Patienten einen langsamen Pankreasrhythmus diagnostiziert und der Arzt stellte im Anschluss einen erhöhten Blutzuckerspiegel fest. Es ist wichtig, dass die Tests so bald wie möglich durchgeführt werden und dass der Patient seine Ernährung umstellt: keinen Zucker, kein Fett und keine Allergene, viel Bewegung, da er andernfalls Gefahr läuft Diabetes zu entwickeln, vor allem wenn es auch in der Familie bereits Diabetiker gibt. In der ersten Phase ist eine Umkehr noch möglich!

Dabei sollte man nicht vergessen, dass am Zuckerstoffwechsel drei Organe beteiligt sind: Pankreas, Leber und Nebennieren. Alle drei Organe müssen getestet und, wenn der Glukosegehalt im Blut erhöht ist, behandelt werden.

Meiner Erfahrung nach ist bei einem Problem mit dem Blutzuckerspiegel das gesamte Pankreas betroffen, während eine Mobilitäts-Motilitäts-Dysfunktion des Pankreaskopfes oftmals auf ein Enzym- bzw. Verdauungsproblem hinweist.

Der „Pankreas-Typ" lässt sich an folgenden Merkmalen erkennen:

- Nächtliches Aufwachen, nach einigen Stunden Schlaf gefolgt von Einschlafschwierigkeiten (Hypoglykämie)
- Starkes nächtliches Schwitzen (Person wacht völlig verschwitzt auf, wird aber nicht durch plötzliche Hitzewallungen wach, die eher auf einen Östrogenmangel hinweisen)
- Hypoglykämie, ungewöhnlich großer Appetit, Kopfschmerzen oder Reizbarkeit, wenn er nicht rechtzeitig Nahrung zu sich nimmt, manchmal begleitet von Zittern und Schwitzen, ungeheures Verlangen nach Zucker
- Intensives und häufiges Durstgefühl (Hyperglykämie)
- Häufiges Harnlassen (Hyperglykämie)
- Benebelte Gedanken (Gehirnnebel, *brain fog*)
- Stimmung variiert je nach Menge des aufgenommenen Zuckers

## 10.5 Keimdrüsen

Man kann nicht oft genug darauf hinweisen, welche Auswirkungen die Hypothalamus-Hypophysen-Gonaden-Achse (HHG-Achse) auf die zyklischen Stimmungsschwankungen der Frau, aber auch auf die Stimmung von Männern und Frauen, deren Keimdrüsenfunktion in der Andro- bzw. Menopause abnimmt, hat (bezüglich der Auswirkungen von Stress auf die Keimdrüsenfunktion, siehe ➤ Kap. 5).

Eine in Italien durchgeführte Studie an 1.139 depressiven und/oder ängstlichen Frauen (nach dem DSM-5) zeigte eine Verbindung zwischen dem Alter zum Zeitpunkt der Menarche (Eintreten der ersten Regelblutung) und dem Auftreten von Angst- und depressiven Störungen [12]. Die Autoren beobachteten auch, dass die Menarche in den letzten Jahrzehnten immer früher beginnt und dass das Alter zum Zeitpunkt der Menarche eng mit dem Auftreten von Angststörungen und bipolaren Störungen sowie mit dem Alter, in dem klinische Depressionen auftreten, verbunden ist. Diese Feststellung lässt einen signifikanten Einfluss der Keimdrüsenhormone auf Angststörungen und depressive Störungen vermuten. Als Ursache für die frühe Menarche vermutet man den Einfluss von Umweltgiften, die auch mit der Zunahme von psychopathologischen Störungen assoziiert werden.

Es konnte auch nachgewiesen werden, dass die Hälfte der Frauen, die in die Psychiatrie eingewiesen werden, entweder gerade ihre Menstruation haben oder unmittelbar vor Beginn der Menstruation stehen und dass die Depressionsrate bei den postmenopausalen Frauen doppelt so hoch ist.

Sehen wir uns nun an, welche Rolle die Keimdrüsenhormone im Nervensystem spielen, um ein besseres Verständnis für jene Faktoren zu bekommen, die zur Genese von Angst und Depression beitragen [1].



### 10.5.1 Progesteron

Progesteron gilt als natürliches angstlösendes, muskelentspannendes und harntreibendes Hormon. Es kann bei Bedarf im Körper auch in Östrogen, Cortisol und Testosteron umgewandelt werden, wodurch sich auch seine vielfältigen Eigenschaften erklären lassen.

Aus diesem Grund können manche Frauen in der Menopause durch die alleinige Einnahme von Progesteron all ihre Symptome beseitigen.

Frauen, die an PMS leiden, haben oft einen Progesteronmangel, der zu Angst, Reizbarkeit, Wassereinlagerungen, Muskelverspannungen und Entzündungen führt. Damit der Körper Progesteron herstellen kann, muss es zunächst einen Eisprung geben, da Progesteron durch den Gelbkörper gebildet wird. Je geringer der Progesterongehalt, umso stärker ist das PMS und umso länger dauert diese Phase. Unter Stress kommt es unmittelbar zu einem Absinken des Progesteronspiegels, da das Hormon in einem Konkurrenzverhältnis zu Cortisol steht. Progesteron verwendet die gleichen Transportproteine (CBG/Transcortin) und wirkt auf die gleichen Effektoren. Außerdem nimmt die Ovarien- und Hodenfunktion, die durch den Parasympathikus reguliert wird, unter Stress ab.

Progesteron ist immer das Hormon, das als erstes einen Mangel aufweist. Unter Stress ist die Ovulation weniger stark oder nicht vorhanden, sodass in der 2. Zyklusphase nicht ausreichend Progesteron vorhanden ist.

Mit dem Alter verringert sich die Ovarienfunktion, dadurch wird zunächst –- ab dem 35. Lebensjahr – weniger Progesteron ausgeschüttet, und das auch ohne Stressfaktoren. Um das 40. Lebensjahr nimmt auch das Östrogen schrittweise ab. Wenn die anderen Drüsen oder das NS bereits geschwächt sind, fällt es dem Körper schwer, sich an die langsame Abnahme der Ovarienhormone anzupassen.

Zur Behandlung des Progesteronmangels eignet sich am besten Mönchspfeffer (*Vitex agnus-castus*), der, wenn die Wirkung nicht ausreicht, ab dem 35. Lebensjahr durch natürliches Progesteron ersetzt werden kann.



### 10.5.2 Östrogen

Dieses Hormon ist als Cofaktor an der Synthese von Tryptophan, der Serotonin-Vorläufersubstanz, beteiligt und wirkt damit auf das Nervensystem! Östrogen trägt dazu bei, dass im Gehirn optimale Werte an 5-HT, DA, ACh und NA aufrechterhalten werden und stimuliert damit die positive Stimmung, Konzentration, Gedächtnis, Wahrnehmung, Motivation, sexuellen Instinkt und die positiven Reaktionen auf Stress. Östrogen hat eine angstlösende und antidepressive Wirkung auf den Hippocampus und das Corpus amygdaloideum.

Es konnte festgestellt werden, dass bei depressiven Frauen der Plasmawert an Östrogen niedriger ist und dass das Sinken des Östrogenspiegels die Wahrscheinlichkeit, in der prämenstruellen, der postpartalen Phase und in der Prämenopause Angst- bzw. depressive Störungen zu entwickeln, ansteigt. Je niedriger der Östrogenspiegel, umso stärker sind die Depressionssymptome. Damit steigen Depressionen bei Frauen in der Prämenopause an und verdoppeln sich bei Frauen ohne Hormonbehandlung während der Menopause. Dies kann u. a. mit der Tatsache verbunden sein, dass das Sinken des Östrogenspiegels den Transport von 5-HT zwischen den Nervenzellen verringert [13].

Einige Forscher konnten bei Frauen, die unter Depression litten, durch die Verwendung von transdermalem und sublingualem Östrogen sehr schlüssige Ergebnisse erzielen. Wenn Östrogen direkt in den Hippocampus injiziert wird oder Östrogen über die Haut verabreicht wird, kann eine angstlösende und antidepressive Wirkung festgestellt werden. Die Dendritendichte des Corpus amygdaloideum verändert sich sogar im Verhältnis zum Östrogenzyklus! Das Corpus amygdaloideum reagiert also sehr sensibel auf den Östrogenspiegel [14]. Im Bereich der Insula konnte man auch eine Erhöhung der Wachstumsfaktoren beobachten, die auf das Sinken des Östrogenwerts in der Menopause zurückzuführen ist. Die Wachstumsfaktoren begünstigen die Aussprossung (*sprouting*), durch die sich der NA-Wert im Gehirn erhöht [15]. Das Sinken des Östrogenspiegels kann bei manchen Personen daher eventuell sowohl zu Angst als auch zu Depression führen.

Auch wenn Studien nicht eindeutig darauf hinweisen, dass eine Östrogen-Supplementation die Stimmung bei Frauen in der Perimenopause verbessern kann, konnte doch in den meisten festgestellt werden, dass sich Östrogen positiv auf die Symptome auswirkt.

**OSTEOPATHISCHE RELEVANZ**

Natürlich ist am häufigsten die Perimenopause/Menopause für den Östrogenmangel verantwortlich. Allerdings können auch eine osteopathische Dysfunktion des Uterus und der Ovarien, zu viel körperliche Bewegung, schlechte Ernährung, Ernährungsstörungen (Anorexie) oder jede andere Art von größerem Stress die Ovarienfunktion beeinflussen und zu einem Absinken des Hormonspiegels führen. In der Folge bleibt die Menstruation aus oder der Zyklen wird unregelmäßig und sehr lang. Zu den häufigsten Symptomen von Östrogenmangel gehören:

- Hitzewallungen
- Scheidentrockenheit oder verminderter Feuchtigkeitsgehalt, Vaginaatrophie
- Gedächtnisstörungen, depressive und ängstliche Stimmung
- Schlafstörungen oder Einschlafstörungen
- Rückbildung der Brüste
- Gewichtszunahme oder Zunahme von Fettdepots im Bereich der Hüften
- Gelenkschmerzen

Neben der spezifischen Behandlung der Keimdrüsenachse und der Beckensphäre (SSB, Leber, Darm, Uterus, Tuben und Ovarien) sollten auch folgende Bereiche berücksichtigt werden:

- Der zervikothorakale Übergang, die Mobilität der ersten Rippe und das Ganglion stellatum sind besonders wichtig, um den Stresskreislauf zu durchbrechen. Der zervikothorakale Übergang ist bei fast allen Patienten zu korrigieren. Er ist für die Innervation der Hypophyse und der Schilddrüse, für die Blutversorgung des Endokraniums und für die Wirkung des sinkenden Östrogengehalts auf die Insula von entscheidender Bedeutung. Die bei Frauen in der Menopause durchgeführte Stellatumblockade vermindert das Aussprossen in der Insula, das durch die Wachstumsfaktoren und das Sinken des Östrogenspiegels verursacht wird. Als Folge dieses Eingriffs verringert sich der NA-Wert im Gehirn, was zu einer Reduzierung der Hitzewallungen und der Angst führt [15].
- Jede andere hormonelle Störung, da sie die Keimdrüsenfunktion unmittelbar negativ beeinflusst.

Wenn die Symptome fortdauern, kann eine Supplementation ins Auge gefasst werden. Man erhöht die Phytoöstrogenaufnahme durch die Ernährung: Soja, Kudzu, Kürbiskerne, Pekannüsse, Leinsamen, Hafer usw. Die Trauben-Silberkerze *(Actaea racemosa)* scheint bei Hitzewallungen am besten zu wirken. Während der Menopause kann natürliches Östrogen in der Form von Östriol verwendet werden, man kann auch die synthetische transdermale Form wählen, die einer ärztlichen Verordnung bedarf und leichter dosierbar und weniger schädlich für die Leber ist. Frauen, in deren Familie es bereits Brustkrebs gibt, sollten auf die Supplementation mit Phytoöstrogen verzichten.

### 10.5.3 Testosteron

Beim Mann scheint Testosteron zum Wachstum und zum Überleben der Gehirnzellen beizutragen, aber auch zur Blutversorgung jener Gehirnregionen, die die ausführenden Funktionen, die strategische Planung, die Emotionen, die Wachsamkeit und das Gedächtnis steuern. Es konnte nachgewiesen werden, dass ein hoher Wert an biologisch verfügbarem Testosteron mit einem besseren visuellen und verbalen Gedächtnis in Verbindung steht, sowie mit einem besseren räumlichen Sehen bei älteren Personen.

Hohe Testosteronwerte scheinen auch mit einer erhöhten finanziellen, körperlichen usw. Risikobereitschaft verbunden zu sein [16].

Eine jüngste Studie befasste sich mit dem Prozentsatz der Sexualhormone (Testosteron, Östrogen und Progesteron) im Verhältnis zum Cortisolwert bei Männern und Frauen:

- Beim Mann steht ein im Verhältnis zum Cortisol erhöhter Wert an Sexualhormonen mit einer erhöhten Risikobereitschaft in Verbindung.
- Bei der Frau hingegen ist das gleiche Verhältnis mit einer verringerten Risikobereitschaft verbunden! Umgekehrt nimmt die Risikobereitschaft bei Frauen mit einem hohen Cortisolspiegel und einem niedrigen Wert an Sexualhormonen eher zu.

Diese Unterschiede können als Adaptationsmechanismen verstanden werden, die das mütterliche und affektive Verhalten begünstigen und damit den Nachwuchs schützen. Das Überleben des Nachwuchses hängt oft und zu einem großen Teil vom Überleben der Mutter ab. Frauen verwenden daher Strategien, um am Leben zu bleiben und meiden, im Gegensatz zu Männern, das Risiko. Dies bedeutet, dass Frauen eine indirekte Form der Konfliktlösung, die mit geringerem Risiko verbunden ist, wählen [17].

**Der Anstieg der Sexualhormone begünstigt beim Mann die Risikobereitschaft, während er bei der Frau ein mütterliches und versöhnliches Verhalten und eine verminderte Risikobereitschaft fördert.**

Das Sinken des Testosteronspiegels könnte bei Männern mittleren oder fortgeschrittenen Alters auch mit der Depression in Verbindung stehen [18]. Die Verabreichung von Testosteron könnte depressive Symptome beim Mann lindern [19].

Auch wenn Testosteron vor allem als männliches Hormon bekannt ist, ist es auch für Frauen wichtig. Bei Frauen dient das Testosteron zum Schutz des Gehirns, der Muskeln, Knochen, des Herzes und begünstigt nicht nur die Libido, sondern auch den Willen und die Kraft vorzupreschen und voranzuschreiten. In der Menopause können sich all diese Aspekte verlangsamen und vermehrt zu einem Gefühl von Müdigkeit und Kraftmangel führen.

Die Analyse des Testosteronspiegels bei der Frau und beim Mann wird oft vernachlässigt. Ich zögere nicht, den behandelnden Arzt darum zu bitten. Bei Männern um die fünfzig, die eine leichte depressive Verstimmung haben, findet man praktisch immer einen unter dem Normalwert liegenden Testosteronspiegel. Die Gabe von natürlichem Testosteron bringt dies wieder in Ordnung. Bei der Frau zeigt sich Testosteronmangel eher durch den Verlust an Energie, Muskelkraft, Libido und durch Gelenkschmerzen.

## OSTEOPATHISCHE RELEVANZ

**Keimdrüsenfunktion**

Die Auswirkungen von hormonellen Schwankungen auf das 5-HT und die chemischen Botenstoffe des Gehirns können die psychischen Symptome massiv beeinflussen. Zu viele Frauen nehmen in der Menopause Antidepressiva, obwohl die Gabe von Progesteron, Östrogen oder Phytoöstrogen ausreichend wäre, um ihnen zu helfen. Die postpartale Phase oder die Zeit nach einer Hormonbehandlung gegen Infertilität sind ebenfalls hormonell fragile Zeiten.

Ungefähr 10 bis 20 % der Frauen leiden nach der Entbindung an einer Depression, die sich durch die hormonellen Veränderungen und die körperlichen Herausforderungen erklären lässt. Auch Frauen, die wegen Infertilität behandelt wurden, erleben im Anschluss oft eine Depression, die durch das Absinken des Hormonspiegels zu erklären ist [19].

Die Analyse von Stimmungsstörungen sollte also zwingend auch eine Hormonanamnese umfassen, auch wenn Hormone natürlich nicht alle Ursachen von Stimmungsproblematiken erklären können.

Vorgangsweise bei Keimdrüsendysfunktionen:

- Die Beckensphäre global, aber auch spezifisch behandeln und dabei bei der Frau den Uterus und die Ovarien und beim Mann die Prostata und die Hodenachse miteinbeziehen.
- Mittels spezifischer Techniken die A. ovarica bzw. die A. testicularis und die A. iliaca interna behandeln.
- Die Funktion der anderen Drüsen überprüfen, die oftmals für ein ovariales oder testikuläres Defizit verantwortlich sind, vor allem vor der Menopause bzw. der Andropause. Vor dem 35. bis 40. Lebensjahr sind die Keimdrüsen nur selten primär betroffen. In diesem Alter ist praktisch immer eine andere Drüse für das Defizit der Ovarien verantwortlich oder es ist mehr ein Problem des Nervensystems. Beim polyzystischen Ovarialsyndrom sind zum Beispiel Pankreas und Darm immer mitbeteiligt. Beim PMS stellen wir oft eine Schilddrüsen- und/oder Nebennierendysfunktion sowie andere Stressfaktoren fest. In der Menopause bzw. der Andropause können die Keimdrüsen das primäre Problem sein, vor allem ist es aber das Gleichgewicht aller Drüsen und des NS, die diese Lebensphase ohne Schwierigkeiten ablaufen lassen.

In manchen Fällen sollte man, v. a. wenn die osteopathische Behandlung nicht die gewünschte Wirkung zeigt, nicht zögern, die Einnahme von natürlichen Hormonen oder eine Hormonersatztherapie zu empfehlen. Aus diesem Grund sollte man am Ende der Behandlung den kinesiologischen Test machen bzw. den PRM jeder Drüse messen. Wenn der PRM immer noch – und trotz der Behandlung – ein Defizit aufweist, empfehle ich sofort eine Supplementation, um die Wirkung der Behandlung zu unterstützen und zu verstärken.

In manchen sehr schweren Fällen von PMS mit nervöser Schwäche ist die Einnahme von Ovulationshemmern manchmal die Lösung, da damit die schwierige Anpassung an die hormonellen Veränderungen während des Zyklus vermieden wird. Die betroffenen Frauen erleben diese Zeiten wie eine Fahrt mit einer hormonellen Achterbahn, die nur schwer zu ertragen ist, wenn das Nervensystem bereits geschwächt ist. Wenn Mönchspfeffer (*Vitex agnus-castus*) oder natürliches Progesteron nicht ausreichen, kann die Stabilisierung des Hormonsystems durch Ovulationshemmer der Frau eine Pause ermöglichen, in der man ihr helfen kann, ihre nervöse Schwäche auszugleichen.

Da die Keimdrüsenfunktion unter dem Einfluss des Parasympathikus steht, muss der Zustand des ZNS überprüft werden: Ein schneller kraniosakraler Rhythmus entspricht einer Sympathikotonie. In diesem Fall sollte man den Rhythmus verlangsamen.

Da Hormone aus Cholesterin hergestellt werden, empfehlen wir eine an Omega-3-Fettsäuren reiche Ernährung.

**KLINISCHES FALLBEISPIEL**

Frau V., 48 Jahre alt, kommt weinend in meine Praxis. Sie berichtet, dass sie nicht schlafen könne, energielos sei und den ganzen Tag weine. Zudem klagt sie über Konzentrationsschwierigkeiten und gibt an, sich sehr deprimiert zu fühlen. Ihre Symptome bestehen seit 3 Monaten. Sie hat soeben ihren Arbeitsplatz gewechselt. Ihr Ex-Mann, mit dem sie sich nicht versteht, ist wieder in ihre Region zurückgekehrt. Der Umgang mit ihren pubertierenden Töchtern ist schwierig. Ihr Arzt hat ihr am Vortag ein Antidepressivum verschrieben, aber sie hat Angst es einzunehmen …

Bei der Anamnese stelle ich fest, dass die Patientin tatsächlich unter einer Depression leidet und sie vielleicht medikamentöse Hilfe braucht. Aus diesem Grund stelle ich ihr zunächst keine Fragen über ihren Menstruationszyklus. Der kinesiologische Test zeigt zu meinem Erstaunen keine Dysfunktion des Nervensystems. Ich stelle nur eine Dysfunktion von Ovarien und Nebennieren fest.

Auf osteopathischer Ebene erweist sich die Bauch- und Beckensphäre als primäre Zone. Der Uterus liegt sehr weit posterior, mit direktem Kontakt zum Sakrum, zusätzlich stelle ich eine Delordosierung der LWS und eine Translation von L4–L5 fest. Die Nebennieren haben einen langsamen Rhythmus, die Aa. suprarenales sind mitbeteiligt, zudem besteht eine osteoartikuläre Dysfunktion von Th10–Th11. Die hintere Schädelgrube ist retrahiert, C1 befindet sich in einer Translation links, die linke Sutura occipitomastoidea weist eine Dysfunktion auf und die SSB eine Seitneigung nach links. Der Hirnstamm ist frei, ein Hinweis, dass das NS relativ gut funktioniert!

Nach der Behandlung des Uterus und der Ovarien mithilfe von internen Techniken fühlt sich die Patientin sofort, noch auf der Behandlungsliege, besser. Sie spürt, dass ihre Gedanken klarer sind und gibt an, dass die sie bedrückende Schwere gewichen sei. Nach der Korrektur von Th10–Th11 und der Behandlung der Nebennieren beginnt sie, auf der Liege zu lachen. Nach der Behandlung der kraniozervikalen Sphäre fühlt sie sich noch besser.

Am Ende der Behandlung zeigen der kinesiologische Test und der PRM der Ovarien weiter eine Schwäche auf. Ich frage sie also, wie ihr Zyklus ist. Sie denkt nach und wird sich in dem Augenblick bewusst, dass sie seit 3 Monaten keine Menstruation mehr hatte. Nachdem die Ovariendysfunktion sowohl bei der Palpation des PRM als auch beim kinesiologischen Test weiter auffällig ist, teste ich die Patientin kinesiologisch, um zu erfahren, welche Behandlung für sie am besten wäre. Die Patientin nimmt bereits natürliches Progesteron, der Test zeigt jedoch, dass sie auf topisches synthetisches Östrogen (Œstrogel®) besser reagiert. Ich empfehle ihr also ihren Arzt (der ihr die Antidepressiva verschrieben hatte) nochmals zu konsultieren und ihm vom Aussetzen ihrer Menstruation zu erzählen und ihn zu ersuchen, ihr statt des Antidepressivums ein Östrogenpräparat zu verschreiben.

Nach der Behandlung fühlt sich die Patientin sehr viel besser. Sie funktioniert wieder, sie schläft besser und sie weint nicht mehr. Durch das vom Arzt verschriebene Östrogenpräparat verbesserte sich ihr Energieniveau innerhalb einer Woche auf 9 von 10!

Dieser Fall hat mich gelehrt, bei Patientinnen, die Ende 40 sind und die beschriebenen Symptome angeben, nie mehr zu vergessen, sie zu ihrem Menstruationszyklus zu befragen.

## 10.6 Endorphine: die Hormone für Glück und Verbundenheit

Endorphine sind Opioide, die durch die Hypophyse und den Hypothalamus bei intensiver körperlicher Aktivität, bei Erregung, beim Geschlechtsverkehr und beim Orgasmus freigesetzt werden. Man findet sie u. a. im Gehirn und im Rückenmark sowie im Verdauungssystem. Sie haben eine schmerzstillende Wirkung, erzeugen Wohlbefinden oder auch Euphorie. Die Endorphinrezeptoren befinden sich größtenteils im Corpus amygdaloideum und im Cortex cingularis anterior (CCA) [21]. Endorphine vermindern den Schmerz, verringern die Angst, erzeugen Wohlbefinden und verstärken die Bindung. Zudem inhibieren sie die Aktivität des Corpus amygdaloideum.

**OSTEOPATHISCHE RELEVANZ**

Nach J. Ross zeichnet sich der „Endorphin-Typ" dadurch aus, dass er auf allen Ebenen überempfindlich ist: Emotionen, Umwelt, Ernährung [22]. Er entflieht dem Schmerz, kann mit Verlust oder Trauer nur schwer umgehen. Er weint leicht, z. B. bei bestimmten Werbungen im Fernsehen usw. Dieser Typ scheint auch mit einem Mangel an Östrogen und DHEA in Verbindung zu stehen. Eine Supplementation mit D-Phenylalanin (DLPA, eine Aminosäure, die bei chronischen Schmerzen und Depressionen erfolgreich eingesetzt wird) kann hilfreich sein. DLPA ist eine Vorläufersubstanz der Neurotransmitter.

Den betroffenen Patienten sollte man auch eine regelmäßige körperliche und sexuelle Aktivität empfehlen. Es ist bewiesen, dass Beziehungen zu angenehmen und ausgeglichenen Personen sowie herzliche und liebevolle Kontakte die Endorphinausschüttung begünstigen und damit zu innerem Frieden und Glück beitragen. Für uns

Therapeuten bedeutet dies, dass die Qualität unseres Kontakts zum Patienten von großer Wichtigkeit ist. Zudem sollte man die HHG-Achse und die anderen Drüsen, die diese beeinflussen können, normalisieren. Wenn sich die Patientin in der Prämenopause oder der Menopause befindet, kann eine Supplementation über Pflanzen, die Progesteron oder Phytoöstrogene enthalten, ebenfalls nützlich sein. Man sollte auch nicht vergessen, den DHEA-Spiegel durch einen Arzt messen zu lassen, da hier oft Defizite festzustellen sind.
Auch der CCA und das Corpus amygdaloideum sollten behandelt werden.

## 10.7 Oxytocin: Beziehung zu anderen, Freundschaft und Verbundenheit

Oxytocin ist ein durch den Hypothalamus und die Neurohypophyse ausgeschüttetes Hormon, das vor allem auf die glatte Muskulatur von Uterus und Brustdrüsen wirkt. Oxytocin wirkt auf zwei Ebenen: physiologisch und auf das Verhalten.

Es wird während der Entbindung freigesetzt, um die rhythmischen Uteruskontraktionen zu begünstigen, während des Stillens, um den Milchfluss zu verbessern, und während des Geschlechtsverkehrs.

Oxytocin beeinflusst auch das Wohlbefinden, das mütterliche Verhalten, die Verbundenheit, die Mutter-Kind-Bindung, die Anpassungsfähigkeit, die soziale Anerkennung, die Empathie, kurz alle menschlichen Beziehungen [23]! Es gilt als das Hormon, das die Zuneigung und die Annäherung zwischen Menschen begünstigt. Ohne Oxytocin können sich Beziehungen nicht entwickeln [24]. Gleichzeitig wird, wenn wir uns in Gegenwart einer Person wohlfühlen, die Oxytocin-Sekretion begünstigt. Ist der Oxytocinspiegel während der Schwangerschaft hoch, wird die Mutter besonders liebevoll für ihr Kind sorgen. [25].

Stress in Verbindung mit einem hohen Cortisolspiegel verringert die Oxytocinausschüttung. Frauen, in deren Plasma ein geringer Oxytocinwert gemessen wird, leiden häufiger an postpartaler Depression [26]. Da das Stillen die Oxytocinsekretion begünstigt, sollte ein Kind wenn möglich gestillt werden. Um Frauen, die ihr Baby mit der Flasche füttern, keine Schuldgefühle zu verursachen, sollte man wissen, dass auch Liebkosungen und zärtliche Worte zur Oxytocinausschüttung beitragen.

Interessant ist auch, dass die Periduralanästhesie die Sekretion und die Konzentration von Oxytocin im Plasma reduziert [27] und damit die psychische Gesundheit der Mutter fragiler machen kann.

Sanfte und angenehme Berührung erhöht die Ausschüttung dieses Hormons [28]. Es besteht auch ein Bezug zwischen zärtlichen und liebevollen Beziehungen und der physischen Gesundheit und dem Wohlbefinden [29].

Oxytocin wirkt innerhalb des limbischen Systems – v. a. auf den orbitofrontalen Kortex, den CCA und die Insula – und beeinflusst die Wahrnehmung der verschiedenen Emotionen. Wenn Eltern ihr Kind weinen hören, werden diese Regionen aktiviert, sodass sie empathisch reagieren, ohne dass ihnen das Kind auf die Nerven geht, was bei einem fremden Kind passieren kann [30]. Kürzlich wurde bestätigt, dass Oxytocin auch eine therapeutische Rolle bei sozialen Phobien oder Autismus spielen kann.

**Oxytocin wirkt auch als Anxiolytikum, da es die HHN-Achse beruhigt und die Aktivierung des parasympathischen Systems begünstigt. Es verlangsamt auch die Aktivität des Corpus amygdaloideum und vermindert damit Furcht und Angst [30].**

**OSTEOPATHISCHE RELEVANZ**

Es ist wichtig, Frauen nach der Geburt ihres Kindes so schnell wie möglich zu behandeln, damit sie ihr Wohlbefinden wiederfinden und ihr Stressniveau verringern. In diesem Zusammenhang sollte man auch den N. vagus nicht vergessen, der ebenfalls die Oxytocinsekretion erhöht. Der Nerv sowie die Nebennieren sollten spezifisch behandelt werden, um die Stressreaktion zu mildern. Die beteiligten Zonen des Endokraniums sollten ebenfalls überprüft werden. Der Osteopath kann durch einen empathischen Ansatz und durch respektvolle und nicht invasive Berührung die Freisetzung von Oxytocin positiv beeinflussen.

10

## 10.8 Wie unterscheidet man zwischen nervösen und hormonellen Störungen?

Unter Stress besteht zwischen dem Nerven- und dem Hormonsystem eine sehr enge Beziehung, sodass ein Ungleichgewicht im NS automatisch eine Reaktion der Hormondrüsen zur Folge hat. Umgekehrt führt ein hormonelles Ungleichgewicht zu Stress und zu Reaktionen des NS.

Das Gleichgewicht dieser beiden Systeme ist für den Umgang mit Stress, Angst und Depression von entscheidender Bedeutung. Daher ist es wichtig, zunächst die primäre Dysfunktion zu identifizieren, um die Behandlung so effizient wie möglich zu gestalten. Unter wiederholtem Stress können Vorerkrankungen, genetische oder familiäre Prädispositionen dazu führen, dass ein Patient eher über das Hormonsystem dekompensiert, während ein anderer sofort über das Nervensystem reagiert. Im ersten Fall wird sich die Behandlung auf die hormonelle Ebene konzentrieren, während der Schwerpunkt im zweiten Fall mehr auf dem NS und der Hirn-Darm-Achse liegen wird. Natürlich kann ein Patient sowohl an einem hormonellen als auch an einem nervösen Defizit leiden.

Die Symptome und der kinesiologische Test helfen uns herauszufinden, welches System stärker betroffen ist [1]. Zudem hilft die Palpation der verschiedenen Drüsen und des PRM-Rhythmus festzustellen, ob die Drüsen optimal funktionieren. Für uns ist die Palpation ein außergewöhnliches Hilfsmittel. Der Körper lügt nicht. Er zeigt uns, wo ein Mangel und wo ein Überfluss bestehen.

**Zur Erinnerung: Der normale Rhythmus des PRM der Drüsen beträgt 8 Zyklen/min. Ich verwende oft den Begriff 4/4, um die normale Rhythmik des PRM auf hormoneller Ebene zu beschreiben: 4 Sekunden für die kraniale Inspiration und 4 Sekunden für die kraniale Expiration. Die normale Funktion der einzelnen Drüsen kann über die Palpation der Motilität beurteilt werden.**

Wenn der Hirnstamm mobil ist, ist die nervöse Dysfunktion meist von geringerer Bedeutung und der Patient wird sich schnell erholen, vorausgesetzt, dass der Stressfaktor behoben und die betroffenen Körperzonen behandelt werden. Die Beurteilung des Hirnstamms gibt uns wichtige Hinweise zur funktionellen Integrität des NS.

Die Palpation des Gehirns bestätigt, dass die primäre Ursache im NS liegt, z. B. wenn man feststellt, dass im Bereich des Hirnstamms – eine wichtige Region für die Sekretion der Neurotransmitter und Sitz der motorischen und sensiblen Nervenkerne des N. vagus – Dysfunktionen vorliegen. Gegebenenfalls findet man auch Dysfunktionen in der hinteren Schädelgrube, dem Corpus amygdaloideum, dem Hippocampus, der Insula, dem Cortex cingularis anterior, dem Cortex frontalis usw. (zur Rolle und Bedeutung dieser Zonen, siehe ➤ Abschnitte 5 und 7).

Im Zweifelsfall kann über einen Inhibitionstest festgestellt werden, ob das Nerven- oder das Hormonsystem primär sind. Bei einer Nebennierendysfunktion kann der Therapeut eine Hand auf den Vertex legen, um die Wirkung des Kopfhirns auf die Drüse zu überprüfen. Der gleiche Test kann auch ausgeführt werden, indem der Therapeut eine Hand auf den Nabel oder auf die Beckensphäre legt. Wenn sich Mobilität-Motilität der Drüse dadurch verbessert, ist das primäre Problem entweder im ZNS, im ENS oder im NS des Beckens zu suchen. Das bedeutet jedoch nicht, dass die Nebennieren nicht auch behandelt werden sollten.

- Die durch das sympathische NS stimulierten Drüsen bezeichnet man als thyrotrope Drüsen. Zu diesen gehören die Hypophyse, die Schilddrüse, die Leber (Glykogenfreisetzung), das Pankreas und die Nebennieren (Cortisolausschüttung).
- Die vornehmlich parasympathischen Drüsen nennt man gonadotrope Drüsen. Zu diesen gehören die Leber und das Pankreas für ihre Verdauungsfunktion und die Keimdrüsen.

**Unter lang anhaltendem Stress kann eine zu starke sympathische Reaktion die Hypophyse, die Schilddrüse, die Nebennieren erschöpfen und die Keimdrüsenfunktion beeinflussen und damit das Auftreten von Angststörungen und möglicherweise Depressionen begünstigen. Jedes Ungleichgewicht einer Drüse führt zu einer Vielzahl an Symptomen, zu denen auch Angst- und Depressionsstörungen gehören.**

## REFERENZEN


[1] Camirand N. Osteopathische Behandlung hormoneller und nervlich bedingter Störungen. Elsevier GmbH Deutschland, 2019.

[2] Joseph JJ, Golden SH. Cortisol dysregulation: the bidirectional link between stress, depression, and type 2 diabetes mellitus. Ann N Y Acad Sci 2017; 1391 (1): 20–34.

[3]Jankowska EA, Drohomirecka A, Ponikowska B, et al. Deficiencies in circulating testosterone and dehydroepiandrosterone sulphate, and depression in men with systolic chronic heart failure. Eur J Heart Fail 2010; 12 (9): 966–73.

[4] Hsiao CC. Difference in pre- and post-treatment plasma DHEA levels were significantly and positively correlated with difference in pre- and post-treatment Hamilton depression scores following successful therapy for major depression. Psychoneuroendocrinology 2006; 7: 839–46.

[5] Bathla M, Singh M, Relan P. Prevalence of anxiety and depressive symptoms among patients with hypothyroidism. Indian J Endocrinol Metab 2016; 20: 4.

[6] Simon NM, Blacker D, Korbly NB, Sharma SG, Worthington JJ, Otto MW, et al. Hypothyroidism and hyperthyroidism in anxiety disorders revisited: new data and literature review. J Affect Disord 2002; 69: 1–3.

[7] Haviland MG, Sonne JL, Anderson DL, Nelson JC, Sheridan-Matney C, Nichols JG, et al. Thyroid hormone levels and psychological symptoms in sexually abused adolescent girls. Child Abuse Negl 2006; 30 (6): 589–98.

[8] McCoy SJ, Beal JM, Payton ME, Stewart AL, DeMers AM, Watson GH. Postpartum Thyroid measures and Depressive Symptomatology: A Pilot Study. J Am Osteopath Assoc 2008; 8 (9): 503–6.

[9] Penckofer S, Quinn L, Byrn M, Ferrans C, Miller M, Strange P. Does glycemic variability impact mood and quality of life? Diabetes Technol Ther 2012; 14: 303–10.

[10] Akbaraly TN, Kumari M, Head J, Ritchie K, Ancelin ML, Tabák AG, et al. Glycemia, insulin resistance, insulin secretion, and risk of depressive symptoms in middle age. Diabetes Care 2013; 36 (4): 928–34.

[11] Aguiar D, Gomes JS, Soares VL, Silva J, Ferreira AV. High-refined carbohydrate containing diet induces anxiety-like behavior through nitric oxide pathway. European Neuropsychopharmacology 2016; 26 (2): S597–8.

[12] Tondo L, et al. Age at menarche predicts age at onset of major affective and anxiety disorders. Eur Psychiatry 2017; 39: 80–5.

[13] McEwen B. Estrogen actions throughout the brain. Recent Prog Horm Res 2002; 57: 357–84.

[14] Walf AA, Frye CA. A review and update of mechanisms of estrogen in the hippocampus and amygdala for anxiety and depression behavior. Neuropsychopharmacology 2006; 31: 1097–111.

[15] Lipov E, Kelzenberg BM. Stellate ganglion block (SGB) to treat perimenopausal hot flashes: Clinical evidence and neurobiology. Maturitas 2011; 69: 95–6.

[16] Mehta PH, Welker KM, Zilioli S, Carré JM. Testosterone and cortisol jointly modulate risk-taking. Psychoneuroendocrinology 2015; 56 (6): 88–99.

[17] Barel E, Shahrabani S, Tzischinsky O. Sex hormone/cortisol ratios differentially modulate risk-taking in men and women. Evol Psychol 2017; 15 (1). 1474704917697333.

[18] Walther A, Breidenstein J, Miller R. Association of Testosterone Treatment With Alleviation of Depressive Symptoms in Men. JAMA Psychiatry 2018;. doi:10.1001/jamapsychiatry.2018.2734.

[19] Walther A, Breidenstein J, Miller R. Association of testosterone treatment with alleviation of depressive symptoms in men. JAMA Psychiatry 2018 Nov 14;.

[20] Sichel D, Driscoll Humeurs de femmes. Montréal: Le Jour; 2000.

[21] Cozolini L. The Neuroscience of Human Relationships: Attachment and Developing Social Brain. New York: W.W. Norton; 2006.

[22] Ross J. The mood cure: the 4-step program to take charge of your emotions – today. Westminster: Penguin Books; 2003.

[23] Ishak WW, Kahloon M, Fakhry H. Oxytocin role in enhancing well-being: A litterature review. J Affect Disord 2010; 130 (1–2): 1–9.

[24] Kosfeld M. Ocytocine increase trust in humans. Nature 2005; 435 (7042): 673–6.

[25] Levine A, Zagoory-Sharon O, Feldman R, Weller A. Oxytocin during pregnancy and early postpartum: Individual patterns and maternal-fetal attachment. Peptides 2007; 28: 1162–9.

[26] Skrundz M, Bolten M, Nast I, Hellhammer DH, Meinlshmidt G. Plasma oxytocin concentration during pregnancy is associated with development of postpartum depression. Neuropsychopharmacology 2011; 36: 1886–93.

[27] Rahm VA, Hallgren A, Högberg H, Hurtig I, Odlind V. Plasma oxytocin levels in women during labor with or without epidural analgesia: a prospective study. Acta Obstet Gynecol Scand 2002; 81 (11): 1033–9.

[28] Holt-Lunstad J, Birmingham WA, Light KC. Influence of a "warm-touch" support enhancement intervention amlng married couples on ambulatory blood pressure, oxytocin, alpha amylase, and cortisol. Psychosom Med 2008; 70 (9): 976–85.

[29] Uvnäs-Moberg K. Ocytocin, a mediator of antistress, well-being, social interaction, growth and healing. Z Psychosom Med Psychother 2005; 51 (1): 57–80.

[30] Herbert J. Testosterone, cortisol and financial risk-taking. Frontiers in behavioral neuroscience 2018; 12: 101–1101. doi:10.3389/fnbeh.2018.00101.

[31] Singer T, et al. Effects of oxytocin and prosocial behavior on brain responses to direct and vicariously experienced pain. Emotion 2008; 8 (6): 781–91.

KAPITEL

# 11 Entzündung und Immunität

## 11.1 Entzündung im Gehirn und Depression

Die Depression wurde lange auf einen Serotoninmangel im Gehirn zurückgeführt. Forscher haben nun die Zellen der weißen Substanz des Gehirns depressiver und suizidgefährdeter Personen genauestens untersucht und dabei andere ungeahnte Anomalien festgestellt, die zu neuen Hypothesen führten: die Neuroinflammation der Substantia alba des Gehirns [1].

So konnten Forscher des *Douglas Mental Health University Institute* (Montreal) beobachten, dass die Astrozyten des CCA sowie anderer an der Regulation der Stimmung beteiligter Gehirnregionen Verformungen zeigen, die vermuten lassen, dass sie proinflammatorischen Molekülen ausgesetzt wurden. Zwei Metaanalysen bestätigten zudem den Zusammenhang zwischen Depression und der signifikanten Erhöhung proinflammatorischer Zytokine: IL-6 und TNF-α [2]. Diese Zytokine hemmen die Neurogenese im Hippocampus und beeinflussen den Tryptophan-Stoffwechsel – Tryptophan dient der Synthese von Serotonin und Melatonin – indem sie eine neurotoxische Substanz, die Quinolinsäure, freisetzen [3].

**Neben Stress sind es v. a. Entzündungen, die maßgeblich zur Entstehung von Depression, aber auch zur Atrophie des Hippocampus und folglich zu Gedächtnisverlust und vermehrter Angst beitragen.**

Jüngsten Forschungen zufolge dürfte die Entzündung des Gehirngewebes durch die Permeabilität der Blut-Hirn-Schranke (BHS) verursacht werden. Stress reduziert eindeutig die Barrierefunktion der BHS[4]: *„Dadurch können im Blut zirkulierende Stoffe über eine Hintertür ins Gehirn gelangen und Depressionssymptome verursachen.“* Die BHS besteht aus sehr eng miteinander verbundenen Zellen (*tight junctions*), die durch das Zelladhäsionsprotein Claudin-5 zusammengehalten werden. Chronischer Stress führt zur Verringerung dieses Proteins, sodass mehr Moleküle, Keime und nicht erwünschte Substanzen ins Gehirn eindringen und eine Entzündung auslösen können. Es scheint eine Verbindung zwischen der Permeabilität der Darmwand und der Permeabilität der BHS zu geben (➤ Abb. 11.1).

**Diese neuen Erkenntnisse haben große Auswirkungen auf die Entwicklung neuer medikamentöser Behandlungen, aber auch auf unseren osteopathischen Ansatz. Es wird damit vorstellbar, dass man sich bei der Behandlung auf die Entzündung und ihre Ursachen konzentriert, was einen globalen und integrativen Ansatz erfordert. Dieser Umstand erklärt auch, warum zahlreiche Patienten, die an klinischer Depression leiden, auf Antidepressiva nicht ansprechen, da diese Medikamente die Entzündung und ihre Ursachen nicht bekämpfen.**

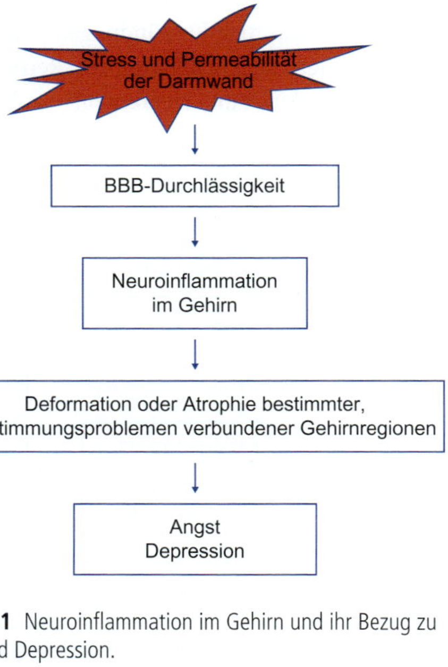


**Abb. 11.1** Neuroinflammation im Gehirn und ihr Bezug zu Angst und Depression.

## 11.2 Risikofaktoren

Verschiedene Risikofaktoren müssen im Umgang mit Angst und Depression berücksichtigt werden. Tatsächlich können unterschiedliche externe Ereignisse den Boden für Angst und Depression bereiten: schwierige Kindheit, Stress am Arbeitsplatz, Tod eines geliebten Menschen, Trennung, Verlust des Arbeitsplatzes, finanzielle Probleme, Beziehungsprobleme, Verletzungen, osteopathische Dysfunktionen, zu Behinderung führende Erkrankung.

**Aus emotionaler und psychologischer Sicht (➤ Abschnitt 2) sind Beziehungsstress und soziale Ablehnung die stärksten Risikofaktoren für Entzündungen und wichtige Vorboten für das Auftreten depressiver Erkrankungen. Depressive Erwachsene, die in ihrer Kindheit intensiven Stress erlebt haben (Ablehnung durch die Mutter, emotionale Vernachlässigung, strenge Disziplin, sexueller Missbrauch) haben ein 1,48-mal höheres Risiko, einen erhöhten CRP-Wert (Entzündungsmarker) zu haben, als depressive Erwachsene, die diese Formen von frühem Stress nicht erleben mussten [5]. Damit sind Entzündungen und erhöhte CRP-Werte unausweichliche Risikofaktoren für die Entstehung von Angst und Depression zu einem späteren Zeitpunkt im Leben [6].**

Stress im Kindesalter lässt daher bis zu einem gewissen Maß zukünftige Entzündungen vorhersagen und begünstigt die Entstehung des Reizdarmsyndroms [7], von Angst und Depression (➤ Abb. 11.2) [8].

## 11.3 Bauchhirn

Der Gesundheit des Bauchhirns kommt bei der Entstehung von Entzündungsprozessen ebenfalls eine entscheidende Rolle zu. Kindheitstraumata und Umweltfaktoren tragen zur Permeabilität der Darmwand bei, eine der Ursachen von Schmerz und Entzündung [7]. Die daraus entstehende Entzündung im Gehirn kann in weiterer Folge zu Depression führen [8].

Tatsächlich können alle in ➤ Kap. 4 angeführten Stressoren, einschließlich der osteopathischen Dysfunktion, durch einen kumulativen Effekt kurz- und mittelfristig einen Entzündungszustand entstehen lassen. Je früher im Leben der Stress auftritt, umso größer ist das Risiko, mittel- und langfristig unter seinen negativen Auswirkungen zu leiden.

Die systemische oder intestinale Entzündung spielt eine wesentliche Rolle bei der Entstehung von Erkrankungen des ZNS [9]. Manche vermuten sogar, dass alles im Bauch beginnt!

Umgekehrt führen Depression und Angst zu erhöhter Darmsensibilität. Somit ist es wichtig, dass man die gesamte Hirn-Darm-Achse und alle „Hirne" (Kopf-, Bauch- und Beckenhirn) behandelt.

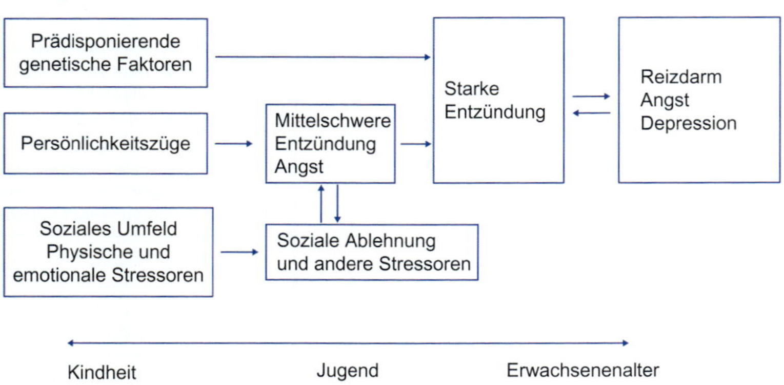


**Abb. 11.2** Risikofaktoren für Angst und Depression. Nach [8].

## 11.4 Proinflammatorische Zytokine

Wenn eine Person auf Stress reagieren muss, setzt das sympathische Nervensystem Adrenalin (Ad) und Noradrenalin (NA) (SAM-Achse) frei. In weiterer Folge wird über die HHN-Achse (Hormonachse) Cortisol ausgeschüttet und damit eine entzündungshemmende Reaktion ausgelöst. Gleichzeitig werden proinflammatorische Zytokine, die die Freisetzung von Neurotransmittern ermöglichen, ausgeschüttet [8]. Diese Reaktion ist normal und gut für den Körper (➤ Abb. 11.3).

Unter Stress zieht sich die Milz zusammen und schüttet vermehrt entzündungsfördernde Zytokine in den Blutkreislauf aus, was zu einer raschen Mobilisierung der lymphatischen Zellen führt [10]. Der Thymus sezerniert das Polypeptidhormon Thymulin, dessen aktiver Bestandteil die Immunkompetenz der T-Lymphozyten fördert und die zytotoxische Reaktion während der Immunabwehr stimuliert. Thymulin verleiht den Lymphozyten ihre Immunkompetenz und damit ihre Fähigkeit, den Organismus zu verteidigen.

Stress kann zur Atrophie des Thymus führen. Sein Volumen kann sich in weniger als 24 Stunden um die Hälfte verkleinern [11]. Dieser Umstand erklärt, warum sich der Thymus bei akutem oder chronischem Stress oft geschrumpft anfühlt und warum er bei Leichen fast immer atrophiert ist! (Diese Personen sind fast immer nach einem Stress verstorben.) Auf der Grundlage radiologischer Vermessungen des Thymus arbeitet die WHO seit 2016 an neuen Referenzwerten für die Größe dieser Drüse. Tatsächlich kommt es oft zu Diagnosefehlern, weil fälschlicherweise ein Thymuskarzinom oder eine Hypertrophie angenommen wird, obwohl das Volumen des Thymus völlig normal ist.

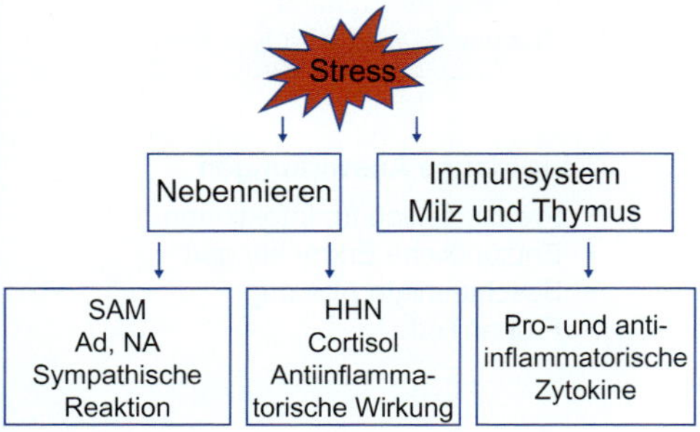


**Abb. 11.3** Normale Stressreaktion.

Der Thymus reagiert sehr sensibel auf Stress jeder Art – körperlichen, emotionalen, systemischen, infektiösen, neoplastischen, chirurgischen oder medikamenteninduzierten Stress – und atrophiert sehr schnell. Gleichzeitig behält der Thymus in jedem Alter seine Fähigkeit, sich wieder auszudehnen, bei. Verschiedene Autoren unterstreichen, wie wichtig es ist, dass Radiologen die natürlichen Größenveränderungen der Drüse nicht mit einer Krankheit verwechseln. Sie sollten die individuelle Variabilität des Thymus und die natürlichen Veränderungen seiner Größe im Lebensverlauf berücksichtigen [12].

**Behandelt man den Thymus osteopathisch mit spezifischen Techniken, spürt man unmittelbar, wie er sich unter den Händen verändert und an Größe zunimmt. Er ist fast bei all unseren Patienten in Dysfunktion, oft gemeinsam mit der Schilddrüse oder auch mit Herz und Perikard. Die Behandlung des Thymus führt sofort zu einer verbesserten Mobilität der genannten Strukturen.**

Der Thymus hat eine Schutzfunktion für das Nervensystem! Er schützt das Gehirngewebe, da Thymulin auch ein Entzündungshemmer und ein Analgetikum ist. Das ist ein viel versprechender Weg für die Schulmedizin zur Behandlung von chronischen Entzündungen des Gehirns [13] und eine interessante Option für Osteopathen, da sie möglicherweise durch spezifische Techniken an Milz, Thymus und Darm die Selbstregulation des Immunsystems unterstützen und die Entzündung bekämpfen können. Die klinischen Ergebnisse betätigen die Richtigkeit dieses Ansatzes.

### WIE WIRKT SICH LANG ANDAUERNDER STRESS AUF DAS IMMUNSYSTEM AUS?

Möglicherweise entsteht ein Ungleichgewicht zwischen entzündungshemmenden und entzündungsfördernden Substanzen und der Thymus kann seine entzündungshemmende Wirkung weniger gut regulieren. Ein dauerhaft erhöhter Cortisolspiegel kann zudem dazu beitragen, dass die Zellen gegen Cortisol und seine entzündungshemmende Wirkung resistent werden.
Langfristig kann sich daraus eine systemische Entzündungssituation entwickeln.

Bei intensivem und lang andauerndem Stress nehmen die Erschöpfung der Nebennieren, des Thymus und der Milz zu. Tatsächlich verändert sich das Gewicht dieser Organe und die Lymphozytenzahl in Thymus und Milz wird geringer. Die Erschöpfung führt neben der Entzündung auch zu Immunsuppression, zur Entstehung von Autoimmunerkrankungen und begünstigt Angst und Depression [10].

Auf der Grundlage des von Slavich und Irwin [8] aufgestellten Schemas lässt sich die Chronologie der verschiedenen Zustände verfolgen – von der Erhöhung der proinflammatorischen Zytokine zur Neuroinflammation und zu den Auswirkungen auf Kognition, Emotionen und den allgemeinen Gesundheitszustand. Dabei lässt sich feststellen, dass kurzfristig die Angst dominiert und sich mittelfristig ein depressiver Zustand entwickelt (➤ Abb. 11.4).

## OSTEOPATHISCHE RELEVANZ

Kinder in schwierigen Situationen zu begleiten und ihnen zu lehren, wie man mit Stress umgeht, sind wichtige Elemente zur Prävention von Angst und Depression.

Die Rolle des Umfelds ist besonders wichtig, vor allem wenn es in der Familie bereits Fälle von Depression und anderen Stimmungsstörungen gibt. Diese Aspekte müssen in unseren Ansatz einfließen. Lebensgewohnheiten zu entwickeln, die Entzündungen begrenzen, wie eine hypotoxische und lektinfreie Ernährung (siehe ➤ Kap. 4), sich regelmäßig und v. a. in Stressphasen und bei hormonellen Veränderungen behandeln lassen, sind exzellente Präventionsmaßnahmen. Antioxidanzien, Polyphenole und Curcumin helfen eine bestehende Entzündung zu verringern. Alle in ➤ Kap. 4 angeführten Stressfaktoren müssen beachtet werden.

Neben diesen Empfehlungen sollten die Nebennieren getestet und behandelt werden, um den Cortisolspiegel zu beeinflussen, und bei systemischer Entzündung oder bei Angst und Depression die Milz und der Thymus behandelt werden. Diese Organe sind bei der Bekämpfung der Entzündung von entscheidender Bedeutung. Die Wiederherstellung ihrer Funktionen reduziert nicht nur die Entzündung, sie unterstützt auch die Regeneration des Systems. Milz und Thymus sind Stammzellenspeicher und tragen zur Erneuerung der Zellen bei. Ihr gutes Funktio-

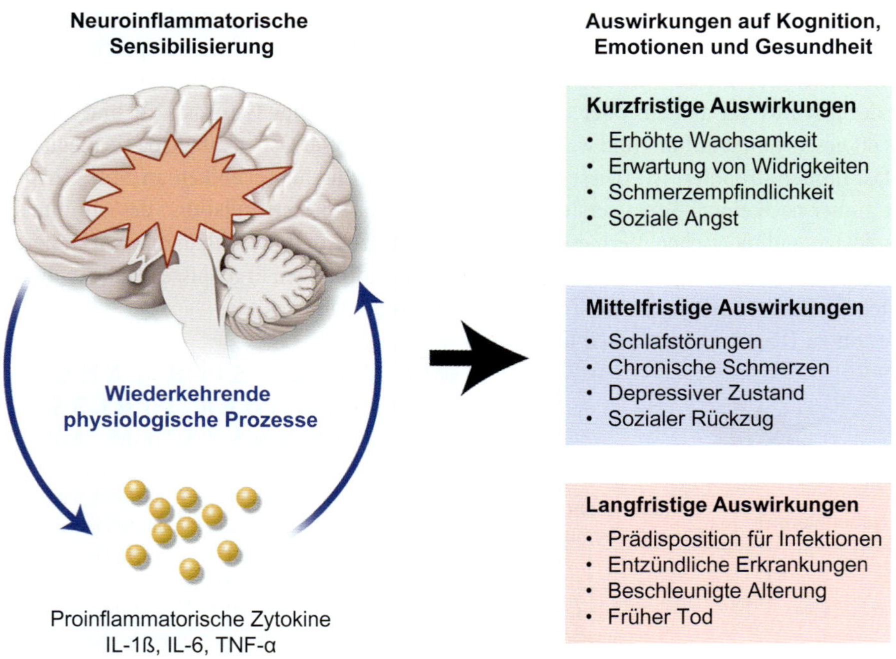


**Abb. 11.4** Neuroinflammation und ihre Auswirkungen auf Kognition, Emotionen und den allgemeinen Gesundheitszustand. Nach [8].

nieren ist daher besonders wichtig. Der Thymus hat zudem eine Schutzfunktion für das Nervensystem.
Da der Darm häufig Ausgangspunkt von systemischen und das Gehirn betreffenden Entzündungen ist, sollte er ebenso behandelt werden, um Entzündungen einzudämmen und – neben den osteopathischen Dysfunktionen – auch die Ursachen der Entzündung (Ernährung, Flora, Parasiten, Schwermetalle usw.) zu finden bzw. zu behandeln.
Bei der Behandlung von Entzündungen, Depression und Angst kommt auch dem N. vagus eine wichtige Rolle zu [14]. Er hat eine doppelte entzündungshemmende Wirkung, einerseits über seine Projektionen auf den Nucleus tractus solitarii (NTS) und andererseits über die Aktivierung der HHN-Achse. Über die Freisetzung von die Stimmung beeinflussenden Neurotransmittern beeinflusst er auch das Gehirn (➤ Kap. 12). Entzündungen beeinträchtigen allerdings auch die Leitfähigkeit des Nervs, deshalb sollte er so lange behandelt werden, bis die Entzündung vollständig verschwunden ist und der Nerv in seinem gesamten Verlauf seine normale Flexibilität zurückgewonnen hat (➤ Abb. 11.5).

## ZUSAMMENFASSUNG

**Fragebogen (➤ Anhang 1)**

- Evaluierung des Entzündungspotenzials: Ist der Patient starkem Stress ausgesetzt? Wenn ja, seit wie lange? Hatte er im Laufe seines Lebens intensive Stressphasen (emotionaler Stress: Verlassenwerden, Ablehnung, Missbrauch usw., traumatischer, körperlicher, infektiöser Stress, Reisen und möglicher Parasitenbefall)?
- Systemische Entzündung der verschiedenen System: zerebral (vernebelte Gedanken, *brain flog,* Stauungskopfschmerz), Schmerzen im Bewegungsapparat, Arthritis, Arthrose, Fibromyalgie, Beckenentzündungen, Allergien, Autoimmunerkrankungen, Immunschwäche usw.
- Reizdarmsyndrom

Die Frequenz und die Dauer der Stressfaktoren spielen eine wichtige Rolle bei der Entstehung der Pathologie. All diese Elemente sind ein Hinweis auf das Ausmaß der allostatischen Last des Patienten.

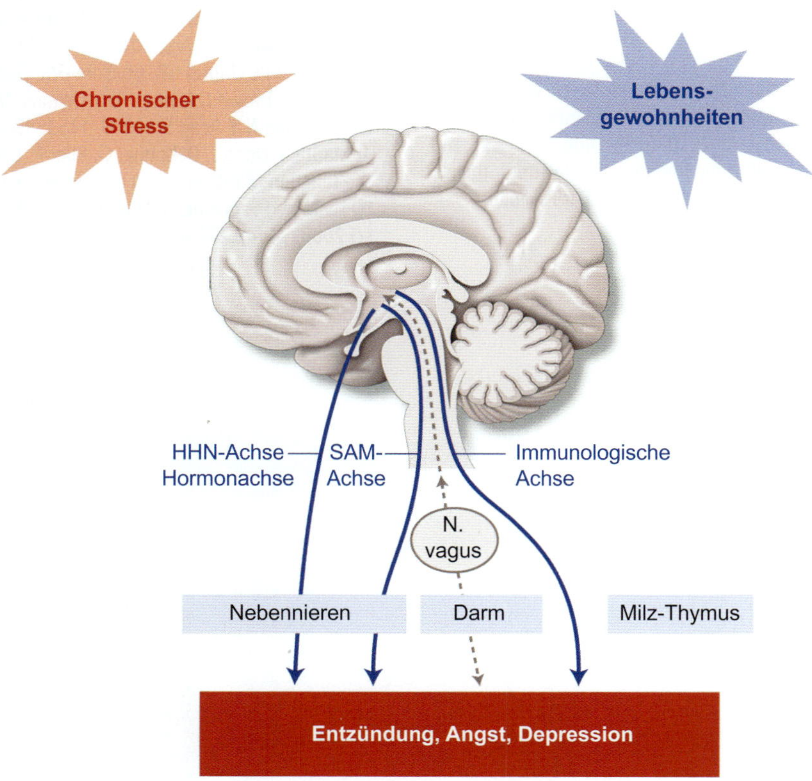


**Abb. 11.5** Bei der Behandlung von Entzündungen wichtige allgemeine Komponenten.

**ZUSAMMENFASSUNG (Forts.)**

**Je früher man mit der Behandlung beginnt, umso besser**

- Zustand des Nervensystems (Frontalbereich, limbisches System: CCA, Corpus amygdaloideum, Hippocampus) hintere Schädelgrube, Hirnstamm, Nebennierenmark, zerebrospinale Achse
- Hormonelles System (Schilddrüse, Nebennierenrinde und Pankreas)
- Darm, Verdauungstrakt (Reizdarmsyndrom, osteopathische Dysfunktionen, Mikrobiota)
- Milz und Thymus
- N. vagus in seinem gesamten Verlauf
- Integrität des kraniosakralen Systems und Wirbelsäulendysfunktionen entlang der Achse

**Ratschläge und Nahrungsergänzungsmittel**

- Stressmanagement
- Hypotoxische und lektinfreie Ernährung
- Antioxidanzien und Polyphenole
- Omega-3-Fettsäuren
- Curcumin

## REFERENZEN

[1] García-Bueno B, Caso JR, Leza JC. Stress as a neuroinflammatory condition in brain: damaging and protective mechanisms. Neurosci Biobehav Rev 2008; 32 (6): 1136–51.

[2] Dowlati Y, Herrmann N, Swardfager W, Liu H, Sham L, Reim EK, et al. A Meta-analysis of cytokines in major depression. Biol Psychiatry 2010; 67 (5): 446–57.

[3] Leonard BE. The HPA and immune axes in stress: the involvement of the serotonergic system. Eur Psychiatry 2005; 20 (Suppl. 3): S302–6.

[4] Ménard C, et al. Social stress induces neurovascular pathology promoting depression. Nat Neurosci 2017; 20: 1752–60.

[5] Danese A, Moffitt TE, Pariante CM, Ambler A, Poulton R, Caspi A. Elevated inflammation levels in depressed adults with a history of childhood maltreatment. Arch Gen Psychiatry 2008; 65 (4): 409–15.

[6] Heim C, Binder E. Current research trends in early life stress and depression: Review of human studies on sensitive periods, gene-environment interactions, and epigenetics. Exp Neurol 2012; 233 (1): 102–11.

[7] Surdea-Blaga T, Baban A, Dumitrascu DL. Psychosocial determinants of irritable bowel syndrome. World J Gastroenterol 2012; 18 (7): 616–26.

[3] Slavich GM, Irwin MR. From stress to inflammation and major depressive disorder: a social signal transduction theory of depression. Psychol Bull 2014; 140 (3): 774–815.

[9] Minghetti L. Role of inflammation in neurodegenerative diseases. Curr Opin Neurol 2005; 18 (3): 315–21.

[10] Everds NE, Snyder PW, Bailey KL, Bolon B, Creasy DM, Foley GL, et al. Interpreting stress responses during routine toxicity studies: a review of the biology, impact, and assessment. Toxicol Pathol 2013; 41 (4): 560–614.

[11] Živković I, et al. The effects of chronic stress on thymus innervation in the adult rat. Acta Histochem 2005; 106 (6): 449–58.

[12] Rezzani R, Favero G, Peroni M, Rodella L, Nardo L. Thymus and aging: Morphological, radiological, and functional overview. Age 2014; 36 (1): 313–51.

[13] Reggiani PC, Morel GR, Cónsole GM, Barbeito CG, Rodriguez SS, Brown OA, et al. The Thymus–Neuroendocrine Axis. Ann N Y Acad Sci 2009; 1153: 98–106.

[14] Manta S, Dong J, Debonnel G, Blier P. Enhancement of the function of rat serotonin and norepinephrine neurons by sustained vagus nerve stimulation. J Psychiatry Neurosci 2009; 34 (4): 272–80.

KAPITEL

# 12 N. vagus und N. phrenicus

Das Gleichgewicht des Nervensystems und der Hirn-Darm-Achse wird auf lokaler wie auf systemischer Ebene durch einen fein abgestimmten Dialog zwischen dem sympathischen (zerebrospinale Achse) und dem parasympathischen (anteriore Achse) Nervensystem aufrechterhalten.

- Der N. vagus bildet innerhalb dieses vegetativen Regelkreises eine wichtige Verbindung.
- Der N. phrenicus ist aufgrund seines Einflusses auf das Diaphragma ein wichtiges Element zur Regulation der auf das Kopf-, Bauch- und Beckenhirn einwirkenden intrakavitären Drücke. Über seine bis zu den Nebennieren reichenden Nervenfasern steht er mit der HHN-Achse in Wechselwirkung. Bei Dysfunktionen oder einer Neuropathie des N. phrenicus kommt es zu Symptomen, die den bei Stress, Angst und Depression auftretenden Symptomen ähnlich sind. Aus diesem Grund sollte der N. phrenicus bei diesen Symptomen immer in die diagnostischen Überlegungen einbezogen werden.

## 12.1 N. vagus

### 12.1.1 Funktion

Der N. vagus ist nach dem Rückenmark die größte Nervenstruktur des Körpers.

Er ist der Hirnnerv mit dem größten Versorgungsgebiet und einer äußerst komplexen Rolle. Der N. vagus ist ein gemischter Nerv, der zudem eine interozeptive Rolle erfüllt. Er ist ein Hauptakteur der Hirn-Darm-Achse, da alle von den Organen ans Gehirn gesendeten Informationen über diesen Nerv weitergeleitet werden. Der gemischte parasympathische Nerv leitet motorische, sensible und sensorische Informationen und beeinflusst unsere Empfindungen, unsere Emotionen und unseren Geist.

Tatsächlich scheint er über mehr sensible als motorische Fasern zu verfügen. Nach J. P. Barral besteht der zervikale Anteil des N. vagus zu 70 bis 80 % aus sensiblen Fasern [1]. Die Zellkörper der sensiblen viszeralen Neuronen liegen im Ganglion inferius nervi vagi. Die vagalen Interozeptoren [1]

- kontrollieren die motorische und sekretorische Aktivität der Organe, der Drüsen und des ZNS,
- harmonisieren die verschiedenen viszeralen Funktionen untereinander und gegenüber anderen Körperfunktionen,
- übernehmen eine viszerale nozizeptive Rolle bei der Schmerzbotschaft,
- bieten den Schleimhäuten Schutz vor Salzsäure und Alkohol,
- beteiligen sich an der Immunabwehr der Verdauungsschleimhäute. Die vagalen Afferenzen sind sehr stark an den neuro-immunologischen Mechanismen beteiligt und haben auch eine trophische Rolle, da sie zur Erhaltung der Integrität der von ihnen innervierten Geweben beitragen.

Der N. vagus bildet die wichtigste efferente Innervation des Herzes. Seine Stimulation verlangsamt den Herzrhythmus. Auf motorischer Ebene innerviert der Vagusnerv den M. levator veli palatini, die Mm. constrictores pharyngis und einen Teil der Mm. larynges. Er sichert die Übertragung der somatischen Sensibilität von Pharynx, Larynx und Epiglottis sowie eines Teils der Geschmacksinformationen. Er ist an der Lautbildung beteiligt.

Der N. vagus bildet somit die viszeromotorische Bahn für das kardiovaskuläre, das tracheo-broncho-pulmonale und das Verdauungssystem sowie für die Regulation der Sekretionen von Nebennieren, Pankreas und Schilddrüse.

Neben seiner Funktion als Kommunikationsbrücke zwischen dem Bauch-Beckenhirn und dem Kopfhirn bildet der N. vagus auch die Schnittstelle für die Informationsweitergabe an das ANS. Manche behaupten sogar, er stelle die Verbindung zwischen unserem Körper und unserem „Subtilkörper" her [2].

Aus neurologischer und emotionaler Sicht bedarf es der Integrität der N. vagus, um Empathie, soziale Bindung sowie eine gute Beobachtungs- und Wahrnehmungsfähigkeit entwickeln zu können. Der N. vagus reagiert und hilft komplexe Entscheidungen zu treffen, die ihren Ursprung in unseren Empfindungen, aber auch in unserem Geist haben können.

Studien zeigten, dass bei Personen, die an einer Vagusdysfunktion leiden, oft auch Depressionen, Panikattacken, eine posttraumatische Belastungsstörung (PTBS), Reizdarm, Stimmungsschwankungen, Fibromyalgie, Alzheimer oder Adipositas diagnostiziert werden [3].

Wenn man bedenkt, dass 90 bis 95 % unserer Gedanken unbewusst ablaufen und dass das enterische Nervensystem (ENS) ein Organ des Unbewussten ist, sollte es uns nicht wundern, dass die meisten Fasern des N. vagus vom ENS ausgehen und ein Großteil des Serotonin dort produziert wird.

**OSTEOPATHISCHE RELEVANZ**

Es sollte angemerkt werden, dass nach der Normalisierung des N. vagus in Verlaufsrichtung die im Laufe der Jahre angehäuften negativen Gewohnheiten, die mit einer Dysfunktion des Nervs in Bezug gesetzt werden können, nicht notwendigerweise automatisch verschwinden. Deshalb sollte die Gesundheit des N. vagus durch die Korrektur der Ernährung, der Darmflora und der toxischen Gedanken sowie durch Tiefenatmung, Visualisierungen, Dehnungen in Richtung Extension wie sie im Yoga praktiziert werden, unterstützt werden. Die aktive Beteiligung des Patienten ist notwendig, damit eine gute Lebensweise, das richtige Verhalten und die Gesundheit des Nervs aufrechterhalten bleiben.

## 12.1.2 Anatomie

### Kranialer Abschnitt

Der N. vagus besitzt zwei motorische Kerne und einen sensiblen Kernbereich, die in der Medulla oblongata angesiedelt sind (➤ Abb. 12.1):

- Der Nucleus ambiguus bildet den motorischen Nervenkern für den N. glossopharyngeus (IX), den N. vagus (X) und für die Radix cranialis des N. accessorius (XI).
- Der Nucleus dorsalis n. vagi (nicht myelinisierter Abschnitt) entsendet viszeromotorische Fasern. Er ist Teil der viszeromotorischen Säule (autonome motorische Nervenkerne), die die präganglionären Neuronen des zentralen parasympathischen Systems enthalten.
- Zwischen diesen beiden Kernen befindet sich die viszerosensible Nervenfaserbahn des Nucleus tractus solitarii (NTS). Der NTS liegt unter dem Boden des 4. Ventrikels, auf der Medulla oblongata und der Protuberantia. Er bildet die Hauptschnittstelle für die viszerale Sensibilität des N. vagus (X), des N. intermedius, des N. facialis (VII) und des N. glossopharyngeus (IX). Dieser Kern ist Teil der viszerosensiblen Nervenfaserbahn, die der Sensibilität des Verdauungstrakts, des Herzkreislaufsystems und der Geschmackssensibilität entspricht.

Der N. vagus wird aus mehreren radikulären Fasern gebildet, die in der Medulla oblongata aus dem Sulcus posterolateralis (Sulcus retroolivaris) austreten, von wo aus der Nerv nach lateral zum Foramen jugulare zieht. Unmittelbar vor dem Foramen bildet er das Ganglion superius nervi vagi (Ganglion jugulare) und am Ausgang des Foramen das Ganglion inferius nervi vagi (Ganglion nodosum) (➤ Abb. 12.1).

Der N. vagus gibt zwei sensible Äste ab:

- R. meningeus, der in der Fossa jugularis entsteht und begleitet von den Nervenfasern von C1 und C2 nach posterior zur Dura mater (DM) der hinteren Schädelgrube zieht. Aus diesem Grund können membranöse Spannungen in der hinteren Schädelgrube Übertragungsschmerzen auf Höhe von C1 und C2 verursachen. Umgekehrt können C1 und C2 die membranöse Spannung der hinteren Schädelgrube beeinträchtigen.
- R. auricularis, der in lateraler Richtung zum Meatus acusticus zieht.

Von der Pia mater umhüllt, zieht der N. vagus in schräger anterolateraler Richtung durch das Foramen jugulare.

### Zervikaler Abschnitt

Nachdem der N. vagus über das Foramen jugulare das Kranium verlassen hat, zieht er wie ein Senkblei seitlich am Hals entlang durch das Spatium retrosty-

12

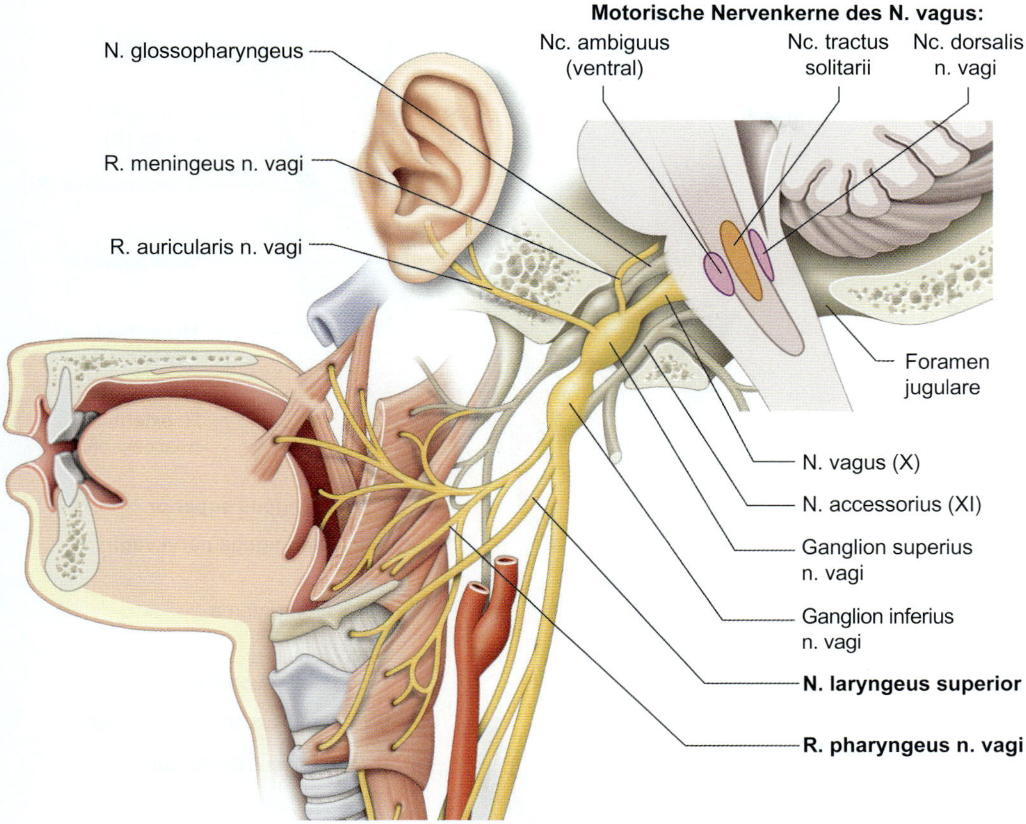


**Abb. 12.1** N. vagus, Pars cranialis. Nach Netter FH. Atlas d'anatomie humaine. Philadelphie : Elsevier Masson ; 2015.

loideum nach kaudal und verläuft dabei unmittelbar anterior und medial des M. sternocleidomastoideus (SCM) (➤ Abb. 12.2) und im obersten Abschnitt vor dem Querfortsatz von C1. Innerhalb der Vagina carotica verläuft der Nerv hinter der A. carotis. Er tritt hinter der Klavikula in einer Vertiefung zwischen dem medialen und lateralen Kopf des SCM in die obere Thoraxapertur ein. Im zervikalen Abschnitt gibt der Nerv folgende Äste ab (➤ Abb. 12.2):

- R. pharyngeus, der aus Fasern des N. vagus, sympathischen Fasern und Fasern des N. glossopharyngeus besteht. Dieser Nerv verläuft unmittelbar oberhalb des Os hyoideum.
- N. laryngeus superior, der sich wiederum in zwei Äste aufspaltet. Sein medialer und horizontal verlaufender Ast durchdringt die Membrana thyrohyoidea unmittelbar unterhalb und medial des lateralen Anteils des Os hyoideum. Die Membrana thyrohyoidea verbindet den Schildknorpel und das Os hyoideum wie ein Vorhang. Im Inneren der Membran befindet sich beidseits eine kleine Öffnung für den Durchtritt des N. laryngeus und der in Richtung Larynx verlaufenden Gefäße. Der laterale, eher vertikal verlaufende Ast folgt der A. thyroidea. Dieser Nerv ist somit an der Schilddrüsenfunktion, der Stimmbildung und an Larynxschmerzen beteiligt.
- Der N. laryngeus recurrens zieht, nachdem er rechts die A. subclavia und links den Aortenbogen umgangen hat, entlang der A. carotis communis nach kranial. In der Literatur wird mehrfach beschrieben, dass er sich in zwei Äste, einen anterioren motorischen und einen posterior sensiblen Ast teilt. Fixierungen des Nervs findet man häufiger auf der linken Seite, da der Nerv auf dieser Seite länger ist. Der Nerv sorgt für die Innervation der Schilddrüse, der Larynxmuskulatur und somit der Stimmmuskulatur, er ist auch der Nerv der

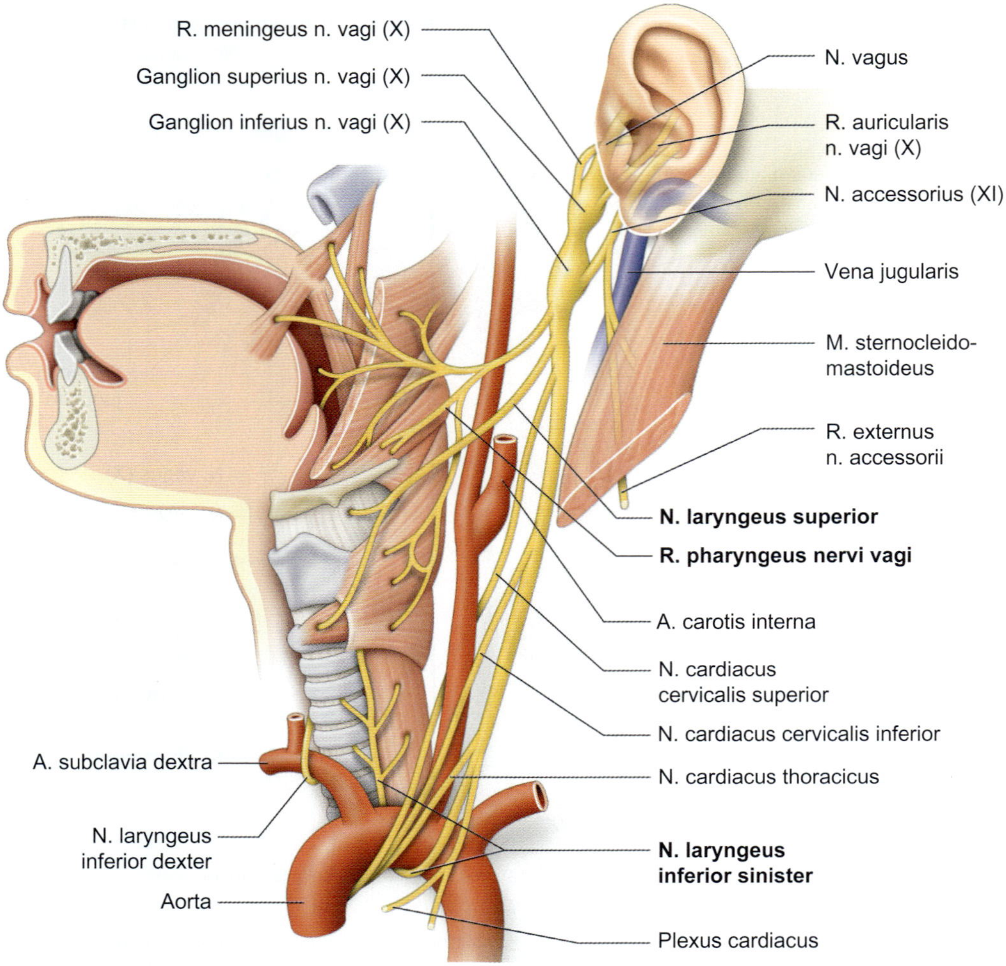


**Abb. 12.2** Die Pars cervicalis des N. vagus gibt folgende Äste ab: R. pharyngeus, N. laryngeus superior und inferior.

Stimmbildung. Dysfunktionen des Nervs führen oft zu Aphonie und Stimmverlust. Der Nerv kann bei der Thyreotomie verletzt werden.

- Äste des Nervs ziehen weiter zum Plexus thymicus und zum Plexus cardiacus.

## Thorakaler Abschnitt

Der N. vagus dringt zwischen dem medialen und lateralen Kopf des SCM in die obere Thoraxapertur ein und folgt bzw. umrundet den Ösophagus. Der linke N. vagus verläuft vor dem Ösophagus, während der rechte Nerv an der Hinterwand des Ösophagus nach kaudal zieht.

Der linke N. vagus verläuft zunächst lateral der A. carotis communis, kreuzt im Thorax den horizontalen Abschnitt des Aortenbogens, wo der N. laryngeus recurrens und die Äste für den Thymus abgehen. Im Weiteren zieht er zur Rückseite des linken Bronchus, vor der Pars descendens der Aorta, und weiter zur anterolateralen linken Seite des Ösophagus.

Der rechte N. vagus verläuft zunächst lateral der A. carotis communis und anschließend zwischen der rechten A. subclavia und der V. subclavia. Er gibt auf Höhe der A. subclavia den N. laryngeus recurrens ab. Er zieht über die Rückseite des Bronchus und des rechten Lungenstiels (Radix pulmonis) und anschließend zunächst entlang der rechten Seite und dann auf der Rückseite des Ösophagus nach kaudal.

Im thorakalen Abschnitt bilden die Fasern des N. vagus drei Plexus, die auch die zum Thymus ziehenden Fasern umfassen (➤ Abb. 12.3):

- Plexus cardiacus, vom Aortenbogen zum Herz,
- Plexus pulmonalis, im Bereich der Radices: Hauptbronchus und Lungenhilus,
- Plexus oesophagealis, entlang der Pars thoracica des Ösophagus, anterior und posterior.

In diesen Nervengeflechten anastomieren die Fasern des N. vagus mit den sympathischen Fasern des Grenzstrangs. Fixierungen der Plexus können eine Vielzahl von Symptomen erzeugen: Angina pectoris, BWS-Schmerzen, funktionelle Herzrhythmusstörungen, Atem- und Verdauungsstörungen, Entzündungen, Symptome, die bei Stress, Angst und Depression häufig auftreten.

## Abdominaler und Beckenabschnitt

Nach Aussage der befragten Anatomen ist es schwierig, den Verlauf des N. vagus im abdominalen und Beckenabschnitt genau zu bestimmen, da er durch verschiedene Plexus zieht und sich dabei verzweigt.

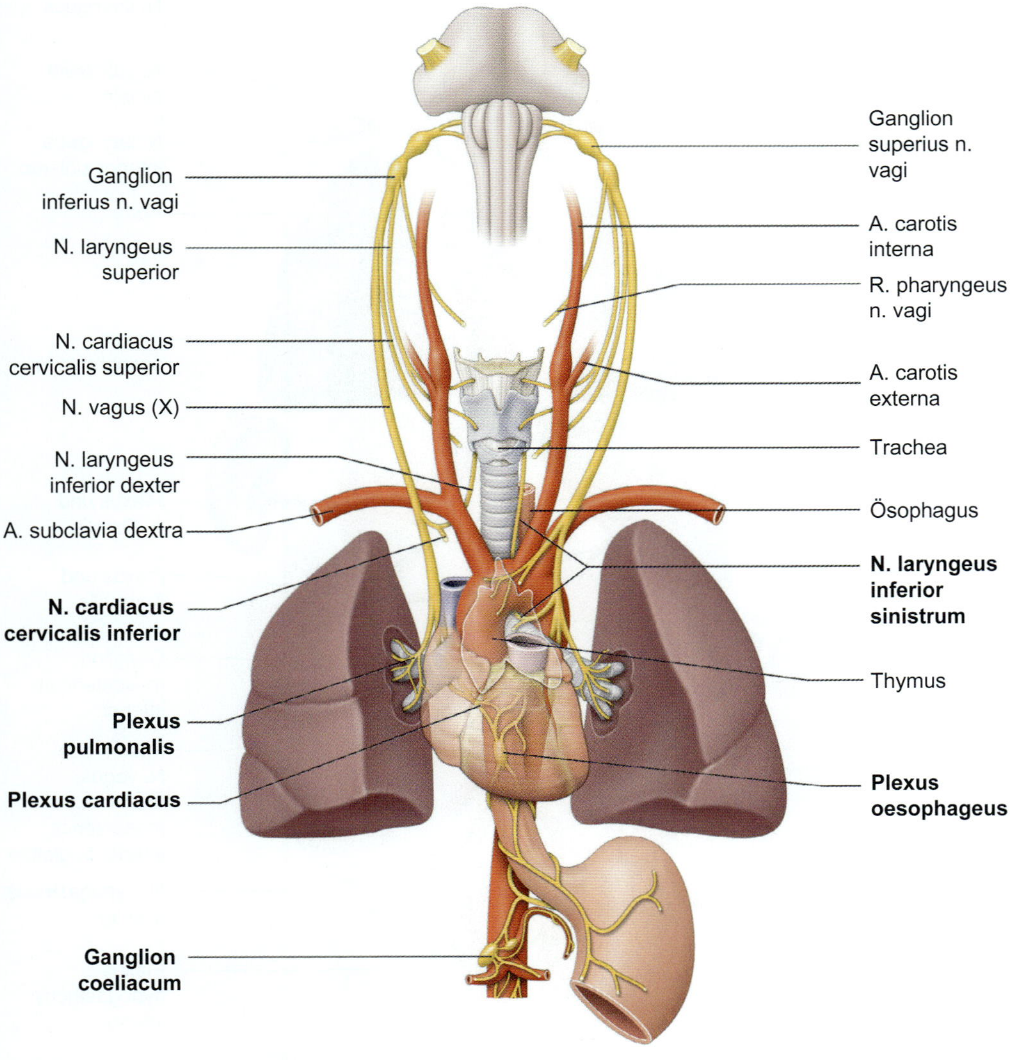


**Abb. 12.3** Pars cervicalis und Paris thoracica des N. vagus.

Zur Nachverfolgung des Verlaufs müsste man Tracer verwenden, ein Projekt, mit dem wir uns in den nächsten Jahren befassen wollen.

Obwohl es wissenschaftlich erwiesen scheint, dass die Zervix durch den N. vagus innerviert wird und wir durch das spezifische in Spannung bringen des Nervs seine Dysfunktion klinisch vielfach bestätigen konnten, haben sich die Anatomen meinen Nachforschungen nach mit diesem Aspekt noch nicht befasst. Hier die beste Beschreibung dessen, was ich bei meinen Nachforschungen herausgefunden habe.

Der N. vagus erreicht den Abdominalraum über den Hiatus oesophageus, der sich auf Höhe von Th10 befindet. Der linke N. vagus verläuft auf der Vorderseite des Ösophagus und gibt Fasern ab, die zur Curvatura minor des Magens zum Omentum minus, zur Leber, zum Leberhilus und zum Pylorus ziehen. In weiterer Folge scheint er Äste an den Plexus solaris, den Plexus mesentericus superior und inferior und

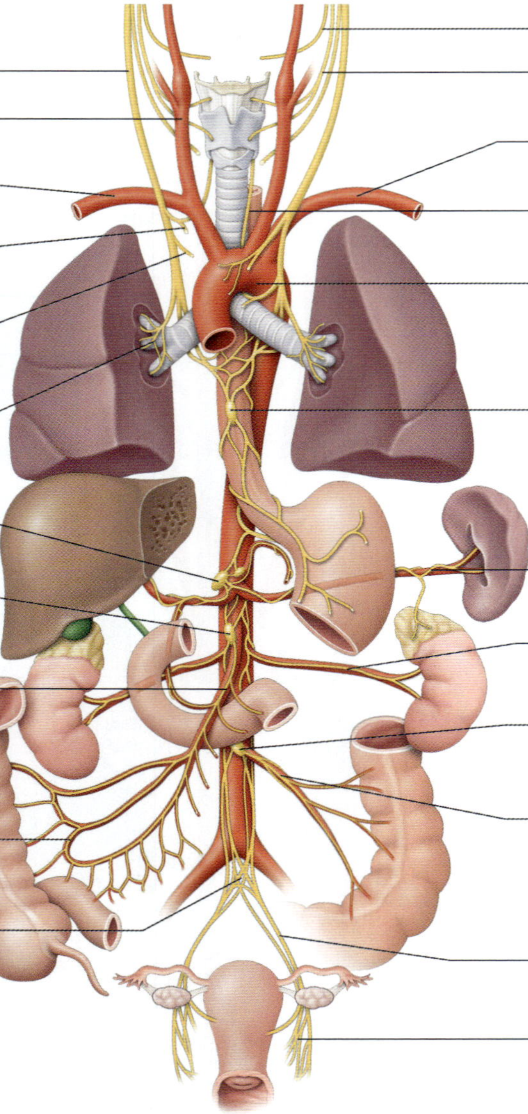


**Abb. 12.4** Pars thoracica, Pars abdominalis und Pars pelvina des N. vagus.

den Plexus hypogastricus superior und inferior abzugeben.

Der rechte N. vagus zieht entlang der Rückseite des Ösophagus und des Magens nach kaudal und gibt Äste an den Plexus coeliacus, den Plexus mesentericus superior und inferior, den Plexus hypogastricus superior und inferior sowie an folgende Bauchorgane ab: Duodenum, Leber, Milz, Pankreas, Nieren, Darm und Uterus (➤ Abb. 12.4).

Unterhalb des thorakalen Diaphragmas findet man immer wieder Dysfunktionen des rechten N. vagus, während oberhalb des Diaphragmas eine Dysfunktion im linken N. vagus besteht. Der N. vagus ist also nicht immer auf der gleichen Seite in Dysfunktion. Auch sind nicht immer alle Abschnitte an der Dysfunktion beteiligt. Es ist daher wichtig, alle Abschnitte des Nervs zu untersuchen (➤ Kap. 27).

### 12.1.3 Vagusnervstimulation (VNS)

Bei dieser Methode wird der N. vagus mithilfe eines unter der Haut angebrachten kleinen elektronischen Implantats am Ausgang des Foramen jugulare oder durch einen externen, transkutanen Stimulator elektrisch stimuliert. Die VNS führt bei bestimmten medikamentenresistenten und mit Elektrokonvulsionstherapie nicht behandelbaren Formen der Depression zu guten Ergebnissen [4].

Mehrere an depressiven Patienten durchgeführte Studien zeigten, dass die VNS wie ein Antidepressivum wirkt und in 33 % der Fälle zur vollständigen Remission der Symptome führt [5]. VSN kann auch gegen Beckenschmerzen [6], Fibromyalgieschmerzen [7], Migräne [8], Magenbeschwerden, Reizdarmsyndrom [9] und Tinnitus [10] eingesetzt werden.

Studien bestätigen auch, dass die VSN nicht nur die Depression und die Angst verringert, sondern auch Adipositas [11] und Epilepsie-Symptome [12]. 2017 gab ein Forscherteam des *Institut des sciences cognitives Marc Jeannerod* in Lyon bekannt, dass es ihm durch die Stimulation des N. vagus gelungen sei, einem Patienten, der sich seit 15 Jahren in einem vegetativen Zustand befunden hatte, einen Beginn von Bewusstsein zurückzugeben.

Ich persönlich glaube, dass uns zukünftige Forschungen zeigen werden, wie der N. vagus unsere Gesundheit und unser allgemeines Wohlbefinden beeinflusst und wie positiv sich osteopathische Behandlungen auf diesen Nerv auswirken.

**WEITERE PERSPEKTIVEN**

**Die Wirkung der VNS auf die Physiologie und die Psyche des Menschen**

In der Literatur findet man zahlreiche Publikationen zu diesem Thema. Deshalb beschränke im mich im Folgenden auf die relevantesten Ergebnisse.

Verschiedene Studien ergaben, dass die VNS sowohl beim Menschen als auch beim Tier die Neurotransmitter-Konzentration verändert. Konkret geht es um die Neurotransmitter 5-HT, NA, Glutamat und GABA, die alle an Stimmungsstörungen beteiligt sind [13].

Bildgebende Verfahren, die während der Vagusnervstimulation eingesetzt wurden, zeigten funktionelle Veränderungen in bestimmten kortikalen und subkortikalen Regionen [14]. Auch wenn der Wirkmechanismus der VNS noch nicht vollständig verstanden ist, scheinen zentrale, über den NTS verlaufende Projektionen des N. vagus beteiligt zu sein [14].

Nach der Metaanalyse von Chae et al. führt die Vagusnervstimulation zu einer langfristigen Veränderung der an psychischen Erkrankungen beteiligten Gehirnstrukturen [15]. Forschungen an depressiven Patienten, an denen diese Technik verwendet wurde, zeigen Veränderungen folgender Strukturen: Cerebellum, Thalamus, Hypothalamus, Temporallappen, Corpus amygdaloideum, Insula, CCA, orbitofrontaler Kortex und Parietallappen. Das sind genau jene Regionen, die durch Antidepressiva stimuliert werden [16]. Die meisten dieser Regionen sind auch an der Hirn-Darm-Achse beteiligt, ihre Beeinträchtigung kann zur Verlangsamung der Darmaktivität führen.

Bei wiederkehrenden Dysfunktionen des Gehirns und den sich daraus ergebenden SSB-Dysfunktionen sollten wir daher auch an den N. vagus denken.

Die Vagusnervstimulation erzeugt über Projektionen auf den NTS und die Aktivierung der HHN-Achse auch eine entzündungshemmende Wirkung [17]. Die vagalen Afferenzen verfügen über proinflammatorische Zytokinrezeptoren, die die kortikotrope Achse (HHN-Achse) stimulieren [14].

Nach zwei Wochen VNS kann auch eine signifikante Erhöhung der neuronalen Aktivität im Nucleus raphe dorsalis (Serotonin) und im Locus caeruleus (Noradrenalin) beobachtet werden. Die gleiche Studie zeigt eine 44-prozentige Erhöhung der serotonergen Aktivität im Nucleus raphe dorsalis [14]. Wird im LC eine Läsion erzeugt, wird die Wirkung der VNS auf die serotonergen Neuronen vollständig aufgehoben. Die Aktivierung des LC (NA) erfolgt vor der Aktivierung der serotonergen Neuronen des Raphekerns. Die Stimulierung erreicht somit zuerst die höheren Zentren, die NA freisetzen, bevor in weiterer

Folge die Serotoninsekretion aktiviert wird. Dies zeigt, dass die VNS eher die stimulierende als die inhibierende Bahn verstärkt, eine interessante Tatsache, die den großen Funktionsradius des N. vagus untermauert.
Die verstärkte Aktivierung der serotonergen Neuronen führt auch zu einer eindeutigen Erhöhung der serotonergen Nervenimpulsübertragung an den Hippocampus, was die Verbesserung des Gedächtnisses nach der VNS erklären könnte.

Die VNS wirkt sowohl auf die sympathischen als auch auf die serotonergen Zentren. Sie bewirkt einen Ausgleich zwischen dem sympathischen und dem parasympathischen System, einen Ausgleich der Neurotransmitter (NA und 5-HT), verbessert das Gedächtnis und hat eine angstlösende und antidepressive Wirkung (➤ Abb. 12.5).

**OSTEOPATHISCHE RELEVANZ**

Vor der Behandlung des N. vagus mithilfe spezifischer osteopathischer Techniken sollte man sichergehen, dass die hintere Schädelgrube, der Hirnstamm und die obersten Halswirbel sowie der zervikothorakale Übergang (Bezug zu Ganglia cervicales superior und inferior) keine Dysfunktionen aufweisen und die Verbindung zum noradrenergen System und den Neurotransmittern frei ist.
Das Corpus amygdaloideum und der Hippocampus können durch die Normalisierung des N. vagus ebenfalls beeinflusst werden und damit Angst verringert und das Gedächtnis verbessert werden.

Diese Forschungsergebnisse unterstreichen, wie wichtig die gute Leitfähigkeit des N. vagus, dem Chefdirigenten der HDB-Achse, und seine Integration durch spezifische Techniken im Rahmen unseres osteopathischen Ansatzes ist.

### 12.1.4 Osteopathische Vision und Bedeutung der spezifischen Arbeit am N. vagus

In der Osteopathie führt die spezifische Manipulation des N. vagus in seinem gesamten Verlauf zu überzeugenden, manchmal sogar zu spektakulären Ergebnissen. Diese spezifischen Techniken waren für meine Praxis eine echte Entdeckung und bilden das *Herzstück* bei der Behandlung der HDB-Achse.

Ich habe festgestellt, dass bei meinen symptomatischen, ängstlichen, depressiven oder an chronischer Entzündung leidenden Patienten der N. vagus entlang seines Verlaufs praktisch immer eine Dysfunktion aufweist. Es ist nachvollziehbar, dass dieser Nerv durch Entzündungen, Dysfunktionen des Verdauungssystems oder durch die Beeinträchtigung des Kopfhirns durch wiederholten Stress seine Leitgeschwindigkeit reduziert und damit Symptome verschiedenster Art auslöst.

Der N. vagus fühlt sich bei der Palpation, der Mobilisation und wenn er in Spannung gesetzt wird fes-

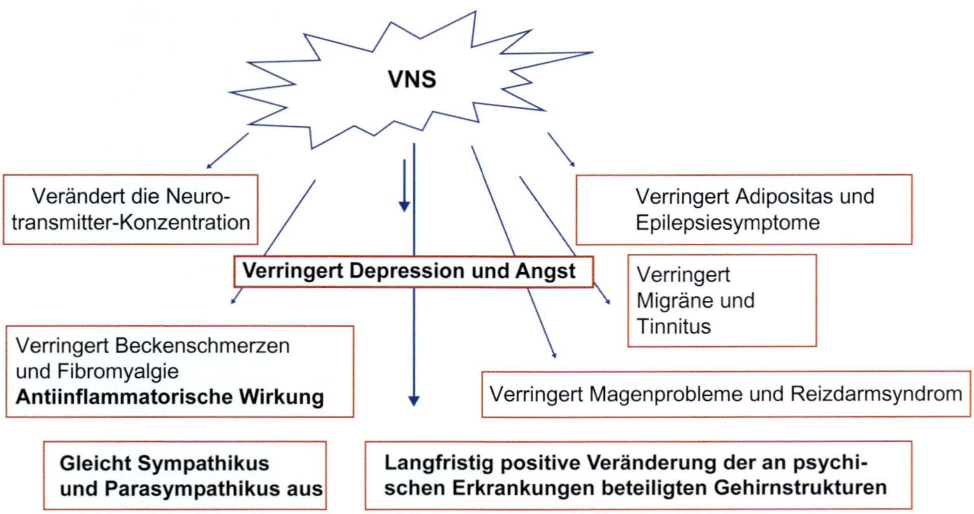


**Abb. 12.5** Die Wirkungen der VNS in der Fachliteratur.

ter, weniger mobil und weniger elastisch an. Die erhöhte Spannung und der Verlust an Mobilität werden als osteopathische Dysfunktion des N. vagus betrachtet. Dysfunktionen des N. vagus halten oft die mangelnde Mobilität im Bereich Herz, Magen, Darm oder auch Uterus aufrecht und führen zu einer Vielzahl von Symptome. Es ist, als habe der Körper seine Fähigkeit sich selbst zu steuern, Stress zu regulieren und über die HDB-Achse eine gesunde Kommunikation aufrechtzuerhalten verloren. Dabei kommt es oft zu neurovegetativen Dystonien, die verschiedenste Symptome und eine verminderte Fähigkeit, Stress zu bewältigen, zur Folge haben können, insbesondere in den Regionen, in denen Dysfunktionen des N. vagus bestehen.

Die Normalisierung des N. vagus ist ein Schlüsselelement bei der Behandlung von Angst- und Depressionszuständen.

**Aus diesem Grund sollte der N. vagus so lange behandelt werden, bis sich die Entzündung im Gehirn, im Verdauungs- und Urogenitalsystem vollständig aufgelöst hat.**

Die Manipulation des N. vagus und der verschiedenen Plexus umfasst Techniken, die sich bei Stress, Entzündung, Angst, Depression, Störungen des Verdauungs-, des Hormon- und des Nervensystems als besonders effizient erwiesen haben.

Während der spezifischen osteopathischen Behandlung des N. vagus kommt es manchmal unmittelbar zu Verbesserungen von bereits seit vielen Jahren bestehenden Symptomen wie Angina pectoris, Schlafstörungen, Engegefühl im Hals, Palpitationen, Beklommenheit, Asthma, Schwierigkeiten tief durchzuatmen, Schmerzen im Ösophagus, im Magen, im Darm, Spannungen im Becken usw.

**KLINISCHES FALLBEISPIEL**

Bei einem meiner Seminare in Europa demonstrierte ich die spezifische Technik zur Behandlung des N. vagus in seinem gesamten Verlauf an einer Teilnehmerin, die mir in der Folge beschrieb, was sie dabei verspürt hatte.

Sie erzählte mir, dass sie am nächsten Morgen das Gefühl hatte „gestorben zu sein" und im Paradies wiederaufzuwachen. Zum ersten Mal seit 27 Jahren war sie nachts nicht mit Herzflattern und Beklemmungen im Brustkorb und dem Gefühl, gleich sterben zu müssen, aufgewacht. Sie hatte mir während der Behandlung nichts von ihren Symptomen erzählt. Ich habe immer noch Kontakt mit dieser Teilnehmerin und weiß daher, dass ihre Symptome nie wiedergekehrt sind. Das war vor nunmehr 4 Jahren.

Im Anschluss an mein Seminar entfernte sie die Allergene aus ihrer Ernährung und beobachtete in der Folge, wie ihre Energie zunahm. Ihre Lebensqualität verbesserte sich, sie schlief besser, hatte mehr Energie und mehr Selbstvertrauen usw., kurzum, sie fühlte sich wie verwandelt. Auch wenn die Manipulation des N. vagus nicht immer so spektakulär ist, konnte ich mit dieser Technik zahlreiche klinische Erfolge erzielen.

Während eines anderen Seminars traf ich einen Teilnehmer, der unter einem permanenten nervösen Tic im Hals- und Gesichtsbereich litt. Nach dem ersten Seminartag, an dem wir am Kranium und am Gehirn gearbeitet hatten, hatte sich sein Tic wesentlich verringert. Diese Wirkung wurde am nächsten Tag durch die Normalisierung des N. vagus noch weiter verstärkt. Lassen Sie mich zitieren, was er nach 4 Seminartagen sagte: „Was für ein wunderbares Seminar, nie zuvor bin ich an einem Montagmorgen so geerdet zu meiner Arbeit zurückgekehrt."

**Die Manipulation des N. vagus ist ein unverzichtbarer Bestandteil der Behandlung und der Schlüssel für viele Behandlungserfolge.**

Aufgrund all dieser Informationen lässt sich vermuten, dass ein N. vagus, der in seinem gesamten Verlauf frei und ohne Dysfunktionen ist, vielleicht keine Vagusnervstimulation braucht, um die HDB-Achse zu steuern und das neuro-endokrino-immunologische System optimal zu regulieren.

## 12.2 N. phrenicus

### 12.2.1 Funktion

Der N. phrenicus ist der motorische Nerv des Diaphragmas, der für seine An- und Entspannung verantwortlich ist und ein wesentliches Element für die pulmonale Belüftung darstellt. Er ist entscheidend für die Ventilation, beim Husten, Nießen und der Expektoration. Er wirkt auch bei Anstrengungen wie der Defäkation mit und spielt bei der Geburt eines Kindes eine wichtige Rolle.

Der N. phrenicus ist ein gemischter motorischer Nerv für das Diaphragma, aber auch ein sensibler Nerv für verschiedene Schleimhäute und Strukturen, deren Schmerzen und Dysfunktionen uns veranlassen sollten. den Verlauf des Nervs genau zu untersuchen.

Nach dem französischen Anatomen Testut hat der N. phrenicus Verbindungen mit dem Ganglion stellatum, dem N. vagus, dem N. hypoglossus und dem zervikalen Anteil des Sympathikus. Diese Verbindungen konnte J.P. Barral durch Dissektionen bestätigen [18].

Der N. phrenicus nimmt auch sensible Informationen aus der V. cava, dem Thymus und dem Perikard, der Pleura, der Leberkapsel und dem unter dem Diaphragma liegenden Peritonealraum auf [19]. Zudem dehnt sich der N. phrenicus über Anastomosen zum Ganglion coeliacum, zu den Nebennieren und zu den sympathischen Ganglien der Region aus [20].

**Über seine vielfältigen Fasern und seine Anastomosen mit dem N. vagus, dem Ganglion stellatum, dem Plexus coeliacus und den Nebennieren ist er auch ein wichtiges Element für die Hirn-Darm-Achse und für die HHN-Achse.**

**Er ist ursächlich an verschiedensten Symptomen und Dysfunktionen, die mit Stress, Angst, Depression und der Hirn-Darm-Achse in Bezug stehen, beteiligt, sodass seine Normalisierung bei chronischen Symptomen manchmal zu überraschenden Ergebnissen führt.**

Die Neuropathie des N. phrenicus kann folgende Symptome hervorrufen:

- Dyspnoe, Orthopnoe, Atemprobleme, Beklemmung
- Kontraktion der Atemhilfsmuskulatur
- Hypo- und Hyperventilation
- Schluckauf
- Schmerzen und/oder Mobilitätsdysfunktionen von Thymus, Perikard, Pleura, Mediastinum, oberes Abdomen und Leber
- Spannungen/Dysfunktionen der Nebennieren und der Paravertebralregion

Das peritoneale und perikardiale Versorgungsgebiet des N. phrenicus könnte erklären, warum es bei Leberdysfunktionen oder Koliken oder auch bei Dysfunktionen des Perikards oder Perikarditis zu Schmerzen in der rechten bzw. der linken Schulter kommt.

Bei der chronisch obstruktiven Lungenerkrankung (COPD) besteht meist ein Tiefstand des Diaphragmas (Inspirationsposition), was zur Dehnung des N. phrenicus und Funktionsveränderungen führt [21]. Auch wenn diese Pathologie nicht in den Themenbereich dieses Buches fällt, ist die osteopathische Behandlung von COPD manchmal der Behandlung von bestimmten Angstsymptomen sehr ähnlich.

Bei COPD sollte man das Diaphragma entspannen und den N. phrenicus entlang seiner gesamten Länge bis zum Diaphragma testen und behandeln. Natürlich sollte man auch die BWS, die Lungen und den N. vagus sowie andere Faktoren, die man im Zusammenhang mit dieser Pathologie gefunden hat, behandeln.

Die Bewegung des Diaphragmas wird nicht nur über metabolische Faktoren gesteuert. Tatsächlich wird sie auch durch emotionale Zustände wie Trauer, Angst, Furcht und Wut beeinflusst. Die Verbindung zwischen Atmung und Emotionen umfasst eine komplexe Wechselwirkung zwischen dem Hirnstamm (wo sich die Atemzentren befinden) und den Strukturen des limbischen Systems. Das Corpus amygdaloideum ist mit den Atemzentren verbunden und wird als jene Struktur des limbischen Systems betrachtet, die am stärksten mit der „emotionalen" Atmung in Bezug steht [22].

Es lässt sich also nicht leugnen, dass eine Atemstörung auch den emotionalen Zustand verändern und Symptome hervorbringen kann, wie man sie bei Angst und Depression findet. Es ist auch bewiesen, dass ein veränderter emotionaler Zustand die Atemfunktion erschwert [23].

### OSTEOPATHISCHE RELEVANZ

Aus all diesen Gründen sollte der N. phrenicus bei Stress, Angststörungen und Depression sowie bei allen Symptomen, die mit seiner Neuropathie verbunden sein könnten, systematisch getestet und ggf. behandelt werden. Es ist daher wichtig, den Verlauf des N. phrenicus genau zu kennen. In seinem zervikalen Abschnitt kann der Nerv zudem sehr leicht palpiert werden, um eventuell vorhandene Spannungen zu erspüren. Der N. phrenicus fühlt sich unter den Fingern wie eine Gitarrenseite an (siehe Details in ➤ Kap. 28). Die Normalisierung des N. phrenicus sowie des Gehirns führt manchmal zu einer sofortigen Verbesserung der Atemqualität.

## 12.2.2 Anatomie

In seinem zervikalen Abschnitt umrundet der N. phrenicus, der sich aus der Nervenwurzel von C4 sowie aus den Nervenwurzeln von C3 und C5 zusammensetzt, den lateralen Rand des M. scalenus anterior und verläuft anschließend in der Faszie des M. scalenus anterior (➤ Abb. 12.6). In unteren Teil des M. scalenus anterior entfernt sich der Nerv medial vom Muskel und zieht zwischen A. und V. subclavia in den Thorax. Er ist also hinter der Klavikula zwischen dem SCM und dem M. scalenus anterior tastbar.

Im thorakalen Abschnitt haben die beiden Nerven unterschiedliche Verläufe. Der rechte N. phrenicus zieht fast vertikal zwischen der Pleura und dem Perikard nach kaudal, während der linke und oberflächlichere N. phrenicus eine nach medial gerichtete konkave Kurve bildet, die die Herzspitze umrundet. Beide Nerven geben in ihrem Verlauf sensible Äste oder Anastomosen zu folgenden Strukturen ab: Ganglion stellatum, Thymus, Perikard, Mediastinum, Pleura.

In seinem gesamten Verlauf durch den Thorax wird der N. phrenicus von einem Gefäßnetz begleitet. Bei seinem Eintritt in den Thorax wird der Nerv knapp oberhalb des Thorax von der A. thoracica interna umrundet, die eine Fingerbreite neben dem Sternum verläuft. In diesem Bereich kann der N. phrenicus gut palpiert und unter Spannung gesetzt werden.

Der rechte N. phrenicus folgt lateral der Pleura mediastinalis, der er anhaftet, zieht zur Vorderseite des rechten Lungenstiels und folgt dem Perikard bis zum Diaphragma.

Der linke N. phrenicus verläuft hinter der linken V. brachiocephalica und dann vor dem linken Lungenstiel und gleitet anschließend zwischen Perikard und Pleura bis zum Diaphragma. Auf der linken Seite ist der Nerv somit etwas weiter lateral des Sternums – ungefähr zwei Fingerbreiten – zu palpieren.

In seinem infradiaphragmatischen Abschnitt bildet der rechte N. phrenicus nervöse Ganglia, die anastomieren und in das Ganglion coeliacum und die rechte Nebenniere einmünden. Der linke N. phrenicus bildet ebenfalls Ganglien, die in das Ganglion coeliacum und in die sympathischen Grenzstrangganglien der Region sowie in die linke Nebenniere ziehen (➤ Abb. 12.7) [20].

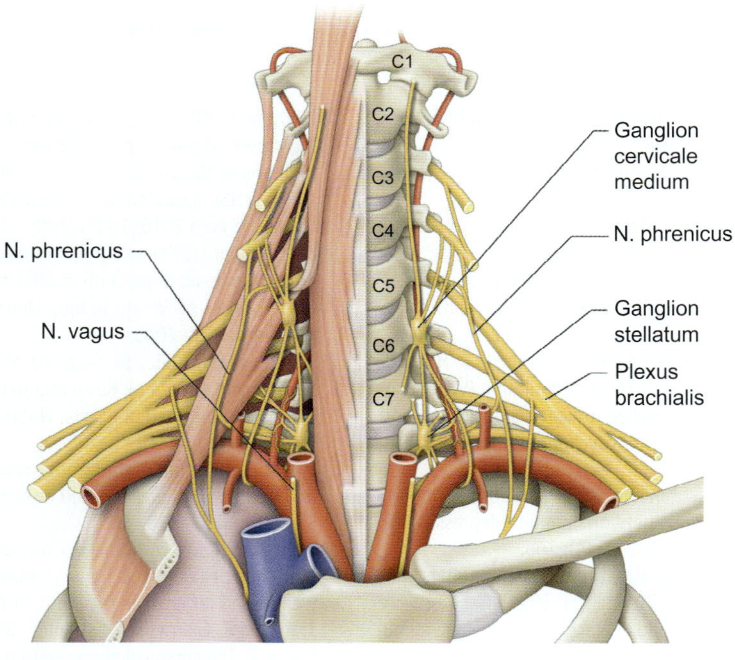


**Abb. 12.6** Austrittspunkte des N. phrenicus.

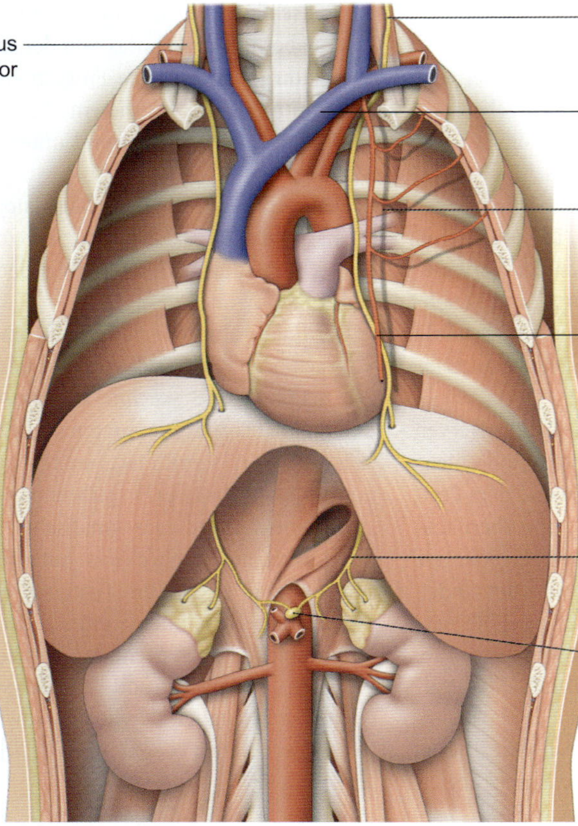


**Abb. 12.7** Verlauf des zervikalen, thorakalen und abdominalen Abschnitts des N. phrenicus.

## REFERENZEN


[1] Barral JP, Croibier A. Manipulations des nerfs périphériques. Paris: Elsevier; 2004.

[2] Chia M, et al. Chi Nei Tsang : Massage chi des organes internes. Paris: Tredaniel; 2015.

[3] Pardo JV, Sheikh SA, Kuskowski MA, Surerus-Johnson C, Hagen MC, Lee JT, et al. Weight loss during chronic, cervical vagus nerve stimulation in depressed patients with obesity: an observation. Int J Obes (Lond) 2007; 31 (11): 1756–9.

[4] Sackeim HA, Rush J, George MS, Marangell LB, Husain MM, Nahas Z, et al. Vagus Nerve Stimulation (VNS) for treatment-resistant depression: efficacy, side effects, and predictors of outcome. Neuropsychopharmacology 2001; 25 (5): 713–28.

[5] Fang J, et al. Transcutaneous vagus nerve stimulation modulates default mode network in major depressive disorder. Biol Psychiatry 2016; 79 (4): 266.

[6] Udoji MA, Ness TJ. New directions in the treatment of pelvic pain. Pain Manag 2013; 3 (5): 387–94.

[7] Lange G, et al. Safety and efficacy of vagus nerve stimulation in Fibromyalgia: A Phase I/II proof of concept trial. Pain Med 2011; 12 (9): 1406–13.

[8] Straube A, Ellrich J, Eren O, Blum B, Ruscheweyh R. Treatment of chronic migraine with transcutaneous stimulation of the auricular branch of the vagal nerve (auricular t-VNS): a randomized, monocentric clinical trial. J Headache Pain 2015; 16 (1): 1–9.

[9] Meregnani J. Effet anti-inflammatoire de l'électrostimulation vagale appliqué à un modèle de colite expérimentale. Sciences du Vivant [q-bio]. Université Joseph-Fourier, Grenoblel ; 2009.

[10] Engineer ND, Riley JR, Seale JD, Vrana WA, Shetake JA, Sudanagunta SP, et al. Reversing pathological neural activity using targeted plasticity. Nature 2011; 470 (7332): 101–4.

[11] Lartigue G. Role of the vagus nerve in the development and treatment of diet-induced obesity. J Physiol 2016; 594 (20): 5791–815.

[12] Banni S, Carta G, Murru E, Cordeddu L, Giordano E, Marrosu F, et al. Vagus nerve stimulation reduces body weight and fat mass in rats. Plos One 2012; 7: 9.

[13] Ruffoli R, Giorgi FS, Pizzanelli C, Murri L, Paparelli A, Fornai F. The chemical neuroanatomy of vagus nerve stimulation. J Chem Neuroanat 2011; 42 (4): 288–96.

[14] Manta S, Dong J, Debonnel G, Blier P. Enhancement of the function of rat serotonin and norepinephrine neurons by sustained vagus nerve stimulation. J Psychiatry Neurosci 2009; 34 (4): 272–80.
[15] Chae JH, Ziad N, Lomarev M, Denslow S, Loberbaum JP, Bohning DE, et al. A review of functional neuroimaging studies of vagus nerve stimulation (VNS). J Psychiatr Res 2003; 37: 443–55.
[16] Conway CR, Sheline YI, Chibnall JT, Becholz RD, Price JL, Gangwani S, et al. Brain blood-flow change with acute nervus nerve stimulation in treatment-refractory major depressive disorder. Brain Stimul 2012; 5 (2): 163–71.
[17] Frieda A, et al. Vagus nerve stimulation inhibits cytokine production and attenuates disease severity in rheumatoid arthritis. Proc Natl Acad Sci U S A 2016; 113 (29): 8284–9.
[18] Barrral JP. Entretien personnel, mai 2018.
[19] Bordoni B, Zanier E. The continuity of the body: hypothesis of treatment of the five diaphragms. J Altern Complement Med 2015; 21 (4): 237–42.
[20] Loukas M, Du PM, Louis RG, Tubbs RS, Wartmann CT, Apaydin N. The subdiaphragmatic part of the phrenic nerve - morphometry and connections to autonomic ganglia. Clin Anat 2016; 29 (1): 120–8.
[21] El-Tantawi GA, Imam MH, Morsi TS. Phrenic nerve conduction abnormalities correlate with diaphragmatic descent in chronic obstructive pulmonary disease. COPD 2015; 12 (5): 516–24.
[22] Bordoni B, Marelli F, Bordoni G. A review of analgesic and emotive breathing: a multidisciplinary approach. J Multidiscip Healthc 2016; 9: 97–102.
[23] Goodwin RD, Scheckner B, Pena L, Feldman JM, Taha F, Lipsitz JD. A 10-year prospective study of respiratory disease and depression and anxiety in adulthood. Curr Opin Allergy Clin Immunol 2014; 113 (5).

# V Das Kopfhirn

Der Begriff Encephalon (Gehirn) stammt aus dem Griechischen und bedeutet wörtlich übersetzt „im Kopf". Er bezeichnet in den Neurowissenschaften die zentralen Nervenstrukturen im Inneren des Kraniums und somit alle Teile des kranialen Anteils des Zentralnervensystems.

Es gibt eine Anatomie des Encephalons, die bei allen Menschen gleich ist. Embryologisch entwickelt sich das Gehirn gemeinsam mit dem Primitivstreifen, wobei die Gene als Baumeister des individuellen Genoms die Morphologie bestimmen. Die beachtliche postnatale Entwicklung des menschlichen Gehirns wird hingegen durch die Lebensumstände geprägt, die ihm seinen eigenen und individuellen Charakter verleihen.

Zwischen den verschiedenen Gehirnarealen bestehen zahlreiche Nervenverbindungen, sodass Kognition, Perzeption und Motrizität synergetisch agieren. Damit ergibt sich aus diesen Verbindungen eine viel umfassendere und komplexere Funktion als man früher angenommen hatte.

Wenn bestimmte Gehirnregionen in ihren Wechselbeziehungen an Flexibilität verlieren, atrophieren oder dysfunktional werden, können wir dies mit unseren Händen erspüren. Dies bedeutet umgekehrt, dass ein gesundes Gehirn keine Verdichtungen, Spannungen oder Atrophien aufweist, sondern sich als weiche gut geformte Kugel präsentiert und damit die gesunden Wechselbeziehungen und Verbindungen zwischen den verschiedenen Regionen des Gehirns und dem Rest des Körpers widerspiegeln. Wenn wir also das Gehirn in verschiedene Abschnitte unterteilen, so nur um diese „fehlerhaften" Zonen, die wir mit unseren Händen erkennen, und ihre Funktion besser identifizieren und uns präzise auf die Materie und gegebenenfalls auf die arterielle Versorgung konzentrieren zu können. Die Ergebnisse der Behandlung treten oft sofort ein, dabei lösen sich nicht nur Spannungen/Dysfunktionen auf, sondern auch die Symptome.

Das menschliche Gehirn besteht aus vier großen Zonen (➤ Abb. T.5.1):

- Das **Telencephalon** oder Großhirn: Es besteht aus den beiden Großhirnhemisphären, die auf beiden Seiten mit dem Diencephalon verbunden sind und umfasst den Neocortex, den Cortex cingularis und das Corpus callosum, Strukturen, die für unseren Ansatz von Bedeutung sind.
- Der **Hirnstamm** oder Truncus cerebri: Er umschreibt den inferoanterioren Teil des Gehirns und bildet die Verlängerung des Rückenmarks in Richtung Gehirn. Er beinhaltet lebenswichtige Zentren, in denen verschiedene Neurotransmitter ausgeschüttet werden und dient als Durchgangsort für viszeromotorische und sensible Bahnen.

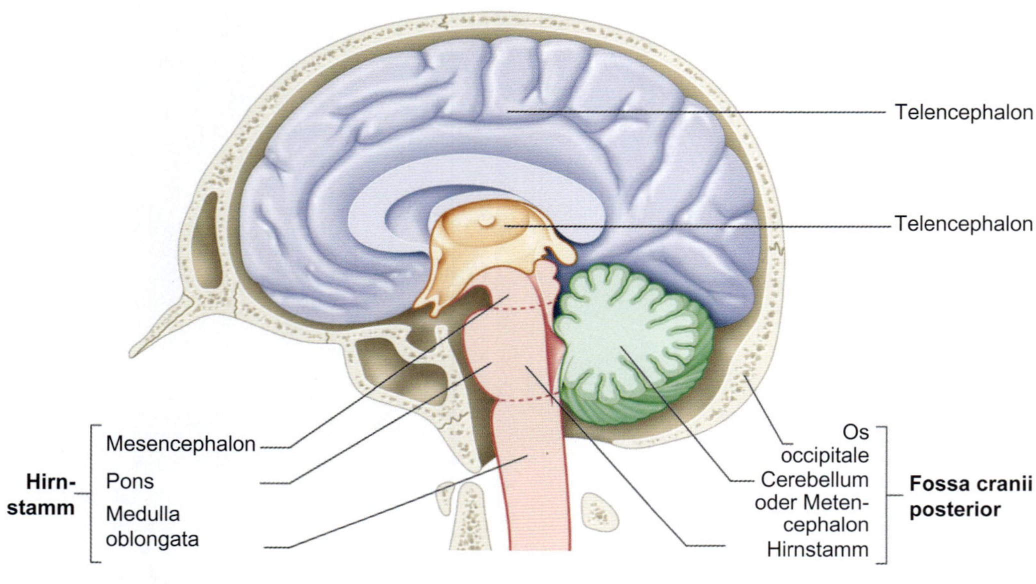


**Abb. T.5.1** Die vier großen Gehirnzonen.

Der Hirnstamm setzt sich aus drei Teilen zusammen:

- Medulla oblongata, die das Rückenmark mit dem Pons verbindet. Ihr Unterrand liegt auf Höhe der Gelenkebene zwischen C0 und C1 und ihre Rückseite hat Kontakt zum 4. Ventrikel. Sie enthält die Nervenkerne des N. vagus und des N. hypoglossus.
- Pons, der Abschnitt zwischen der Medulla und dem Gehirn. Er liegt vor dem Kleinhirn, dessen beide Hemisphären er wie eine Brücke verbindet. An seiner Vorderseite verläuft die A. basilaris. Seine Seitenflächen gehen in die Pedunculi cerebellares (Kleinhirnstiele) über.
- Mesencephalon, kurzer, oberhalb des Hirnstamms liegender Abschnitt zwischen dem Pons und dem Gehirn. Er befindet sich im Bereich der Incisura cerebelli und überlappt die Fossa cerebellaris und die Fossa cerebralis. Seine Vorderseite entspricht dem Dorsum sellae des Os sphenoidale, seine Rückseite der Epiphyse und dem Splenium des Corpus callosum [1].

- Das **Diencephalon** oder Zwischenhirn: Teil des Gehirns oberhalb des Hirnstamms, der das Mesencephalon mit den Großhirnhemisphären verbindet. Es besitzt in seinem Inneren eine Aushöhlung für den 3. Ventrikel, der das Diencephalon in zwei symmetrische Teile teilt und den Thalamus in zwei Teile trennt. Es besteht aus Thalamus, Epithalamus, Subthalamus, Metathalamus und Hypothalamus.
- Das **Cerebellum** oder Metencephalon: Es liegt hinter dem Hirnstamm und unterhalb des Großhirns in der Fossa cranii posterior. Seine lateralen und posterioren Anteile entsprechen dem Os occipitale. Seine Vorderseite liegt dem Hirnstamm an und bildet das Dach des 4. Ventrikels.

Die hintere Schädelgrube (Fossa cranii posterior) ist eine aus Knochen und Dura bestehende Vertiefung, die nach oben durch das Tentorium cerebelli, posterior und lateral durch den inferioren Anteil der Squama occipitalis, anterior durch die Verbindung zwischen dem Corpus ossis sphenoidalis und der

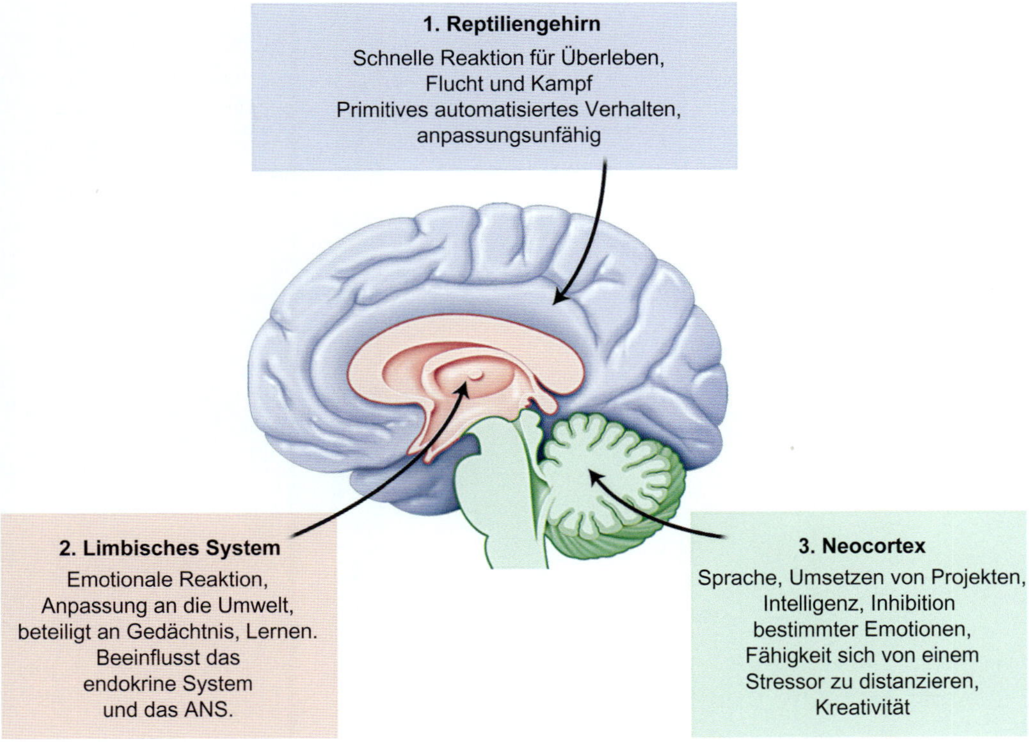


**Abb. T.5.2** Reptiliengehirn, limbisches System, Neocortex.

Pars basilaris ossis occipitalis gebildet wird. Die hintere Schädelgrube umfasst:

- Hirnstamm
- Cerebellum
- Hirnnerven III bis XII
- Gefäße
- Liquorräume: 4. Ventrikel, Cisterna cerebellomedullaris, Cisterna pontocerebellaris, Cisterna pontis, Cisterna interpeduncularis

In den nachfolgenden Kapiteln werden die bei Stress, Angststörungen und Depression betroffenen Gehirnzonen unter Berücksichtigung der Evolution des Gehirns beschrieben: Reptiliengehirn, limbisches System (emotionales Gehirn) und Neocortex (kognitives Gehirn) (➤ Abb. T.5.2).

Diese verschiedenen spezifischen Zonen sollten bei Patienten, die unter Stress und anderen Stimmungsstörungen leiden, unbedingt getestet und gegebenenfalls behandelt werden (➤ Abschnitt 7). Eine palpierbare Dysfunktion in diesen Zonen kann auch ein sich entwickelndes oder bereits bestehendes Problem im Nervensystem vermuten lassen. Die verschiedenen Kapitel dieses Abschnitts befassen sich mit der Frage, wie das Gehirn bei Stress, Angst und Depression reagiert. Die daraus gewonnenen Erkenntnisse zeigen Wege zur Behandlung des Gehirns auf. Wenn die Kreisläufe des Gehirns in die Dysfunktion abgleiten oder sich seine Strukturen morphologisch verändern, hat dies automatisch auch Auswirkungen auf die beiden anderen Hirne (Bauch- und Beckenhirn).

Das erste Kapitel dieses Abschnitts befasst sich kurz mit der allgemeinen bzw. mit der für jede Gehirnzone spezifischen Gefäßversorgung. Damit wird ein Bezug zu A. T. Still und dem „Gesetz der Arterie" hergestellt. Ein methodologischer Überblick zur Behandlung des Gehirns wird in ➤ Kap. 17 präsentiert. Der Technikteil (➤ Abschnitt 7) widmet sich der Palpation, der Untersuchung und der Behandlung der verschiedenen Gehirnzonen und befasst sich mit den Arterien.

## REFERENZEN

[1] Kamina P. Anatomie clinique. Paris: Maloine; 2009.

KAPITEL

# 13 Der Gefäßbaum des Gehirns

Das Blut versorgt das Gehirn mit Sauerstoff und Glukose und sichert damit das Überleben des Gehirns. Das besondere Kennzeichen dieses Gesäßsystems ist, dass es in seinem Kapillarbett keine Lymphgefäße gibt. Die Hüll- und Stützzellen des NS (Neuroglia) werden von extrazellulärer Flüssigkeit umspült, die über die Pia mater in den Subarachnoidalraum abgeleitet wird.

Das menschliche Gehirn wird im Wesentlichen durch zwei voneinander fast unabhängige Gefäßsysteme versorgt: Die Arteriae vertebrales versorgen das posteriore Drittel des Gehirns und die Arteriae carotides internae das mittlere und vordere Drittel. Diese beiden Gefäßsysteme sind über den Circulus arteriosus cerebri miteinander verbunden. Das Blut aus dem Kopf wird dem Herz über die Vv. jugulares internae zugeleitet.

Die für das ordnungsgemäße Funktionieren des Gehirns wesentliche Blut-Hirn-Schranke schützt die Gehirnzellen und verhindert, dass Krankheitserreger und Toxine über die Blutbahn ins Gehirngewebe eindringen. Die Blut-Hirn-Schranke wird allerdings durch die Permeabilität der Darmwand beeinflusst.

Arterien reagieren sensibel auf Stressfaktoren. Dazu gehören auch Toxine, Nahrungsmittelunverträglichkeiten und Allergien, ein schlechtes Mikrobiom usw. ausgelöste Entzündungen. Sie sind auch gegenüber zirkulierenden Hormonen, Stimuli der peri- und intraarteriellen Mechanorezeptoren, Histamin, Neurotransmittern, der Wirkung des N. vagus und des sympathischen Nervensystems, Emotionen (limbisches System, Hypothalamus) und venösen Stasen sehr empfindlich. Sie reagieren auf Bewegungsmangel, Stress, Angst und Depression, die die Haltung beeinflussen und dadurch möglicherweise den Druck auf die Organe und ihre Arterien erhöhen.

Die osteopathische Normalisierung der Arterien ist ein unumgänglicher Ansatz, der auf klinischer Ebene vor allem in den von Atrophie gekennzeichneten Zonen zu guten Ergebnissen führt. Dies umso mehr, als nachgewiesen ist, dass der zerebrale Blutfluss bei Patienten, die an einer Ernährungsproblematik, an Angst oder Depression leiden, vermindert ist [1].

## 13.1 Ursprung der Gehirnarterien

Die A. carotis communis entspringt links aus dem Aortenbogen und rechts aus dem Truncus brachiocephalicus und entlässt die Aa. carotis externa und interna. Die A. vertebralis entsteht aus der A. subclavia, die ebenfalls links aus dem Aortenbogen und rechts aus dem Truncus brachiocephalicus hervorgeht. Gemeinsam vaskularisieren sie den anterioren und posterioren Anteil von Hals und Gehirn.

Die Aa. carotides versorgen die anterioren zwei Drittel des Gehirns, während die Aa. vertebrales gemeinsam mit der A. basilaris die Gefäßversorgung des Rückenmarks, der hinteren Schädelgrube und des Okzipitallappens sicherstellen (➤ Abb. 13.1 und ➤ Abb. 13.2).

## 13.2 Circulus arteriosus cerebri

Der Circulus arteriosus cerebri, auch Circulus arteriosus Willisii, versorgt das gesamte Gehirn mit Blut. Über diesen Gefäßring kann das Gehirn kurzzeitig mit Blut versorgt werden, wenn eine der Halsarterien verletzt oder blockiert ist. Die Verbindungen der verschiedenen Gehirnarterien kompensieren damit eine verminderte Blutzufuhr ins Gehirn.

Der arterielle Gefäßring umfasst folgende Strukturen:

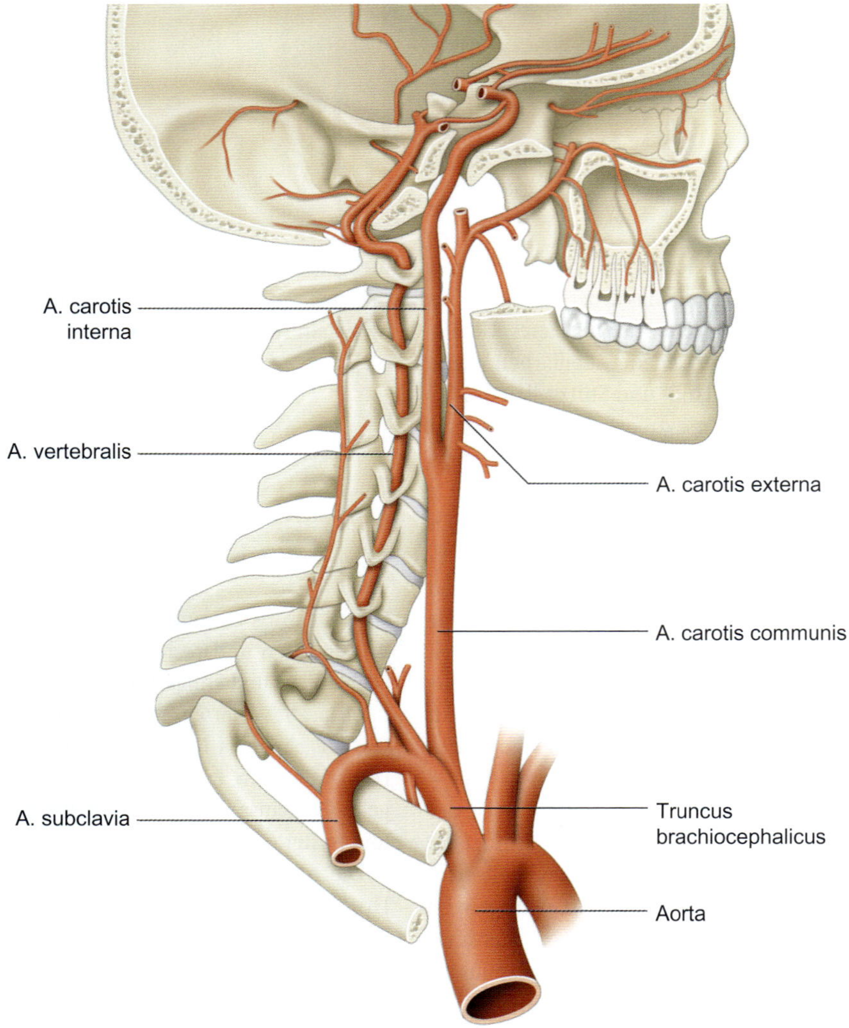


**Abb. 13.1** Vaskularisation des Gehirns durch die Aa. vertebrales (Aa. subclaviae) und die Aa. carotides (Truncus brachiocephalicus und Arcus aortae auf der linken Seite).

- anterior: Aa. cerebri anteriores, die über die A. communicans anterior verbunden werden
- posterior: Aa. cerebri posteriores, die über die A. communicans posterior verbunden werden (➤ Abb. 13.2)

## 13.2.1 A. vertebralis

Diese Arterie zieht nach ihrem Austritt aus der A. subclavia schräg nach kranial, durchzieht das Ganglion stellatum (➤ Abb. 13.3), tritt auf Höhe von C6 in den Canalis transversarius ein und verläuft durch diesen bis zum Atlas. Unterhalb des Atlas zieht sie schräg nach kranial und lateral zum etwas weiter lateral liegendem Foramen transversarium des Atlas. Nach dem Durchtritt durch das Foramen transversarium von C1 beschreibt sie eine Kurve mit anteriorer Konkavität um den lateralen und posterioren Anteil der Massae laterales des Atlas, in denen sie eine tiefe Rinne (Sulcus arteriae vertebralis) hinterlässt (➤ Abb. 13.3). Zwischen dem Arcus posterius atlantis und dem Os occipitale durchbohrt sie die Membrana atlantooccipitalis posterior, macht eine

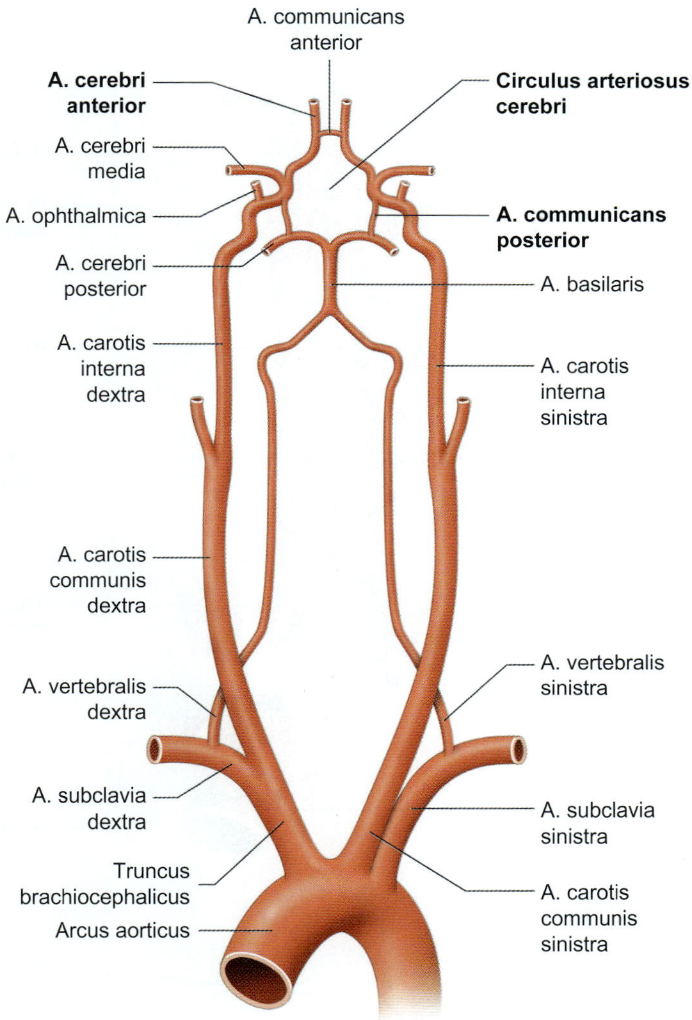


**Abb. 13.2** Circulus arteriosus cerebri. Nach Drake RL, Vogl AW, Mitchell AWM. Gray's anatomie pour les étudiants. Paris : Elsevier Masson ; 2015.

Biegung und zieht durch das Foramen magnum ins Kranium. Beim Eintritt ins Foramen magnum gibt die A. vertebralis die kleinen Rr. meningei ab (➤ Abb. 13.4). In der Folge zieht sie an der Vorderseite der Medulla oblongata nach kranial und anterior. Auf Höhe des Sulcus bulbopontinus verbinden sich die beiden Aa. vertebrales zur A. basilaris. Aa. vertebrales und A. basilaris versorgen über verschiedene Gefäße den Hirnstamm. Vor ihrem Zusammenschluss zur A. basilaris geben die beiden Aa. vertebrales folgende Arterien ab:

- A. cerebelli posterior inferior
- A. spinalis anterior
- Rr. meningei (➤ Abb. 13.4)

**Die A. vertebralis verdient aufgrund ihres Verlaufs durch den Querfortsatzkanal und ihre beiden Krümmungen unsere besondere Aufmerksamkeit. Auch wenn diese Arterie zur Mobilitätsdysfunktion der Halswirbel beitragen kann, sollte man immer zuerst die HWS korrigieren und erst dann die Arterie unter Spannung setzen. Die A. vertebralis kann im Trigonum arteriae vertebralis, das im Technikteil (**➤ Abschnitt 7**) beschrieben wird, palpiert werden.**

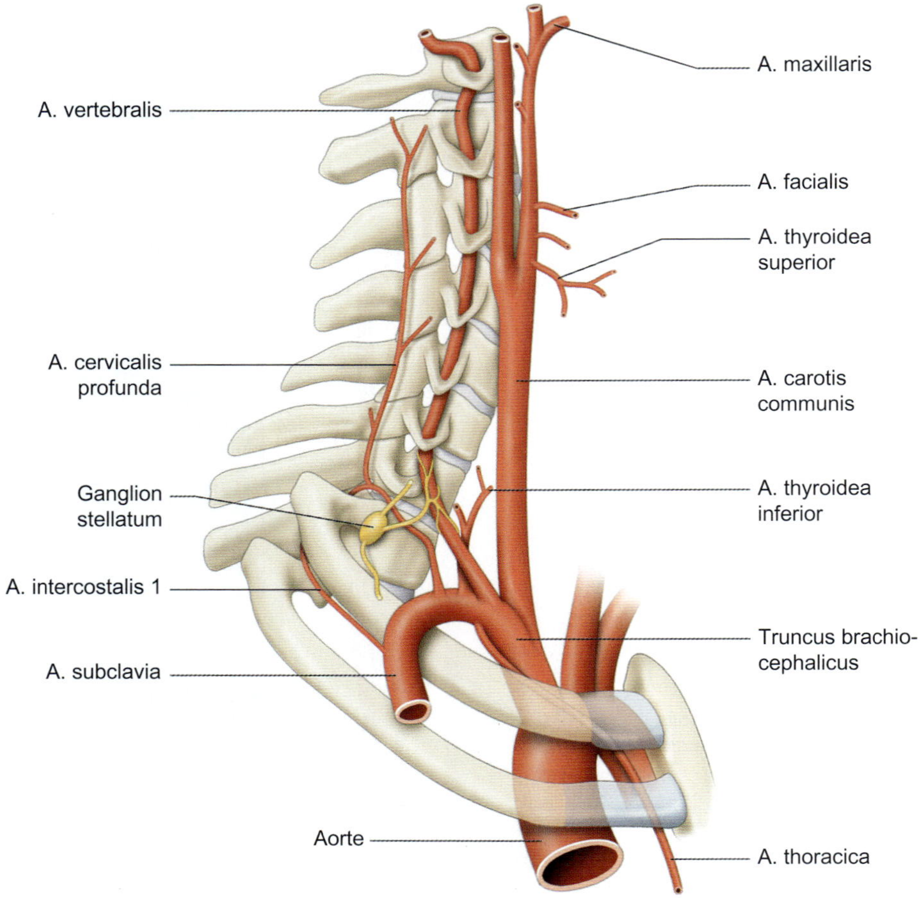


**Abb. 13.3** Verlauf der A. vertebralis.

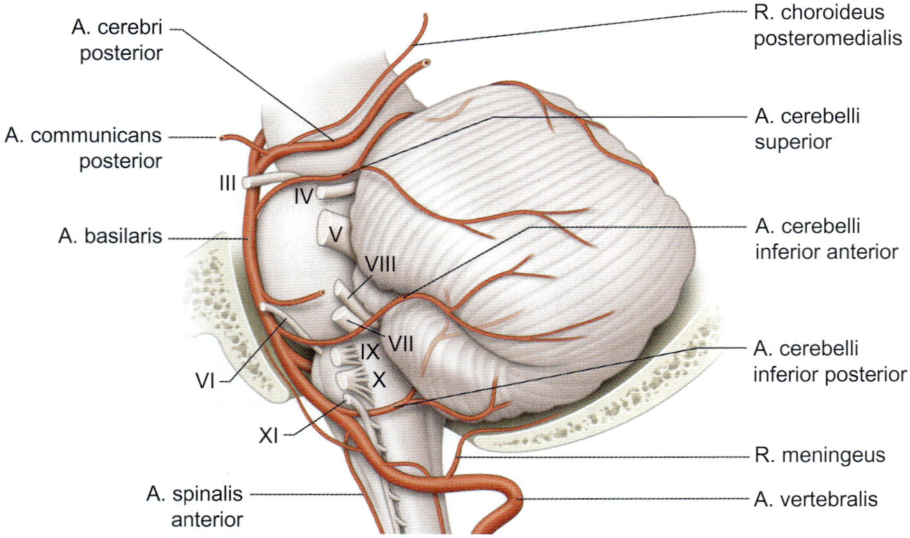


**Abb. 13.4** Die Aa. vertebrales und die A. basilaris geben mehrere Äste zur Versorgung des Rückenmarks, des Hirnstamms und des Kleinhirns ab.

## 13.2.2 A. basilaris

Die A. basilaris zieht vor dem Pons nach kranial und teilt sich weiter oben in die beiden Aa. cerebri posteriores, die den Circulus arteriosus cerebri auf seiner Rückseite schließen.

Sie entlässt folgende Arterien: Aa. pontis, Aa. mesencephalicae und Aa. cerebelli.

A. vertebralis und A. basilaris versorgen das zervikale Rückenmark, das Kleinhirn und den Hirnstamm (➤ Abb. 13.4).

## 13.2.3 A. cerebri posterior (ACP)

Diese Arterie bildet den paarigen und terminalen Ast der A. basilaris und hat einen schräg nach posterior ziehenden Verlauf. Ihre Pars precommunicalis umrundet den Pedunculus cerebri und gelangt so zum Tentorium cerebelli. In der Folge läuft sie an der Innenseite des Temporal- und des Okzipitallappens nach posterior. Ihre Endäste sind die Aa. occipitalis medialis und lateralis (➤ Abb. 13.5).

Die Äste der ACP versorgen somit: Thalamus, Wand des 3. Ventrikels, Epiphyse, Plexus choroidei, Pedunculus cerebri, Fornix, posteriorer Abschnitt des Hippocampus und Nucleus caudatus. Ihre kortikalen Äste versorgen den Temporal- und den Okzipitallappen.

**Die Kopfrotation kann durch die A. cerebelli, aber vor allem auch die durch A. cerebri posterior eingeschränkt werden. In der Praxis stößt man oft auf diese Arterien, die durch ihre Spannung die Kopfrotation auf der ipsilateralen Seite stark einschränken.**

**KLINISCHES FALLBEISPIEL**

Die Patientin ist eine Osteopathin, die im Jahr 2011 einen Schlaganfall im Bereich der rechten ACP erlitten hatte. Die Folgen waren eine linksseitige Lähmung mit erhöhter muskulärer Steifigkeit der gesamten Körperhälfte, Agnosie und Verlust des gesamten peripheren Gesichtsfelds.

Die Patientin wurde nach ihrem Schlaganfall regelmäßig osteopathisch und mit Akupunktur behandelt. Die Behandlungen des Endokraniums führten jedoch zu keinen erkennbaren Verbesserungen. Die Patientin arbeitete

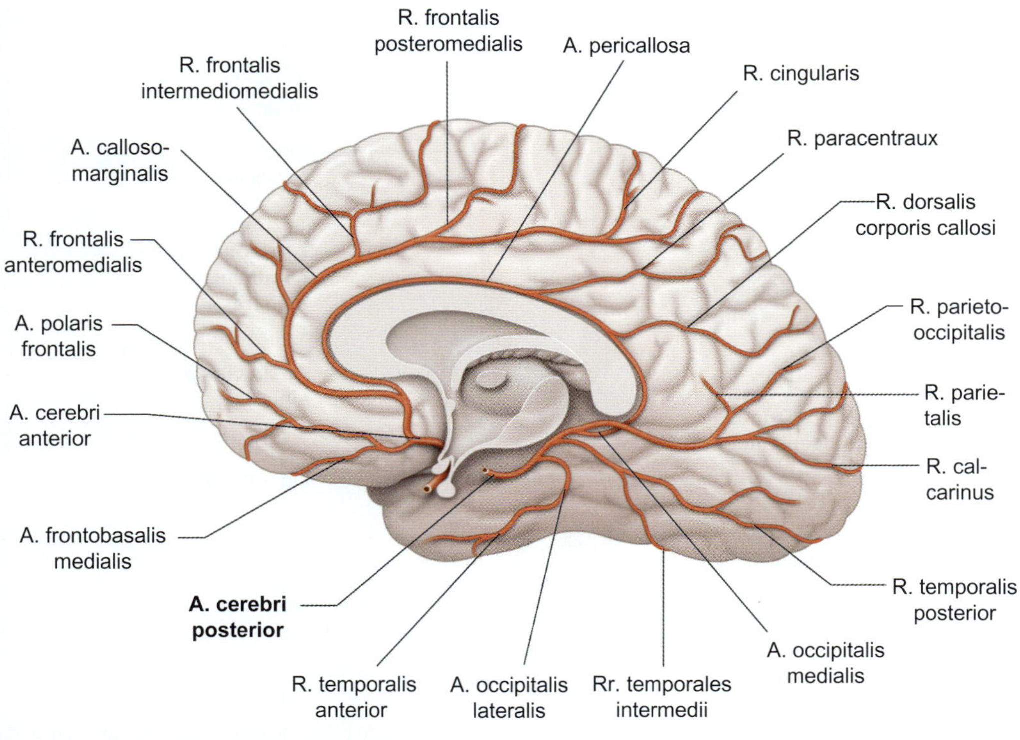


**Abb. 13.5** A. cerebri posterior. Nach Schunke M, Schulte E, Schumacher U, et al. Atlas d'anatomie Promethée. Tête et neuro-anatomie. Paris : Maloine ; 2009.

selbst mithilfe von Bewegungen an der Wiederherstellung ihrer primären Reflexe und hatte diesbezüglich auch eine Ausbildung absolviert. Trotzdem war sie sieben Jahre nach ihrem Schlaganfall immer noch halbseitig gelähmt und litt immer noch unter dem Gesichtsfeldausfall. In einem meiner Seminare stellte sie sich als Modell zur Demonstration der Techniken an den Gehirnarterien zur Verfügung.
Dabei stellte ich eine Dysfunktion der linken ACP fest. Als ich diese Arterie unter Spannung setzte, konnte die Patientin den Kopf kaum mehr zur ipsilateralen Seite drehen. Die Behandlung der Arterie führte sofort zu einer positiven Veränderung. An der rechten ACP, der Seite des Schlaganfalls, fand ich nur eine Restriktion. Zusätzlich fand ich eine Dysfunktion an der linken A. choroidea anterior, diese wurde behandelt.
Nach der Demonstration kehrte die Teilnehmerin an ihren Platz zurück und stellte fest, dass sie mindestens 80 % ihres Gesichtsfelds wieder zurückgewonnen hatte.
In den folgenden Tagen konnte sie ihre Hand wieder besser kontrollieren und ihre Haltung veränderte sich. Sie war nun wieder in der Lage, den Fersenauftritt durchzuführen. In ihrer gesamten linken Körperhälfte fühlte sie ein Öffnen und Entspannung. Ihr linker Brustkorb öffnete sich in Außenrotation und die Skapula entspannte sich. Zudem bemerkte sie eine Verbesserung der Feinmotorik, die sich in den folgenden Tagen im Handbereich weiter verbesserte. Vor der Behandlung konnte sie ihren Arm und seine räumliche Position nicht wahrnehmen. Eine Woche später bemerkte sie, dass sich die Veränderungen fortsetzten. A.T. Still hatte mit seinem Gesetz der Arterie also recht! Mit einer einfachen Technik konnte ich innerhalb weniger Minuten ein Leben verändern. Die gesamte Gruppe war von dieser Demonstration sehr bewegt und es wurden viele Taschentücher gebraucht, als die Teilnehmerin von den Veränderungen sprach, die sich nach der Technik eingestellt hatten. Ich persönlich bin immer noch von größter Dankbarkeit erfüllt. Gleichzeitig zeigt diese Geschichte, wie wirkungsvoll Arterientechniken sein können.

### 13.2.4 A. carotis

Die beiden Äste der A. carotis communis unterscheiden sich in ihrem Ursprung und ihrem Verlauf innerhalb des Thorax.

Die rechte A. carotis communis entspringt am Truncus brachiocephalicus, während die linke meist direkt aus dem Aortenbogen stammt (➤ Abb. 13.6). In ungefähr 15 bis 20 % entspringt die linke A. carotis communis entweder gemeinsam mit dem Trun-

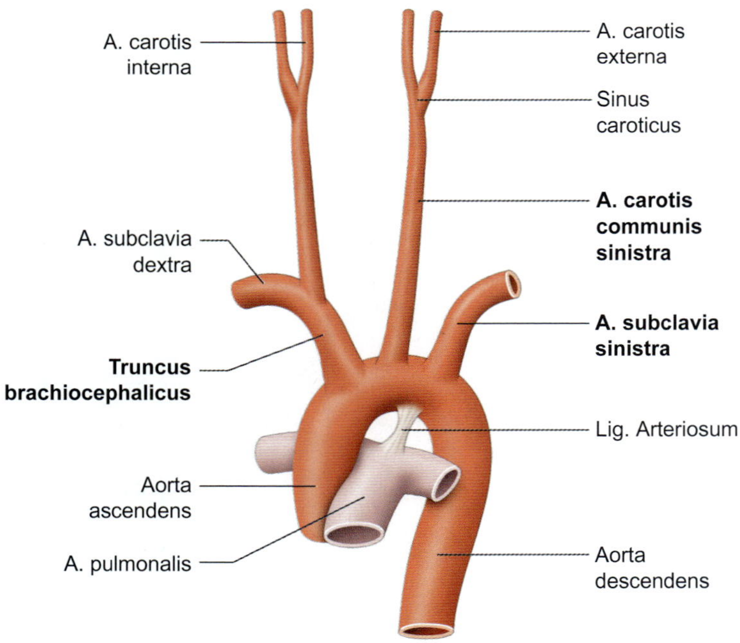


**Abb. 13.6** Der Aortenbogen und seine Kollateralgefäße. Nach Schünke M, Schulte E, Schumacher U. Anatomie générale et système locomoteur. Louvain-la-Neuve : De Boeck supérieur ; 2016.

cus brachiocephalicus aus dem Aortenbogen oder gemeinsam mit A. carotis dextra und A. subclavia dextra aus dem Truncus brachiocephalicus.

Der im Mediastinum liegende Arcus aortae beginnt am Oberrand des zweiten Chondrosternalgelenks rechts, ungefähr 2,5 cm unterhalb des Oberrands des Manubrium sterni. Er verläuft zunächst in einem Bogen nach kranial, posterior und links vor der Trachea und zieht dann an der linken Seite der Trachea nach posterior, um schließlich zum linken Rand der Trachea und weiter zum linken Rand der Wirbelsäule bis zum Wirbelkörper von Th4 abzusteigen, wo er sich in der A. descendens fortsetzt. An seiner Oberseite, unterhalb des Manubrium sterni, gibt der Aortenbogen drei Arterien ab, von rechts nach links sind dies (➢ Abb. 13.6):

- Truncus brachiocephalicus
- A. carotis communis sinistra
- A. subclavia sinistra

Im Halsbereich verläuft die A. carotis communis gemeinsam mit der V. jugularis und dem N. vagus innerhalb der Vagina carotica, zunächst zwischen den beiden Anteilen des SCM, dann medial davon. In ihrem unteren Drittel wird sie vom M. omohyoideus

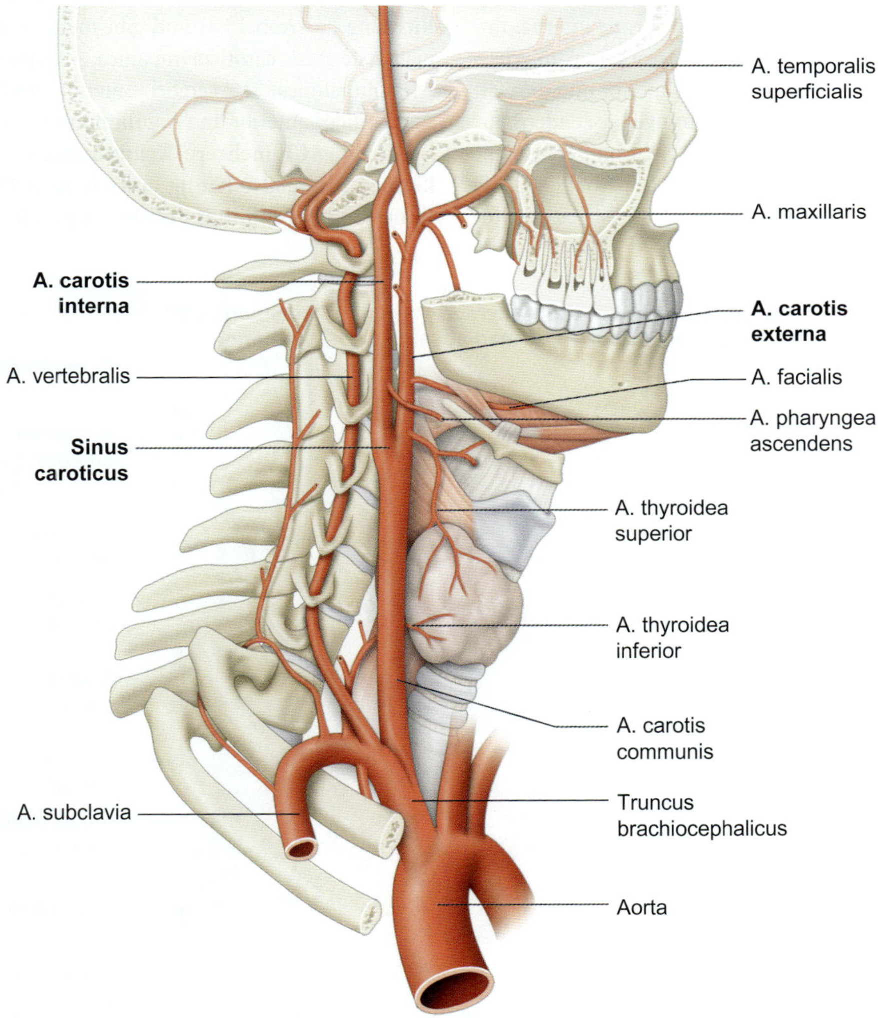


**Abb. 13.7** Teilung der A. carotis communis auf Höhe des Cornu superius des Schildknorpels in A. carotis interna und externa. Die A. carotis externa gibt die A. thyroidea superior ab.

überkreuzt. Auf Höhe von Th4, d. h. vor dem Cornu superius des Schildknorpels, teilt sie sich im Bereich des Sinus caroticus in die A. carotis externa und interna (➤ Abb. 13.7).

**Die Aa. carotides sind besonders verletzungsanfällig, weil sie mit der vorderen Halsmuskulatur und mit dem M. omohyoideus, der die Arterien kreuzt, in Verbindung stehen. Zudem können sie durch die Hypertrophie eines Schilddrüsenlappens teilweise komprimiert werden.**

## A. carotis externa (ACE)

Diese Arterie ist anterior der A. carotis interna, unmittelbar oberhalb des Sinus caroticus palpierbar. Aus ihr gehen die A. thyroidea superior und die weiter posterior liegende A. pharyngea ascendens für den Pharynx hervor. Die ACE zieht an der Außenseite des Kraniums nach kranial (➤ Abb. 13.7). Sie versorgt insbesondere die Mm. digastricus, stylohyoideus, hypoglossus und constrictor pharyngis medius sowie die Zunge und das Ohr. Sie endet in der Parotis vor dem Condylus mandibulae und teilt sich dabei in zwei Äste: die A. temporalis superficialis und die A. maxillaris, die einen Teil des Gesichts und der Kopfhaut vaskularisieren.

**Spannungen im Kiefergelenk und den Gesichtsknochen können die Arterie entlang ihres Verlaufs beeinträchtigen.**

## A. carotis interna (ACI)

Diese Arterie ändert in ihrem Verlauf mehrfach die Richtung (➤ Abb. 13.8) und gibt mehrere intrakraniale Äste ab: A. caroticotympanica, A. hypophysialis, A. ophthalmica, A. cerebri anterior und media, A. choroidea anterior und A. communicans posterior.

**Da die ACI mehrere Krümmungen aufweist, können die relativ häufig auftretenden Dysfunktionen in der Mobilität des Os temporale und der**

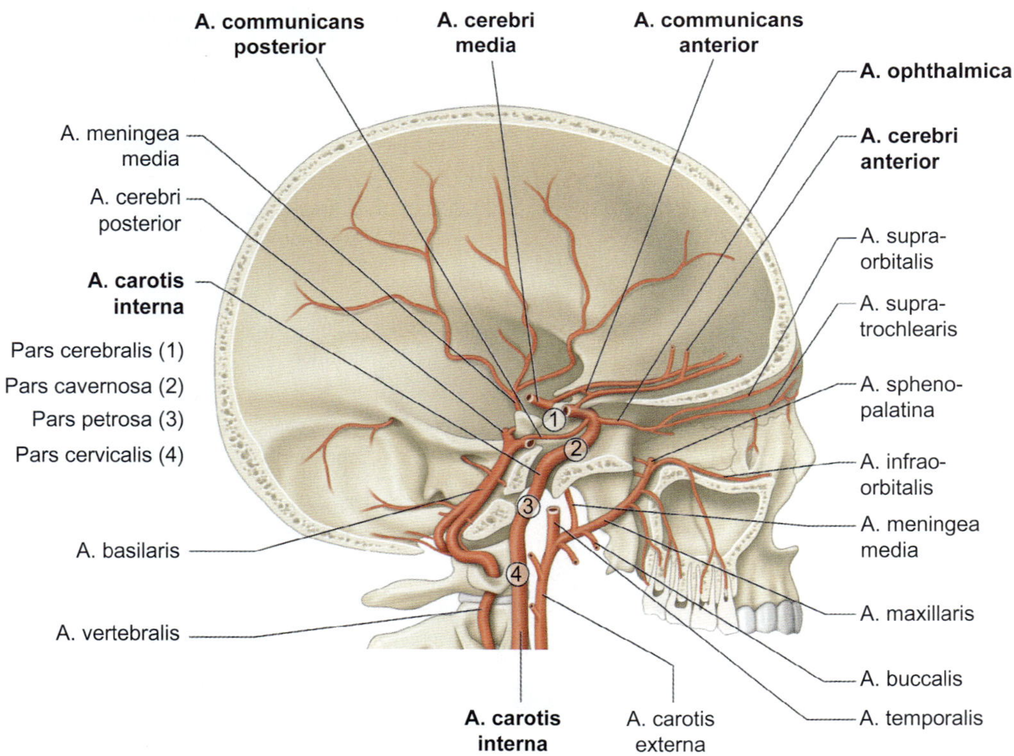


**Abb. 13.8** Die A. carotis interna und ihre Äste, globaler Verlauf.

**Sella turcica die Gleitfähigkeit der Arterie und damit den Blutfluss beeinträchtigen.**

## Pars petrosa und Pars cavernosa: A. caroticotympanica, A. hypophysialis und A. ophthalmica

### A. caroticotympanica

Die ACI dringt über den im Os temporale liegenden Karotiskanal in das Kranium ein, verläuft zunächst vertikal und ändert innerhalb der Pars petrosa ihre Richtung. Beim Eintritt ins Kranium verläuft sie nahe der unteren und der anteromedialen Wand der Paukenhöhle. Dort gibt sie die A. caroticotympanica ab, die den N. caroticotympanicus begleitet und den unteren Anteils der Schleimhaut der Paukenhöhle versorgt. Die ACI verläuft zunächst vertikal, dann horizontal und parallel zur Achse der Pars petrosa (➤ Abb. 13.9).

**Die A. caroticotympanica ist häufig an rezidivierenden Otitiden beteiligt.**

In der Folge durchquert die ACI den Sinus cavernosus. In der Pars cavernosa hat sie Kontakt mit dem Sphenoid und der Hypophyse (➤ Abb. 13.10) sowie mit den Hirnnerven VI (zieht durch den Sinus), III, IV, V1 und V2 (laterale Wand des Sinus). Sie setzt ihren Verlauf mit einer S-förmigen Kurve fort und gibt bei ihrem Austritt aus dem Dach des Sinus cavernosus ihre wichtigen Äste ab: A. hypophysialis, A. ophthalmica, A. cerebri anterior und media, A. choroidea anterior und A. communicans posterior.

### Aa. hypophysialis superior und inferior

Diese Arterien entspringen am Beginn der Pars cerebralis zu beiden Seiten des anterioren Anteils der Sella turcica. Sie ziehen im rechten Winkel von der ACI zur Hypophyse (➤ Abb. 13.10).

**Die A. hypophysialis ist sehr häufig an Hypophysendysfunktionen beteiligt.**

### A. ophthalmica

Die ACI verlässt die Region des Sinus cavernosus auf Höhe des Proc. clinoideus anterior des Os sphenoidale. An dieser Stelle entspringt, auf gleicher Höhe wie die A. hypophysialis, die A. ophthalmica und

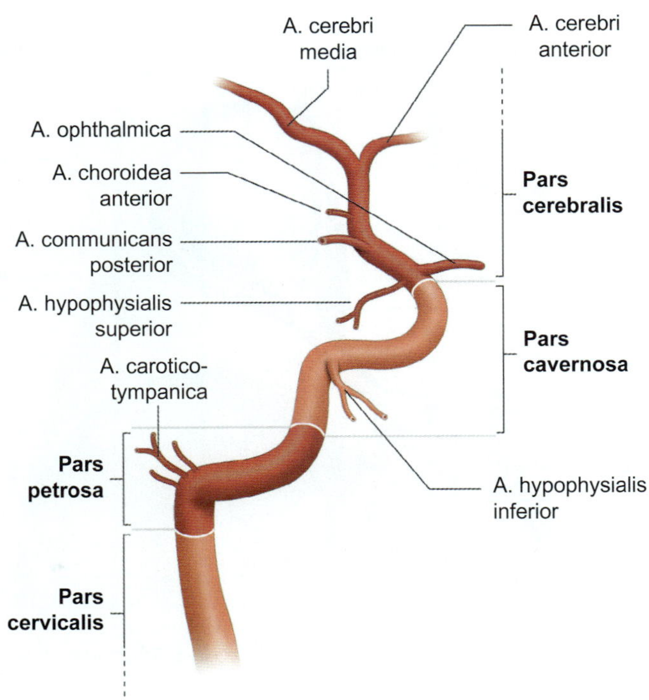


**Abb. 13.9** Endokranialer Verlauf der A. carotis interna.

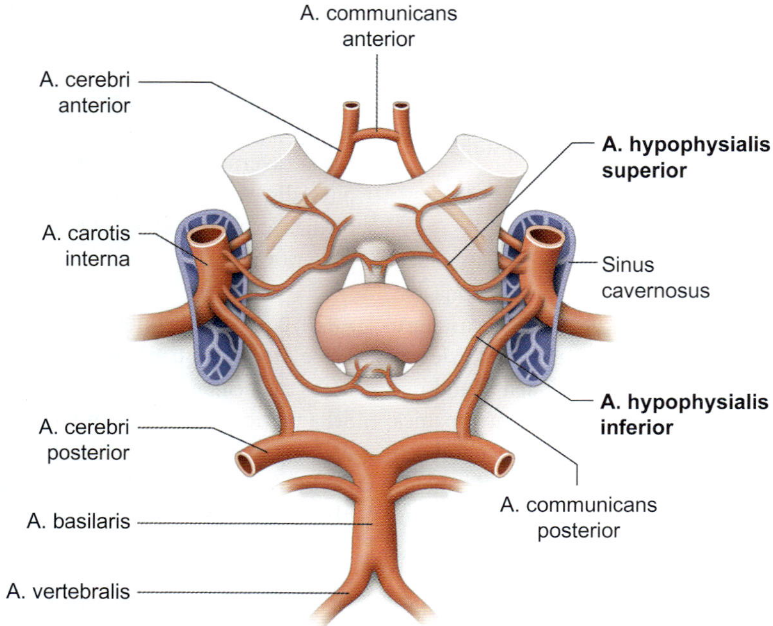


**Abb. 13.10** Verlauf der A. hypophysialis, zweigt in einem rechten Winkel von der A. carotis interna ab.

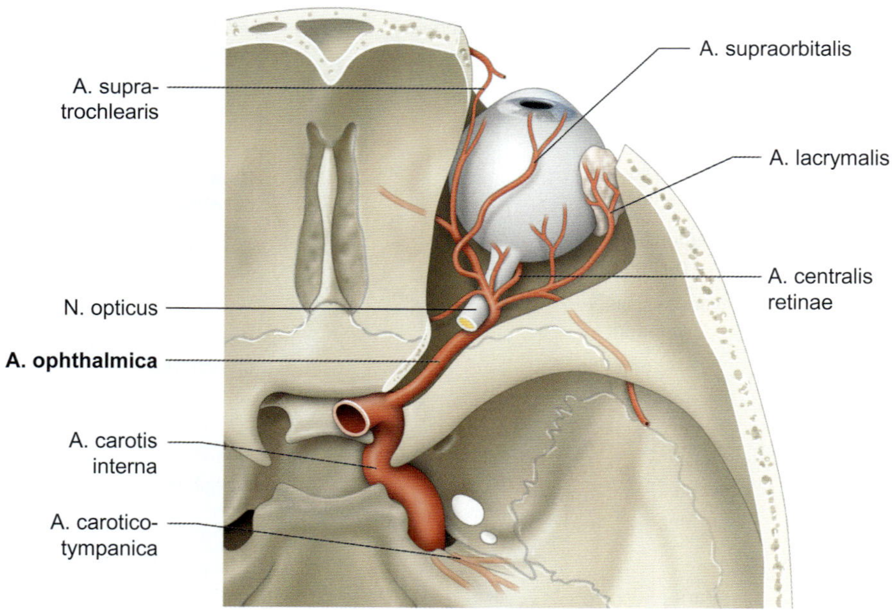


**Abb. 13.11** A. ophthalmica und ihr anteriorer Verlauf. Nach Schünke M, Schulte E, Schumacher U. Anatomie générale et système locomoteur. Louvain-la-Neuve : De Boeck supérieur ; 2016.

zieht in anteriorer Richtung zum Auge. Sie dringt gemeinsam mit dem N. opticus in den Canalis opticus ein und anastomiert mit der A. facialis, einem Ast der ACE. Sie gibt verschiedene arterielle Äste für den Augenhöhlenrand ab (➤ Abb. 13.11).

**Bei ophthalmischer Migräne ist fast immer die Viskoelastizität der A. ophthalmica an der Dysfunktion beteiligt.**

## Aa. cerebri

Die ACI zieht weiter zum Zentrum der Sehnervenkreuzung und teilt sich in zwei Endäste: die A. cerebri anterior (ACA), die den zentralen und anterioren Anteil des Gehirns versorgt, und die voluminösere A. cerebri media (ACM), die die anterolaterale und die mittlere Seite des Gehirns versorgt (➤ Abb. 13.12).

### A. cerebri anterior (ACA)

Diese Arterie entspringt an der anteromedialen Seite der ACI. Sie hat einen geringeren Durchmesser als die ACM. Ihre Pars precommunicalis folgt der Fissura longitudinalis cerebri. Über die Anastomose der A. communicans anterior werden die beiden ACA miteinander verbunden (➤ Abb. 13.12). Sie umrundet das Corpus callosum (Rostrum, Genu und Truncus), ihr Verlauf ist hier oberflächlicher als in der Pars postcommunicalis. Sie vaskularisiert die mediale Seite des Frontal- und des Parietallappens und über ein superior verlaufendes Band ihre laterale Seite (➤ Abb. 13.13). Sie versorgt auch den Cortex cingularis, die anterioren 7/8 des Corpus callosum bis zum Splenium und, weiter in der Tiefe, den Kopfteil des Nucleus caudatus, den Globus pallidus und den inferioren und anterioren Teil der Capsula interna.

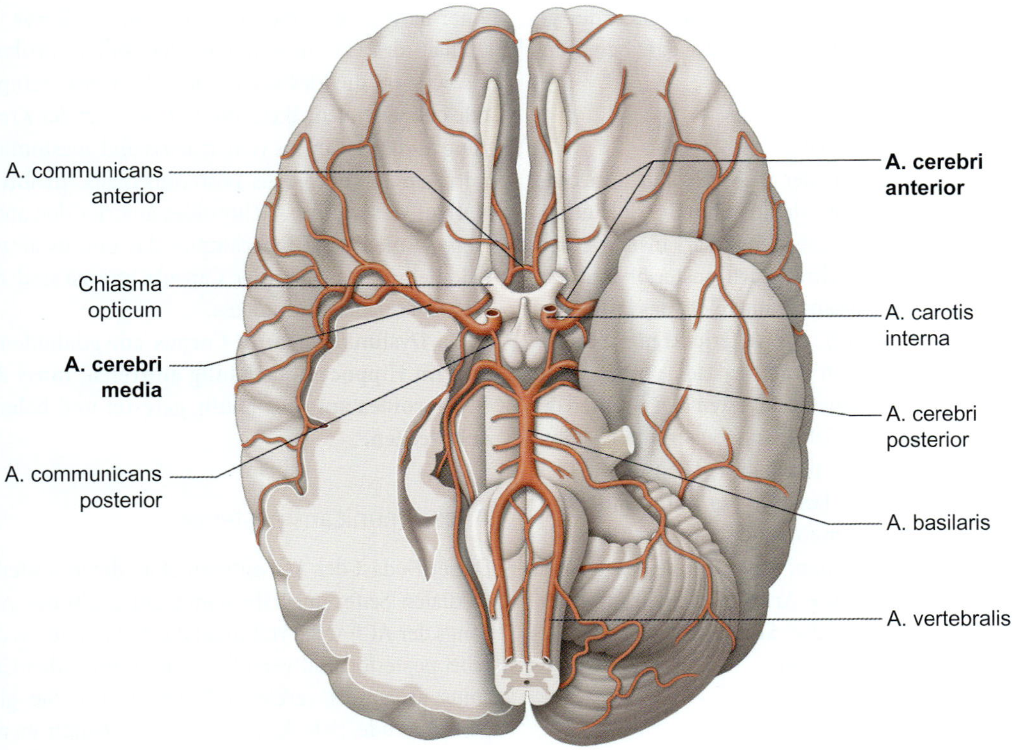


**Abb. 13.12** A. cerebri anterior und media: inferiore Ansicht.

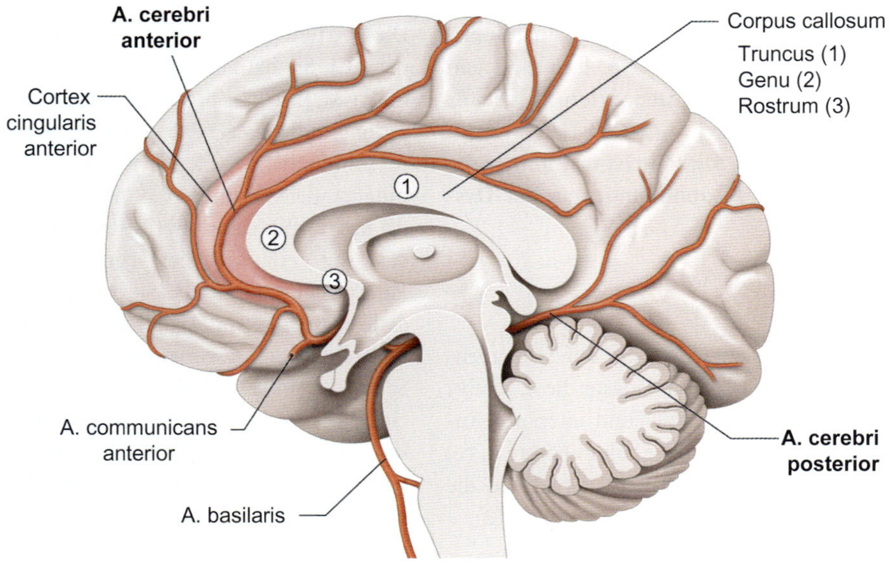


**Abb. 13.13** Versorgung des medialen Anteils der Hemisphäre, des Cortex praefrontalis und des Cortex cingularis anterior.

**Diese Arterie sollte bei Dysfunktionen der genannten Strukturen getestet und ggf. behandelt werden.**

### A. cerebri media (ACM)

Die Pars sphenoidalis der ACM verläuft horizontal bis zum Limen insulae, dem Beginn des Sulcus lateralis cerebri. Ihre anschließende Pars insularis zieht im Sulcus lateralis schräg nach posterior und kranial. Diese Richtungsänderung bildet das „Knie" der ACM (➤ Abb. 13.12). Die Arterie kreuzt nun die Falten der Insula von anterior nach posterior. Sie überdeckt mit verschiedenen Ästen den Großteil der lateralen Fläche des Gehirns: Lobus frontalis, Lobus temporalis und Lobus parietalis (➤ Abb. 13.14).

**Aufgrund ihres langen Verlaufs und ihrer Krümmung findet man an der A. cerebri media oftmals Dysfunktionen, Spannungen und/oder Adhäsionen. Wird die Arterie in Spannung versetzt, schränkt sie die Seitneigebewegung des Kopfes zur Gegenseite ein.**

### A. choroidea anterior (AChA)

Der feinster Ast der ACI entspringt an ihrer Rückseite (➤ Abb. 13.15) und manchmal aus der A. communicans posterior. Die Arterie verläuft in einer nach anterosuperior ausgerichteten Kurve innerhalb des Cornu temporale des Seitenventrikels. Sie versorgt die Plexus choroidei des Cornu temporale des Seitenventrikels mit Blut. Sie folgt der Kreuzung und dem Corpus ventricularis und anastomiert mit dem R. choroideus posteromedialis. In ihrem Verlauf versorgt die A. choroidea anterior den anterioren Anteil des Hippocampus, das Corpus amygdaloideum, das Genu der Capsula interna und die Cauda des Nucleus caudatus.

**Da Dysfunktionen im Corpus amygdaloideum und im Hippocampus häufig auftreten, muss die A. choroidea anterior häufig getestet und behandelt werden.**

### A. communicans posterior

Dieser Endast der ACI entspringt an deren posteromedialen Seite, ungefähr 4 mm unterhalb des Abgangs der AChA. Sie verbindet die ACI mit der A. cerebri posterior und vervollständigt seitlich den Circulus arteriosus cerebri (➤ Abb. 13.15). Sie gibt perforierende, tiefe Äste für folgende Strukturen ab: Tractus opticus, anteriorer Teil des Thalamus (A. polaris temporalis), anteriorer Anteil des Hypothalamus, Mesencephalon, Boden des dritten Ventrikels.

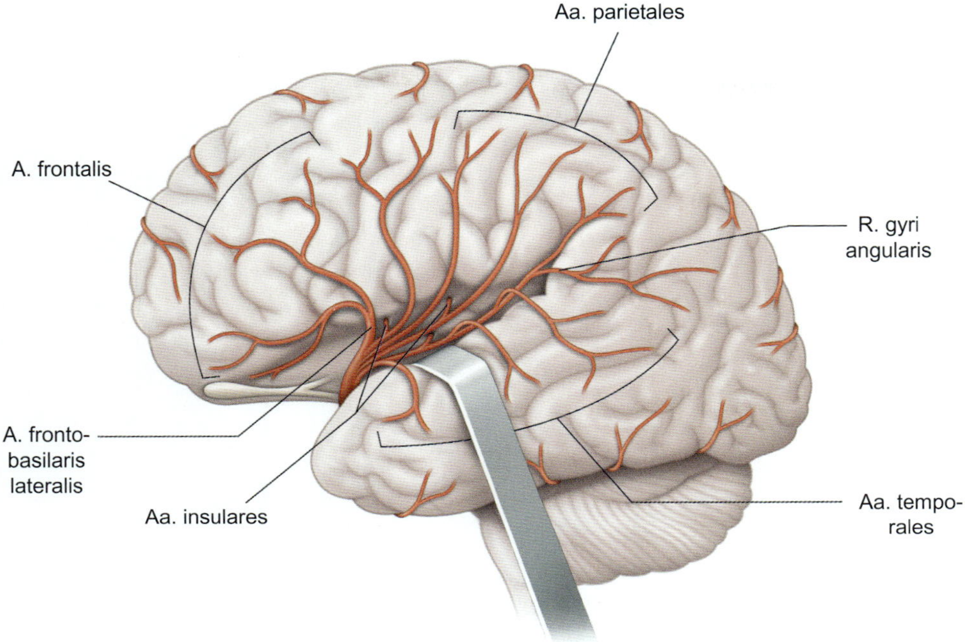


**Abb. 13.14** A. cerebri media und ihre Äste. Nach Kamina P. Anatomie clinique, tome 5. Paris : Maloine ; 2009.

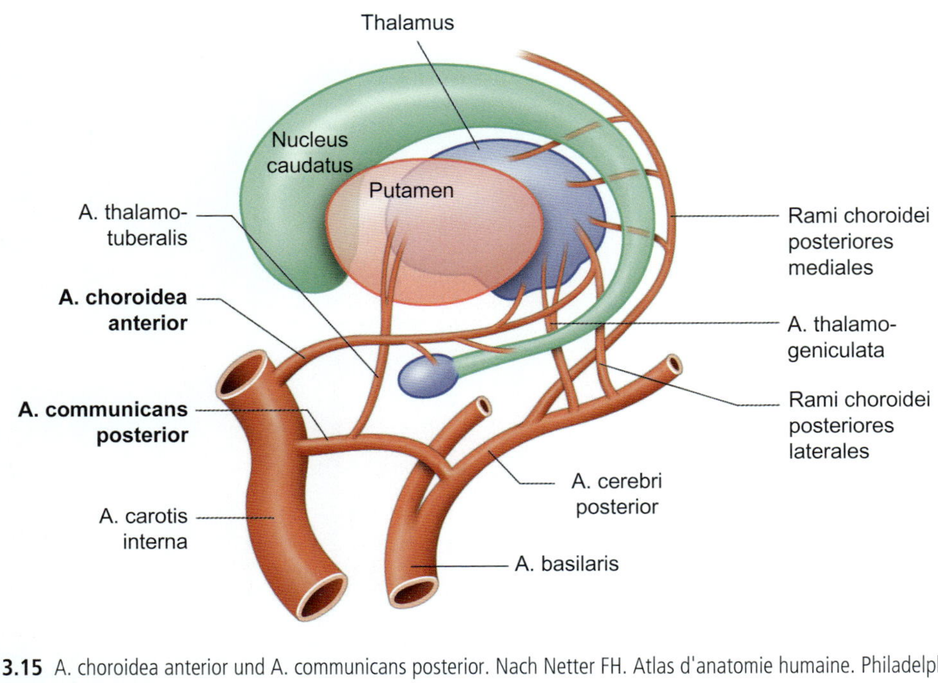


**Abb. 13.15** A. choroidea anterior und A. communicans posterior. Nach Netter FH. Atlas d'anatomie humaine. Philadelphie: Elsevier Masson; 2015.

## REFERENZEN

[1] Banaś A, Lass P, Brockhuis B. Estimation of cerebral perfusion among patients with eating disorders, anxiety and depressive disorders. Archives of Psychiatry and Psychotherapy 2009; 4: 5–10.

# KAPITEL 14 Reptiliengehirn

Das archaische Gehirn oder Reptiliengehirn steuert überlebenswichtige Funktionen (Hunger, Schlaf, Fortpflanzung). Die durch das Reptiliengehirn erzeugten Verhaltensweisen sind somit schnell, stereotyp und automatisch. Sie können nicht angepasst werden und lassen sich durch Erfahrung nicht beeinflussen, da das archaische Gehirn nur über ein sehr kurzes Gedächtnis verfügt. Bei Stress erzeugt der gleiche Reiz immer die gleiche Wirkung: Flucht oder Kampf (➤ Abb. 14.1). Das Reptiliengehirn ist auch das Gehirn der Empfindungen, der sozialen Bindung, des Unbewussten beim Menschen und des Instinkts beim Tier. Es leitet die Informationen aus unseren fünf Sinnen (Gehör-, Geruch-, Tast-, Geschmack- und Sehsinn) an das emotionale Gehirn, das limbische System, weiter.

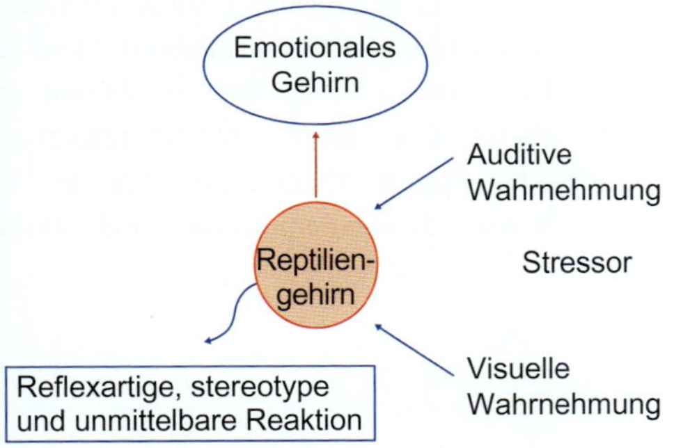


**Abb. 14.1** Automatische und stereotype, durch eine Stimulation ausgelöste Reaktion des Reptiliengehirns.

Beim Menschen entspricht das Reptiliengehirn dem Nervensystem des Kleinhirns und des Hirnstamms: Medulla oblongata, Pons, Pedunculi cerebri (oberhalb des Pons). All diese Strukturen bilden gemeinsam mit dem Okziputs die hintere Schädelgrube (➤ Abb. 14.2).

## 14.1 Kleinhirn

Das Cerebellum liegt unterhalb des Großhirns und wird an seiner Oberseite vom Tentorium cerebelli (➤ Abb. 14.2) überdeckt (➤ Abb. 14.3). Es liegt innerhalb des Okziputs, von außen betrachtet befindet

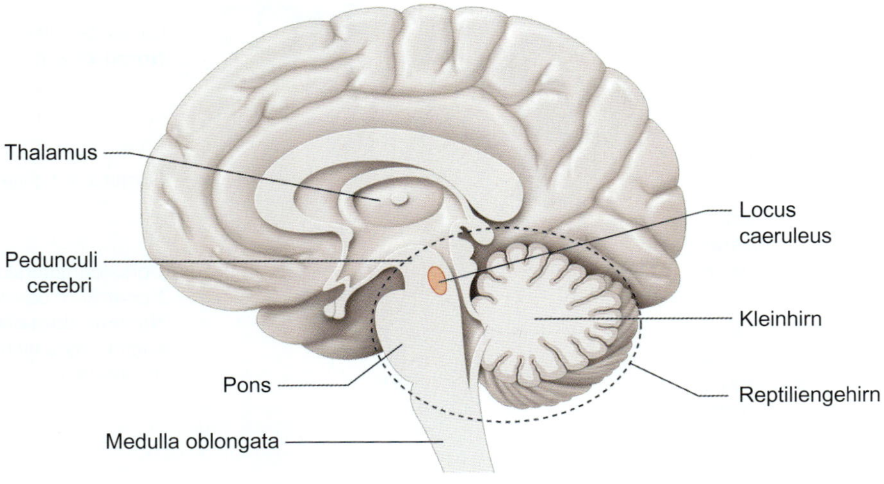


**Abb. 14.2** Reptiliengehirn bestehend aus Kleinhirn und Hirnstamm: Mesencephalon, Pons, Medulla oblongata.

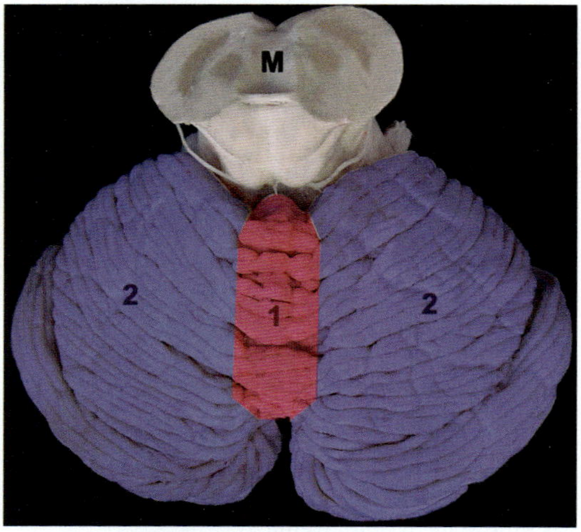


**Abb. 14.3** Kleinhirn: Ansicht von oben. 1: Vermis cerebelli, 2: Kleinhirnhemisphären, M: Mesencephalon.
Thines L, Lemarchand F. Atlas interactif de neuroanatomie clinique, 2e éd. Paris : Elsevier Masson ; 2016.

es sich unterhalb der Protuberantia occipitalis externa. An der Vorderseite des Kleinhirns liegt entlang der Mittellinie eine Vertiefung, in die sich der Hirnstamm einfügt. Kleinhirn und Hirnstamm werden durch die Pedunculi cerebellares verbunden. Das Kleinhirn besteht aus zwei Hemisphären, die im Zentrum durch den Vermis cerebellaris verbunden werden (➤ Abb. 14.4).

Lange Zeit wurde das Kleinhirn auf seine Rolle zur Steuerung des Gleichgewichts, des Muskeltonus und der motorischen Koordination beschränkt. Tatsächlich scheint es jedoch auch eine wichtige Funktion bei kognitiven und emotionalen Prozessen zu spielen und auch an verschiedenen psychiatrischen Pathologien wie etwa ADHS, Schizophrenie, bipolare Störungen, Angststörungen und Depression beteiligt zu sein [1].

Bei an Depression leidenden Patienten wurde zudem beobachtet, dass ihr Kleinhirn im Vergleich zu gesunden Personen kleiner ist [2].

Frauen scheinen zudem eher Depressionen zu entwickeln und leiden häufiger an einer posttraumatischen Belastungsstörung als Männer. Eine mögliche Erklärung wären die geschlechtsspezifischen Unterschiede im Bereich des Locus caeruleus (LC) und damit der NA-Sekretion sowie ihre Sensibilität auf CRH. Es scheint, dass Frauen mehr Afferenzen aus dem limbischen System erhalten als Männer und ihr Nervensystem durch einen emotionalen Reiz stärker

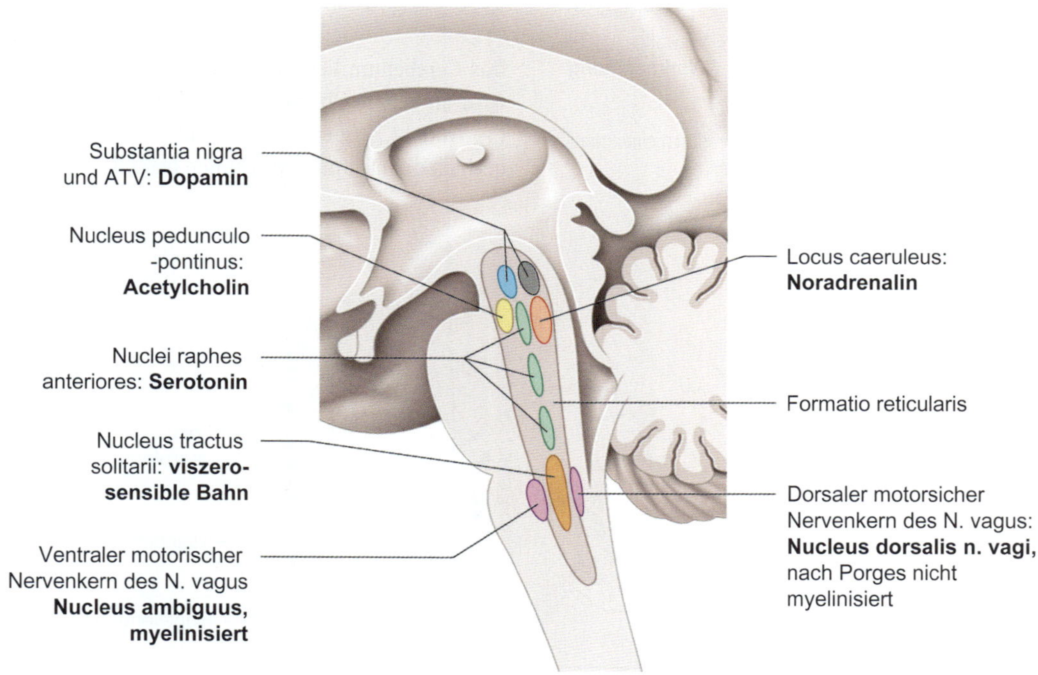


**Abb. 14.4** Schematische Darstellung des Hirnstamms und der Formatio reticularis.

stimuliert wird. Östrogen trägt ebenfalls zur Erhöhung der NA-Konzentration im LC bei, es steigert die NA-Synthese und reduziert seinen Abbau [3].

**OSTEOPATHISCHE RELEVANZ**

**Hintere Schädelgrube**

Verspannungen oder Retraktionen der hinteren Schädelgrube führen in Verbindung mit einer Kompression des kraniozervikalen Übergangs zu Belastungen des Reptiliengehirns, die durch nichts abgeschwächt werden können. Dieser Zustand erschwert das Stressmanagement, da er die Analyse des Stresses und damit die Distanzierung gegenüber dem Stress erschwert. Die Bedeutung der hinteren Schädelgrube ergibt sich auch aus den im Hirnstamm ausgeschütteten Neurotransmittern sowie aus der speziellen Beteiligung des Kleinhirns, das ebenfalls mit Stimmungsproblemen in Verbindung gebracht wird. Kurz gesagt und auf der Grundlage meiner persönlichen Erfahrungen haben die meisten Stresspatienten Spannungen in dieser Region.

Nach der Dekompression der SSB und der spezifischen Entspannung der intrakranialen Membranen sollte zunächst die hintere Schädelgrube behandelt werden und dann die oberen Halswirbel (➤ Kap. 25). Bei der Palpation hat man oft das Gefühl, dass das Kleinhirn auf einer Seite in sich zusammengezogen ist und auf der anderen Seite geweitet ist oder, insbesondere bei Personen, die sehr stark gestresst sind, unter Depression oder einer systemischen Entzündung leiden, beide Seiten eine Retraktion aufweisen. Da die A. vertebralis sowie die A. basilaris (➤ Kap. 26) häufig eine osteopathische Dysfunktion erkennen lassen, sollten sie immer untersucht und falls erforderlich behandelt werden. Die Patienten spüren die positive Wirkung und die Entspannung ihres NS unmittelbar nach der Behandlung der hinteren Schädelgrube und ihrer Arterien.

## 14.2 Hirnstamm und Formatio reticularis

Der Hirnstamm (➤ Abb. 14.4) ist eine wichtige Schnittstelle für das ZNS, das die Kommunikation zwischen dem Kortex, dem Kleinhirn und dem Rückenmark sicherstellt. Neun der insgesamt 12 Hirnnervenpaare haben dort ihren Ausgangspunkt. Die meisten Neurotransmitter werden hier sezerniert, sodass Dysfunktionen dieser Region schwere Auswirkungen haben. Durch diese Region ziehen auch die wichtigsten sensiblen und motorischen Nervenbahnen.

Die Formatio reticularis ist eine der ältesten Nervenstrukturen des Hirnstamms und liegt an der Schnittstelle zwischen dem autonomen, dem motorischen und dem sensiblen System. Sie besteht aus einer langen Säule von Nervengewebe, das die Form eines grauen Streifens hat und sich vom Zervikalmark zum Diencephalon (Thalamus, Hypothalamus) erstreckt (➤ Abb. 14.4). Sie liegt im Zentrum des Hirnstamms und bildet eine Kommunikationsbahn zwischen dem Thalamus und dem Rückenmark. In ihr befinden sich auch verschiedene Kerne, darunter auch die Hirnnervenkerne. Die Formatio reticularis entsendet Axone ins gesamte Gehirn und insbesondere in den gesamten Neocortex. Sie lässt sich in drei Längszonen unterteilen: eine mediane Zone, in der sich die Raphekerne befinden, sowie eine mediale und eine laterale Zone. Sie ist an der Regulation lebenswichtiger Funktionen beteiligt: Wachsamkeit, Wach-Schlaf-Rhythmus. Sie reguliert den Muskeltonus und den Haltungstonus und wirkt an der Kontrolle der motorischen Reflexaktivität mit. Sie kontrolliert die Mimikmuskulatur und ermöglicht es dem Menschen, damit Emotionen Ausdruck zu verleihen. Sie ist an kognitiven Funktionen wie der Aufmerksamkeit beteiligt. Die Formatio reticularis koordiniert verschiedene vegetative Funktionen: Atmung, Schlucken, Blutdruck, Thermoregulation usw. Sie spielt zudem eine Rolle bei der Neurotransmittersekretion (➤ Kap. 9):

- Noradrenalin (NA), das im Locus caeruleus, einem Kern im Tegmentum pontis, produziert wird.
- Serotonin (5-HT), das durch die Raphekerne sezerniert wird, die in der medianen Zone der Formatio reticularis liegen und sich bis in die Medulla oblongata, den Pons und das Mesencephalon erstrecken. Im Bereich der Medulla oblongata innervieren die Raphekerne das Rückenmark und steuern die sensorischen mit Schmerz verbundenen Nervenimpulse. Auf der Ebene von Pons und Mesencephalon innervieren sie genauso wie die Neuronen des LC das gesamte Gehirn auf diffuse Art.
- Dopamin (DA), das in der Substantia nigra und die Area tegmentalis ventralis (ATV) im Mesencephalon produziert wird. Die Substantia nigra ist mit den Basalganglien verbunden: Nucleus

caudatus, Putamen, Globus pallidus und Nucleus subthalamicus. Diese bei Morbus Parkinson betroffenen Nervenstrukturen beteiligen sich an der Kontrolle der Motrizität, wirken aber auch an anderen Funktionen mit (Gedächtnis, Emotionen). Die ATV besteht aus einer Gruppe von Neuronen, deren Botenstoff das DA ist, das über das mesokortikale Neuronensystem in zahlreiche Regionen des Gehirns projiziert wird. Das mesokortikale Neuronensystem ist Teil des Belohnungssystems, das auch den Nucleus accumbens umfasst. Es ist somit an der Motivation, an bestimmten kognitiven Prozessen und verschiedenen psychiatrischen Störungen sowie am Suchtverhalten beteiligt.

- Acetylcholin (siehe ➤ Abb. 14.4).

**Die Formatio reticularis ist auch ein Regulator, eine Art Filter, der verhindert, dass das Gehirn durch zu viele Nervenimpulse überlastet wird, was zu schweren neuropsychischen Störungen führen würde.**

Die (dorsalen und ventralen) motorischen und sensiblen Kerne des N. vagus befinden sich ebenfalls im Hirnstamm, auf Höhe der Medulla oblongata (siehe ➤ Kap. 12):

## OSTEOPATHISCHE RELEVANZ

### Hirnstamm

Der osteopathische Test für den Hirnstamm, der im Abschnitt 7 (➤ Kap. 25) beschrieben wird, hilft uns, Mobilitätsdysfunktionen zu erkennen, die negative Auswirkungen auf die Gesundheit des Nervensystems haben. Bei einer osteopathischen Dysfunktion des Hirnstamms stellt man daher häufiger Angst und Depression oder auch eine verringerte Stressresilienz fest, da die Produktion und die Kommunikation der Neurotransmitter sowie auch die SAM-Achse und die vagalen Bahnen beeinträchtigt werden können. Dieser Test ist für die Evaluierung der Gesundheit des Nervensystems ein unerlässliches Hilfsmittel.

## REFERENZEN


[1] Baldaçara L, Borgio JGF, Jackowski AP, Lacerda ALT. Cerebellum and psychiatric disorders. Braz J Psychiatry 2008; 30 (3): 281–9.

[2] Yucel K, Nazarov A, Taylor VH, Macdonald K, Hall GB, Macqueen GM. Cerebellar vermis volume in major depressive disorder. Brain Struct Funct 2013; 218 (4): 851–8.

[3] Bangasser DA, Wiersielis KR, Khantsis S. Sex differences in the locus coeruleus-norepinephrine system and its regulation by stress. Brain Res 2016; 1641 (Part B): 177–88.

KAPITEL

# 15 Emotionales Gehirn – limbisches System

Das limbische System umfasst die subkortikalen Gehirnstrukturen, die am Ausdruck unserer Emotionen und unseres Verhaltens beteiligt sind. Das über dem Reptiliengehirn (Hirnstamm) liegende limbische System entstand später als dieses im Zuge der Entwicklung der Säugetiere. Es steuert die Emotionen und das Verhalten und ist an Gedächtnis und Lernfähigkeit beteiligt. Es beeinflusst das endokrine System und das ANS und gilt als Steuerungszentrale für die neurovegetativen Funktionen (Atmung, Verdauung, Schweißabsonderung, Vaskularisation usw.) (➤ Abb. 15.1).

Die Emotion (das lateinische Wort *motio* bedeutet so viel wie „sich bewegen, Bewegung") ist eine komplexe psychophysiologische Erfahrung des Geisteszustands eines Menschen, eine Reaktion auf innere, biochemische und hormonelle Einflüsse sowie auf externe, aus der Umwelt kommende Einflüsse.

### BEZIEHUNG ZWISCHEN DEM LIMBISCHEN SYSTEM UND DEN AN EMOTIONEN UND VERHALTEN BETEILIGTEN EFFEKTORSYSTEMEN (➤ ABB. 15.2)

- Neuroendokrines System: Verbindungen zwischen den Nervenkernen des Corpus amygdaloideum und des Hypothalamus, die die Sekretion bestimmter Hypophysenhormone steuern
- Autonomes Nervensystem (ANS): Verbindungen zwischen den Nervenkernen des Corpus amygdaloideum und des Hypothalamus und den Nervenkernen des N. vagus (Parasympathikus), des Locus caeruleus (NA) im Hirnstamm und dem Nebennierenmark, das Adrenalin freisetzt
- Somatisches Nervensystem: Verbindungen des Hippocampus, der Nuclei septales und des Corpus amygdaloideum mit dem Hypothalamus, der seinerseits mit dem Tractus reticulospinalis in Verbindung steht

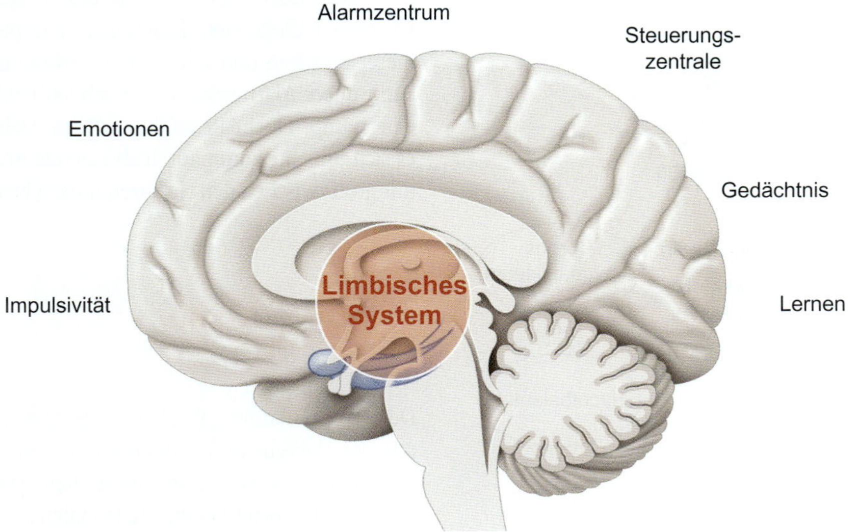


**Abb. 15.1** Limbisches System.

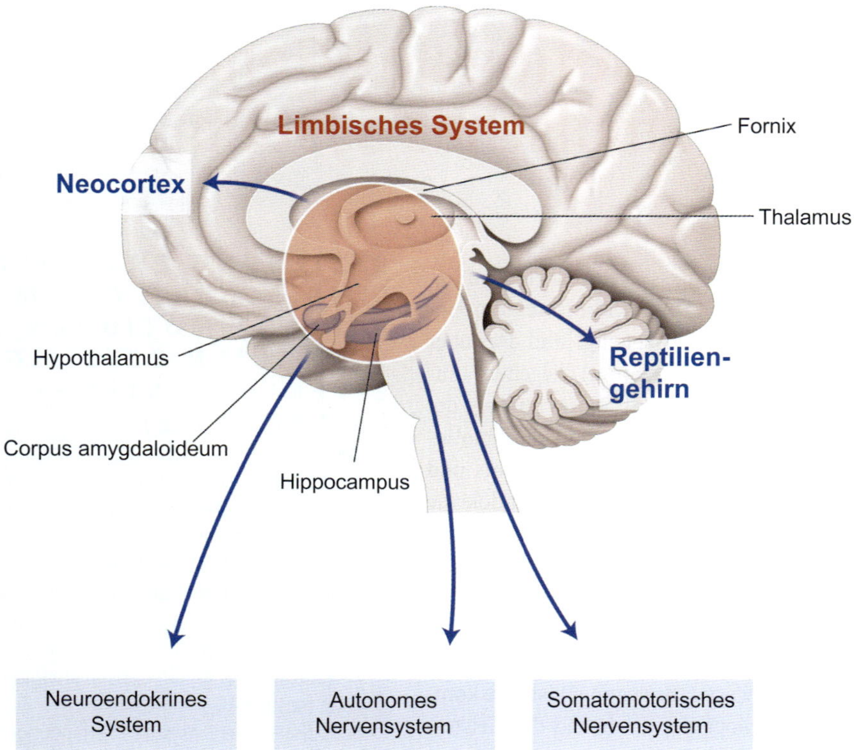


**Abb. 15.2** Einfluss des limbischen Systems auf das Hormonsystem, das zentrale und somatische Nervensystem.

Das limbische System kann gegenüber dem Neocortex auch autonom agieren. Bei Stress kann es die Informationsweitergabe zum Neocortex unterbrechen, Stress mit Erinnerungen vergleichen, um sich auf das Überleben zu konzentrieren, und unsere Fähigkeit zum klaren Denken ausschalten (➤ Abb. 15.3). Die Informationsverarbeitung des limbischen Systems ist primitiver, aber schneller und besser auf die dem Überleben dienenden Reaktionen angepasst. Dank dieser kürzeren und schnelleren Verbindung (10 ms) kann unser Alarmsystem sehr schnell reagieren und eine Kampf-Flucht-Reaktion auslösen. Dabei handelt es sich um eine automatisch ablaufende Reaktion, die nur grob zwischen den Gefahren unterscheidet.

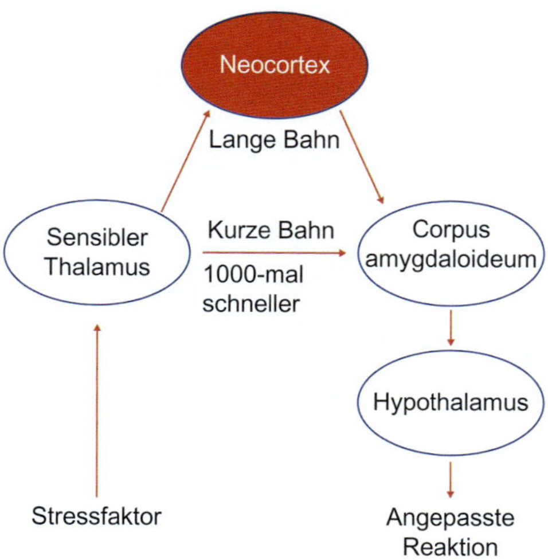


**Abb. 15.3** Informationsverarbeitung: zwei Bahnen.

## 15.1 Hypothalamus

Der Hypothalamus gilt als oberste Steuerungszentrale des Nerven- und endokrinen Systems. Er erhält Informationen aus dem limbischen System und stimmt die körperlichen, neuronalen und hormonellen Reaktionen darauf ab.

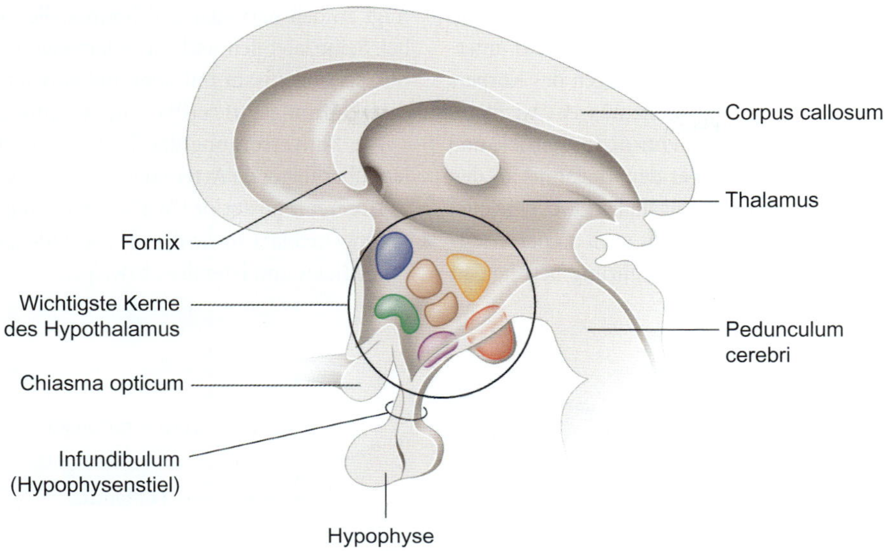


**Abb. 15.4** Lokalisation des Hypothalamus, Steuerungszentrale des Nerven- und Hormonsystems.



Anatomisch betrachtet bildet der Hypothalamus den Boden und die Seitenwand des 3. Ventrikels. Kaudal setzt er sich in der Hypophyse fort. Der Hypothalamus besteht aus drei Kerngebieten, einer vorderen, mittleren und hinteren Kerngruppe (➤ Abb. 15.4).

Er entsendet Impulse an den motorischen Kortex um motorische Reaktion, zur Hypophyse um hormonelle Reaktionen und zum Hirnstamm um neuronale (vegetative) Reaktionen auszulösen. Als Schaltstelle des Gehirns entsendet der Thalamus Botschaften an den Kortex, um zu überprüfen, ob die vom Nucleus accumbens erzeugte Reaktion der Freude, die vom Hippocampus erzeugten Erinnerungen oder die vom Corpus amygdaloideum ausgelöste Angst tatsächlich angebracht sind.

Der Hypothalamus steuert Phänomene wie Hunger, Durst, Atmung, Temperatur und Blutdruck. Bei Stress wird der Hypothalamus unverzüglich aktiviert, da er eine zentrale Aufgabe bei der Regulation biologischer Prozesse erfüllt.

**Durch Stress werden über den Hypothalamus folgende Systeme aktiviert: das sympathische System – über das Nebennierenmark und den Anstieg des Adrenalinspiegels – und die HHN-Achse – über die Hypophyse, die die Ausschüttung von Cortisol ankurbelt.**

**Neben seiner energetisierenden und entzündungshemmenden Wirkung hat Cortisol möglicherweise auch einen ausgleichenden Effekt auf die Stressreaktion, vorausgesetzt die Situation wurde unter Kontrolle gebracht oder die Gefahr überwunden.**

**Bei Beziehungsproblemen werden die gleichen biologischen Reaktionen ausgelöst wie bei der Begegnung mit einem Raubtier. Nur dass in diesem Fall das Problem nicht sofort gelöst werden kann. Daher wird aus der in einer akuten Stresssituation positiven Wirkung des Cortisols bei lang anhaltendem und chronischem Stress ein krankmachendes Phänomen (➤ Kap. 5).**

**Steigt der Cortisolspiegel an, drosselt der Hippocampus den Hypothalamus, sodass dieser die CRH-Sekretion reduziert. Bei chronischem Stress verliert der Hippocampus diese Fähigkeit.**

## 15.2 Thalamus

Der Thalamus ist der größte Teil des Diencephalons. Er bildet den oberen Teil der Seitenwand des 3. Ventrikels, der durch Dysfunktionen oder Atrophie des Thalamus leicht beeinträchtigt werden kann. Der Thalamus liegt über dem Hirnstamm im Zentrum des limbischen Systems (➤ Abb. 15.5) und spielt eine wichtige Rolle für die Emotivität, das Gedächtnis und die Kognition. Er ist in mehrere Kerngebiete unterteilt, die Informationen aus allen Teilen des Körpers aufnehmen. Damit ist der Thalamus ein wichtiges Umschalt- und Aktivierungszentrum für sensible und sensorische Impulse, die über den Thalamus an den Neocortex oder an die Basalganglien weitergeleitet werden. Zudem ist der Thalamus auch an der Wahrnehmung von Schmerz und Berührung beteiligt. Er trägt zu den nervösen und hormonellen Reaktionen bei. Seine lateralen und ventrolateralen Kerne beeinflussen gemeinsam mit dem limbischen System und dem Präfrontalkortex (PFC) die Stimmung.

Die Blutversorgung des Thalamus erfolgt vor allem über folgende Arterien (➤ Abb. 15.6):

- A. cerebri posterior (ACP), von der die A. thalamogeniculata sowie die Rr. choroidei posteriores mediales und laterales abzweigen



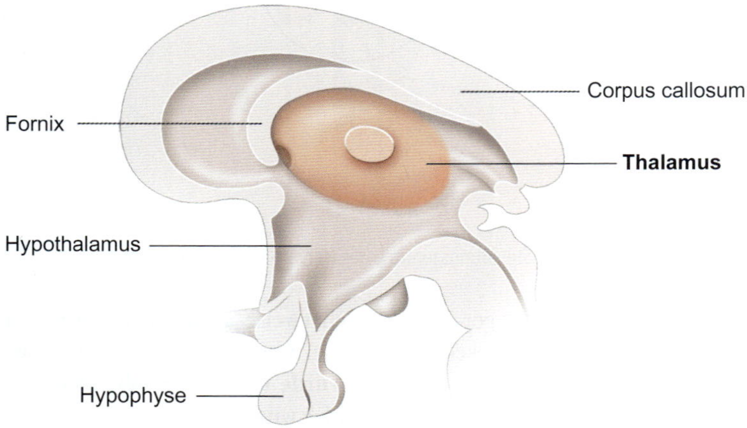


**Abb. 15.5** Thalamus.

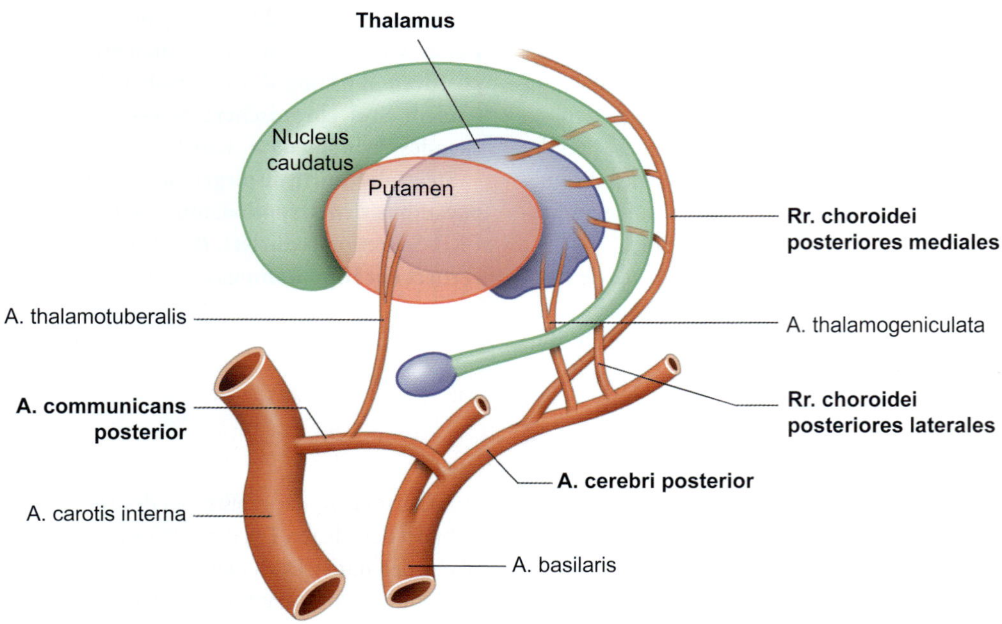


**Abb. 15.6** Vaskularisation des Thalamus.

- A. communicans posterior, die aus der A. carotis interna hervorgeht

**Diese Arterien sollten unbedingt untersucht und gegebenenfalls und je nach Dysfunktion des Thalamus behandelt werden (siehe ➤ Kap. 26). Aus medizinischer Sicht gilt der Verschluss des proximalen Anteils der ACP als eine häufige Ursache für das Thalamussyndrom, das sich durch Hemiparese, Hemiparästhesie sowie durch intensive Schmerzen in der betroffenen Körperhälfte auszeichnet.**

Bei klinischer Depression dürfte der Thalamus ebenso wie der PFC, der Hippocampus, die Parietallappen und das Kleinhirn atrophieren [1]. In der Tat scheinen sich der linke Thalamus und das Putamen nach einer ersten depressiven Episode zu kontrahieren und zu atrophieren [2] und auch an der Angststörung beteiligt zu sein. Eine Thalamusläsion führt zu Gedächtnis- und Kognitionsstörungen, zu Angstverhalten, Lernschwächen und zu einer Reduzierung der sozialen Interaktion [3]. Diese Störungen werden vor allem mit Dysfunktionen im posterioren Abschnitt des Thalamus in Verbindung gebracht (➤ Abb. 15.7) [4]. Es ist also wichtig auf das Gleichgewicht des Thalamus zu achten, um die psychosomatische und viszerale Gesundheit der Patienten zu erhalten.

**Zu Normalisierung des Thalamus führt man zunächst Test und Technik am Hirnstamm aus und befasst sich anschließend mit den Spannungsaspekten und mit der spezifischen Evaluierung seiner Arterien.**

## 15.3 Putamen

Das Putamen ist eine Gehirnstruktur, die aufgrund ihrer Rundung gut zu identifizieren ist. Sie befindet sich zu beiden Seiten des anterioren und medialen Abschnitts des Thalamus (➤ Abb. 15.8) unter den Großhirnhemisphären und dem Corpus callosum. Es liegt medial der Insula, die größer und oberflächlicher ist. Das Putamen gehört zu den an der Basis des Kortex gelegenen Basalganglien, die sich auf beiden Hemisphären verteilen. Kamina unterteilt die Basalganglien in zwei Gruppen [5]:

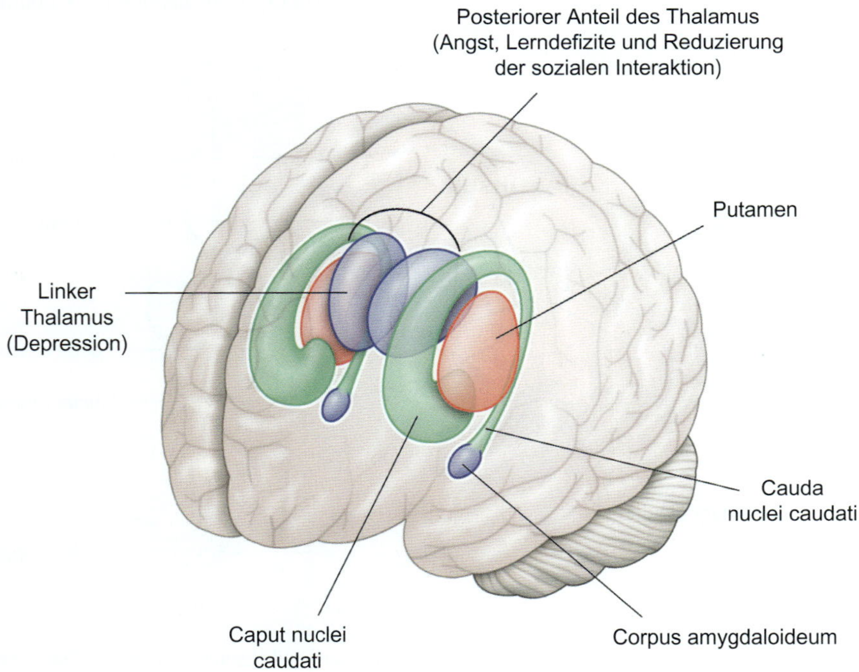


**Abb. 15.7** Thalamus und sein Bezug zu Angst und Depression.

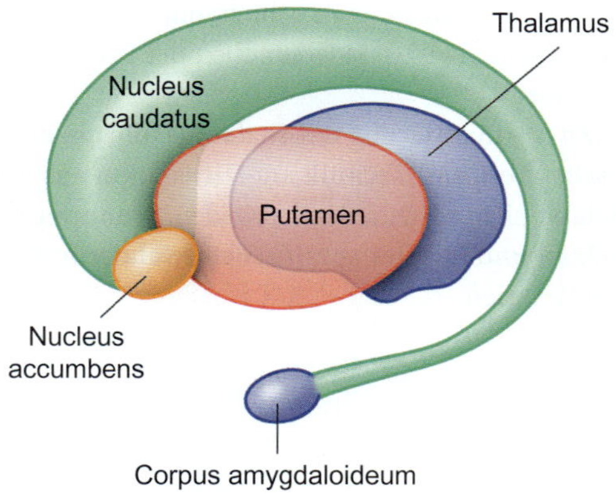


**Abb. 15.8** Basalganglien. Das Putamen liegt beidseits des anterioren und medialen Abschnitts des Thalamus.

- Corpus striatum, das sich aus dem Nucleus caudatus und dem Putamen zusammensetzt
- Corpus amygdaloideum

Diese Gruppen lassen sich noch weiter unterteilen, worauf hier jedoch nicht eingegangen wird. Die Basalganglien sind an der motorischen Kontrolle und an der Willkürmotorik beteiligt. Schädigungen der Basalganglien führen zur quantitativen Reduktion der Neurotransmitter, was insbesondere zu Tremor und psychischen Störungen führen kann.

Die beiden Hauptfunktionen des Putamen sind die Bewegungsregulierung und sein Einfluss auf die verschiedenen Lerntypen. Diese Struktur verwendet die Neurotransmitter GABA, ACh und Enkephaline.

Sie wird durch die A. cerebri anterior und die A. cerebri media vaskularisiert.

**Thalamus und Putamen scheinen durch eine erste depressive Episode beeinträchtigt zu werden. Das Putamen ist auch an neurodegenerativen Erkrankungen wie Morbus Parkinson beteiligt.**

## 15.4 Nucleus accumbens

Der Nucleus accumbens besteht aus einer Gruppe von Neuronen, die in den beiden Hemisphären vor dem anterioren Anteil des Putamen (➤ Abb. 15.8), am Übergang zwischen dem Temporal- und dem Frontallappen und unter dem Rostrum des Corpus callosum liegen (➤ Abb. 15.9). Am Kranium lässt sich der Nucleus accumbens oberhalb und etwas anterior des Corpus amygdaloideum lokalisieren. Erkennbar ist er an der Außenseite des Kraniums durch eine Vertiefung oberhalb des sphenosquamösen Pivotpunkts finden.

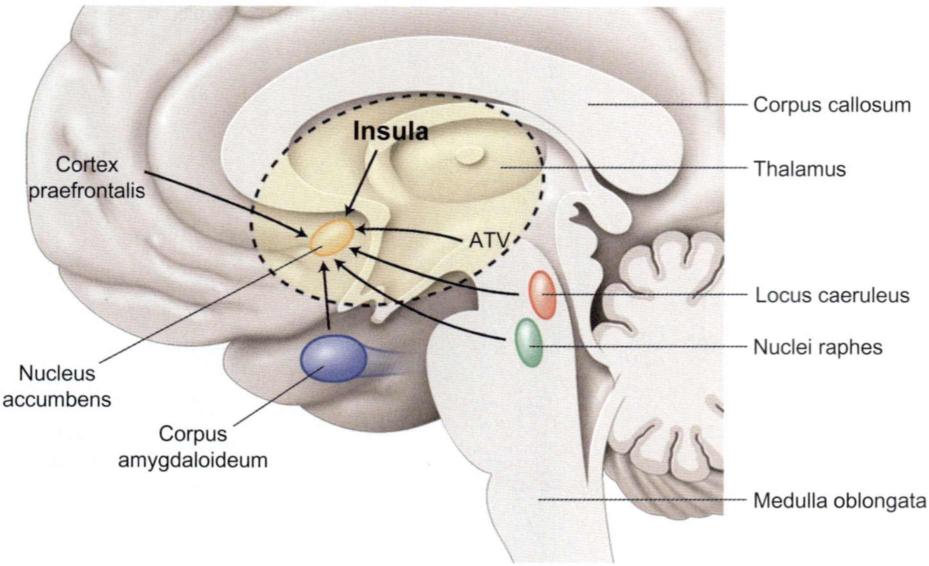


**Abb. 15.9** Lage des Nucleus accumbens (orange) unter dem Corpus callosum und oberhalb und vor dem Corpus amygdaloideum. Er hat enge Verbindungen mit der Area tegmentalis ventralis (ATV), dem Locus caeruleus, den Raphekernen, dem Corpus amygdaloideum, der Insula, dem Präfrontalkortex und dem Hippocampus.

Der Nucleus accumbens gehört zu den Basalganglien. Er spielt eine wichtige Rolle im Belohnungssystem und bei Suchtverhalten (Alkohol usw.), aber auch bei Lust und Vergnügen, Lachen, Angst und beim Placeboeffekt. Neurotransmitter, die den Nucleus accumbens beeinflussen, sind Dopamin (DA), das Lust und Verlangen fördert, und Serotonin, das das Gefühl von Freude und Sättigung begünstigt. Damit ist der Nucleus accumbens auch an der Bulimie beteiligt. Er stellt eine Verbindung zwischen dem limbischen System und den Basalganglien her und hilft bei der Planung einer Bewegung und einer Argumentation. Er ist zudem an unserer Motivationskontrolle bzw. an obsessiver Motivation beteiligt. Der Nucleus accumbens ist mit folgenden Gehirnregionen verbunden (➤ Abb. 15.9):

- Area tegmentalis ventralis (ATV) des Mesencephalon, die im obersten Bereich des Hirnstamms liegt und für die Dopamin-Sekretion zuständig ist.
- Locus caeruleus, das Alarmzentrum des Gehirns, das Noradrenalin freisetzt. Er wird durch Mangel stimuliert und drängt den Süchtigen sich seine Dosis Belohnung zu holen.
- Raphekerne für das Serotonin.
- Corpus amygdaloideum, das Wahrnehmungen in angenehmer oder unangenehmer Weise einfärbt.
- Insula, die ebenfalls eine Rolle bei der aktiven Suche nach dem durch Nahrung oder psychoaktive Substanzen erzeugten Genuss spielt und am bewussten Aspekt von Verlangen und Bedürfnis beteiligt ist.
- PFC und Hippocampus, die an der Motivation und der Planung von Handlungen sowie an dem mit angenehmen Erinnerungen an die Einnahme von süchtig machenden Substanzen assoziiertem Gedächtnis beteiligt sind.

## 15.5 Hippocampus



Der Hippocampus, das Amonshorn, ist eine paarige, im Temporallappen liegende Struktur des limbischen Systems, deren posteriore Anteile über die Fornix cerebri miteinander verbunden sind. Der in seinem posterioren Anteil spitz zulaufende Hippocampus bildet die Verlängerung des Fornix cerebri, der anterior am Corpus mamillare endet. Der Krümmungsradius des Hippocampus variiert von Person zu Person, dieser Umstand lässt sich bei der Palpation des typischen Sulcus erkennen, der in einer mehr oder weniger ausgeprägten Krümmung unmittelbar oberhalb der Ohrmuschel zum Fornix aufsteigt. Unmittelbar vor dem Hippocampus befindet sich das Corpus amygdaloideum (➤ Abb. 15.10 und ➤ Abb. 15.11).

Hippocampusformation und Fornix cerebri stehen ebenso wie der Thalamus in engem Bezug zum Ventrikelsystem. Sie sind für das gute Funktionieren des 3. Ventrikels sowie der Seitenventrikel unerlässlich. Der Hippocampus bildet den Boden [5] und der

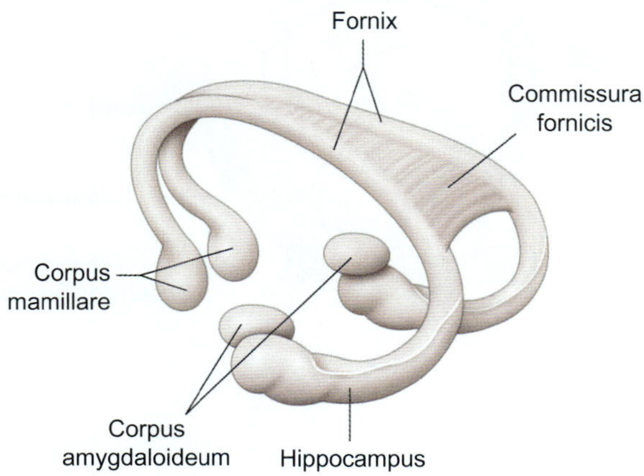


**Abb. 15.10** Hippocampus und seine Ausläufer zum Fornix cerebri. Unmittelbar davor: das Corpus amygdaloideum. Nach Netter FH Atlas d'anatomie humaine. Philadelphie : Elsevier Masson; 2015.

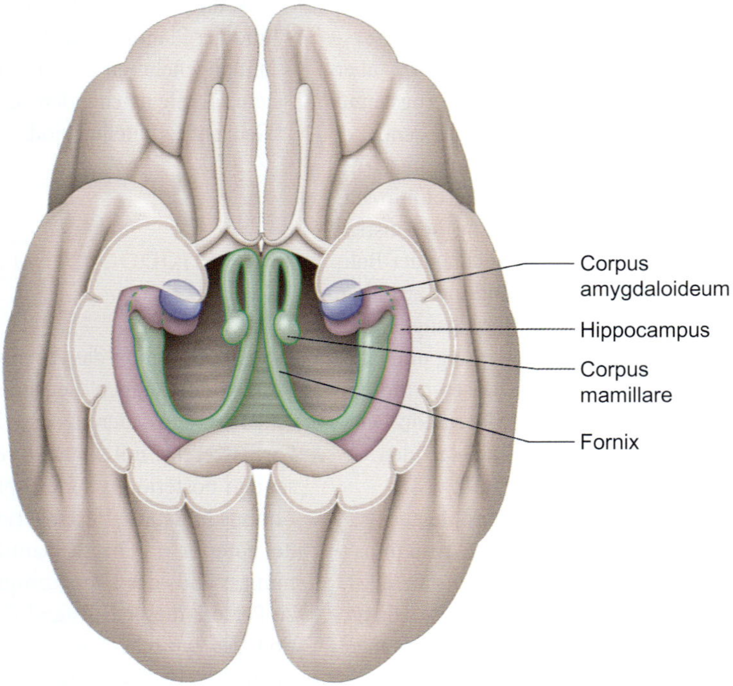


**Abb. 15.11** Hippocampus: Ansicht von inferior.

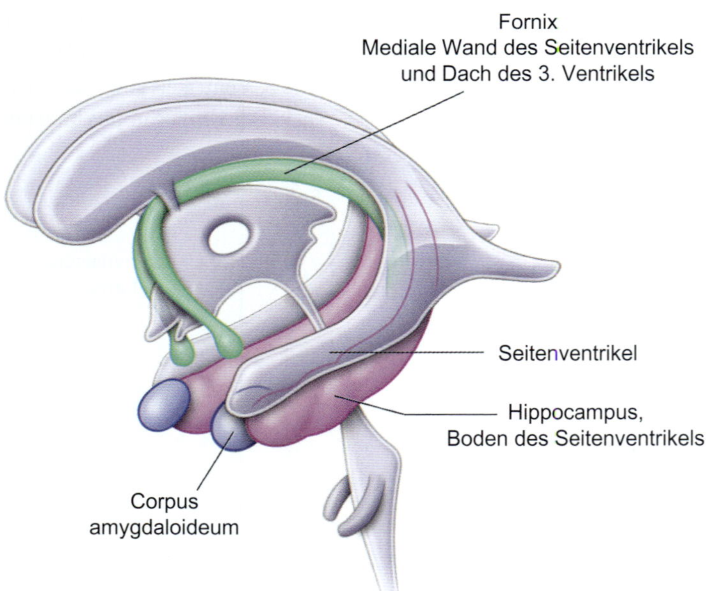


**Abb. 15.12** Hippocampus, Boden des Seitenventrikels.

Fornix die mediale Wand des Cornu inferior der Seitenventrikel. Der Fornix ist auch an der Ausbildung der medialen Wand der Seitenventrikel und des Dachs des 3. Ventrikels beteiligt (➤ Abb. 15.12).

**Durch dieses Naheverhältnis erklärt sich, warum Dysfunktionen in der Mobilität/Motilität und strukturelle Veränderungen von Thalamus und Hippocampus/Fornix die Fluktuation des Liquors in den Ventrikeln beeinflussen können.**

Der Hippocampus ist an der Integration der kognitiven und emotionalen Informationen beteiligt, seine Funktionen werden über seine dorsoventrale Achse verteilt [6]:

- Der **dorsale Hippocampus** steht für die kognitiven Funktionen und übernimmt eine zentrale Rolle bei der Ausbildung des episodischen und des Langzeitgedächtnisses. Allerdings scheint das Wissen, wie man etwas macht, wie man z. B. Fahrrad fährt, nicht den Hippocampus zu stimulieren, sondern das Kleinhirn und die für die motorische Kontrolle verantwortlichen Regionen. Der dorsale Abschnitt des Hippocampus wird durch die A. cerebri posterior versorgt.
- Der **ventrale Hippocampus** beteiligt sich an der Kontrolle der emotionalen Funktionen, dem Stressmanagement und dem Angstverhalten [7]. Er hemmt die Stressreaktion von Hypothalamus und Corpus amygdaloideum. Er verfügt somit über angsthemmende Eigenschaften, reagiert allerdings auch sehr stark auf Stress, da Stress die neuronale Plastizität des Hippocampus reduziert (Atrophie), sodass langfristig mehr Angst entsteht [8]. Der ventrale Anteil des Hippocampus wird ebenso wie das Corpus amygdaloideum durch die A. choroidea anterior vaskularisiert. Unter Stress lässt sich im Hippocampus eine eindeutige Verringerung der GABA-Interneuronen feststellen, was wiederum zur Erhöhung der Angst führt [9].

**Die Atrophie des Hippocampus kann letztlich zu Gedächtnisverlust, Angst, Depression und Störungen der Hirn-Darm-Achse führen und die HHN-Achse beeinträchtigen.**

Bei chronischem Stress kommt es zu einer Volumenabnahme von bis zu 95 % der Hippocampus-Zellen, zudem konnten auch Veränderungen in der Morphologie der Dendriten beobachtet werden [10]. Perizelluläre Ödeme wurden ebenfalls festgestellt.

Bei Morbus Alzheimer ist der Hippocampus eine der ersten Strukturen, die durch die Krankheit betroffen ist. Dieser Umstand erklärt auch die typischen Gedächtnis- und Orientierungsprobleme dieser Pathologie.

Zudem können bereits bestehende, durch neonatalen Stress oder Stress im Kleinkindalter verursachte Läsionen des Hippocampus die Resilienz und die Plastizität gegenüber Alltagsstress verringern. Menschen mit geringem Selbstwertgefühl scheinen einen kleineren Hippocampus zu haben [11]! Frauen mit schweren Depressionen weisen ebenfalls eine Verringerung des Volumens und der Funktionen des Hippocampus auf.

Zu den Pathologien, die den Hippocampus betreffen, gehören:

- (Allgemeiner) sowie posttraumatischer Stress
- Angst und Depression
- Schlafstörungen
- Morbus Alzheimer, Gedächtnisstörungen
- Chronische Alkoholvergiftung
- Intoxikation durch Cannabis und andere Drogen
- Intoxikation durch Kohlenstoffmonoxid

**Da Stress ein sehr weit verbreitetes Phänomen ist, sollte man präventiv arbeiten und diese wichtige Struktur testen und behandeln. Wenn eine Dysfunktion vorliegt, zeichnet sich die Form des Hippocampus bei der Palpation des Temporallappens unter den Händen des Therapeuten ab. Der Sulcus erscheint bei einer Atrophie kleiner, ist aber aufgrund seiner Dysfunktion sowohl im ventralen wie auch im dorsalen Anteil leichter zu erkennen.**

## 15.6 Corpus amygdaloideum

Diese kleine paarige mandelförmige Struktur befindet sich unmittelbar vor dem Hippocampus, im anterioren Teil des Temporallappens (➤ Abb. 15.10 bis ➤ Abb. 15.13). Corpus amygdaloideum und der anteriore mit dem Corpus amygdaloideum verbundene Teil des Hippocampus werden durch die A. choroidea versorgt (siehe ➤ Abb. 15.13).

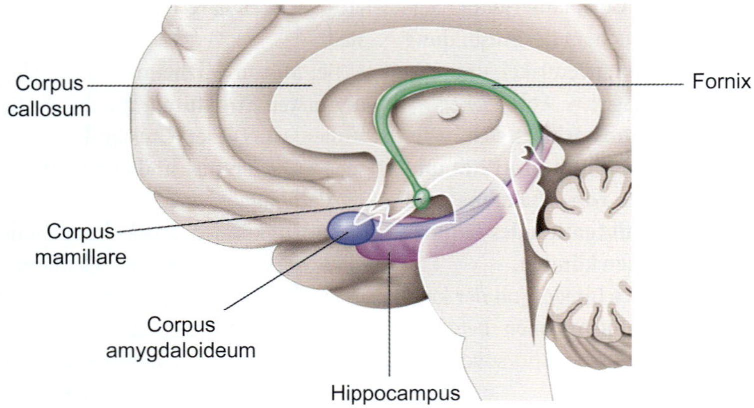


**Abb. 15.13** Corpus amygdaloideum.

Das Corpus amygdaloideum ist für die Entschlüsselung der Emotionen, der Angst- und Furchtreaktionen sowie für alles, was unser Überleben betrifft, zuständig. Dank dieser Struktur spürt man die unmittelbar bevorstehende Gefahr. Sie zeigt auch das Vorhandensein von Nahrung, Sexualpartnern, Rivalen, Personen in Notlage usw. an. Das Corpus amygdaloideum könnte als das Alarmsystem des Körpers bezeichnet werden. Deshalb verfügt es über zahlreiche Verbindungen mit anderen Gehirnstrukturen wie dem Hippocampus, mit dem es einen engen Bezug hat [12]. Die Amygdala „entscheidet", ob sie die ankommende Information für eine rationale Analyse zum Neocortex weiterleitet oder sie direkt ans Kleinhirn und somit ans Reptiliengehirn schickt, das für die automatischen Reaktionen zuständig ist. Bei der Verarbeitung von Emotionen beeinflussen der Amygdalakomplex und das limbische System den Hypothalamus und dieser schickt seinerseits eine Botschaft an die Hypophyse, an das Nervensystem sowie an das Kopf- Bauch- und Beckenhirn.

Wird das Corpus amygdaloideum stimuliert, aktiviert es die Ausschüttung von Cortisol und NA und ermöglicht damit Flucht oder Kampf. Dabei wird der Präfrontalkortex (PFC) ausgeschaltet, damit Gedanken und Überlegungen die für das Überleben wichtige Reaktion nicht verlangsamen. Es aktiviert auch das somatische System und damit den Bewegungsapparat.

Hält Stress über mehrere Wochen an, wird der Hippocampus, der normalerweise das Corpus amygdaloideum bremst und den PFC reaktiviert, durch das Corpus amygdaloideum angegriffen. Unter dem Einfluss der Stresshormone atrophieren die Neuronen des Hippocampus zunehmend [13].
Dadurch wird das Gefühl von Stress und Angst weiterhin aufrechterhalten, obwohl der Stress selbst nicht mehr vorhanden ist. Dieses Phänomen tritt auch bei Angststörungen und Depressionen auf. Die Person wird von einem Teil ihres Selbst, ihrem rationalen Verstand getrennt, da der PFC durch das Corpus amygdaloideum „ausgeschaltet" wurde. Aus diesem Grund können Personen, die an Angststörungen oder Depressionen leiden, ihre Probleme beim Psychotherapeuten oft nicht in Worte fassen. In dieser Situation haben die Betroffenen weniger leicht Zugang zu ihrem Urteilsvermögen und ihrer Einsicht. Daher sollte man sie zunächst osteopathisch behandeln, um das Ausdrücken und die Distanz zu den eigenen Emotionen zu erleichtern.
Die Hypothalamus-Hypophysen-Ovarien-Achse hat ebenfalls eine enge Verbindung mit Corpus amygdaloideum und Hippocampus, deren Funktion und Plastizität durch Östrogen verbessert werden. Östrogen wirkt auf diese Strukturen als Anxiolytikum und hat eine antidepressive Wirkung auf die von Hippocampus und Corpus amygdaloideum gesteuerten Verhaltensweisen [14].
Damit wird verständlich, warum in der Menopause und bei Dysfunktion der Ovarien Angststörungen und Depression erneut auftreten können. Umgekehrt inhibiert eine durch die Stimulation des Corpus amygdaloideum aufrechterhaltene Stress-, Angst- oder Furchtreaktion die Hypothalamus-Hypophysen-Gonaden-Achse mit zahlreichen Folgen für die Funktion der Keimdrüsen (PMS, verminderte Fertilität, Verstärkung der Symptome in der Menopause und der Andropause).

**OSTEOPATHISCHE RELEVANZ**

Neben unserem Ansatz bei Dysfunktionen des Hippocampus und des Corpus amygdaloideum sollten auch die Nebennieren und die Ovarien berücksichtigt werden. Ratsam ist es auch, diese Zonen in Phasen der hormonellen Veränderung (Pubertät, Prämenopause, Menopause und Andropause) in die Behandlung einzubeziehen, um das Entstehen von Stimmungsschwankungen zu vermeiden.

Das Corpus amygdaloideum wird bei Angststörungen bilateral aktiviert, wobei ein Zusammenhang zwischen der Intensität der Angst und der Aktivierung besteht.

Scheinbar besteht auch ein Zusammenhang zwischen der Anzahl der Stresssituationen im frühen Kindesalter und einer bilateralen Vergrößerung des Corpus amygdaloideum beim jungen Erwachsenen. In der Literatur findet man mehrere Hinweise darauf, dass chronischer Stress im Kindesalter (zwischen 9 und 13 Jahren) zu einer Hypertrophie des Corpus amygdaloideum führt [11]. Retrospektive Studien, die das Volumen des Corpus amygdaloideum mittels MRT beim Menschen, die ein Trauma erlebt haben, messen, zeigen eine positive Korrelation zwischen dem chronischen Stress und dem Volumen des Corpus amygdaloideum [15].

Bei chronischem Stress ist auch eine erhöhte Dendritendichte in der basolateralen Region des Corpus amygdaloideum feststellbar [16]. Längerfristig scheint es zur Verringerung des Volumens des Corpus amygdaloideum zu kommen, sodass die Betroffenen unter chronischem Stress leiden bzw. weniger gute auf Stress reagieren [17].

Es gibt funktionelle Differenzen zwischen dem linken und rechten Corpus amygdaloideum [18]:

- Einige Studien weisen darauf hin, dass die Stimulation des linken Corpus amygdaloideum sowohl angenehme (Glück) als auch unangenehme (Angst, Furcht, Trauer) Gefühle erzeugen kann und dass das Corpus amygdaloideum sowohl auf visuelle als auch auf audiovisuelle Stimuli regiert.
- Im Gegensatz dazu erzeugt die elektrische Stimulation des rechten Corpus amygdaloideum negative Emotionen, insbesondere Angst und Trauer, wobei das Corpus amygdaloideum nur auf audiovisuelle Stimuli reagiert.

Zudem gibt es weitere Hinweise, dass das linke Corpus amygdaloideum auch am Belohnungssystem des Gehirns beteiligt ist [19]. Allerdings scheint es durch wiederholte Intoxikation und Entzug bei exzessivem Alkoholkonsum geschädigt zu werden [20]. Das Corpus amygdaloideum wird über das ANS gemeinsam mit der Insula und dem PFC auch durch viszerale Empfindungen beeinflusst [21]. Diese Strukturen sind in emotionalen Phasen mit den Organen verbunden.

Frauen mit schweren Depressionen weisen eine beidseitige Verringerung des Volumens und der Funktionen des Corpus amygdaloideum auf [22]. Dieser Umstand bewirkt, dass sie weniger oder weniger gut auf einen Stimulus reagieren. Diese Atrophie könnte durch die toxische Wirkung von hohen Glukokortikoidwerten und wiederkehrenden depressiven Phasen entstehen. Der Grad der Atrophie des Corpus amygdaloideum wäre demnach proportional zur Summe der Dauer der depressiven Phasen. Nach den Forschungsergebnissen der McGill Universität führen Depressionen, die frühzeitig behandelt werden, nicht zu dieser Verringerung des Volumens des Corpus amygdaloideum.

**Insgesamt führt die Überbeanspruchung des Corpus amygdaloideum zu Angst, während seine Atrophie Depression auslöst.**

**OSTEOPATHISCHE RELEVANZ**

Tatsächlich ist festzustellen, dass die Dysfunktionen dieser Strukturen immer wiederkehren, sodass sie praktisch in jeder Behandlungssitzung sowohl auf knöcherner Ebene, auf Ebene der Gehirnstrukturen und der Gefäße behandelt werden müssen. Vor Beginn der spezifischen Arbeit an diesen Strukturen, sollte man die Kompression der SSB bzw. die hintere Schädelgrube behandeln. Die Normalisierung des Corpus amygdaloideum führt oft unmittelbar zum Rückgang des Stress - und Angstgefühls. Bei Atrophie ist die Normalisierung der A. choroidea anterior durchaus gerechtfertigt. Für das Corpus amygdaloideum und den anterioren Anteil des Hippocampus untersucht und behandelt man die A. choroidea anterior und für den posterioren Anteil des Hippocampus die A. cerebri posterior (➤ Kap. 26).

15

## 15.7 Insula

Die Insula, deren Namen sich vom lateinischen Wort für „Insel" ableitet, liegt hauptsächlich unter dem Temporallappen. Sie befindet sich auf Höhe des anterioren Anteils der Sutura parietosquamosa und kennzeichnet die Trennlinie zwischen den Teilen des Temporal-, Frontal- und Parietallappen, die unter den Opercula liegen. Zudem liegt sie neben dem Seitenventrikel. Während der osteopathischen Untersuchung dieser Gehirnregion nimmt die Hand die Dysfunktion der Insula in der Form einer Muschel wahr, die die drei Lappen krallenartig umfängt (➤ Abb. 15.14). Die Insula wird durch die A. cerebri media, die häufig Dysfunktionen aufweist, gut durchblutet (➤ Abb. 15.14).

Anatomisch unterscheidet man eine anteriore und eine posteriore Zone, die durch den Sulcus insularis centralis getrennt werden. Der Zugang zur Insula erfolgt über das Limen insulae, an dem der Inselkortex beginnt.

Die Insula erhält über den Thalamus sensorische Botschaften und entsendet zerebrale Botschaften an Strukturen wie den Cortex cingularis anterior (CCA), das Corpus amygdaloideum, den Hippocampus, den präfrontalen, temporalen, orbitofrontalen, frontalen und parietalen Kortex. Sie scheint auch Verbindungen zu den Hör-, Riech-, Seh- und motorischen Zentren zu besitzen [23]. Wie man sieht, ist die Insula im Gehirn sehr gut vernetzt!

Sie wird mit der Wahrnehmung unseres Körpers, von Schmerz und verschiedenen Emotionen wie Wut, Angst, Abscheu, Freude, Trauer, Furcht, Empathie assoziiert, die mit dem Bewusstsein des eigenen Selbst, dem Vergnügen, von einer Person berührt zu werden, verbunden sind.

Die Insula scheint auch an der aktiven Suche nach Nahrung oder Drogen beteiligt zu sein und damit auch an Suchtverhalten (Alkohol, Drogen), aber auch an Anorexie, Erbrechen und Bulimie [24]. Geschmacksinformationen verlaufen über den linken Inselkortex.

Die Insula ist auch bei Angst sehr aktiv [23].

Im Übrigen dient die rechte Insula als Schnittstelle zwischen der sensorischen Information aus dem Körper und dem kognitiven Zustand. Sie ermöglicht es uns also, unseren Körperzustand zu erkennen [25].

Der Inselkortex ist auch an der Bewertung der Schmerzintensität beteiligt [26], die hauptsächlich in seinem posterioren Anteil stattzufinden scheint. Personen mit einem Reizdarmsyndrom leiden möglicherweise an einer fehlgeleiteten Verarbeitung des viszeralen Schmerzes im Bereich des Inselkortex [27]. Zerstört man bei Ratten die Insula auf beiden Seiten, wird die durch chronischen Schmerz erzeugte viszerale Übersensibilität inhibiert [28].

Diese Erkenntnis deutet darauf hin, dass die Insula an der fehlerhaften Integration viszeraler Empfindungen im ZNS beteiligt ist und damit Teil der pathophysiologischen Mechanismen wäre, die bei

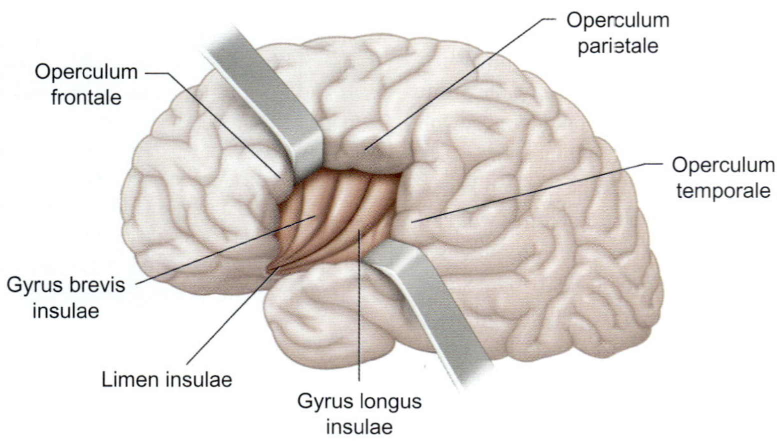


**Abb. 15.14** Die Insula kennzeichnet durch ihre Muschelform die Trennung zwischen Temporal-, Frontal- und Parietallappen.

Stress funktionelle Störungen des Gastrointestinaltrakts erzeugen. Injiziert man einen 5-HT-Agonisten in die Insula, verringert sich die viszerale Sensibilität, hierfür scheinen die 5-HT-Rezeptoren in der Insula verantwortlich zu sein [29].

Interessant ist, dass zwischen der Fähigkeit seinen Körper zu spüren und dem Angstniveau ein Zusammenhang besteht! Liegt eine Dysfunktion der Insula vor, ist es schwieriger, sich mit sich selbst zu verbinden. Zudem scheint es auch eine Korrelation zwischen dem Volumen des Inselkortex und der Präzision, mit der man das Innere seines Körpers spürt, zu geben. Dies deutet darauf hin, dass je größer die Fähigkeit ist, auf den inneren Zustand seines Körpers zu achten, umso größer ist auch das Risiko, dass die Person negative Emotionen und Angstzustände entwickelt!

Es wurde auch ein Zusammenhang zwischen dem anterioren Anteil des rechten Inselkortex und der Modulation der Schmerzintensität, der Fähigkeit seinen Körper zu spüren und der Angst festgestellt; zudem scheint der anteriore Anteil des rechten Inselkortex auch bei sozialer Angst und Neurosen stärker beansprucht zu werden [25].

Die Insula wird auch bei Depression beansprucht. Bei Frauen, die an einer postpartalen Depression (PPD) leiden, kann eine erhöhte bilaterale Aktivität der Insula beobachtet werden [22].

### OSTEOPATHISCHE RELEVANZ

Dieser Gehirnabschnitt ist somit sowohl bei bestimmten psychopathologischen Dysfunktionen, aber auch bei der Schmerzverarbeitung und beim Reizdarmsyndrom betroffen. Manche unserer Patienten spüren ihre inneren Spannungen nicht und sind unfähig ihren Körper wahrzunehmen, obwohl wir bei der Palpation manchmal sehr starke viszerale Spannungen feststellen. Ist ihre Insula inhibiert? Sind sie hypersensibel? In diesen Fällen sollte man an den Inselkortex denken.

Die Insula spielt eine wichtige Rolle in der HDB-Achse, sowohl bei der Quantifizierung von Schmerz als auch bei chronischem Schmerz.

### AN WELCHEN FUNKTIONEN IST DIE INSULA BETEILIGT?

- Kontrolle bestimmter Emotionen (Furcht, Wut, Freude, Trauer) und des visuellen Bewusstseins
- Selbstbewusstsein, Empathie
- Interozeptives Bewusstsein der Emotionen unseres Körpers, das Erkennen unserer körperlichen Befindlichkeiten
- Schmerzwahrnehmung (Fibromyalgie) und viszerale Hypersensibilität, insbesondere in der rechten Insula
- Pathologien: Suchtverhalten, Bulimie und Anorexie
- Angst, betrifft v. a. die rechte Insula
- Depression, bilateral
- Aufrechterhalten der Homöostase

### OSTEOPATHISCHE RELEVANZ

**Limbisches System**

Es kann gar nicht oft genug betont werden, wie wichtig Prävention ist. Das Corpus amygdaloideum, die Insula und der Hippocampus bilden eine unumgängliche Trilogie in unserem Behandlungsansatz. Wenn man Spannungen oder Retraktionen im Corpus amygdaloideum, im Hippocampus und/oder in der Insula spürt, stellt man praktisch immer eine Seitneigung des Kopfes zur betroffenen Seite fest, so als würde der Körper diese Seite schützen wollen. Eine bilaterale Spannung kann zu einer Kompression der SSB führen. Zentrale Spannungen im Bereich Thalamus, Putamen und/oder Nucleus accumbens verlangsamen tendenziell die Flexions-Extensionsbewegung der SSB.

Durch die spezifische Behandlung dieser Zonen sowie ihrer Arterien gibt man dem Patienten die Möglichkeit, mit seinen Angstzuständen und seiner Depression besser umzugehen bzw. diese zu verhindern.

Bei Suchtverhalten sollten unbedingt das Corpus amygdaloideum, die Insula, der Nucleus accumbens und der PFC untersucht werden.

Auch für Anfänger sind die dysfunktionalen Muster sehr leicht zu erkennen, da sie Spuren im Gehirn hinterlassen. Bei Atrophie sollte man insbesondere an die Behandlung der betreffenden Arterien denken.

15

## REFERENZEN


[1] Arnone D, Job D, Selvaraj S, Abe O, Amico F, Cheng Y, et al. Computational meta-analysis of statistical parametric maps in major depression. HumBrain Mapp 2016; 37 (4): 1393–404.
[2] Lu Y, Liang H, Han D, Mo Y, Li Z, Cheng Y, et al. The volumetric and shape changes of the putamen and thalamus in first episode, untreated major depressive disorder. Neuroimage Clin 2016; 11: 658–66.
[3] Ouha Z, Ba-M'hamed S, Mitchell AS, Elidrissi A, Bennis M. Behavioral and cognitive changes after early postnatal lesions of the rat mediodorsal thalamus. Behav Brain Res 2015; 292: 219–32.
[4] Liebermann D, Ostendorf F, Kopp UA, Kraft A, Bohner G, Nabavi DG, et al. Subjective cognitive-affective status following thalamic stroke. J Neurol 2013; 260 (2): 386–96.
[5] Kamina Anatomie Anatomie clinique, tome 5. Paris: Maloine; 2009.
[6] Engin E, Treit D. The role of hippocampus in anxiety: intracerebral infusion studies. Behav Pharmacol 2007; 18: 5–6.
[7] Gulyaeva NV, Ventral hippocampus. Stress and phychopathology: Translational implications. Neurochemical Journal 2015; 9 (2): 85–94.
[8] Hawley DF, Morch K, Christie BR, Leasure JL, Schmidt U. Differential response of hippocampal subregions to stress and learning. Plos One 2012; 7: 12.
[9] Czéh B, Varga ZKK, Henningsen K, Kovács GL, Miseta A, Wiborg O. Chronic stress reduces the number of GABAergic interneurons in the adult rat hippocampus, dorsal-ventral and region-specific differences. Hippocampus 2015; 25 (3): 393–405.
[10] Tishkina AO, Levshina IP, Lazareva NA, Passikova NV, Stepanichev MY, Ajrapetyanz MG, et al. Chronic stress induces nonapoptotic neuronal death in the rat hippocampus. Dokl Biol Sci 2009; 428 (1): 403–6.
[11] Nasca C, Davis E, Bigio B, Sandi C, McEwen BS. Effects of stress throughout the lifespan on the brain and behavior. Nat Rev Neurosci 2009; 10: 443–63.
[12] Lechevalier B, Eustache F, Viader F. Traité de neuropsychologie clinique. Neurosciences cognitives et cliniques de l'adulte. Bruxelles: De Boeck; 2008.
[13] Pawluski JL, Green AD, Barha C, Galea L. Animal models of postpartum depression: steroid hormone contributions and adult neurogenesis. New research on post-partum depression. New-York: Nova Science; 2007. Chapitre 9, 131–49.
[14] Walf AA, Frye CA. A review and update of mechanisms of estrogen in the hippocampus and amygdala for anxiety and depression behavior. Neuropsychopharmacology 2006; 31: 1097–111.
[15] McEwen BS, Tottenham N, Sheridan M. A review of adversity, the amygdala, and the hippocampus: a consideration of developmental timing. Front Neurosci 2010; 3: 1–18.
[16] Vyas A, Bernal S, Chattarji S. Effects of chronic stress on dendritic arborization in the central and extended amygdala. Brain Res 2003; 965: 290–4.
[17] Coplan JD, Fathy HM, Jackowski AP, Tang CY, Perera TD, Mathew SJ, et al. Early life stress and macaque amygdala hypertrophy: preliminary evi- dence for a role for the serotonin transporter gene. Front Behav Neurosci 2014; 8: 342.
[18] Dyck M, Loughead J, Kellermann T, Boers F, Gur RC, Mathiak K. Cognitive versus automatic mechanisms of mood induction differentially activate left and right amygdala. Neuroimage 2011; 54 (3): 2503–13.
[19] Murray EA, et al. Amygdala function in positive reinforcement. In: Whalen PJ, Phelps EA, editors. The Human Amygdala. Guilford Press; 2009.
[20] Marinkovic K, et al. Alcoholism and dampened temporal limbic activation to emotional faces. Alcohol Clin Expe Res 2009; 33 (11): 1880–92.
[21] Stein MB, Simmons AN, Feinstein JS, Paulus MP. Increased amygdala and insula activation during emotion processing in anxiety-prone subjects. Am J Psychiatry 2007; 164: 318–27.
[22] Moses-Kolko EL, Perlman SB, Wisner KL, James J, Saul TA, Philipps ML. Abdormally reduced dorsomedial prefrontal cortical activity and effective connectivity with amygdala in response to negative emotional faces in postpartum depression. Am J Psychiatry 2010; 167 (11): 1373–80.
[23] Nagai M, Kishi K, Kato S. Insular cortex and neuropsychiatric disorders : a review of recent literature. Eur Psychiatry 2007; 22: 387–94.
[24] Naqvi N, Rudrauf D, Damasio H, Bechara A. Damage to the insula disrupts addiction to cigarette smoking. Science 2007; 315 (5811): 531.
[25] Terasawa Y, Shibata M, Moriguchi Y, Umeda S. Anterior insular cortex mediates bodily sensibility and social anxiety. Soc Cogn Affect Neurosci 2013; 8 (3): 259–66.
[26] Baliki MN, Geha PY, Apkarian AV. Parsing pain perception between nociceptive representation and magnitude estimation. J Neurophysiol 2009; 101 (2): 875–87.
[27] Song GH, Venkatraman V, Ho KY, Chee MW, Yeoh KG, Wilder-Smith CH. Cortical effects of anticipation and endogenous modulation of visceral pain assessed by functional brain MRI in irritable bowel syndrome patients and healthy controls. Pain 2006; 126 (1–3): 79–90.
[28] Yi LS, Sun HH, Ge C, Chen Y, Peng HX, Jiang YX, et al. Role of insular cortex in visceral hypersensitivity model in rats subjected to chronic stress. Psychiatry Res 2014; 220 (3): 1138–43.
[29] Sun H, Xu S, Yi L, Chen Y, Wu P, Cao Z, et al. Role of 5-HT1A receptor in insular cortex mediating stress - induced visceral sensory dysfunction. Neurogastroenterol Motil 2016; 28 (7): 1104–13.
[30] Critchley HD, Wiens S, Rotshtein P, Ohman A, Dolan RJ. Neural systems supporting interoceptive awareness. Nat Neurosci 2004; 7 (2:): 189–95.

KAPITEL

# 16 Telencephalon: Neocortex, Cortex cinguli und Corpus callosum

Der Neocortex, der jüngste Teil der Großhirnrinde, liegt über dem limbischen System und wird als der denkende Teil des Gehirns bezeichnet. Er umfasst 85 % der Hirnmasse und besteht aus 10 Milliarden Neuronen. Auch wenn die Neuronen bereits ab der Geburt vorhanden sind, werden die kortikalen Verbindungen vor allem im Alter zwischen 4 und 9 Jahren hergestellt. Der Neocortex analysiert, antizipiert, trifft Entscheidungen und vermittelt das Gefühl von Zukunft. Er bildet die Steuerungszentrale aller bewussten Funktionen: Motrizität, Wahrnehmung, Vernunft, Selbstkontrolle, Motivation, Bewusstsein, menschlicher Geist, Analyse, Entscheidung, Sprache, Intelligenz, Kreativität, IQ usw. (➤ Abb. 16.1).

Der Neocortex bildet Furchen (Sulci) unterschiedlicher Tiefen, die die Wölbungen (Gyri) begrenzen. Die tiefsten Furchen unterteilen den Neocortex in verschiedene Lappen. Diese werden nach ihrer Lage als Frontal-, Parietal-, Temporal- oder Okzipitallappen bezeichnet (➤ Abb. 16.2).

Der Neocortex teilt sich in zwei Hemisphären, eine linke, die bei 97 % aller Menschen das rationale, logische (Details) Gehirn bildet, und eine rechte, die das emotionale, künstlerische und intuitive Gehirn darstellt (➤ Abb. 16.3). Die beiden Hirnhälften werden in der Mitte durch das Corpus callosum verbunden. Heute wird diese Einteilung in zwei Gehirne teilweise infrage gestellt. Eine neuere Theorie geht davon aus, dass beide Hemisphären Informationen verschieden, aber in sich ergänzender Weise verarbeiten. Es gibt keine Hierarchie in der Informationsverarbeitung der beiden Gehirnhälften, beide sind für effizientes Denken notwendig. Mit dem linken Gehirn denkt man sequenziell und analytisch, während das rechte Gehirn die Dinge global betrachtet und Informationen ganzheitlich, intuitiv und künstlerisch verarbeitet. Die rechte Gehirnhälfte befasst sich – aufgrund ihres globalen Ansatzes – mit Neuerungen und mit jeder Form des Erlernens [1]. Es wird heute allgemein anerkannt, dass alle neuen

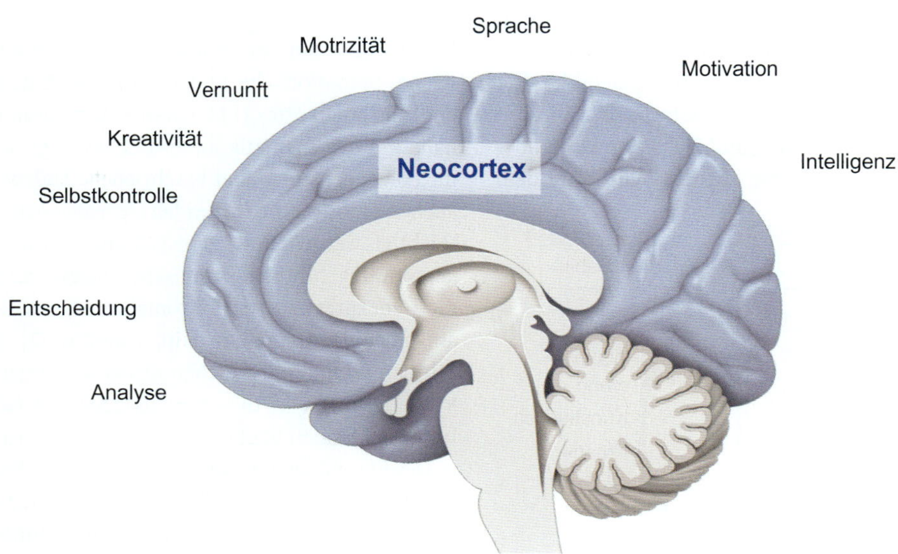


**Abb. 16.1** Neocortex.

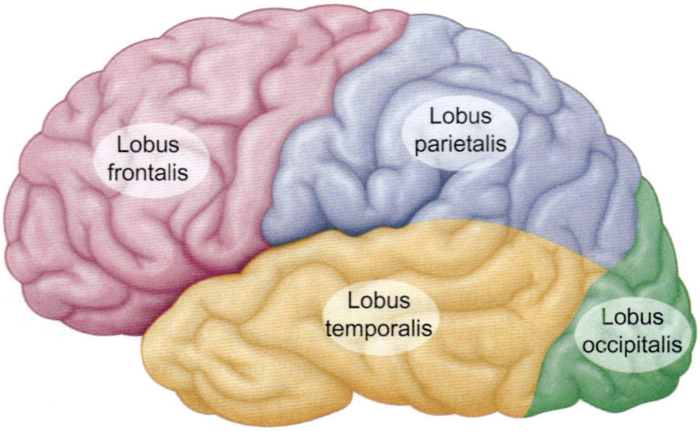


**Abb. 16.2** Lobus frontalis, Lobus parietalis, Lobus temporalis und Lobus occipitalis. Nach Netter FH. Atlas d'anatomie humaine. Philadelphie : Elsevier Masson: 2015.



Informationen über die rechte Gehirnhälfte laufen und die linke Gehirnhälfte zur Speicherung und genaueren und systematischeren Organisation des Wissens dient.

Der Neocortex ist sich generell seiner Automatismen und Triebe bewusst und kann sich durch seine fantasievolle und kreative Funktion von ihnen befreien. Die Zunahme seiner neuronalen Verbindungen erhöht die Möglichkeiten Informationen aufzunehmen.

Auch höhere Säugetiere – Wale, Delphine und Schimpansen – verfügen über einen Neocortex, im Unterschied zum Tier haben sich die Frontallappen beim Menschen allerdings besonders stark entwickelt. Insbesondere die orbitofrontalen Regionen wurden beim Menschen besonders ausgebildet. Der Neocortex beherbergt das Bewusstsein, die Fähigkeit zu symbolischem Denken und zur Abstraktion über die assoziativen Systeme. Er ermöglicht es dem Menschen, gegenüber dem Objekt auf Distanz zu gehen, und fördert die Sprache als Basis des abstrakten Denkens. Insbesondere der Präfrontalkortex ist für unser Gleichgewicht von entscheidender Bedeutung.

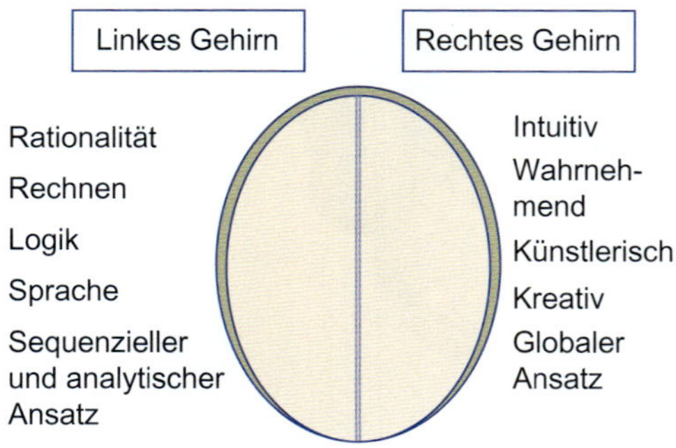


**Abb. 16.3** Linkes Gehirn, rechtes Gehirn.

Nur der Neocortex verfügt über diese Fähigkeiten und kann damit andere ältere Teile des Gehirns steuern. Er verleiht dem Menschen eine unbegrenzte Fähigkeit: die Kreativität.

## 16.1 Frontallappen

Die Organisation des Frontallappens umfasst motorische, prämotorische und präfrontale Anteile. Da der Präfrontalkortex (PFC) in direktem Zusammenhang mit der Thematik dieses Buches steht, wird er im Folgenden im Detail beschrieben. Zudem kann auch der motorische Kortex bei Depressionen beeinträchtigt werden und zu psychomotorischer Verlangsamung führen. Chronischer Stress verändert die Genexpression im Präfrontalkortex, im Corpus amygdaloideum und im Hippocampus [2]. Beobachtbare, durch chronischen Stress hervorgerufene Veränderungen in diesen Strukturen des Gehirns treten bei Frauen häufiger auf als bei Männern [2].

Der PFC bildet den anterioren Anteil des Frontallappens und befindet sich vor den prämotorischen Regionen (➤ Abb. 16.4). Er kann direkt hinter der Sutura coronalis palpiert werden.

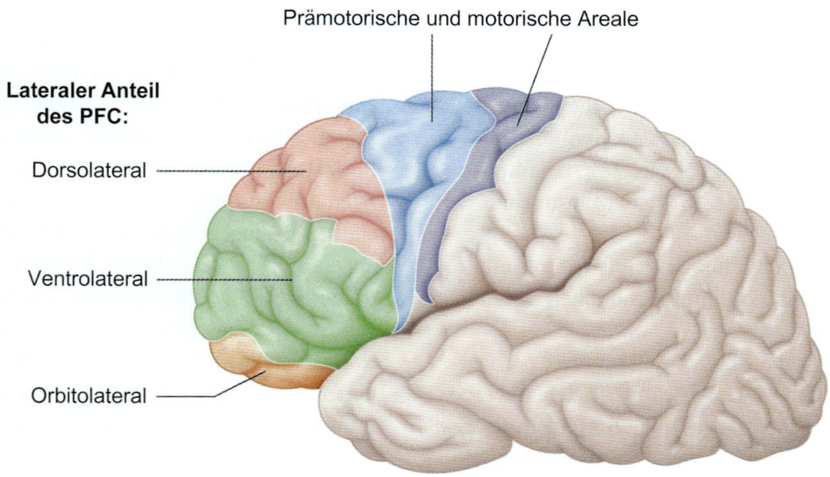


**Abb. 16.4** Präfrontalkortex: laterale Ansicht.

Der PFC entscheidet bei Gefahr darüber, wie man richtig reagiert und agiert, um sich der Gefahr zu entziehen [3]. Er ist an der Organisationsfähigkeit beteiligt (wie plane ich meinen Tag).

Durch seine Analysefähigkeit ermöglicht er es dem Menschen, eine gewisse Distanz gegenüber Stressfaktoren herzustellen. Zudem ist er an der Regulation der Emotionen beteiligt, er mildert negative emotionale Reaktionen von Furcht und Angst, insbesondere jene, die durch das Corpus amygdaloideum ausgelöst werden. Der Präfrontalkortex integriert und ermöglicht es der Person, die Auswirkungen von inneren und äußeren Ereignissen zu verstehen, er hemmt den Ausdruck der Emotionen. Sein medialer Anteil nimmt Einfluss auf das Sozialverhalten und hilft, sich in sozial akzeptierter Weise zu verhalten [4].

Dysfunktionen der frontalen Anteile des Gehirns führen zu Störungen in der kognitiven Kontrolle, die das Planen von Aufgaben, die wahrnehmende Aufmerksamkeit und die Gedächtnisfunktion beeinträchtigen. Diese Störungen sind auch bei den meisten Menschen, die unter psychopathologischen Beeinträchtigungen leiden, zu beobachten [5].

Auch wenn die verschiedenen Teile des PFC nicht immer gleich benannt werden, lässt er sich generell in einen lateralen, einen medialen und einen orbitofrontalen (inferioren) Anteil unterteilen.

**Zur Erinnerung: Die lateralen Regionen werden durch die A. cerebri media und die medialen Regionen durch die A. cerebri anterior versorgt (➤ Abb. 13.12 und ➤ Abb. 13.13). Diese anatomische Aufteilung ist für unseren Ansatz sehr wichtig (➤ Kap. 26).**

## 16.1.1 Lateraler Präfrontalkortex (LPFC)

Dieser Teil des PFC umfasst die externe Seite der Frontallappen (siehe ➤ Abb. 16.4). Er ist an der Planung eines den Umständen entsprechenden Verhaltens beteiligt. Der LPFC lässt sich in drei Abschnitte unterteilen:

- Lateraler und superiorer Anteil: der dorsolaterale Präfrontalkortex
- Lateraler und inferiorer Anteil: der ventrolaterale Präfrontalkortex
- Oberhalb der Orbita liegender Anteil: der Orbitofrontalkortex

Der dorsolaterale Präfrontalkortex ist primär mit dem Hippocampus verbunden. In diesem Anteil wird die Erinnerung mit einer emotionalen Wertigkeit gespeichert [6].

Die serotonergen Neuronen aus den dorsalen Raphekernen aktivieren den ventrolateralen Präfrontalkortex. Dieser ermöglicht es dem Menschen, mit negativen Gefühlen wie der sozialen Ausgrenzung fertig zu werden [7]. Er sollte also bei Personen behandelt werden, die mit dieser Situation konfrontiert werden.

## 16.1.2 Medialer Präfrontalkortex (MPFC)

Der mediale Anteil des PFC bildet die Schnittstelle zwischen den kognitiven und den emotionalen Systemen. Er entspricht der Falx cerebri, sein inferiorer Abschnitt wird über den Corpus callosum mit der Gegenseite verbunden.

- Der oberhalb der Orbita liegende Orbitofrontalkortex hilft uns, bestimmte Emotionen zu unterdrücken.
- Der ventromediale Präfrontalkortex (➤ Abb. 16.5) ist der Abschnitt, in dem die Emotionen und der Sinn der Dinge zum Ausdruck gebracht werden. Das Corpus amygdaloideum und dieser Teil des PFC sind primär miteinander verbunden.

Der PFC hat enge Verbindungen mit bestimmten Gehirnstrukturen, die die Produktion und den Transport von DA, NA, und 5-HT kontrollieren, drei Neurotransmitter, die eine wichtige Rolle bei der Entstehung von Angststörungen und Depression spielen.

Der PFC wird durch Angststörungen aktiviert [8]. Bei Depression und psychologischen Störungen nimmt seine Aktivität ab [9]. Manche Studien zeigen sogar eine Verringerung seines Volumens [10].

- Der rechte PFC ist mehr an Angststörungen [8,9] und an sozialen Phobien, wie etwa die Angst vor Publikum eine Rede halten zu müssen, beteiligt [11].
- Der linke PFC scheint mehr mit Depressionen und mit der Fähigkeit, sich auf eine Sache zu konzentrieren und sich ohne Ablenkung der Lösung eines Problems zu widmen, verbunden zu sein [12]. Bei depressiven Patienten weist der linke PFC tatsächlich und insbesondere im ventrolateralen Abschnitt vermehrt Anzeichen von Schwäche auf. Bei jugendlichen und erwachsenen Frauen, die an Depression leiden, konnte eine Verminderung des PFC-Volumens von 19 % festgestellt werden [13]. Zudem ist eine Ausdünnung des Kortex am linken Präfrontallappen festzustellen, die mit wiederholten depressiven Krisen, ohne Bezug zu einem aktuellen depressiven Zustand, in Zusammenhang gebracht wird [14]. Es konnte auch nachgewiesen werden, dass eine tägliche transkraniale Stimulation des linken PFC über einen Zeitraum von zwei Wochen – im Vergleich zur Kontrollgruppe – zu einer signifikanten Verringerung der Depressionssymptome führt [15].

Wir gehen daher davon aus, dass die osteopathische Behandlung dieser Zonen und die Verbesserung des arteriellen Zuflusses zu diesen Zonen einen Einfluss auf Angst und Depression haben. Diese Annahme konnten klinisch mehrfach bestätigt werden.

**OSTEOPATHISCHE RELEVANZ**

**Präfrontalkortex**

Stress wirkt sich immer auf den PFC aus. Bei chronischem Stress in Verbindung mit Angst oder Depression finde ich

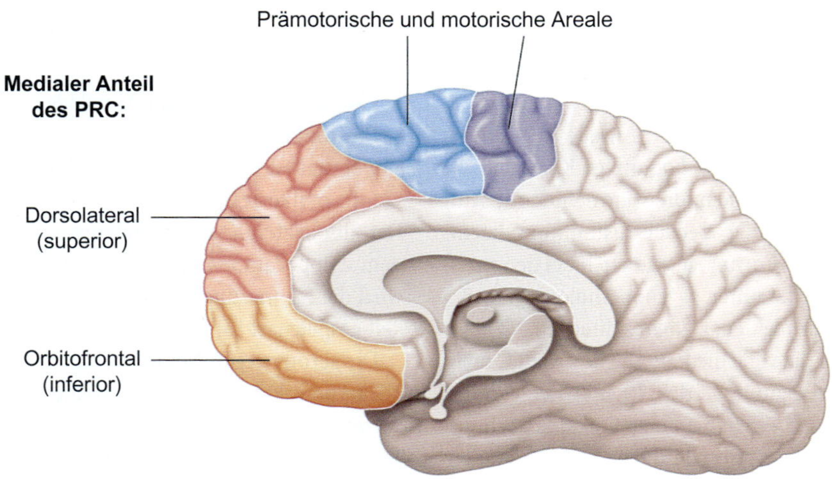


**Abb. 16.5** Präfrontalkortex: mediale Ansicht.

sehr häufig eine Atrophie oder Spannungen im PFC, bei Depressionen auf der linken und bei Angst auf der rechten Seite, was den Angaben in der Literatur entspricht. Die Dysfunktion des PFC lässt sich am besten beim Balance-Test zwischen der hinteren Schädelgrube und dem PFC erkennen, der beim Test für den Hirnstamm ausgeführt wird (➤ Kap. 25). Da die hintere Schädelgrube und der PFC Läsionen des Hirnstamms aufrechterhalten können, empfiehlt es sich, zuerst die hintere Schädelgrube und den PFC und dann erst den Hirnstamm mit spezifischen Techniken zu behandeln. Test und Behandlung der jeweiligen Arterien sind ebenfalls erforderlich, da die Normalisierung der Arterien zu einer positiven Veränderung und Umformung dieser Strukturen führt. Patienten stellen immer wieder eine sofortige Veränderung in der Form ihres Kopfes sowie eine unmittelbare Verbesserung ihrer Stimmungslage fest: „Ich habe mehr Platz in meinem Kopf, ich sehe mehr Licht in meinem Kopf und meinem Körper, ich fühle mich befreit, ich möchte lächeln, ich habe das Gefühl plötzlich viel klarer zu sehen usw." Zur Erinnerung: Den medialen Anteil des PFC behandeln wir über die ACA, den lateralen über die ACM.

## 16.2 Cortex cingularis

Diese Struktur liegt sehr zentral an der Fissura longitudinalis cerebri, oberhalb und vor dem Corpus callosum, dem sie kranial aufliegt (➤ Abb. 16.6). Sie wird durch die A. cerebri anterior vaskularisiert.

Der Cortex cingularis liegt zwischen dem limbischen System und dem Neocortex und scheint eine Brücke zwischen den Emotionen und den Handlungen zu sein. Sein anteriorer Anteil bildet eine wichtige Schnittstelle zwischen Emotion und Kognition, d. h. bei der Übertragung der Gefühle in Intentionen und Handlungen. Er ist an den höheren Funktionen wie der Selbstkontrolle über die Emotionen, der Konzentration bei Lösung eines Problems, dem Erkennen eigener Fehler, der Förderung angepasster Reaktionen angesichts sich verändernder Situationen, also an Funktionen, die in engem Zusammenhang mit den Emotionen stehen, beteiligt. Der Cortex cingularis posterior (CCP) ist eng mit dem Selbstgefühl verbunden.

Bei Reaktion auf einen Konflikt beobachtet man die Aktivierung des Cortex cingularis anterior (CCA) sowie des Corpus amygdaloideum. Wenn eine Emotion und ein Konflikt gleichzeitig auftreten, wird der CCA aktiviert, was zu einer schnelleren Integration der konfliktbehafteten Informationen führt [16].

Bei Personen, die unter einer PTBS leiden, zeigt das MRT eine Volumenverkleinerung des rechten CCA, im Vergleich zu Personen, die nicht an diesem Syndrom leiden [17].

Zudem wird Stress am Beginn des Lebens mit psychologischen Störungen im Erwachsenenalter assoziiert und ist an morphologischen Veränderungen des Gehirns im Bereich des CCA und des Nuc-



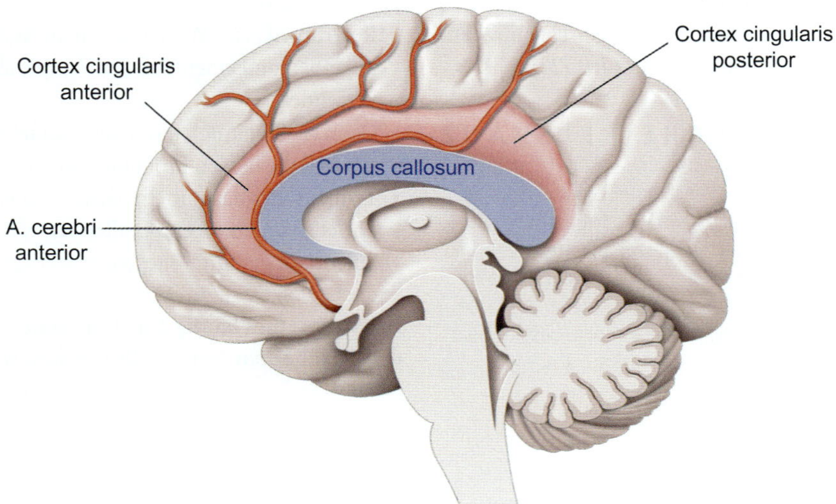


**Abb. 16.6** Cortex cingularis anterior und posterior, vaskularisiert durch die A. cerebri anterior.

leus caudatus (NC) beteiligt. Je größer der Stress am Beginn des Lebens ist, umso ausgeprägter ist die Atrophie der Struktur (CCA und NC) [18]. Unter Angst oder Depression scheint diese Struktur ebenfalls langfristig zu atrophieren [19]. Antidepressiva beeinflussen diese Gehirnregion.

Tumore oder vaskuläre Läsionen des CCA können zu affektiven Störungen führen: Apathie, Gelassenheit, Gleichgültigkeit, Feindlichkeit, Gewalt, Bulimie, gesteigertes sexuelles Verlangen, Zwangsstörungen.

Der CCA scheint nicht nur eine wichtige Zielregion für Stimmungsstörungen, sondern auch für die durch chronischen Schmerz verursachte Angststörung bzw. Depression zu sein. Tatsächlich hilft diese Hirnregion, dieses Phänomen zu verstehen [20]. Beim chronischen Beckenschmerz-Syndrom, das Millionen von Menschen weltweit betrifft, konnte im Vergleich zur Kontrollgruppe eine relative Verringerung des CCA-Volumens in der dominanten Hirnhälfte beobachtet werden [21]. Nach einer anderen Studie wird der CCA auch bei akuten Schmerzsituationen aktiviert, wohingegen bei chronischen Schmerzen Veränderungen in der Plastizität der synaptischen Verbindungen des CCA zu beobachten sind, was zur Chronifizierung der Schmerzen und ihren psychoaffektiven und anxiodepressiven Aspekten beiträgt [22]. So scheint die transkraniale Stimulation des posterioren Abschnitts des CCA bei der Behandlung von chronischen neuropathischen Schmerzen sehr effizient zu sein, was die Hypothese über die zentrale Rolle des CCA bei chronischem neuropathischem Schmerz unterstützt [23].

**OSTEOPATHISCHE RELEVANZ**

Häufig finden wir eine Dysfunktion des Cortex cingularis, dessen Spannung unter dem Frontalkortex uns an der Palpation des Corpus callosum hindert, oder eine Atrophie, die unsere Hand durch den Frontalkortex zieht. Bei chronischen Schmerzen sollte man neben der Insula-Behandlung auch den CCA bzw. seine Arterie (ACA) behandeln, insbesondere wenn eine Atrophie besteht oder sich die Spannungen nicht lösen (➤ Kap. 25).

## 16.3 Parietallappen

Der parietale Kortex ist gemeinsam mit dem PFC an der Stressreaktion beteiligt, zudem beeinflussen Läsionen im Parietallappen die Permeabilität der Darmbarriere [24]. Er beeinflusst die Reaktion auf viszerale Sensibilität, auf Furcht und Angst. Er wird in seinem medialen Anteil durch die ACA und in seinem lateralen Anteil durch die ACM versorgt (➤ Abb. 16.2).

## 16.4 Corpus callosum[1]

Diese durch die ACA (siehe ➤ Abb. 16.6) versorgte Struktur bildet die wichtigste Verbindung zwischen der rechten (Gefühle) und der linken (Vernunft) Gehirnhälfte (➤ Abb. 16.7). Die Nervenfasern des Corpus callosum verbinden alle Gehirnlappen (Frontal-, Temporal-, Parietal- und Okzipitallappen) miteinander, sodass alle von den beiden Hemisphären auf emotionaler und rationeller Ebene verarbeiteten Informationen geteilt und kombiniert werden können. Alle Regionen des Kortex sind hier miteinander verbunden, mit Ausnahme einiger Abschnitte der primären visuellen und somästhetischen Areale.

Das Corpus callosum besteht aus vier Anteilen (➤ Abb. 16.8):

- Rostrum, das im Wesentlichen die beiden Frontallappen und einen Teil der Temporallappen verbindet
- Genu (Balkenknie), das den gerundeten Teil bildet und die beiden Frontallappen verbindet
- Truncus, der das mittlere Drittel bildet und die Parietal- und die Temporallappen verbindet
- Splenium, der am weitesten posteriore Anteil, der die beiden Okzipitallappen vereint

**Bei Stress kann häufig eine Entkoppelung der beiden Hirnhälften festgestellt werden, wodurch die**

[1] In der Antike wurde dieser Bereich als „Sitz der Seele" bezeichnet, da angenommen wurde, die Seele umfasse die Gesamtheit der Gehirnfunktionen.

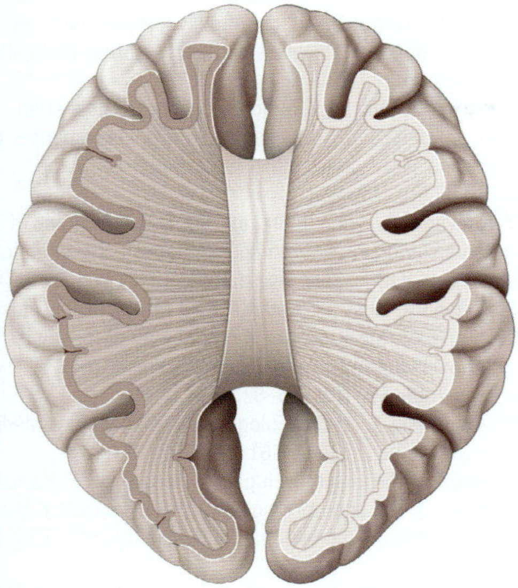

**Abb. 16.7** Corpus callosum: superiore Ansicht. Die wichtigste Verbindung zwischen den Hemisphären.

**Person sich auf die dominante Hemisphäre zurückzieht. Dadurch können die Fähigkeit zur Organisation und zur Steuerung von Ereignissen oder Situationen beeinträchtigt werden.**

Ist das linke Gehirn dominant, so wird mehr kategorisiert, organisiert, verglichen, linear gedacht, perfektionistisch agiert, die Person hängt an Details und kann nur schwerlich loslassen. Das rechte Gehirn, das Informationen vermehrt in visueller und kinästhetischer Form aufnimmt und mehr das globale Denken und Spüren betrifft, leidet durch die Entkoppelung unter einem Verlust des Organisationssinns und der Spezialisierung. Anders ausgedrückt, ein entkoppeltes linkes Gehirn sieht nur die Bäume und nicht den Wald, während das rechte Gehirn den Wald als Ganzes sieht, ohne die Bäume zu erkennen.

Dieser Umstand wird seit langem in der angewandten Kinesiologie festgestellt und ausgetestet und in der Psychotherapie erkannt. Heute gibt es ein neues wissenschaftliches Gerät, mit dem die interhemisphärische Konnektivität, die *Voxel-Mirrored Homotopic Connectivity* (VMHC), überprüft werden kann. Dieses Gerät misst die Konnektivität, indem es jedes Voxel (3D-Pixel) in einer Hemisphäre und sein Spiegelvoxel berechnet [26]. Dadurch konnte bei psychiatrischen Pathologien eine Assoziation zwischen Depression und verminderter Konnektivität v. a. im medialen Frontalkortex, im Cortex cingularis anterior und im Lobus posterior des Kleinhirns – im Vergleich zu gesunden Probanden – nachgewiesen werden [27].

Diese Zone der zerebralen Konnektivität hat eine große Bedeutung für die Kommunikation und die Vereinheitlichung der beiden Hirnhälften und deren Potenzial Menschen dabei zu helfen, auf eine Situation besser zu reagieren.

Zudem haben Studien eine Verbindung zwischen Dyslexie und einem weniger entwickelten bzw. kleinerem Corpus callosum nachgewiesen [28].

## OSTEOPATHISCHE RELEVANZ

Wir können die Konnektivität bzw. die mangelnde Konnektivität zwischen den beiden Hemisphären kinesiologisch austesten und diese auch an der Haltung des Patienten ablesen (➤ Kap. 22).

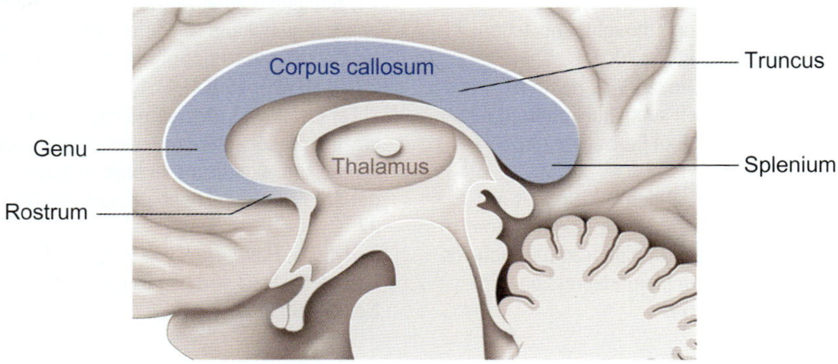


**Abb. 16.8** Die vier Anteile des Corpus callosum.

## REFERENZEN


[1] Goldberg E. Les prodiges du cerveau. Paris: Robert Laffont; 2007.
[2] Mychasiuk R, Muhammad A, Kolb B. Chronic stress induces persistent changes in global DNA methylation and gene expression in the medial prefrontal cortex, orbitofrontal cortex, and hippocampus. Neuroscience 2016; 322: 489–99.
[3] Lechevalier B, Eustache F, Viader F. Traité de neuropsychologie clinique. Neurosciences cognitives et cliniques de l'adulte. Bruxelles: De Boeck; 2008.
[4] Bechara A, Damasio H, Damasio A. Emotion, decision making and the orbitofrontal cortex. Cereb Cortex 2000; 10 (3): 295–307.
[5] Richer F, Boulet C. Les lobes frontaux et le contrôle cognitif dans. Revue québécoise de psychologie 2002; 23 (2.).
[6] Schünke M, Schulte E, Schumacher U. Atlas d'anatomie Promethée. Tête et neuro-anatomie. Paris: Maloine; 2009.
[7] Yanagisawa K, Masui K, Onoda K, Furutani K, Nomura M, Yoshida H, et al. The effects of the behavioral inhibition and activation systems on social inclusion and exclusion. Journal of Experimental Social Psychology 2011; 47: 502–5.
[8] Davidson RJ. Anxiety and affective style: role of prefrontal cortex and amygdala. Biological Psychiatry 2002; 51 (1): 68–80.
[9] Moses-Kolko EL, Perlman SB, Wisner KL, James J, Saul TA, Philipps ML. Abdormally reduced dorsomedial prefrontal cortical activity and effective connectivity with amygdala in response to negative emotional faces in postpartum depression. Am J Psychiatry 2010; 167 (11): 1373–80.
[10] Strigo IA, Matthews SC, Simmons AN. Right Anterior Insula Hypoactivity During Anticipation of Homeostatic Shifts in Major Depressive Disorder. Psychosom Med 2010; 72 (3): 316–23.
[11] Davidson RJ, Marshall JR, Tomarken AJ, Henriques JB. While a phobic waits: Regional brain electrical and autonomic activity in social phobics during anticipation of public speaking. Biol Psychiatry 2000; 47: 85–95.
[12] Baddeley A. Working memory, thought, and action. New York: Oxford University Press; 2007.
[13] Botteron KN, Raichle ME, Drevets WC, Heath AC, Todd RD. Volumetric reduction in left subgenual prefrontal cortex in early onset depression. Biol Psychiatry 2002; 51 (4): 342–4.
[14] Treadway MT, Waskom ML, Dillon DG, Holmes AJ, Park MTM, Chakravarty MM, et al. Illness progression, recent stress, and morphometry of hippocampal subfields and medial prefrontal cortex in major depression. Biol Psychiatry 2015; 77 (3): 285–94.
[15] George MS, Nahas Z, Molloy M, Speer AM, Oliver NC, Li XB, et al. A controlled trial of daily left prefrontal cortex TMS for treating depression. Biol Psychiatry 2000; 48 (10): 962–70.
[16] Kanske P, Kotz SA. Emotion triggers executive attention: anterior cingulate cortex and amygdala responses to emotional words in a conflict task. Hum Brain Mapp 2011; 32 (2): 198–208.
[17] Kitayama N, Quinn S, Bremner JD. Smaller volume of anterior cingulate cortex in abuse-related posttraumatic stress disorder. J Affect Disord 2006; 90 (2–3): 171–4.
[18] Cohen RA, Grieve S, Hoth KF, Paul RH, Sweet L, Tate D, et al. Early life stress and morphometry of the adult anterior cingulate cortex and caudate nuclei. Biol Psychiatry 2006; 59 (10): 975–82.
[19] Galinowski A, Lôo H. Biologie du stress. Annales Médico-psychologiques 2003; 161 (10): 797–803.
[20] Barthas F, Sellmeijer J, Hugel S, Waltisperger E, Barrot M, Yalcin I. The anterior cingulate cortex is a critical hub for pain-induced depression. Biol Psychiatry 2015; 77 (3): 236–45.
[21] Mordasini L, Weisstanner C, Rummel C, Thalmann GN, Verma RK, Wiest R, et al. Chronic pelvic pain syndrome in men is associated with reduction of relative gray matter volume in the anterior cingulate cortex compared to healthy controls. J Urol 2012; 188 (6): 2233–7.
[22] Bliss TV, Collingridge GL, Kaang BK, Zhuo M, Bliss TVP, Collingridge GL, et al. Synaptic plasticity in the anterior cingulate cortex in acute and chronic pain. Nat Rev Neurosci 2016; 17 (8): 485–96.
[23] Russo JF, Sheth SA. Deep brain stimulation of the dorsal anterior cingulate cortex for the treatment of chronic neuropathic pain. Neurosurg Focus 2015; 38 (6): E11.
[24] Bansal V, Costantini T, Kroll L, Peterson C, Loomis W, Eliceiri B, et al. Traumatic Brain injury and intestinal dysfunction: uncovering the neuro-enteric axis. J Neurotrauma 2009; 26 (8): 1353–9.
[25] Stein DJ, Hollander E, Rothbaum BO. Textbook of anxiety disorders. Washington: American Psychiatric Publishing; 2010.
[26] Zuo XN, Kelly C, Di Martino A, Mennes M, Margulies DS, Bangaru S, et al. Growing together and growing apart: regional and sex differences in the lifespan developmental trajectories of functional homotopy. J Neurosci 2010; 30 (45): 15034–43.
[27] Lai CH, Wu YT. Decreased inter-hemispheric connectivity in anterior sub-network of default mode network and cerebellum: significant findings in major depressive disorder. Int J Neuropsychopharmacol 2014; 17 (12): 1935–42.
[28] Hynd G, Hall J, Novey E, Eliopulos D, Black K, Gonzalez J, et al. Dyslexia and corpus callosum morphology. Arch Neurol 1995; 52 (1): 32–8.

# KAPITEL 17 Synthese der Gehirnregionen und methodologischer Ansatz

## 17.1 Die an Angst und Depression beteiligten Regionen des Kopfhirns (➤ Abb. 17.1)

**BEI CHRONISCHEM STRESS, ANGST UND DEPRESSION AN DEN GEHIRNSTRUKTUREN FESTZUSTELLENDE VERÄNDERUNGEN**

1. **Kleinhirn:** Tendenz zur Retraktion oder zur Atrophie (führt längerfristig zu Hyper- oder Hyporeaktivität).
2. **Hirnstamm:** Überbeanspruchung/zunehmende Depletion der Neurotransmitter bei Angst und Depression. Veränderte Leitfähigkeit des N. vagus.
3. **Präfrontalkortex (PFC):** allgemeine Atrophie (verminderte Adaptationsfähigkeit), unruhiges Verhalten, Organisationsschwierigkeiten. Bei Depression ist die Atrophie links (Gefühl von Leere unter der Hand) und bei Angst (Gefühl von Retraktion) rechts ausgeprägter.
4. **Frontalkortex – motorischer Anteil:** bei Depression psychomotorische Verlangsamung, bei Angst Ruhelosigkeit.
5. **Parietalkortex:** belastet (Gefühl von Anspannung unter der Hand) bei Permeabilität der Darmwand, viszeraler Sensibilität, Furcht und Angst.
6. **Corpus callosum:** verringerte Konnektivität in bestimmten Regionen des Gehirns (weniger gute Anpassung).
7. **Cortex cingularis anterior (CCA):** Atrophie. Auch an chronischem Schmerz beteiligt.

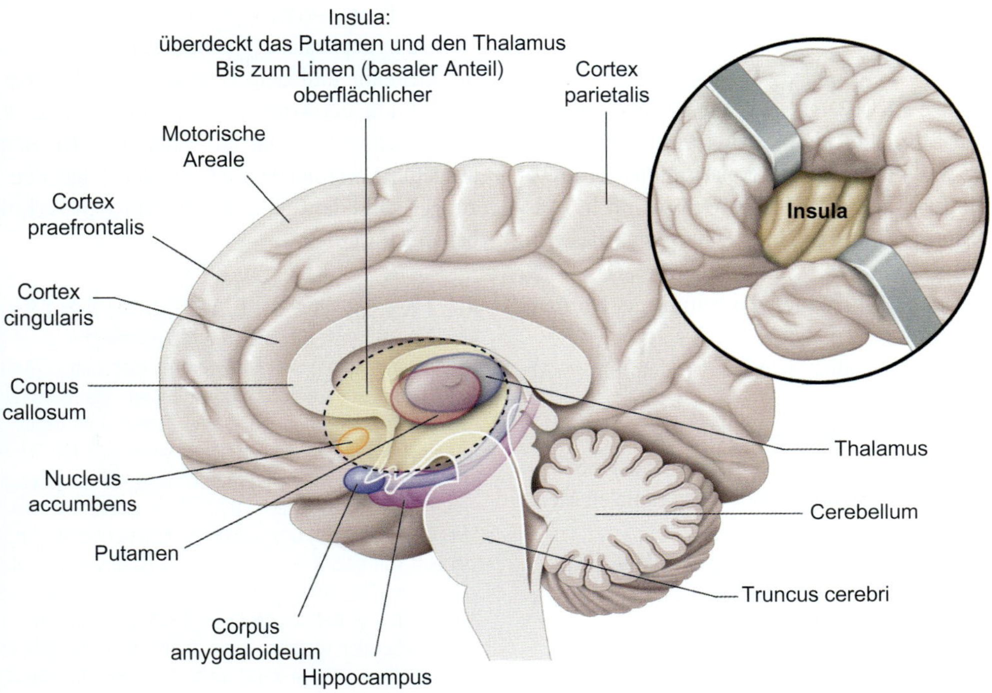


**Abb. 17.1** Die verschiedenen an Angst und Depression beteiligten Regionen des Kopfhirns.

8. **Thalamus:** Atrophie bei Depression, der linke Thalamus ist gemeinsam mit dem Putamen stärker betroffen. Bei Angst ist der posteriore Abschnitt stärker betroffen.
9. **Corpus amygdaloideum:** bei Angst beansprucht oder hypertrophiert (Gefühl von Retraktion, Spasmus unter der Hand): Reizbarkeit, Furcht, emotionale Instabilität und längerfristig Atrophie wie bei der Depression.
10. **Hippocampus:** Atrophie. Gedächtnis (posteriorer Anteil) und verminderte angstlösende Fähigkeit (anteriorer Anteil).
11. **Insula:** beansprucht bei Angst (rechte Seite), mangelnde Körperwahrnehmung, schlechte Schmerzinterpretation, anormale Integration viszeraler Empfindungen, weniger gute Anpassung, Suchtverhalten in Verbindung mit dem **Nucleus accumbens,** Depression (beide Seiten).
12. **Putamen:** gemeinsam mit dem Thalamus bei Depression und bei degenerativen Erkrankungen wie Morbus Parkinson betroffen. Reguliert die Bewegungen und beeinflusst das Lernen.



## 17.2 Methodologie zur Behandlung dieser verschiedenen Gehirnregionen

Das Gehirn ist das Organ, das am meisten Sauerstoff verbraucht, zahlreiche Anzeichen von zerebraler Alterung sind eigentlich „Vaskularisations- und Oxigenationserkrankungen" des Gehirns, d.h. Ausdruck einer vaskulären Unterversorgung. Dies erinnert an das von A.T. Still postulierte „Gesetz der Arterie" und die besondere Bedeutung der Normalisierung der Arterien.

Die nachfolgenden Schritte werden in ➤ Abschnitt 7 detailliert beschrieben:

1. Der erste Behandlungsschritt ist immer die Dekompression bzw. die Normalisierung der SSB.
2. Entspannung/Befreiung der intrakranialen Membranen.
3. Normalisierung der HWS und der BWS. Sie beeinflussen die Innervation und Vaskularisation des Gehirns und sollten daher immer vor der Arbeit am Gehirn behandelt werden.
4. Entspannung der hinteren Schädelgrube (Reptiliengehirn, Kampf-Flucht-Reaktion) bei fast allen Patienten.
5. Test und ggf. Behandlung der Spannungen der Präfrontal- und Frontallappen.
6. Test und ggf. Behandlung des Hirnstamms (Neurotransmitter).
7. Test und ggf. Behandlung des Cortex cingularis und des Corpus callosum.
8. Test und ggf. Behandlung des Hippocampus, des Corpus amygdaloideum, der Insula, des Putamen und des Nucleus accumbens.
9. Test und ggf. Behandlung der die Dysfunktionszone betreffenden Arterien:
   - A. carotis
   - A. vertebralis und A. basilaris (Hirnstamm, hintere Schädelgrube)
   - A. cerebri anterior (medialer PFC, CCA, Corpus callosum)
   - A. cerebri media (lateraler PFC, Insula, Temporallappen, lateraler Anteil des Parietallappens, Putamen)
   - A. cerebri posterior (posteriorer Hippocampus, Thalamus)
   - A. choroidea anterior (Corpus amygdaloideum und anteriorer Hippocampus)
   - A. hypophysialis (Hypophyse)

Schädelhöhle und Gehirn verändern sich durch die Behandlung der Arterien! Es ist möglich, dass in der ersten Behandlung nur die ersten 5 oder 6 Schritte ausgeführt werden können. In den folgenden Sitzungen kann das Gehirn mit spezifischen Techniken behandelt werden.

**KLINISCHES FALLBEISPIEL**

Frau Y. 36 Jahre, Geschäftsfrau. Die Patientin leidet seit ungefähr 7 Jahren unter schweren Essstörungen (Anorexie, Orthorexie und Nahrungsphobie), die nach einer schwierigen Trennung und viel Stress und Druck am Arbeitsplatz begannen. Sie ist extrem mager, hat Schwierigkeiten sich normal zu ernähren bzw. zu verdauen und musste bereits mehrfach stationär behandelt werden.

Sie litt bereits als Jugendliche an Essstörungen, die sich jedoch von selbst verbesserten. Im Alter von 29 Jahren litt sie zwei Jahre lang an starkem Durchfall und musste aufgrund von Dehydratation und Krämpfen im Krankenhaus behandelt werden. Dabei stellte man eine Sojaallergie fest. In der Folge entwickelte die Patientin eine Nahrungsphobie.

Einige Jahre später musste sie wieder im Krankenhaus behandelt werden. Sie wog nur mehr 33 kg (bei einer Größe von 1,70 m), hatte keine neutrophilen Granulozyten, keine Leberenzyme und erhöhte Kreatinin-Werte. Ursache für diese Situation waren nach Aussage der Fachärzte die starke Unterernährung und Dehydratation sowie der totale Mangel an Knochenmark. Seit diesem Krankenhausaufenthalt von 3,5 Monaten gelingt es der Patientin kleine Mengen zu essen und sie hat 6 kg zugenommen.

In diesem Zustand kommt die Patientin in unsere Praxis. Sie fühlt sich deprimiert, sie leidet an ständigen Magen- und Darmkrämpfen und kann Flüssigkeiten kaum schlucken, ohne dass diese wieder hochkommen. Zwei Wochen zuvor war sie von einem anderen Osteopathen behandelt worden und litt seither an ständigen und unerträglichen Kopfschmerzen.

Die Untersuchung ergibt Spannungen im Magen, ein verringertes Milzvolumen und eine anteriore Dysfunktion der Milz gegenüber dem Magen, der Kopf des Pankreas ist hypomobil, das Sigmoid stark verkrampft und die A. mesenterica inferior in Dysfunktion; die oberen Halswirbel und die oberen und mittleren Brustwirbel weisen Mobilitätseinschränkungen auf.

Die SSB befindet sich in Kompression und die hintere Schädelgrube weist sehr hohe Spannungen auf, der rechte Präfrontalkortex, das rechte Corpus amygdaloideum und der rechte Hippocampus sowie die Insula und der Nucleus accumbens auf der linken Seite weisen Dysfunktionen auf.

Während der Behandlung werden diese Dysfunktionen sowie die entsprechenden Arterien normalisiert. Die Patientin fühlt unmittelbar eine Veränderung in ihrem Kopf und auch in der Form ihres Kraniums! Die Korrekturen an den Wirbelgelenken der BWS verbessern die Atmung und vermindern das Druckgefühl im Thorax. Nach diesen Normalisierungen hat die Patientin keine Kopfschmerzen mehr. Die im Abdomen auch nach der teilweisen Normalisierung verbleibenden Spasmen verbessern sich durch die Korrektur der Dysfunktionen im Gehirn.

Eine Woche nach der Behandlung schreibt mir die Patientin, dass ihre Kopfschmerzen nicht wiedergekommen sind und ihr depressiver Zustand wie weggeblasen ist. Sie scheint auch weniger Angst vor der Nahrungsaufnahme zu haben.

Einen Monat später erzählt mir die Patienten bei einem Telefongespräch, dass die Behandlung weiter anhält und dass sie langsam an Gewicht zunimmt. Zum Zeitpunkt als ich diese Zeilen verfasse, habe ich mit der Patientin vereinbart, sie regelmäßig einmal pro Monat zu behandeln, bis sie ein funktionelles Körpergewicht erreicht und ihre normalen Tätigkeiten wieder aufnehmen kann.

## KLINISCHES FALLBEISPIEL

Männlicher Patient, 45 Jahre, leidet seit einem Überfall auf der Straße vor einer Woche unter einer posttraumatische Belastungsstörung. Er wurde dabei am Hals verletzt und es wurde ihm ins Gesicht geschlagen. Sein Sohn war vom gleichen Angreifer ebenfalls geschlagen worden. Der Patient hatte Angst um sein Leben und um das Leben seines Sohnes und musste sich körperlich verteidigen, um den Angreifer abzuwehren. Der Patient ist uns bereits bekannt, er leidet an einer Hashimoto-Thyreoiditis, die durch Medikamente und Nahrungsergänzungsmittel behandelt wird. Er ist Geschäftsmann und üblicherweise ruhig, besonnen und selbstsicher.

Bei diesem Besuch erscheint er vollkommen hilflos. Seit dem Überfall leidet er an Schlaflosigkeit. Seine Hände und sein Körper zittern, während er die Geschichte erzählt. Er hat das Gefühl innerlich zu zittern und fühlt einen ständigen Druck im Brustraum. Er gibt an, dass es ihm schwerfällt sich zu konzentrieren und zu funktionieren. Sein Kopf ist wie vernebelt. Er denkt immer wieder an den Überfall. Er ist emotional sehr labil. Während er erzählt, kommen ihm die Tränen. Er fühlt sich fiebrig, gestresst und schutzbedürftig. Jede Aufgabe scheint ihm unüberwindlich. Auch kleine Aufgaben (zum Bäcker gehen) sind nur schwer auszuführen.

Seine Kyphose hat sich verstärkt. Sein Gangbild ist nicht alternierend.

Der kinesiologische Test ergibt Dysfunktionen des Nervensystems, der Schilddrüse und der Nebennieren. Der PRM der Schilddrüse liegt bei 12 Zyklen/min (Normalwert: 4). Es ist anzunehmen, dass das Stressereignis negative Auswirkungen auf seine bereits geschwächte Schilddrüse hatte. Seine Nebennieren weisen hingegen einen zu langsamen Rhythmus mit 2 Zyklen/min auf.

Im Sphären-Test erweist sich die kraniozervikale Sphäre als primäre Sphäre. Die SSB zeigt eine Kompression sowie ein Sidebending links.

Ich behandle die Kompression der SSB, die sich relativ leicht lösen lässt. Im Anschluss untersuche ich die hintere Schädelgrube. Dabei stelle ich eine kraniozervikale Kompression sowie starke subokzipitale Spannungen fest, die ich zunächst mit myofaszialen Techniken behandle, um einen besseren Zugang zur hinteren Schädelgrube zu erlangen, die ich anschließend ebenfalls behandle. Die linke Seite der Schädelgrube ist gestaut und die rechte Seite eingezogen. Der Ausgleich ist langsam, führt aber zu einer gewissen Entspannung des Nervensystems. Im Weiteren behandle ich die Sutura occipitomastoidea. DerTest des Hirnstamms zeigt eine sehr starke Retraktion der anterioren Sphäre, insbesondere im Bereich des rechten lateralen Präfrontalkortex, was mit den Angstzuständen des Patienten übereinstimmt. Der Hirnstamm hingegen ist mobil (gute Prognose für die Neurotransmitter). Das Trauma besteht erst seit Kurzem und der Patient hatte bisher noch keine nervösen Störungen.

17

Ich behandle den lateralen Präfrontalkortex und die dysfunktionale A. cerebri media sowie das Corpus amygdaloideum und den Hippocampus. Die beiden Corpus amygdaloidei zeigen eine starke Spannung. In diesem Moment fragt mich der Patient, was ich tue, denn er spürt, wie seine Angstsymptome erneut hochkommen. Der Dialog zwischen den beiden Corpus amygdaloidei ist extrem schnell. Als nach dem Neutralpunkt die Entspannung einsetzt, spürt der Patient, dass seine Symptome erneut verschwinden. Die rechte A. choroidea anterior zeigt eine starke Dysfunktion. Ihr Ausgleich führt zur Entspannung des rechten Hippocampus, der eine Retraktion aufwies. Der CCA fühlt sich fest an und ich spüre, dass das Corpus callosum in seinem linken anterioren Anteil verspannt ist. Auch diese beiden Strukturen werden normalisiert und der Patient beginnt sich langsam zu entspannen und ist nun auch in der Lage, friedliche Bilder zu visualisieren (er sieht sich beim Fischen). Für ihn ist das eine große Verbesserung, denn er spürt, dass er seinen inneren Frieden wieder zurückgewinnen kann.
Ich korrigiere seine Halswirbel mit einer Muskelenergietechnik. Das Okziput weist eine Dysfunktion mit rechter Posteriorität auf. C7 weist eine doppelte Dysfunktion auf (FRS und ERS) und das linke Ganglion stellatum ist stark angespannt. Im Anschluss an die Arbeit an der hinteren Schädelgrube teste ich die Halswirbel und korrigiere sie, um den Zugang zu den Arterien zu erleichtern. In der BWS konnten keine Wirbeldysfunktionen festgestellt werden.
Ich behandle noch die rechte Aa. thyroideae superior und inferior sowie den rechten N. laryngeus inferior. Erstaunlicherweise zeigt der Thymus keine Dysfunktion. Allerdings sind das Herz und das Perikard sehr verspannt. Der N. vagus zeigt auf dieser Höhe eine bilaterale Dysfunktion, seine Behandlung bringt das Spannungs- und Druckgefühl unmittelbar zum Verschwinden. Der thorakale Abschnitt des Ösophagus ist ebenfalls verspannt und der Magen weist eine kraniale Dysfunktion auf. Beide Organe werden wieder ins Gleichgewicht gebracht. Im Anschluss daran werden die Nebennieren behandelt. Sie stehen beidseits unter großer Spannung. Ich führe eine Anspannungstechnik (AST) an den Arterien und am Plexus aus und die Nebennieren entspannen sich unmittelbar. Der Darm weist keine besonderen Dysfunktionen auf, mit Ausnahme einer leichten Spannung am Dünndarm. Allerdings ist das Sakrum wenig mobil und gegenüber der LWS komprimiert. Der linke Ast des Os pubis zeigt eine kraniale Verschiebung. Seine Behandlung mit einer Muskelenergietechnik und mit einer osteoartikulären Korrekturtechnik gibt dem Sakrum seine Mobilität zurück. Es wird in der Folge mit dem Dünndarm ins Gleichgewicht gebracht. Während der gesamten Behandlung sind meine Bewegungen langsam und vermitteln Sicherheit. Ich bedanke mich für jede Entspannung, jedes Loslassen. Ich ersuche den Patienten in jede Spannung hineinzuatmen.
Ich beende die Behandlung mit dem Ausgleich der posterioren Achse in Fetalposition, eine Hand auf dem Okziput und die andere auf dem Sakrum. Anfänglich ist der Rhythmus asynchron. Es dauert etwas, bis der synchrone und normale Rhythmus wieder hergestellt werden kann, dies erfordert die Miteinbeziehung der Dura mater-, der Rückenmarks- und der Energieebene. Die Behandlung dauert insgesamt 45 Minuten. Der Patient schläft anschließend 30 Minuten lang. Nach dem Erwachen fühlt er sich vollkommen befreit. Er ist ruhig und besonnen und verspürt weder ein inneres Zittern noch eine Beklemmung. Später berichtet er mir, dass er am Abend der Behandlung problemlos und friedlicher als in den sechs letzten Monaten geschlafen hat. Zudem kehrten auch die Gedanken an den Angriff nicht ständig wieder. Ich bot dem Patienten eine weitere Behandlung 10 Tage später an. In der Zwischenzeit hatte er einen auf posttraumatische Belastungsstörungen spezialisierten Psychologen aufgesucht. Nach Aussage des Patienten ermöglichte ihm die Behandlung auf wundersame Weise zu sich selbst zurückzufinden. Es war keine spezifische somatoemotionale Arbeit erforderlich. Der Patient konnte leicht mit seinen Gefühlen in Kontakt treten, in sie hineinatmen und seine Spannungen auflösen. Nachdem das NS sein Gleichgewicht wieder gefunden hatte, konnte er im Rahmen der Psychotherapie leichter auf die rein emotionalen oder affektiven Aspekte zugreifen.
Eineinhalb Monate später sehe ich den Patienten wieder und teste seine HRV mit einer speziellen Software. Zu meiner großen Überraschung ist sein ANS fast vollständig ausgeglichen, was eher selten ist. Es ist lediglich eine leichte Erhöhung des Parasympathikus von 3 % erkennbar, wahrscheinlich eine Gegenreaktion auf den durchlebten Stress.

Die spezifische Behandlung des Gehirns und seiner Arterien ist sicherlich kein Allheilmittel, dennoch gelang es mir durch die Vertiefung meiner Kenntnisse auf diesem Gebiet, große praktische Fortschritte zu machen und bei meinen Patienten Ergebnisse zu erzielen, die ich vorher nicht erreichen konnte.

# VI Integrativer osteopathischer Ansatz zur Behandlung von Stress, Angst und Depression



VI

## Von den Anfängen der Osteopathie bis heute

Betrachten wir zunächst, wie psychische Erkrankungen in den Anfangszeiten der Osteopathie wahrgenommen wurden und welche Zusammenhänge wir auf der Grundlage unserer heutigen Kenntnisse herstellen können.

Für Still waren psychische Erkrankungen Ausdruck einer Störung der neuronalen Funktion, die durch mechanische Fehlzustände der Strukturen und v. a. der Knochen verursacht wurde. Drei Jahre vor seinem Tod demonstrierte er die positive Wirkung der Osteopathie bei der Behandlung psychischer Erkrankungen und publizierte 1933 einen kurzen Bericht über das Sanatorium Hildreth-Still mit Statistiken über die Häufigkeit vertebraler Mobilitätseinschränkungen bei Demenz im Frühstadium. Die häufigsten Dysfunktionen bei insgesamt 1.000 untersuchten Patienten betrafen C1–C2 sowie Th4 bis Th6, wobei 66 % der Patienten eine Dysfunktion bei C2 und 74 % eine Dysfunktion bei Th5 aufwiesen.

**C1 und C2 sind bei Patienten mit Depression und Angststörungen fast immer in Dysfunktion. Häufig liegt eine Kompression gegenüber dem Okziput vor mit Auswirkungen auf das Ganglion cervicale superius und den N. vagus sowie auf die Vaskularisation des Reptiliengehirns. Daher müssen die hintere Schädelgrube, C1 und C2 immer behandelt werden, ebenso wie die obere und mittlere BWS, in der es ebenfalls häufig zu Dysfunktionen kommt.**

Bezüglich des Bauchhirns stellte Still bei unter Depression leidenden Patienten oft Mobilitätseinschränkungen in den unteren Rippen nach inferior und Ptosen des Dickdarms fest. Indem er diese Dysfunktionen korrigierte, konnte er oftmals eine Linderung der Symptome erreichen. Still merkte auch an, dass gute Ernährung und gute Lebensumstände sowie die regelmäßige Behandlung der osteopathischen Dysfunktionen bei Patienten mit psychischen Problemen zu Verbesserungen bzw. zur Heilung führen, wobei die Prognosen bei langen Krankheitsverläufen weniger gut waren. **Still war nicht weit von einem integrativen Ansatz entfernt.**

Gerdine unterstrich 1917, dass der Beginn einer psychischen Erkrankung oftmals mit einer leichten Verletzung etwa der Wirbelsäule in Zusammenhang zu bringen ist, die ohne offensichtliche Auswirkungen zu sein scheint, allerdings zu Störungen der Psyche führt.

McConnell (1917) vermerkte, dass hysterische Patienten oft Läsionen an Okziput, Atlas, Axis und Coccyx aufweisen.

**Das Coccyx sollte keineswegs vernachlässigt werden, sowohl aufgrund seiner Verbindung zum Filum terminale als auch seinem Bezug zum Ganglion impar und damit zum Sympathikus.**

Luisa Burns interessierte sich für die, wie sie es nannte, *Borderland*-Psychosen. Ihre Beobachtungen bestärkten sie in ihrer Überzeugung, dass Personen mit einer normalen Hirnstruktur, normaler Blutversorgung und einer ausgewogenen Ernährung nur dann unter psychischen Erkrankungen leiden, wenn sie extremen Stresssituationen ausgesetzt werden. Im Gegenzug dürften Personen, die sich schlecht ernähren oder erblich vorbelastet sind und Dysfunktionen in der Wirbelsäule aufweisen, die den Blutfluss beeinträchtigen, eher zu Symptomen von psychischen Erkrankungen neigen. Burns stellte auch fest, dass eine verringerte Blutzufuhr ins Gehirn besonders anfällig für psychische Funktionsstörungen macht. In Tierversuchen zeigte sie, dass Mobilitätseinschränkungen von C3 oder Th1 und Th2 die Funktion der Schilddrüse beeinträchtigen.

**Aufgrund seiner Nähe zum Ganglion stellatum und seinem Einfluss auf die Insula, den wir in ➤ Kap. 10 erwähnt haben, füge ich dieser Liste C7 hinzu.**

Woods and Woods stellten 1961 fest, dass der Rhythmus der kranialen Fluktuation bei psychisch kranken Patienten langsamer war als bei gesunden Personen.

**Angst- und Depressionspatienten weisen häufig eine Kompression der SSB auf. Nach der Behandlung dieser Kompression zeigt sich bei Depressionspatienten oft ein verlangsamter PRM, ein Hinweis auf eine Parasympathikotonie oder eine Sympathikolyse, wohingegen der PRM bei Angstpatienten schneller ist, was auf eine Sympathikotonie hinweist.**

In den 1960er-Jahren vertrat Magoun die Meinung, dass die kraniale Osteopathie für die Behandlung von psychischen Erkrankungen von großem Nutzen sei, da sie die Durchblutung des Gehirns und die Zirkulation des Liquor cerebrospinalis (LCS) verbessert.

Jüngere 2003 in Russland von Moskalenko, Frymann, Kravchenko und Weinstein durchgeführte Studien lassen vermuten, dass eine osteopathische Intervention am Kranium die Zirkulation im Gehirn und in weiterer Folge die kortikale Funktion beeinflusst, dem Ausgangspunkt für die Behandlung psychischer Erkrankungen.

Aktuell konnten mehrere Studien die Effizienz der Osteopathie bei der Behandlung von Depression nachweisen.

2001 erzielten Plotkin et al. durch osteopathische Manipulationen an depressiven Frauen im Vergleich zur Medikamentenbehandlung aussagekräftige Ergebnisse [1].

**Es wurde auch festgestellt, dass die Bauch- und Beckensphäre und ihre Arterien eine entscheidende Rolle bei Angst und Depression spielen.**

**Die spezifische osteopathische Behandlung des N. vagus wurde noch nicht ausreichend untersucht, allerdings konnten in mehreren Studien, die Vagus-Techniken in ihr Protokoll integrierten, signifikante Ergebnisse erzielt werden.**

Erst kürzlich bewertete eine Studie von Espí-López die Wirkung der manuellen Therapie auf Angst und Depression bei Personen mit Spannungskopfschmerzen und zeigte, dass bei dieser Population (n = 84) osteoartikuläre Techniken allein oder kombiniert mit Weichteiltechniken (Muskeln) effizienter waren als nur Weichteiltechniken [2]. **Die Befreiung der posterioren Achse ist somit von großer Wichtigkeit.**

**Die osteoartikulären Techniken sollten neben funktionellen, viszerofaszialen und arteriellen Techniken sowie Techniken an der Dura, den Hormondrüsen und dem Gehirn Teil unseres Ansatzes sein.**

**Wenn osteoartikuläre Techniken bei Angstpatienten eingesetzt werden, sollten im Anschluss Techniken für den sensorischen Ausgleich oder auch lokale Inhibitionstechniken an den Ganglien ausgeführt werden, um den Sympathikus zu beruhigen und ihn in das Nervensystem zu integrieren.**

In ➤ Abschnitt 3 werden die sehr schlüssigen Ergebnisse von zwei nicht veröffentlichen Studien vorgestellt, die nach den in diesem Buch präsentierten Konzepten ausgeführt wurden und den wissenschaftlichen Kriterien entsprechen. Eine der Studien befasste sich mit Angststörungen, die andere mit der postpartalen Depression.

**Die Ergebnisse mehrerer Studien bestätigen somit, dass die Osteopathie eine kostengünstige und sehr effiziente Lösung zur Behandlung von Personen ist, die unter Angst und Depression leiden, die mit wenigen Behandlungen signifikante Ergebnisse erzielen kann.**

## Körperliche und psychische Gesundheit

### LEITLINIEN, DIE AUF DER GRUNDLAGE DER AKTUELLEN KENNTNISSE BERÜCKSICHTIGT WERDEN SOLLTEN

- Die Behandlung der kraniosakralen Achse beginnt mit der hyperpressiven Sphäre, in der der Innendruck am größten ist (siehe 3-Sphären-Test, ➤ Kap. 22). Ein durch eine Entbindung oder durch einen Sturz blockiertes Sakrum kann zu neurovegetativer Dystonie sowie zu einer kraniozervikalen Kompression führen.
- Gleichgewicht zwischen Sympathikus und Parasympathikus, N. vagus und seine Plexus.
- Ungehinderte Zirkulation des LCS.
- Ungehinderte Beweglichkeit der Dura und der Wirbelsäule. Posteriore Achse.
- Keine Spannungen in der hinteren Schädelgrube, den oberen Halswirbeln, dem zervikothorakalen und dem thorakolumbalen Übergang.
- Gute Funktion des PFC und des Cortex cingularis: Distanz und Kreativität gegenüber dem Stressfaktor.
- Gute interhemisphärische Konnektivität über das Corpus callosum zur Steuerung der Stressfaktoren.
- Mobilität-Motilität des Hirnstamms (serotonerge, noradrenerge und dopaminerge Kerne, motorische und sensible Nervenkerne des N. vagus)
- Freie Beweglichkeit von Thalamus, Putamen und Nucleus accumbens.
- Ungehinderte Beweglichkeit des Temporallappens und der darunterliegenden Strukturen: Insula, Hippocampus und Corpus amygdaloideum, die an Gedächtnis, Furcht- und Angstreaktionen und der Verbindung zu den Empfindungen beteiligt sind.
- Ungehinderter Blutfluss in den Arterien der verschiedenen für das Stressmanagement zuständigen Gehirnregionen, um Atrophien entgegenzuwirken und unterversorgte Zonen besser zu durchbluten.
- Ausgleich der HHN-Achse und Gleichgewicht zwischen den Drüsen (Hypophyse, Nebennieren, Pankreas, Schilddrüse, Keimdrüsen).
- Gesundheit des Bauch- und Beckenhirns: knöcherne Struktur, Organe, Arterien, Plexus. Zentrale und anteriore Achse.
- Ernährung, Nahrungsergänzungsmittel, Stressmanagement und Emotionen.

VI

## REFERENZEN

[1] Plotkin BJ, et al. Adjunctive osteopathic manipulative treatment in wowen with depression. J Am Osteopath Assoc 2001; 101 (9): 517–23.

[2] Espí-López GV, López-Bueno L, Vicente-Herrero MT, Martinez-Arnau FM, Monzani L. Efficacy of manual therapy on anxiety and depression in patients with tension-type headache. A randomized controlled clinical trial. Int J Osteopath Med 2016; 22: 11–20.

KAPITEL

# 18 Osteopathischer Ansatz zu Angst und Depression

Dieses Kapitel befasst sich mit allgemeinen Überlegungen zum Umgang mit Patienten, den im Rahmen der Anamnese eventuell zu verwendenden Fragebögen sowie mit den Haltungstypologien von Patienten, die unter Angststörungen, Depressionen oder unter einer „interhemisphärischen Entkoppelung" leiden.

## 18.1 Allgemeine Empfehlungen für den Umgang mit Patienten

Der Umgang mit Patienten sollte immer von Respekt und Empathie getragen sein. Der Patient sollte sich behütet und sicher fühlen. Der Therapeut sollte sein Verhalten an die Persönlichkeit des Patienten und an seine Probleme anpassen. Dies bedeutet, dass er mit einem depressiven Patienten anders umzugehen hat als mit einem Angstpatienten.

Empathie und ein Verhalten, das dem Patienten das Gefühl vermittelt, er werde mit seinen Symptomen verstanden, sind die Schlüssel einer erfolgreichen Behandlung. Der Therapeut sollte den Patienten auch darüber aufklären, dass seine Symptome nicht nur Einbildung sind oder auf einer psychologischen Schwäche beruhen. Selbst wenn es eine psychoemotionale Ursache gibt, haben diese Symptome auch eine physische und physiologische Ursache mit zahlreichen Auswirkungen auf den Körper. Damit nimmt er dem Patienten die Schuldgefühle, verändert seine Wahrnehmung der Symptome, ermutigt ihn, darüber zu sprechen, mit den im Körper festgehaltenen Emotionen Kontakt aufzunehmen und in die Zukunft zu blicken.

### 18.1.1 Depressive Patienten

Diese Patienten befinden sich oftmals in einem tiefen Abgrund, aus dem es keinen Ausweg zu geben scheint. Ihre emotionale Welt ist gestört, verzerrt, überhöht. Sie sind entwurzelt und oftmals energielos, unfähig selbst wieder an die Oberfläche zu gelangen. Nach meiner Erfahrung sollte man diese Patienten nicht weiter in ihre Emotionen hineinziehen und nicht allzu viele Fragen stellen. Ihr Geist, ihr Kopf, funktioniert langsam. Man sollte diesen Patienten anfänglich auch nicht zu viele Informationen oder Ratschläge geben. Sie brauchen vielmehr einen kleinen strukturellen Impuls, der ihnen hilft, wieder an die Oberfläche zu gelangen, ihre Energie zu stärken, sie wieder auf die Beine zu bringen und strukturell zu verankern. Man sollte warten, bis die Patienten ein gewisses physisches, weniger labiles Gleichgewicht wiedergefunden haben, bevor man auf die Emotionen eingeht, außer die Emotionen treten im Laufe der Behandlung zu Tage. Der Patient sollte auch spüren, dass er dem Therapeuten vertrauen kann, dass dieser in der Lage ist, ihn zu unterstützen und ihm dabei hilft, eine gewisse Vitalität/Restrukturierung wiederzuerlangen. Der Patient sollte sich als immer weniger im Ungleichgewicht und besser verankert erkennen. Der Therapeut sollte sich einfach ausdrücken, Mut machen und dem Patienten die Erfolge, die während der Behandlung eintreten, vor Augen halten, ihn spüren lassen, dass es ihm besser geht, ohne dabei zu übertreiben, denn depressive Patienten können Ermutigungen oft nur schwer ertragen. Sie fühlen sich in ihrem tiefen Leid oft unverstanden.

Die erste Behandlung sollte nicht zu sehr ausgedehnt werden. Man sollte nicht zu viel tun, da der Patient nur wenig Energie hat. Auch bei viszeralen und Flüssigkeitstechniken sollte man vorsichtig sein, da sie oftmals mehr auf den Parasympathikus einwirken. **Anfänglich sollten nur die wichtigsten Störfaktoren behandelt werden.** Strukturelle Techniken in der oberen BWS und am thorakolumbalen Übergang bringen nach der Dekompression der kranialen und lumbosakralen Region ggf. auch des Coccyx, oftmals Energie und Vitalität in die kraniosakrale Achse zurück. Nicht selten steigt unmittelbar nach der strukturellen oder funktionellen Behandlung der oberen BWS und der HWS die Vitalität im Kranium an. Wie erwähnt, ist die Funktion des Reptiliengehirns bei Depression eingeschränkt: Es gibt weder Flucht noch Kampf und nur geringe noradrenerge Reaktionen. Diese Techniken helfen dem Patienten, sich wieder mit seiner Struktur und den Bezugspunkten für sein Überleben zu verbinden.

**Nach der strukturellen Behandlung zur Dekompression des Kraniums oder des Sakrums beschreiben die Patienten oftmals, dass sie spüren, wie sie in ihren Körper zurückkehren und dass sie sich vitaler fühlen. Natürlich darf sich die strukturelle Behandlung nicht auf zwei oder drei Manipulationen beschränken. Gleichzeitig erscheint mir wichtig, den Nutzen der strukturellen Techniken zu unterstreichen, da viele Therapeuten nur auf der Flüssigkeits- oder der myofaszialen Ebene arbeiten, was bei depressiven Patienten in der ersten Erholungsphase wenig Erfolg bringt.**



Licht (oder ein Lächeln) an der Stelle zu visualisieren, die gerade behandelt wird, ist für depressive Patienten genauso von Bedeutung, wie sich physisch in dieses Licht zu stellen. Manche Patienten ersuche ich tief zu atmen: „Atmen Sie Licht ein (oder schenken Sie der Zone ein Lächeln) und atmen Sie alle Stressfaktoren, einen nach dem anderen aus." Dieser Stress wird gedanklich in eine Schachtel – oder auch einen Sack – gelegt und weggeschickt. Manche Patienten „tragen" den Sack aus dem Raum, andere zerstören die Schachtel, zermahlen sie in einem dunklen Loch zu Staub. Jeder Patient findet seine eigene, sehr persönliche Lösung.

### 18.1.2 Angstpatienten

Sorgen und mangelnde Toleranz gegenüber diesen Sorgen machen diese Patienten für die Erklärungen und Beschreibungen, die der Therapeut während der Untersuchung und der Behandlung gibt, empfänglicher. Es ist also wichtig, diese Patienten immer wieder zu beruhigen, während man ihnen erklärt, was man gefunden hat und welche Lösungen es gibt. Man sollte ihnen zeigen, was gut funktioniert, das beruhigt sie. Die vollständige Aufzählung aller Blockaden, Restriktionen oder Dysfunktionen würde ihre Angst allerdings zusätzlich anheizen. Ich unterstütze und begrüße jede Entspannung und lasse dies den Patienten auch spüren. Genaue Notizen in der Patientenakte helfen auf positive Veränderungen hinzuweisen und den Patienten in seiner Entwicklung zu bestätigen, denn manche sehen immer ein halb leeres Glas und finden es schwer, den bereits zurückgelegten Weg zu erkennen. Der Patient muss auch spüren, dass sein Therapeut genau weiß, wohin die Reise geht und er ein klares und präzises Ziel vor Augen hat. Diese Aspekte sind wichtig, um ein vertrauensvolles Klima zu schaffen.

Bei Angstpatienten löst die Verbindung mit dem eigenen Selbst – der Furcht oder dem allgegenwärtigen Dämon, der sich irgendwo versteckt und sie aufzehrt – während der Behandlung oft Angst aus. Diese Angst entsteht auch durch die mangelnde Verbundenheit mit sich selbst, durch die Unfähigkeit mit dem, was im Inneren passiert, Kontakt aufzunehmen, weil es zu furchteinflößend, zu schwindelerregend ist. Man sollte also zuerst das Nervensystem und die hintere Schädelgrube behandeln und dann entweder die Insula oder das Bauch-Becken-Hirn, sofern es sich beim 3-Sphären-Test als primär herausgestellt hat. Damit öffnet man die Tür zu einer Annäherung mit sich selbst, ohne die Angst zu verstärken. Zudem sollte die BWS-Region immer korrigiert werden. Die osteoartikuläre Behandlung ist sowohl für die Belüftung der Lungen als auch zur Lösung von Spannungen, die das Herz, den Thymus und die Lungen belasten, entscheidend. Die Brustwirbel sind gegenüber dem Herz und dem Thymus oft primäre Läsionen und sollten vor der Korrektur der darunterliegenden Organe behandelt werden. In diesem Fall verwendet man eine strukturelle Technik, um den Zugang zu Thymus, Herz und Lungen zu erleichtern, ohne dadurch die Angstsymptome zu verstärken. Andernfalls, wenn der zervikothorakale Übergang, die Rippenblockaden und die BWS-Blockaden vorher nicht gelöst wurden, verspürt der Patient bei den Anspannungstechniken (AST) am Brustkorb oder an den Organen Spannungen oder hat das Gefühl gewürgt zu werden, was starke Ängste auslösen kann. Im Anschluss können der N. vagus und der N. phrenicus sowie die Organe behandelt werden, um das Wiederkehren der Spannungen im Thorax zu vermeiden.

Bei den funktionellen Techniken muss der Patient lernen, seine Spannungen zu zähmen, sich sanft und mit Empathie mit dem zu verbinden, was während der Behandlung unter den Händen des Therapeuten geschieht. Angstpatienten entfliehen während der Behandlung gerne mit ihren Gedanken oder versuchen, ein nichtssagendes Gespräch mit dem Therapeuten aufrechtzuhalten, um nicht mit dem eigenen inneren Unwohlsein Kontakt aufnehmen zu müssen. Man muss den Patienten vorsichtig zu sich zurückholen, ihn ersuchen, die unter den Händen entstehende Spannung wahrzunehmen, zu erkennen, was bei der Gewebeentspannung passiert, und den neuen Zustand der Spannungslösung zu genießen. Manchmal ersuche ich den Patienten vor Behandlungsbeginn, sich einen ruhigen Ort oder einen kleinen sicheren und lichterfüllten Kokon vorzustellen, in dem er sich sicher fühlt, sich entspannen und neu ordnen kann.

Ein umsorgender und empathischer Umgang, eine respektvolle und nicht invasive Behandlung, das Erkennen der Bedürfnisse und des Unbehagens des Patienten tragen nicht nur dazu bei, dass er sich sicher fühlt, sondern setzen auch Endorphine und Oxytocin frei, zwei angstlösende Hormone (➤ Kap. 10).

## 18.2 Anamnese

Während der Evaluierung des Patienten und bei allen weiteren Behandlungssitzungen sollte der Therapeut unbedingt immer wieder alle vorhandenen Symptome abfragen und sie genau quantifizieren. Dies erlaubt es ihm, die Fortschritte der an Stimmungsstörungen leidenden Patienten objektiv besser darzustellen und die Wirkung der Behandlung zu messen.

Fragen zu den im Folgenden angeführten vier ersten Punkten müssen allen Patienten gestellt werden, um den Zustand des endokrinen und des Nervensystems je nach Stressphase zu quantifizieren. Im Anschluss folgen Fragen, die sich spezifisch mit den Depressions- oder Angstproblemen und mit dem Verdauungs- und Hormonsystem befassen.

1. **Bestimmung des Energieniveaus auf einer Skala von 0 bis 10.** Unter einem Wert von 7/10 lässt sich eine Dysfunktion des Nerven- und/oder des Hormon- und/oder des Immunsystems vermuten. Je nach Konstitution des Patienten und erblichen Belastungen wird meist eines der drei Systeme mehr betroffen sein.
   **Schlafqualität auf einer Skala von 0 bis 10 und Anzahl der Schlafstunden.** Unter einem Wert von 7/10 liegt Schlafmangel oder eine schlechte Schlafqualität vor, sodass sich das Hormon- und das Nervensystem nicht gut erholen, was zu einer Minderfunktion dieser Systeme führen kann. Schlaflosigkeit kann auch durch Angst oder Depression, durch die Dysfunktion der Epiphyse oder auch durch einen Östrogenmangel während der Menopause oder einen Testosteronmangel während der Andropause verursacht werden. Der Patient sollte mindestens 8 Stunden pro Nacht schlafen.
   Nach der traditionellen chinesischen Medizin deutet häufiges Aufwachen zwischen 23 Uhr und 1 Uhr morgens auf eine Dysfunktion der Gallenblase, zwischen 1 Uhr und 3 Uhr morgens auf eine Dysfunktion der Leber, zwischen 3 und 5 Uhr morgens auf eine Dysfunktion der Lungen und zwischen 5 und 7 Uhr morgens auf eine Dysfunktion des Dickdarms hin.
   Systematisches Aufwachen ungefähr drei Stunden, nachdem man zu Bett gegangen ist – und zwar unabhängig davon, um welche Zeit man zu Bett gegangen ist –, sowie Einschlafschwierigkeiten sind ein Hinweis auf eine Hypoglykämie. Dadurch steigt der Adrenalinspiegel an, was zu Nervosität und sogar Angst während der Aufwachphasen führt. Alpträume und Pavor nocturnus bei Kindern sind oft ein Zeichen von Verdauungsschwierigkeiten und/oder Nahrungsmittelunverträglichkeiten oder Allergien.
2. **Bestimmung des Stressniveaus auf einer Skala von 0 bis 10.**
   - Leidet der Patient unter großem Stress? Wenn ja, seit wie langer Zeit?
   - Hatte er im Laufe seines Lebens schwere Stresserlebnisse?
     – Stress der Mutter während der Schwangerschaft
     – Emotionaler, traumatischer, körperlicher Stress während der Pubertät
     – Durch Infektionen, Impfungen (heftige Impfreaktionen?) oder durch häufige Antibiotikaeinnahme erzeugter Stress

Die Frequenz und die Dauer der Stressfaktoren spielen eine wichtige Rolle bei der Entstehung der Pathologie. All diese Elemente sind ein Hinweis auf das Ausmaß der allostatischen Last des Patienten. Das subjektive Stressniveau sollte durch die Behandlung schnell geringer werden.

3. **Bestimmung des Stimmungsniveaus auf einer Skala von 0 bis 10.**
4. **Bestimmung des Depressionsniveaus auf einer Skala von 0 bis 10 und damit verbundener Symptome:**
   - Depressive Verstimmung (fühlt sich traurig, leer, hoffnungslos, Weinen)
   - Deutlich vermindertes Interesse oder Freude an (fast) allen Aktivitäten
   - Gewichtsverlust ohne Diät oder Gewichtszunahme
   - Schlaflosigkeit/vermehrter Schlaf
   - Psychomotorische Unruhe oder Verlangsamung
   - Müdigkeit oder Energieverlust
   - Gefühle von Wertlosigkeit oder übermäßige oder unangemessene Schuldgefühle
   - Konzentrations- und Entscheidungsprobleme an fast allen Tagen
   - Wiederkehrende Gedanken an den Tod, wiederkehrende Suizidvorstellungen ohne genauen Plan, tatsächlicher Suizidversuch oder genaue Planung des Suizids.

   Man sollte den Patienten fragen, ob er fähig ist, seinen täglichen Aktivitäten nachzukommen. Manche Patienten sind dazu nicht mehr in der Lage.
5. **Bestimmung des Angstniveaus auf einer Skala von 0 bis 10 sowie damit verbundene Symptome und ihre Häufigkeit.** Diese Symptombeschreibung stammt aus dem DSM-5 [1] und der Auflistung von Beck, die uns darüber informieren, welche Sphären und Plexus die meisten Symptome aufweisen.
   - Transpiration, Röte im Gesicht, Kälteschauer oder Hitzewallungen
   - Derealisation (Gefühle der Irrealität) oder Depersonalisation (Zustand der Selbstentfremdung)
   - Schwindel, Unsicherheit, Benommenheit oder Gefühl der Ohnmacht nahe zu sein, Angst zu sterben
   - Angst die Kontrolle zu verlieren oder verrückt zu werden
   - Parästhesien (Taubheit oder Kribbelgefühl), Zittern oder Beben
   - Erstickungsgefühl
   - Palpitationen, Herzklopfen oder Tachykardie, Thoraxschmerzen oder Beklemmungsgefühle
   - Gefühl der Kurzatmigkeit oder der Atemnot
   - Übelkeit und Magen-Darm-Beschwerden

**Wenn man einen Patienten nach dem Grad der Angst oder der Depression auf einer Skala von 0 bis 10 fragt, so handelt es sich natürlich um eine subjektive Einschätzung seines Zustands. Aber diese subjektive Einschätzung ist ein wichtiger Maßstab, der das psychische Leid des Patienten ermessen lässt. Als Therapeut interessiert man sich mehr für das von der Person erlebte psychische Leid als für das objektiv feststellbare Angstniveau. Zudem hilft uns das subjektive Ausmaß der Angst von einer Behandlungssitzung zur nächsten, die klinische Entwicklung zu verfolgen.**

**Hier einige zusätzliche Hinweise:**

- **Unsicherheitsintoleranz auf einer Skala von 0 bis 5** (Fragen aus der Unsicherheitsintoleranz-Skala [2])
  - Fühlen Sie sich von unvorhergesehenen Ereignissen stark beeinträchtigt?
  - Hindert Sie die Unsicherheit, das Leben in vollen Zügen zu genießen?
  - Wenn es Zeit ist zu handeln, werden Sie durch Ihre Unsicherheit gelähmt?
  - Müssen Sie immer wissen, was die Zukunft für Sie bereithält?
  - Hindert Sie die Unsicherheit gut zu schlafen?
- **Sorgen auf einer Skala von 0 bis 5**
  - Überfordern Sie Ihre Sorgen?
  - Tendieren Sie dazu, sich in mehreren Situationen immer Sorgen zu machen?
  - Sorgen Sie sich mehr, wenn Sie unter Druck stehen?

Indem man die Symptome von Angst und Depression mit den verschiedenen Stimmungstypen (siehe Anhang) in Verbindung setzt, lässt sich erkennen, welcher Neurotransmitter primär, also am wahrscheinlichsten an der Pathologie beteiligt ist.

1. **Verdauungssystem, Bauchhirn**
   - Art der Ernährung
   - Häufiges Aufstoßen

   - Magen-Darmschmerzen, Übelkeit: Lokalisation, Intensität, Frequenz (bei Stress oder nach der Aufnahme bestimmter Nahrungsmittel)
   - Nahrungsmittelunverträglichkeiten: zunehmend, Symptome, welche Nahrungsmittel
   - Blähungen
   - Häufigkeit des Stuhlgangs: täglich, der Stuhl sollte von fester Konsistenz sein, nicht klebrig, ohne Schleim und ohne ekelerregenden Geruch
2. **Immunsystem:** virale Belastung (EBV, CMV, Herpes usw.), Allergien, Autoimmunerkrankungen, Probleme mit der Haut, den Lungen, der Vaginalschleimhaut, Sinusitis, Rhinitis, Kopfschmerzen (in Zusammenhang mit der intestinalen Mikrobiota und der Permeabilität der Darmwand), wiederkehrende Infekte. Ein Schnupfen pro Jahr [3] ist normal, Allergien sind nicht normal. Sie können oft durch die Umstellung der Ernährung verbessert oder geheilt werden: vermeiden aller Allergene, optimieren der Funktion von Leber, Darm, Mikrobiota, Thymus und Milz. Verdacht auf systemische Entzündung: zerebral (vernebelte Gedanken, Stauungskopfschmerz), Arthritis, Arthrose, Fibromyalgie, Beckenentzündungen, Allergien, Autoimmunerkrankungen, Immunschwäche usw.
3. **Symptome von Hormondefiziten:**
   - **Schilddrüse:** Müdigkeit, Kälteempfindlichkeit, Sinken der Körpertemperatur, Haarausfall, Schwellungen, benebelte Gedanken, Angst, Depression, verminderte Muskelkraft und Steifigkeit.
   - **Nebennieren:** Müdigkeit, Schwierigkeiten, morgens aus dem Bett zu kommen, Schwindelgefühl bei Positionswechsel, verminderte Stresstoleranz, abnehmende Libido, Heißhunger auf Zucker, Entzündung, sinkende Immunabwehr.
   - **Pankreas:**
     – Müdigkeit, die durch Nahrungsaufnahme abnimmt, Vormittags- bzw. Nachmittagstief (11 Uhr und 16 Uhr), Kopfschmerzen und/oder Hungergefühl zwischen den Mahlzeiten und beim Aufstehen, Hunger macht nervös, Heißhunger auf Zucker, Reizbarkeit, Nervosität, Angst beim Aufstehen oder vor den Mahlzeiten.
     – Hyperglykämie: häufiges Harnlassen, starker Durst, ungewöhnlicher Appetit, Müdigkeit, verringerter Widerstandsfähigkeit gegen Infektionen, körperliche und psychische Schwere
   - **Keimdrüsen:** PMS, Zyklusveränderungen, Hitzewallungen, Scheidentrockenheit, Depression, Gedächtnisschwund, Schlaflosigkeit usw.
4. **Beckenhirn:** Beckenschmerzen, Pathologien (Zysten, Fibrome, Endometriose), Ausscheidungsstörungen (Blase, Rektum).
5. **Artikulare, entzündliche, muskuloskelettale Schmerzen in mehreren Körperregionen:** Auftreten, Intensität und Lokalisation. Verstärkt durch bestimmte Nahrungsmittel (Tee, Kaffee, Zucker, Alkohol, Allergene)? Fibromyalgie?
6. **Erkrankungen des Nerven-, Hormon- oder Immunsystems in der Familienanamnese:** Dadurch können persönliche und erbliche Schwächen besser berücksichtigt werden und eine eventuelle Dekompensation dieser Systeme leichter erkannt werden. Beispiel: Bei Schilddrüsenerkrankungen oder Diabetes in der Familienanamnese hat der Patient möglicherweise zuerst Probleme mit den Drüsen und weniger mit dem Nervensystem. Bei Angst und Depression in der Familienanamnese ist das Nervensystem bezüglich Stressadaptation vielleicht vor dem Hormonsystem betroffen.
7. **Medikamente, Nahrungsergänzungsmittel, Suchmittel:** Medikamente, Nahrungsergänzungsmittel (Vitamine, Pflanzen, Spurenelemente usw.) Alkohol, Kaffee, Drogen.
8. **Auslandsreisen:** Symptome traten während oder nach der Reise auf. Weiße Punkte im Stuhl, Verdauungsstörungen, Verdacht auf Parasiten.
9. **Bewegung, Techniken zum Stressmanagement.**

## 18.3 Typologien und Haltung

Wenn man eine Situation nicht mehr bewältigen kann, sagt man, dass man „den Boden unter den Füßen verliert“. Im Gegensatz dazu, sagt man über jemanden, der sich wohlfühlt, der weiß, was er will, dass er „mit beiden Beinen im Leben steht“ oder dass er nach einer Schwierigkeit, „wieder auf den

Beinen gelandet ist". Diese Redewendungen spiegeln den Zusammenhang zwischen körperlicher Stabilität/Instabilität und den Emotionen und psychischen Störungen wider.

Das ZNS verarbeitet kontinuierlich Informationen über die Position des Körpers im Verhältnis zur Schwerkraft, zur Umwelt usw. Auch eine sehr kleine Diskrepanz zwischen der internen Repräsentation und den von außen auf den Körper einwirkenden Kräften kann die Person beeinträchtigen und sich auf ihr Haltungsgleichgewicht und ihr emotionales Gleichgewicht auswirken. Einige Studien gehen sogar davon aus, dass es einen Zusammenhang zwischen dem Gleichgewichtssinn und dem emotionalen Empfinden gibt. Demnach gilt, je emotionaler eine Person ist, umso weniger ist sie im Gleichgewicht. Es wurde auch mehrfach festgestellt, dass ängstliche Personen weniger stabil sind als andere [4].

Die Haltung betrifft nicht nur die Aufrechterhaltung des Gleichgewichts, sie ist auch Ausdruck des Selbst. Oftmals spiegelt sie Spannungen im nervalen und emotionalen Zustand wider. Diese Körpersprache bildet einen wichtigen Teil dessen, wie ein Mensch sich darstellt und mit seinem Umfeld kommuniziert. Eine selbstsichere Person, die mit sich und den anderen zufrieden ist, präsentiert sich zentriert, gut verankert und offen. Sie hält den Kopf hoch und entspannt. Ihre Gestik ist fließend, weder zu weitschweifend noch zu diskret. Die Bauch- und Beckenmuskulatur hat einen normalen Tonus und stellt damit das entsprechende Druckgleichgewicht zwischen den Körperhöhlen (Kranium, Thorax, Abdomen) sicher. Ihre Atmung ist tief, langsam und in Bezug auf Ein- und Ausatmung ausgeglichen. Ihre Atmung alterniert und begünstigt ein Nasenloch und wechselt dieses jede Stunde.



**Dabei darf nicht vergessen werden, dass die thorakale Einatmung das sympathische Nervensystem aktiviert, während die Ausatmung das parasympathische System beeinflusst. Energetisch betrachtet, ist die rechte Seite des Körpers mehr sympathisch, während die linke parasympathisch ist. Der Atemwechsel zwischen den Nasenlöchern zeigt ebenso wie der Bewegungswechsel zwischen Schulter- und Beckengürtel einen gewissen Ausgleich im autonomen Nervensystem an.**

Beim Gehen sollten sich Schulter- und Beckengürtel um den thorakolumbalen Übergang jeweils in die Gegenrichtung bewegen, sodass die Nebennieren abwechselnd angeregt werden. Die Schritte sollten gleich lang und die Armbewegungen weich, alternierend und in die andere Richtung als die Beine sein (Kreuzgang).

Betrachten wir nun, welche Typologien sich aus den genannten Aspekten ergeben. Dabei ist es nicht meine Intention, zu formalistisch zu sein und Menschen zu katalogisieren. Jeder von uns hat seinen eigenen Charakter, seine Form, seine Genetik und seine Art sich auszudrücken. Wir können daraus nur einige Anhaltspunkte und allgemeine Informationen ableiten. Folgende drei Haupttypen werden wir beschreiben: den Ängstlichen, den Depressiven und den „interhemisphärisch Entkoppelten". Daneben sind auch Mischformen möglich.

### 18.3.1 Typologie des Angstpatienten

Angst ist ein diffuses Gefühl, verbunden mit einer mehr oder weniger bewussten Erwartung einer Gefahr oder eines bevorstehenden Problems. Personen, die unter Angststörungen leiden, werden von einem Gefühl des Unbehagens oder der Furcht erfasst, das durch die übertriebene Erwartung möglicher Schwierigkeiten, noch bevor Probleme auftreten oder noch bevor die Person genau erkennen kann, wovor sie sich fürchtet, ausgelöst wird. Angst spiegelt sich in der Haltung, der Gestik, dem Gangbild wider.

Verschiedene sensorische Systeme ermöglichen die räumliche Orientierung (statisch oder dynamisch) und kontrollieren die Haltung und die Bewegung. Angstpatienten klagen deshalb auch oft über kognitive Veränderungen der Wahrnehmung und der räumlichen Vorstellung. Sie leiden unter „vestibulären" Empfindungen, glauben zu schweben, unter Verzerrungen der Distanzen, die einem Schwindel ähnlich sind, ohne tatsächlich ein Schwindel zu sein. Die häufigsten Empfindungen sind das Gefühl zu fallen, ein sich drehendes visuelles Umfeld usw.

Insgesamt fühlt sich die Person nicht verankert, sie hat das Gefühl sich am Boden „festkrallen" zu müssen. Sie hat das Gefühl zu hängen, ihr Körper wird nach oben und etwas nach vorne gezogen, mehr durch die Psyche und die hintere Schädelgrube bewegt, so als wäre sie im Alarmzustand oder würde ein wenig vor sich stehen. Ihre Gestik ist ungestüm und abgehackt, wenig flexibel und wenig anpassungsfähig. Ihr Gesichtsausdruck ist starr. Arm- und Bewegung wechseln einander weniger oder gar nicht ab, die Lordose ist nach oben hin verlängert, ein Hinweis auf Spannungen in den Nebennieren.

Aber natürlich handelt es sich bei diesen Beschreibungen um Verallgemeinerungen. Tatsächlich gibt es eine Vielzahl von Haltungsanpassungen (➤ Abb. 18.1).

## 18.3.2 Typologie des depressiven Patienten

Eine unglückliche oder traurige Person hat oftmals eine in sich zusammengesunkene Haltung, die ihren inneren Zustand widerspiegelt. Traurigkeit kann das innere und äußere Gleichgewicht des Menschen beeinträchtigen. Die innere Selbstabwertung zeigt sich auch gegenüber dem Umfeld, die Person geht gegenüber anderen auf Distanz, sieht in ihrer Existenz kei-

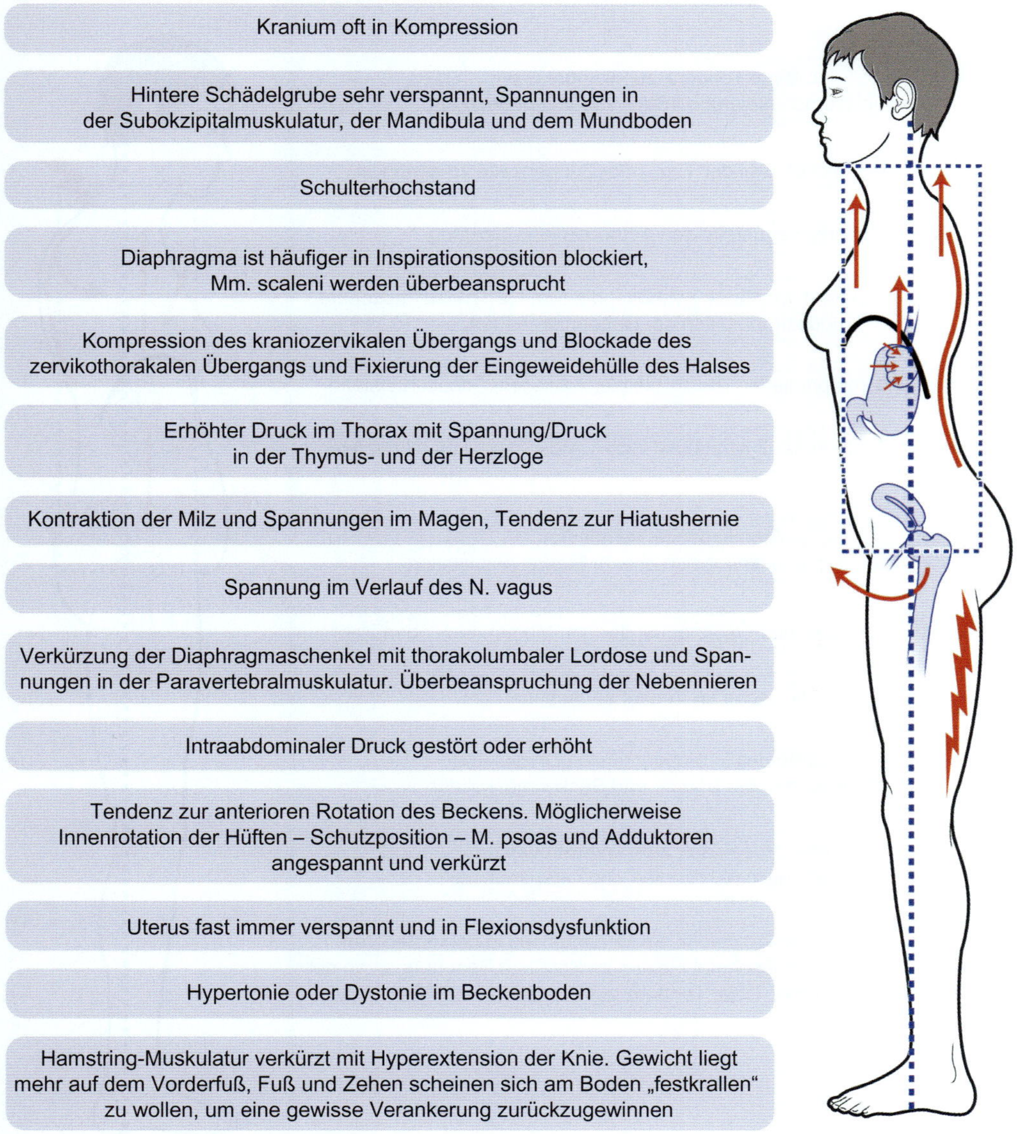


**Abb. 18.1** Typologie des Angstpatienten.

nen Sinn. Dadurch kommt es zu kognitiven Störungen. Das Gewicht des Lebens beugt die Wirbelsäule. Das Gesicht ist ausdruckslos, zerstört, die Mundwinkel sinken nach unten ab.

Die Haltung, die Wirbelsäule, scheint in sich zusammengesunken, da der Tonus zu gering ist. Damit entsteht eine Extension/Kompression am kraniozervikalen Übergang, der Kopf wird nach vorne geschoben, der Tonus der Bauch- und Beckenmuskulatur verringert sich, eine thorakolumbale Kyphose führt zur Inhibition der Nebennieren oder wird durch diese ausgelöst (➤ Abb. 18.2).

Die Person ist energielos, aufgrund ihrer Bedrücktheit mangelt es ihr an guter Verankerung. Ihr Gangbild ist nachlässig. Die Arme hängen seitlich am Körper herab, die alternierende Rotation von Schulter- und Beckengürtel ist nicht mehr vorhanden, sodass die Nebennieren während des Gehens nicht abwechselnd stimuliert werden. Im Gegensatz zum Angstpatienten, der den Dingen vorgreift, sich

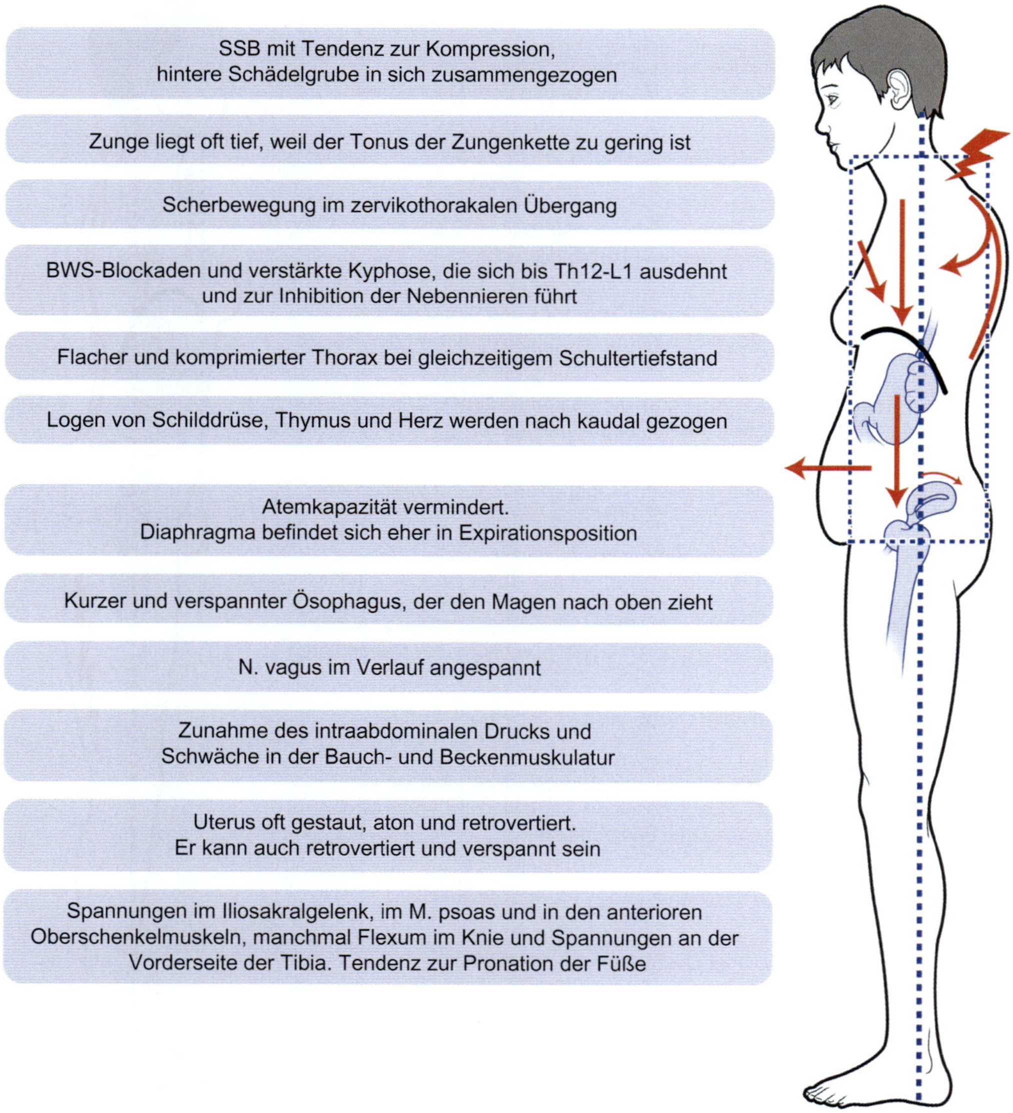


**Abb. 18.2** Typologie des depressiven Patienten.

im Alarmzustand befindet, sind der Rhythmus, der Kampfgeist und die Haltung des depressiven Patienten etwas verlangsamt. Seine Bewegungen sind langsam, ohne Gestik, sein Ausdruck ist apathischer.

Eine jüngst durchgeführte Studie kommt zu dem Schluss, dass eine gerade, nicht in sich zusammengesunkene Haltung bei Personen mit depressiven Symptomen die Stimmung verbessert. Sie sind weniger müde, aufgeweckter und enthusiastischer, das Gefühl der Angst nimmt ab und das Selbstwertgefühl steigt [5].

**Es macht daher tatsächlich Sinn, Patienten auch Ratschläge zur Verbesserung ihrer Haltung zu geben.**

### 18.3.3 Typologie des „interhemisphärisch entkoppelten" Patienten

Bei Stress stellen wir häufig eine Art Entkoppelung der beiden Hemisphären fest, aufgrund der sich die Person auf die dominante Hemisphäre zurückzieht. Dies kann dazu führen, dass die Person Ereignisse und Situationen weniger gut organisieren und steuern kann. Betroffene Personen werden entweder sehr pedantisch (detailverliebt, Checklisten) oder desorganisiert, da sie die Dinge nur global sehen und Informationen zu emotional und ohne Sinn für Organisation oder Details verarbeiten.

Die Kommunikation zwischen den beiden Hemisphären ist weniger gut und das wirkt sich auf den gesamten Körper aus. Der Körper scheint „vertikal

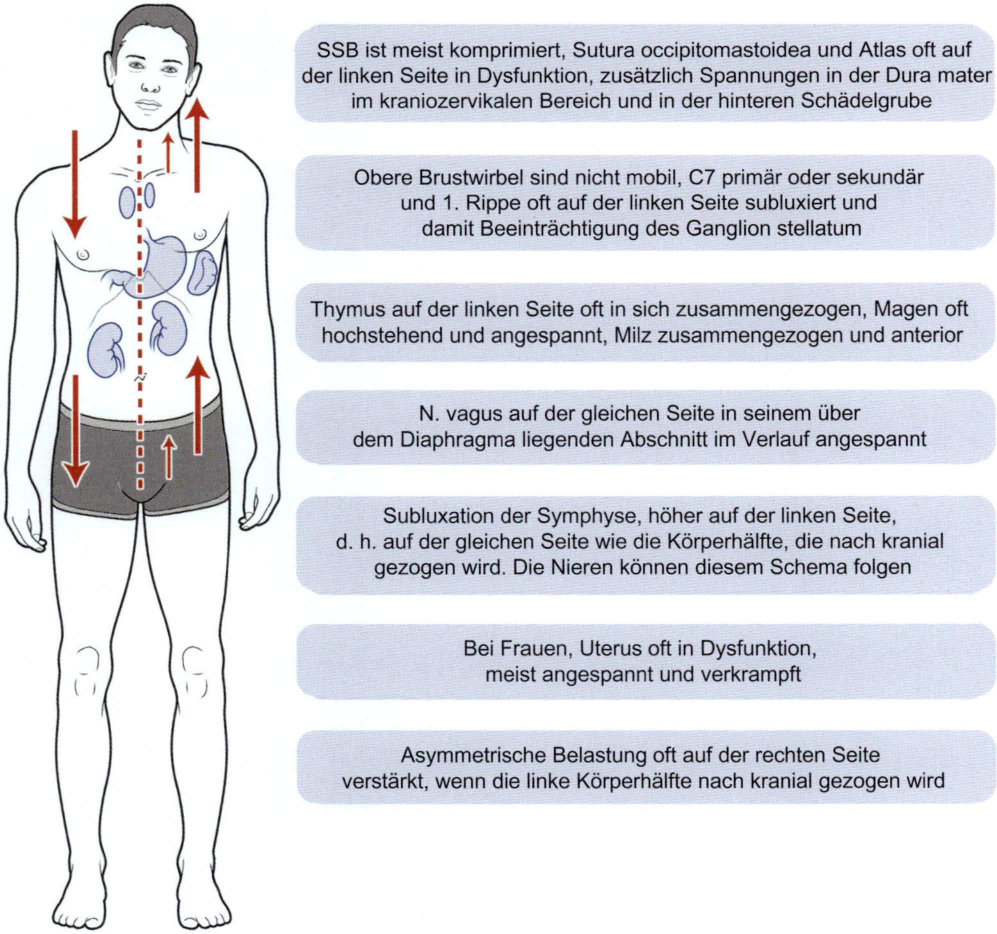


**Abb. 18.3** Typologie des „interhemisphärisch entkoppelten" Patienten.

in zwei Teile geschnitten zu sein“. Die gesamte Körperhälfte scheint gegenüber der anderen Seite weiter nach oben oder unten gezogen zu sein, sodass sich die Bewegungen des Schulter- und Beckengürtels nicht mehr kreuzen und gegenseitig ausgleichen, wie dies normalerweise der Fall ist. Damit finden keine alternierenden Rotationen zwischen Schulter- und Beckengürtel statt.

Eine Seite scheint nach oben gezogen, meist ist es die linke Seite (klinische Feststellung). Beim kinesiologischen Test (➤ Kap. 22) ist der Arm auf der Seite des nach vorne gestreckten Beins stärker, obwohl er eigentlich stärker sein sollte, wenn das gegenüberliegende Bein vorne steht.

Wenn die Körperhälfte nach oben und links verschoben wird, bewegt sich auch die Haltungsdysfunktion in diese Richtung (➤ Abb. 18.3).

## REFERENZEN


[1] American Psychiatric Association. Diagnostisches und Statistisches Manual Psychischer Störungen DSM-5®. Deutsche Ausgabe herausgegeben von Peter Falkai und Hans-Ulrich Wittchen: Hogrefe Verlag GmbH & Co.KG, 2015.

[2] Freeston MH, Rhéaume J, Letarte H, Dugas MJ, Ladouceur R. Why do people worry? Personality and Individual Differences 1994; 17 (6): 791–802. doi: 10.1016/0191-8869(94)90048-5.

[3] Balch PA, Balch JF. Prescription for nutritional healing, New York: éd. Avery ; 2000, p. 776.

[4] Kogan E, Lidor R, Bart O, Bar-Haim Y, Mintz M. Comorbidity between balance and anxiety disorders: verification in a normal population. J Psychol 2008; 142 (6): 601–13.

[5] Wilkes C, Kydd R, Sagar M, Broadbent E. Upright posture improves affect and fatigue in people with depressive symptoms. J Behav Ther Exp Psychiatry 2017; 54: 143–9.

# KAPITEL 19 Osteopathischer Ansatz für das Kopf-, Bauch- und Beckenhirn und empfohlener somatoemotionaler Ansatz

Dieses Kapitel baut auf den vorangehenden Kapiteln auf. Es wäre daher ein Fehler, sofort mit diesem Kapitel einzusteigen. Trotzdem werden die für jede Sphäre des Körpers wesentlichen Punkte kurz wiederholt.

Wie bereits erwähnt, sollte man die Behandlung mit der primären Sphäre beginnen, da sich andernfalls die Symptome verstärken können, was insbesondere bei Angst und Depression nicht wünschenswert erscheint. Am Beginn steht also der 3-Sphären-Test (➤ Kap. 22) an den drei Diaphragmen, durch den die primäre Sphäre identifiziert wird. Beeinflusst das Kopfhirn das Bauch- und Beckenhirn oder umgekehrt? Beeinflusst das Bauchhirn primär das Beckenhirn? Zur Beantwortung dieser Fragen können Inhibitionstests verwendet werden. Je nach Ergebnis beginnt man die Behandlung mit der kraniozervikalen Sphäre (kraniozervikaler Übergang und obere BWS), der thorakoabdominalen Sphäre (Diaphragma und Epigastrium) oder der Bauch- und Beckensphäre (Hypogastrium und Becken). Man verwendet Inhibitionstests, um mit der richtigen Struktur innerhalb einer Sphäre zu beginnen, und vermeidet damit, Symptome kurz- oder mittelfristig zu verstärken.

**Hierzu ein Beispiel: Ich lege die inhibierende Hand (ohne Druck auf das Organ auszuüben) auf den Uterus und das Sakrum entspannt sich. In diesem Fall beginne ich meine Behandlung am Uterus und löse anschließend die verbleibenden Mobilitätseinschränkungen am Sakrum.**

Indem man mit der primären Sphäre beginnt, löst man bereits einen Großteil der Spannungen in den anderen Sphären. Dies beschleunigt die Behandlung und erleichtert die Arbeit des Osteopathen. Dennoch sollten bei jeder Behandlung alle drei Sphären behandelt werden, damit die ausgesandte Botschaft gut verstanden und in allen Sphären assimiliert wird. Die Information muss sowohl in die vertikale als auch in die anteroposteriore Achse integriert werden. Am Ende der Behandlung sollte man sich vergewissern, dass Kranium und Sakrum im Gleichgewicht sind, um die globale Normotonie des ZNS zu unterstützen.

Der Patient sollte sich sofort nach der Behandlung besser fühlen. Da die Verschlechterung des Zustands nach der Behandlung nicht wünschenswert ist, ist es besonders wichtig, das Richtige, am richtigen Ort und in der richtigen Reihenfolge zu tun.

Während der ersten Behandlungssitzung kann man möglicherweise nicht alle spezifischen Regionen des Gehirns behandeln, weil in den anderen Sphären zu viel zu tun ist, vor allem wenn diese aufgrund des erhöhten Drucks primär sind. In diesem Fall begnügt man sich mit der Normalisierung der hinteren Schädelgrube und des PFC.

Im Folgenden werden für jede Sphäre jene Strukturen anführt, die in der ersten Behandlung zu bearbeiten sind. Wenn der Patient sich gut entspannt und schnell reagiert, kann etwas mehr getan werden.

**Im Allgemeinen wird Angst durch Wachsamkeits- und Alarmreaktionen des sympathischen Nervensystems begünstigt. Daher sollte man bei Angststörungen das sympathische System beruhigen und verlangsamen und auf jene Strukturen eingehen, die auf Ebene des Abdomens, des Beckens oder des Kraniums die Entspannung verhindern.**

**Bei der Behandlung der Depression sollte das parasympathische Nervensystem stimuliert werden.**

## 19.1 Kraniozervikale Sphäre: das Kopfhirn

Vordringlich zu untersuchen und zu behandeln sind (die sechs ersten Punkte sind in jeder Behandlungssitzung zu berücksichtigen, für den Fall, dass in den anderen Sphären viel zu tun ist):

- SSB, da meist eine Kompression besteht. Nachdem die Kompression gelöst wurde, sind der Rhythmus und die Fluktuation des Liquors bei Angstpatienten oft beschleunigt und bei depressiven Patienten verlangsamt. Am Ende der Behandlung sollten Rhythmus und Fluktuation ausgeglichen sein und sollten, falls erforderlich, normalisiert werden. Im Anschluss behandelt man die anderen Dysfunktionen: Sutura occipitomastoidea, Gesichtsknochen usw.
- Dura mater cranialis und cervicalis.
- Hintere Schädelgrube: Sitz des Reptiliengehirns und zahlreicher Nervenverbindungen. Bei depressiven Patienten besteht auf dieser Ebene fast immer eine erhöhte Spannung, manchmal auch eine Atrophie und mangelnde Vitalität. Ggf. sollten die A. basilaris und die A. cerebri posterior behandelt werden.
- C0–C1–C2 weisen fast immer – gemeinsam mit den oberen Brustwirbeln – eine Mobilitätseinschränkung auf.
- C7 und 1. Rippe beeinflussen das Ganglion stellatum.
- HWS und obere BWS.
- Gegebenenfalls Behandlung des Ganglion cervicale superius und des Ganglion stellatum.
- Hirnstamm, Konzentration an serotonergen, noradrenergen und dopaminergen Zellen, unmittelbare Verbindung zum darüberliegenden Thalamus.

19

Weiters zu untersuchen und zu behandeln sind:

- Frontallappen, verantwortlich für rationales, instinktives und affektives Gleichgewicht, weisen bei depressiven Patienten häufig eine linksseitige Atrophie und bei Angstpatienten rechtsseitige Spannungen auf. Es sollten auch die A. cerebri media für den lateralen Anteil des Frontallappens und die A. cerebri anterior für den medialen Anteil untersucht werden.
- Interhemisphärische Konnektivität, bei Dysfunktion mit der Corpus-callosum-Technik zu behandeln. Mit dem Test für die interhemisphärische Konnektivität sollte zunächst untersucht werden, ob die beiden Hemisphären „verbunden" sind. Im Bedarfsfall behandelt man zunächst den CCA und den CCP aufgrund ihrer Verbindung zu Angst und Depression und ggf. die A. cerebri anterior. In manchen Fällen trägt die Behandlung der oberen Halswirbel, der Schädelbasis, der Sutura occipitomastoidea und der Symphyse bereits zu einer besseren interhemisphärischen Konnektivität bei. Ist die Konnektivität unterbrochen, kann ein Recoil am Frontale in stehender Position (➤ Kap. 22) ebenfalls zur Normalisierung beitragen.
- Temporallappen, Verbindung zum limbischen System. Sie sollten nach Bedarf und entsprechend der vorhandenen Spannungsmuster behandelt werden.
- Corpus amygdaloideum, verantwortlich für Angstreaktionen. Bei Angstpatienten oftmals zu stark belastet und bei depressiven Patienten atrophiert, zusätzlich der anteriore Hippocampus wegen seiner angstlösenden Funktion. Diese beiden Strukturen werden durch die A. choroidea anterior versorgt.
- Posteriorer Hippocampus, Gedächtnis und A. cerebri posterior.
- Insula und Nucleus accumbens sowie die A. cerebri media.
- Schilddrüse, Herz, Thymus, Ösophagus und ihre Arterien.
- N. vagus und N. phrenicus im zervikalen und thorakalen Abschnitt.

**Atrophien in den genannten Strukturen oder Zonen können über spezifische Techniken an den jeweiligen Arterien beeinflusst werden. Wenn eine Spannungszone sich nicht entspannen lässt, sollte man an die zugehörige Arterie denken.**

## 19.2 Thorakoabdominale Sphäre: das Bauchhirn

Der folgende Abschnitt gibt einen Überblick über die wichtigsten Behandlungsachsen, wobei zumindest die fünf ersten Punkte bei jeder Behandlung berücksichtigt werden sollten, wenn diese Sphäre nicht primär ist (dabei handelt sich lediglich um Leitlinien, der Therapeut muss sich jeweils an die tatsächlichen Bedürfnisse des Patienten anpassen):

- Thorakales Diaphragma und Crura sind oftmals sehr verspannt.
- Leber, Gallenblase, Milz, Magen (Ösophagus).
- Solarplexus und Nebennieren sind fast immer zu behandeln. Die Nebennieren können bei depressiven Patienten mit spezifischen Techniken sti-

muliert werden, wenn sie inhibiert oder verlangsamt sind. Bei Angstpatienten hingegen weisen sie oftmals einen zu schnellen Rhythmus auf und sind angespannt.
- Dysfunktionen an Wirbeln und Rippen, insbesondere die 10., 11. und 12. Rippe aufgrund ihres Einflusses auf die Nebennieren, sowie Th5 bis Th9 aufgrund ihrer Wirkung auf das Verdauungssystem.
- Duodenum, Pankreas.
- Arterien und vagale Komponenten für jedes Organ, das eine Dysfunktion aufweist.

## 19.3 Bauch- und Beckensphäre: das Bauch- und Beckenhirn

Die vier erstgenannten Punkte sollten am Ende der Behandlung vollkommen frei sein, auch wenn diese Sphäre beim 3-Sphären-Test nicht primär war. Bei starken Entzündungen kann es sein, dass Darm, Prostata, Uterus und Adnexen nicht gleich vollkommen ausgeglichen werden können. Immer zu untersuchen sind:
- Sakrum und Duralsack. Das Sakrum ist oft in Kompression und in einer kranialen Extensionsposition (Inhibitionstests gegenüber der Bauch- und Beckensphäre), aufgrund des Zugs von Sigmoid und Rektum befindet es sich links oft auch anterior. Bei systemischer Entzündung ist der sakrale Anteil der Dura mater beim spezifischen Test oft positiv.
- Coccyx (Ganglion impar, Beckenboden, Filum terminale).
- Ilium oft links posterior und rechts anterior.
- Symphysis pubica (SP), oft luxiert (links superior, rechts inferior), v. a. bei interhemisphärischer Entkoppelung oder bei starkem Zug durch Uterus oder Sigmoid am Ilium.
- Dünndarm, Colon transversum, Flexura coli, Zäkum, Sigmoid, Arterien und Lendenwirbel, die oft durch Spannungen im Abdomen und im Becken beeinflusst werden. Man verwendet Inhibitionstests, um herauszufinden, ob zuerst die LWS oder zuerst das Organ zu behandeln ist (oft müssen die Organe zuerst behandelt werden).
- Uterus, häufig hyperton und verkrampft bei Angstpatientinnen. Die Normalisierung des Uterus und der Adnexen ist oftmals ein entscheidender Schritt in der Behandlung von Angst und Depression, da Dysfunktionen an diesen Organen eine neurovegetative Dystonie oder Entkoppelung der Beckensphäre verursachen. Bei Mobilitäts- und Lagedysfunktionen übt der Uterus entlang der AP-Achse Zug auf das Sakrum aus, verstärkt die lumbosakrale Lordose und die Kompression von L4–L5–S1, was häufig zu einer den Diskus beeinträchtigenden Translation von L5 führt. Wenn sich die Beckensphäre beim 3-Sphären-Test als primär erweist, verwende ich interne Techniken, auch bereits in der ersten Behandlung – vorausgesetzt die Patientin ist einverstanden – und behandle natürlich das Sakrum, das Ilium und die Symphyse. Dabei sollte man überprüfen, ob die Thoraxregion und die kraniozervikale Sphäre frei sind und diese ggf. sofort im Anschluss behandeln.
- Prostata, oftmals besteht ein Zusammenhang mit Dysfunktionen der Hüfte, der Symphyse und des Sakrums.
- N. vagus und Plexus.
- Am Ende der Behandlungssitzung sollte man die Koordination zwischen Sakrum und Okziput sowie die freie Beweglichkeit der Dura in ihrem gesamten Verlauf in der Fetallage überprüfen und somit die posteriore Achse und das Nervensystem ins Gleichgewicht bringen.

**Auch wenn die unteren und oberen Extremitäten nicht erwähnt wurden, dürfen sie bei Angst und Depression nicht vergessen werden. Jede primäre fasziale oder artikulare Belastung kann Auswirkungen auf den Becken- und Schultergürtel haben und muss entsprechend behandelt werden.**

## 19.4 Empfohlener somatoemotionaler Ansatz

Es ist allgemein bekannt, wie wichtig die Lösung emotionaler Spuren aus den Geweben für eine erfolgreiche Behandlung ist. Ich persönlich glaube, dass der somatoemotionale Release für alle Patien-

19

ten wünschenswert ist. Wichtig ist dabei – v. a. bei Angst- und Depressionspatienten – den richtigen Zeitpunkt zu finden (siehe *Allgemeine Empfehlungen für den Umgang mit Patienten,* ➤ Kap. 18).

Dabei möchte ich nochmals unterstreichen, dass Osteopathen weder Psychologen noch spirituelle Führer sind. Ein nicht direktiver Ansatz wie das *Focusing* ist meiner Ansicht nach nützlich und in unserem praktischen Arbeitsumfeld auch anwendbar.

### 19.4.1 Focusing

Das *Focusing* ist ein körperbezogener Ansatz aus der Psychotherapie, der vom amerikanischen Psychotherapeuten und Philosophen E. Gendlin am Beginn der 1970er-Jahre entwickelt wurde [1]. Es wird in Europa und Kanada von D. Muzzi D. O. unterrichtet und lässt sich als einen durch besondere Achtsamkeit für das Gefühlte, das was in einem passiert, geprägter Ansatz beschreiben: Emotionen, kinästhetische, aber auch viszerale Wahrnehmungen. Gendlin definierte den *bodily felt sense,* ein Körpererleben, das der Körper wiedererkennt und das er identifizieren und mit einer Emotion, einer Spannung oder einem Problem, denen die Person ausgesetzt wird, assoziieren kann. Die Ergebnisse eines klinischen Versuchs an einem amerikanischen Krankenhaus haben gezeigt, dass das *Focusing* Depressionssymptome signifikant reduziert und im Vergleich zur Kontrollgruppe eine positive Körperhaltung erzeugt [2]. Ich verwende diesen Ansatz bei meinen Patienten seit mehr als 20 Jahren mit ausgezeichnetem Erfolg. Ich finde, dass er genau dem Platz entspricht, den die Osteopathie in diesem Bereich einnehmen sollte.

Man verwendet dazu einen Listening-Ansatz, wie man ihn bei den Listening- oder Ecoute-Tests und Techniken verwendet, d. h. einen nicht direktiven Ansatz, der die tiefe Bedeutung und Ursachen von Spannungen, die man unter den Händen spürt, an die Oberfläche befördern kann, und das ohne die Teilnahme des Geistes. Es genügt, die Aufmerksamkeit des Patienten auf die Region unter der Hand zu lenken, ihn mit der Spannung in Kontakt zu bringen und sie vorsichtig zu erkunden. Der Patient kann das, was er dort sieht, verbalisieren oder in seinen Gedanken ablaufen lassen.

Die Bedeutung der somatoemotionalen Spannung tritt meist in Form von Bildern, Wörtern oder Situationen einer bekannten oder unbekannten Vergangenheit ins Bewusstsein des Patienten.

**So sieht der Patient, zum Beispiel, das Bild eines Felsens, während der Therapeut eine Spannungszone an der Leber palpiert. Man kann den Patienten auffordern, die Farbe, die Textur des Felsen zu beschreiben, ihm zu fragen, was er ihm sagen will, oder mit ihm zu tun, was er tun will usw.**

**Während dieser Beschreibung entsteht unter der Hand des Therapeuten ein Dialog, der Fels verändert sich, wird kleiner … Die Antwort des Patienten kann, je nach Fantasie und Unbewusstem, sehr unterschiedlich ausfallen: „Ich möchte ihn zu Staub zermahlen". Brauchen Sie dazu ein Werkzeug? Oder: „Ich werde ihn ins Wasser werfen" usw. Andere wiederum verwenden ein Werkzeug, um ihn zu entfernen. Jede Antwort ist einzigartig. Der Fels kann sich in Staub verwandeln, den man aufkehren muss. Was bleibt am Ende übrig? Eine Blume, eine Sonne, Licht, eine schöne Landschaft usw. Viele Möglichkeiten, die alle dazu führen, dass die Spannung durch einen ruhigen, freieren und lebendigeren Raum ersetzt wird … Nun kann man den Patienten fragen, was er braucht, damit dieser Raum in diesem Zustand bleibt und die Spannungen nicht wiederkehren können. Auch diese Antwort kann sehr unterschiedlich ausfallen: „Mehr Zeit für mich, mehr Luft, gesunde Ernährung usw."**

Der Therapeut weiß, ob das, was der Patient sagt, tatsächlich mit der Bedeutung der Spannung in Bezug steht, denn ab dem ersten Wort, Gedanken oder Bild entsteht ein Gewebedialog unter seinen Händen, der bis zur vollständigen Auflösung der Spannung-Emotion fortgesetzt wird. Wenn die Wörter oder Gedanken mental erzeugt werden, entsteht kein Dialog oder die Spannung verstärkt sich. Man kann den Patienten auch ersuchen, innerhalb der Spannung ein Licht oder auch ein Lächeln zu visualisieren, um so die Auflösung der Spannung zu unterstützen. Wenn die gespürte Emotion für den Patienten unerträglich wird, kann man ihn ersuchen, die emotionale oder konfliktbehaftete Situation zu visualisieren und sie auf einen entfernten Bildschirm zu projizieren, sodass er sie betrachten kann, gleichzeitig aber in einem ruhigen Ort in sich selbst bleiben kann. Von diesem Ort aus kann er weißes oder rosa Licht aussenden, so als wollte er allen Elementen und Details Farbe verleihen. Damit löst sich die Situation auf, die Details verblassen, gleichzeitig löst sich die Spannung unter den Fingern des Therapeuten auf. Der Patient muss das Gespürte nicht in Worte fassen. Er kann seinen inneren Dialog ablaufen lassen und ohne den Therapeuten seine eigenen Lösungen finden. Sollte sich die entdeckte Situation jedoch als sehr wichtig erweisen und den Patienten aus dem Gleichgewicht bringen, so sollte der Therapeut dem Patienten eine psychologische Betreuung vorschlagen.

Der Therapeut wird für den Patienten zum Werkzeug, das ihm bei der Auflösung seiner Spannungen und Emotionen hilft: Da gibt es keinen Platz für Verurteilungen, persönliche Filter, Interpretation durch den Therapeuten oder den Patienten; nur der versunkene Teil des Unbewussten drückt sich aus, nur die Hand des Therapeuten lenkt und hört zu. Der Kommentar des Therapeuten dient nur dazu, dem Patienten in seiner Suche und Auflösung zu unterstützen. Das ist ein wichtiger Aspekte, denn es gibt viele Osteopathen, die sich nun eine Interpretation erlauben: „Diese Spannung steht vermutlich in Verbindung mit …" oder „Ich sehe dies oder jenes …" Die größten Meister sind jene, die am wenigsten sagen, die uns auf uns selbst zurückführen, zu unserem eigenen Wesen, zu unserem eigenen Licht.

Wir haben alle unsere persönlichen Interpretationsfilter, unsere eigene Lesart von Ereignissen, die auf unserer Lebensgeschichte beruhen. Diese Filter könnten den Patienten von der wahren Bedeutung seiner eigenen Spannungen oder von seinem eigenen Weg entfernen. Auf spiritueller Ebene, die unseren osteopathischen, auf wissenschaftlicher Basis stehenden Ansatz ergänzt, könnte man sagen: Besteht das oberste Ziel nicht darin, den Patienten von seinen Schattenzonen zu befreien, die das Licht wie ein Sonnenschirm verdecken … den freien Fluss von Liebe, Geist und Lebensatem zu erleichtern?

Im Wort Emotion steckt der Begriff *motion* (Bewegung). Oft entsteht das Problem nicht durch die Emotion, sondern durch die Blockade der Emotion. Wir sind jene, die diese Bewegung – welcher Art auch immer – begünstigen, erleichtern.

### 19.4.2 Ho'oponopono-Methode

Diese Methode kann ein gutes Hilfsmittel zur Auflösung von starken Emotionen sein, die der Patient selbst verwenden kann oder der Therapeut zur Unterstützung seines Patienten nutzen kann. Meiner Ansicht nach zeigt sie den Weg zum einheitlichen Bewusstsein. Wir sind alle geeint und müssen alle Verantwortung füreinander übernehmen. Der Friede beginnt mit uns selbst, in uns selbst und strahlt von dort auf andere aus … Natürlich gibt es verschiedene Wege, um ihn zu erreichen. Unser Ziel ist es nicht, diese Methode in aller Ausführlichkeit zu beschreiben, sondern ein einfaches und effizientes Werkzeug zu präsentieren.

Die Ho'oponopono-Methode stammt von einer alten hawaiianischen „Kunst", die von M. Simeona der heutigen Zeit angepasst wurde. Sie wird in mehreren neueren Büchern beschrieben, die ich allen, die diese Methode nicht kennen, gerne ans Herz lege. Ziel ist es, uns mit unserer inneren Göttlichkeit zu verbinden. Diese Verbindung entsteht dadurch, dass wir unsere Fehler – Gedanken, Worte oder Handlungen – richtigstellen, wodurch wir unser Gedächtnis der Vergangenheit befreien. Sie steht nicht im Widerspruch zu Religion oder Psychotherapie. Sie ermöglicht es, Ereignisse aufzulösen, Situationen und toxische Beziehungen zu transformieren. Und sie ist für jedermann zugänglich! Das „Unentschuldbare" kann nicht immer vergeben werden, wie etwa körperliche oder sexuelle Gewalt, aber man kann sich selbst dafür verzeihen, immer noch das Opfer dieser Ereignisse, dieser emotionalen Spur zu sein, und beschließen, sich davon endgültig zu lösen, indem man sich selbst verzeiht.

Die Methode besteht darin, die vier Sätze im Geist und über das Spüren zu wiederholen. Man kann sie dem Patienten lehren oder sie einfach im Geist für den Patienten wiederholen, wenn dieser nicht bereit ist oder für diese Art von Arbeit nicht empfänglich ist. Das verinnerlichte Verzeihen ist eine der kraftvollsten Werkzeuge, um Ereignisse oder Beziehungen aufzulösen und zu transformieren. Allerdings muss man die richten Worte finden, wenn man vom Verzeihen spricht. Manche Menschen haben schwere Schicksalsschläge durchlebt – manchmal in einem religiösen, fanatischen oder dogmatischen Umfeld –, sodass das Verzeihen falsch verstanden werden kann. Niedertracht und Verderbtheit gibt es überall, auch in den größten Religionen, aber die Botschaft ist zeitlos.

Hier nun die vier Sätze, die man angesichts eines Konflikts oder einer emotionalen, energetischen oder spirituellen Spannung für sich wiederholen sollte:

- „Es tut mir leid" bedeutet, dass man den Konflikt anerkennt, dass man Reue oder Trauer angesichts der Schäden dieser Situation, Spannung oder dieses Ereignisses empfindet.
- „Bitte verzeihe mir" eröffnet die Möglichkeit, uns selbst und den anderen dafür zu verzeihen, dass wir diese Situation entstehen ließen. Dieser Satz bestätigt den Wunsch, seinen Teil der Verantwortung zu übernehmen und den Schaden zu reparieren.
- „Danke" schenkt diese Dankbarkeit der Seele, Gott oder dem Universum, dafür dass diese verborgene Erinnerung erweckt wurde, damit man sie bereinigen kann. Danke für die reiche Erfahrung und für das innere Wachstum, das sie erzeugt.
- „Ich liebe dich" reinigt die einschränkende Erinnerung und sendet die Energie der Liebe zu sich selbst und ins Universum, öffnet das Herz und befreit das Beste in uns.



**Verzeihen bedeutet auch, sich von der Vergangenheit zu befreien, sich selbst die Möglichkeit zu geben, seine Wahrnehmungsfehler zu korrigieren und sich von bestimmten energetischen und emotionalen Spuren zu befreien. Liebe und Verzeihen bilden das Zentrum der Heilung und ermöglichen die Selbsttransformation und manchmal auch die Transformation des anderen.**

Zusammenfassend kann gesagt werden, dass wir nicht automatisch einen somatoemotionalen Ansatz wählen, wenn eine Person uns aufgrund von Stress, Angst oder Depression aufsucht.

Es gibt zu viele Therapeuten, die große emotionale Reaktionen auslösen wollen, um die Kraft ihrer Behandlung zu demonstrieren. Die emotionale Reaktion sucht man nicht, sie entsteht von selbst durch den Prozess des Loslassens. Ziel ist es, den Fluss der Systeme durch die Auflösung von Spannungen zu begünstigen. Wenn wir als Therapeuten gut zuhören und erkennen, dass ein Patient professioneller Hilfe bedarf, haben wir schon viel erreicht. Das Listening, das Zu- und Hineinhören, ist immer die beste Therapie. Wenn man an einer Zone arbeitet und dabei körperliches Unbehagen und Angst erzeugt, ist das ein Hinweis, dass es sich nicht um eine primäre Zone handelt oder dass sie sich nicht auflösen kann, weil starke strukturelle Blockaden sie in ihrem Fluss behindern. Das stelle ich auch in meinen Seminaren immer wieder fest. Die heftigen körperlichen und emotionalen Reaktionen (Atembeschwerden, vagale Symptome), die bei manchen Teilnehmern entstehen, sind immer mit strukturellen Dysfunktionen verbunden, die noch nicht behandelt wurden, vor allem in der oberen und mittleren Brustwirbelsäule oder aufgrund einer mangelnden Synchronizität zwischen Kranium und Sakrum.

Wenn eine Zone nicht loslassen will, können wir die Aufmerksamkeit des Patienten auf den Bereich unter unseren Händen lenken, damit er sich mit dem verbinden kann, was dort versteckt ist. Der Therapeut wird damit das bescheidene Werkzeug, das den Patienten auf seinem Weg lenkt und begleitet. Indem wir den Patienten beim Erspüren seiner Empfindungen begleiten, verstärken wir seine Kraft, sich selbst auf körperlicher und emotionaler Ebene in Harmonie zu bringen, indem wir die Schattenseiten und Hindernisse aufheben, sodass er sich mit sich selbst und mit dem, was größer ist als er, verbinden kann. Das ist das Wesentliche eines wohl umrissenen osteopathischen und somatoemotionalen Ansatzes. Ich empfehle Therapeuten eine Ausbildung zu machen, um Patienten besser auf diesem Weg begleiten zu können.

## REFERENZEN

[1] Gendlin, ET. Focusing. Au centre de soi. Montréal : Les Éditions de l'Homme; 2006, 170 p.

[2] Katonah, D. & Flaxman, J. Focusing: and adjunct treatment for adaptive recovery from cancer. The Folio: A journal for Focusing and the Experiential Therapy. 1999 ; 18, 1, 19.G, Flaxman J, 2009.

# KAPITEL 20 Empfehlungen

**Allgemeine Ratschläge findet der Leser u.a. in Kap. 4, das sich mit den verschiedenen Stressfaktoren befasst. Ratschläge zum integrativen Aspekt werden im Verlauf des Buches immer wieder eingefügt.**

All meine Empfehlungen an Patienten, die mit psychischen Problemen belastet sind, werden nachfolgend zusammengefasst (➤ Kasten 20.1). Natürlich ist es das Ziel, den Patienten bei der Reduzierung einer Stressbelastung zu unterstützen und Lösungen und Gesundheitsentscheidungen zu finden, die zu seinem Wohlbefinden beitragen.

Die nachfolgende Liste an Empfehlung mag lang und vielleicht zu umfangreich erscheinen. Erfahrene Therapeuten wissen, wie viele Ratschläge sie ihrem Patienten zumuten können und welche je nach Zustand am notwendigsten sind.

**KASTEN 20.1 EMPFEHLUNGEN ZUR LÖSUNG EINES DIE PSYCHISCHE GESUNDHEIT BELASTENDEN PROBLEMS**

- Ernährung
- Nahrungsergänzungsmittel
- Osteopathische Behandlung
- Entspannung, Meditation, Spiritualität
- Bewegung und Sport
- Psychologische Unterstützung, Verbalisierung, Schreiben, unterstützende Beziehung

Natürlich muss der Patient sich betreut fühlen, gleichzeitig muss er auch aktiv an seiner Genesung mitwirken und sich Empfehlungen zu eigen machen. Es liegt also am Therapeuten, wo er jeweils die Prioritäten setzt. Im Zweifelsfall sollte er nicht zögern, auf den jeweiligen Fachbereich spezialisierte Therapeuten zurate zu ziehen.

Meiner Meinung nach kann man schon sehr bald und je nach Problematik über die Ernährung und die Nahrungsergänzungsmittel sprechen. Die Unterstützung von Ärzten mit einem integrativen Ansatz, Heilpraktikern und Psychologen ist eine echte Ergänzung und bei einem multifaktoriellen Ansatz, wie er bei Patienten mit Stimmungsstörungen angezeigt ist, entscheidend.

Diese allgemeinen Ratschläge bieten Osteopathen, die ihre Kenntnisse auf den integrativen Ansatz erweitern wollen, eine gute Grundlage.

## 20.1 Ernährung

### 20.1.1 Wasser

**Zunächst: Viel (gefiltertes) Wasser trinken: 1,5 bis 2 l/Tag, plus ein Glas für jede Tasse Kaffee oder Tee oder jedes Glas Alkohol. Bei großer Hitze oder bei intensiver körperlicher Betätigung sollte diese Menge noch erhöht werden.**

Neben Sauerstoff ist Wasser das wichtigste Lebenselement und für alle lebenswichtigen Prozesse unerlässlich [1]. Einen dehydrierten Patienten erkennt man daran, dass sich seine Haut, seine Gelenke und Muskeln bei der Palpation „trocken" anfühlen. Die Nieren fühlen sich bei der Palpation oft fester an.

Wenn möglich und angebracht, kann dem Wasser Chlorophyll beigesetzt werden, um

- die Regulation des Säure-Basen-Haushalts zu unterstützen,
- dem Blut Sauerstoff zuzuführen und die Hämoglobinproduktion zu unterstützen,
- die Verdauung zu regulieren und die Darmflora, die durch Candidosen (*Candida albicans*) und Mykosen gestört ist, zu sanieren,
- den Blutdruck zu senken und die Blutzirkulation zu begünstigen.

### 20.1.2 Zu vermeidende Nahrungsmittel

Die Ernährung sollte zur Reduktion des inneren Stresses beitragen, deshalb sollten folgende Nahrungsmittel vermieden werden:

- Raffinierter Zucker und Softdrinks, um den Glukosegehalt im Blut so weit wie möglich zu normalisieren
- Fertiggerichte
- Milchprodukte
- Gluten (als Ersatz ältere Getreidearten wie Kamut, Dinkel usw. verwenden)
- Körner (vor allem Mais)
- Soja
- GVO
- Alkohol
- Kaffee

Diese Nahrungsmittel wirken sich erwiesenermaßen negativ auf das Gehirn aus.

Der Therapeut sollte die Patienten informieren und beraten und ihnen eine entsprechende Unterstützung und Behandlung anbieten. Er sollte sie dazu anhalten, zumindest über einen kurzen Zeitraum auf Zucker und Allergene zu verzichten, damit sie die positive Wirkung auf ihren Körper und ihre Stimmung erkennen.

### 20.1.3 Empfehlenswerte Nahrungsmittel

Am besten wählt man eine an Proteinen, Obst und Gemüse reiche Ernährung. Hinweise auf zu bevorzugende, wenn möglich, biologische Nahrungsmittel finden sich in ➤ Kap 4. Der Leser kann sich auf die Bücher von J. Lagacé über die hypotoxische Ernährung und auf Publikationen über die entzündungshemmende Ernährung beziehen und seine Patienten ggf. auch auf erfahrene Ernährungsberater verweisen.

**Ohne Umstellung der Ernährung sind die Behandlungsergebnisse weniger eindeutig und weniger nachhaltig.**



## 20.2 Nahrungsergänzungsmittel

Siehe ➤ Kap. 21.

## 20.3 Osteopathische Behandlung

Siehe ➤ Abschnitt 7.

## 20.4 Entspannung, Meditation und Spiritualität

Der folgende Abschnitt enthält eine Auswahl an einfach anzuwendende Techniken für das Stressmanagement, unter denen jeder die für ihn richtige Lösung finden kann. Es ist wichtig, diesen Aspekt mit den Patienten zu erörtern und dabei ihre Lebenssituation und ihre individuelle Persönlichkeit zu berücksichtigen, zu denen auch der Lebensrhythmus und der Schlaf gehören.

### 20.4.1 Herzkohärenz: leicht anzuwendende Methode mit unmittelbarer Wirkung

Seit ungefähr fünfzehn Jahren hört man immer häufiger von der Herzkohärenz, die von amerikanischen Forschern entdeckt und deren positive Wirkung durch mehrere wissenschaftliche Studien bewiesen wurde. Diese Methode zur Kontrolle der Herzrhythmen harmonisiert die lebenswichtigen biologischen Funktionen, fünf Minuten reichen für eine Wirkung von mehreren Stunden. Zahlreiche Studien zeigen, dass es eine direkte Verbindung zwischen dem Gehirn, dem Herz, dem Nerven- und dem Immunsystem gibt. Indem man lernt seinen Herzrhythmus zu verändern, d.h. ihn kohärenter zu machen, beeinflusst man die gesamte Physiologie. Die Herzkohärenz hat viele positive Wirkungen:

- Sofortiges Gefühl von Wohlbefinden und Ruhe
- Schmerzminderung
- Verminderung der emotionalen Reaktivität, besseres Stressmanagement
- Erhöhte Effizienz des Immun- und des Hormonsystems
- Verbesserung von Aufmerksamkeit und Konzentration
- Reduzierung von Schlafstörungen, Angst und Depression
- Gewichtsverlust und Reduzierung des Blutdrucks bei Bluthochdruckpatienten
- Harmonisierung der verschiedenen Körpersysteme (Atmung, Immunsystem, Herz, Verdauung)

Die Übung ist einfach: Dreimal/Tag fünf Sekunden lang tief einatmen und dabei Bauch und Thorax füllen, anschließend fünf Sekunden lang ausatmen. Die Atemübung 5 Minuten lang durchführen. Bei sehr ängstlichen Personen kann diese Atmung auf 6–7 Sekunden bei der Ausatmung verlangsamt werden. Im Internet findet man viele Video- und Audioanleitungen, die helfen, die richtige Atemgeschwindigkeit zu erreichen. Nach einigen Tagen scheint sich diese jedoch von selbst einzustellen und es wird leichter, sich in den Zustand der Herzkohärenz zu bringen. Kostenlose Apps können auch auf das Smartphone geladen werden: CardioZen (Android und Apple), RespiRelax (Apple), Respiroguide (Android und Apple).

Ergebnisse sind bereits nach 2 Wochen erkennbar und das bei nur 15 Minuten Praxis pro Tag. Die Praxis der Herzkohärenz hilft, den Stress und die Emotionen im Alltag besser zu bewältigen.

### 20.4.2 Lichttherapie

Diese Therapie verhindert die Deregulation der Neurotransmitter, die zu depressiven Zuständen führen kann, sie ist ein natürliches Antidepressivum gegen die Winterdepression (saisonal affektive Störung, SAS). Genauso wie der Morgensimulator wirkt diese Therapie erstaunlich gut gegen den Blues während der Wintermonate und die klinische Depression zwischen Oktober und März. Man sollte ab Mitte August beginnen und bis zum Ende des Winters weitermachen, da sie ansonsten die verminderte Helligkeit nur unzureichend ausgleicht.

Spezialisten empfehlen ihre Nutzung am Morgen, mit einer Lichtintensität von 10.000 Lux, einer Distanz von 40–50 cm und einer Dauer von 30 Minuten/Tag. Da man nicht direkt ins Licht sehen muss, kann man die Lampe auch während des Frühstücks, beim Zeitunglesen und während der Arbeit am Computer verwenden.

Bei Lampen mit 5.000 Lux muss die Verwendungsdauer verdoppelt werden. Bei der Farbe des Lichts sollte man sich für weiße Glühbirnen entscheiden, da blaues Licht langfristig die Augen schädigen kann.

### 20.4.3 Meditation

Eine Meta-Analyse zeigte, dass 30 Minuten Meditation pro Tag Angst und Depression verringern können [3]. Einer der Gründe, warum Meditation gegen Angst und Depression und die Gefahr von Rückfällen in die Depression hilft, ist, dass sie den Patienten unterstützt, aus dem Teufelskreis seines Gedankenkarussells auszubrechen. Da Mediation auf der Erfahrung des Augenblicks, auf der Beobachtung seiner selbst und des unmittelbaren Umfelds sowie des Spürens des eigenen Körpers beruht, hat sie eine beruhigende Wirkung.

Die Meditation aktiviert mehrere Gehirnareale, die mit dem Gefühl des Wohlwollens, der Zugehörigkeit und der Empathie verbunden sind, also mit der Insula und dem Cortex cingularis, und erzeugt positive Emotionen, während andere Areale wie das Corpus amygdaloideum, der mit Furcht und Aggressivität verbunden ist, deaktiviert werden.

Nach M. Ricard „spürt man bereits mit nur 20 Minuten Meditation pro Tag nach 8 Wochen eine eindeutige Verringerung des Stresses und der selbstabwertenden Gedanken“ [4]. Das Team von B. Fredrickson „konnte ebenfalls nachweisen, dass Meditation über altruistische Liebe den Tonus des N. vagus erhöht, sodass man in jeder Lebenssituation Ruhe bewahren kann“ [4].

Zudem hilft die Visualisierung jedes Körperteils vom Kopf bis zu den Füßen, das Einatmen von weißem Licht oder ein Lächeln für jeden Körperabschnitt Stress und Spannungen zu vermindern.

## 20.5 Bewegung und Sport

Studien zeigen, dass körperliche Aktivität zur Verminderung von Depressions- und Angstzuständen beiträgt. Diese positive Wirkung lässt sich durch physiologische, biochemische und psychologische Prozesse erklären. Die körperliche Aktivität kann als zusätzliche Unterstützung des Therapieprozesses mit einem echten psychotherapeutischen Potenzial betrachtet werden [5].

Es genügen 30 Minuten intensives Training 3-mal pro Woche, um die Symptome der klinischen Depression ebenso gut zu lindern wie Medikamente, und das mit einem geringeren Rückfallrisiko [6]. Zudem reduziert jede Form der körperlichen Aktivität auch geringer Intensität, wie ein 20- oder 30-minütiger Spaziergang/Tag, das Depressionsrisiko beachtlich [7]. Manchmal können schwer depressive Patienten anfänglich gar nicht mehr bewältigen, weil es ihnen an Energie fehlt. Man empfiehlt ihnen deshalb, mit einem Spaziergang zu beginnen, und erhöht langsam und je nach Person die Dauer. Eventuell kann für noch mehr Wirkung eine Übung mit maximaler Intensität hinzugefügt werden.

### 20.5.1 Intensives 1-Minuten-Training

In einer Studie von Gillen et al. zeigte sich, dass 12 Wochen intensives Training von sehr kurzer Dauer (1 Minute) 3-mal pro Woche, die Gesundheitsparameter für Herz und Stoffwechsel (glykämischer Index, maximale Sauerstoffaufnahme, Anzahl der Mitochondrien im Muskel- und Skelettapparat) genauso verbessert wie das traditionelle Ausdauertraining von 50 Minuten, d.h. eine fünffach höhere Trainingsmenge und Dauer [8].

Ich empfehle diese Trainingsmethode Personen, die nur wenig Zeit haben, um ihren Stress zu bekämpfen und ihre Stoffwechselparameter zu verbessern. Insgesamt braucht man 10 Minuten Zeit:

- Zwei Minuten aufwärmen
- Eine Minute Intervalltraining, das sich wie folgt zusammensetzt:
  - 20 Sekunden maximale Leistung (sehr schnell Radfahren, mit maximaler Geschwindigkeit auf der Stelle laufen oder die Stiegen hochlaufen
  - Anschließend zwei Minuten Erholung (langsam auf der Stelle gehen oder laufen)
  - 3-mal wiederholen

Zwischen den Trainingseinheiten sollte eine Ruhephase von 48 Stunden eingehalten werden.

Für dieses kurze und einfach auszuführende Training braucht man keine Spezialgeräte, es kann überall und zu jeder Zeit ausgeführt werden.

### 20.5.2 Spezifische Übungen zur Stressbewältigung

#### *Wonder Woman Pose:* effizient und einfach auszuführen!

Nach A. Cuddy macht das Einnehmen einer Macht suggerierenden Körperhaltung wie etwa die *Wonder Woman Pose* (➤ Abb. 20.1) über einen Zeitraum von 2 Minuten, unmittelbar zuversichtlicher, gelassener und anderen gegenüber sichtbarer [9]. Diese Haltung soll sich tatsächlich auf die geistige Verfassung auswirken. Das Einnehmen der *Wonder Woman Pose* scheint die Leistung bei besonders stressigen Ereignissen wie einem Vorstellungsgespräch oder einer Rede vor Publikum zu verbessern. Zudem hilft es eine glückliche Person nachzuahmen, indem man sich aufrichtet, lächelt, in die Ferne blickt, um seine geistige Verfassung zu verändern.

Sich gerade aufzurichten, erhöht den Testosteronspiegel um durchschnittlich 19 % und senkt den Cortisolspiegel um 25 % [10]. Personen, die große offene Gesten verwenden, haben zudem ein geringes Angstniveau. Personen, die eine sogenannte offene Haltung einnehmen, sprechen mehr in positiven Worten und können daher auch leichter abstrakt denken. Im Gegensatz dazu behindert eine hilflose und gekrümmte Haltung die Ausdauer und die Kreativität bei der Lösung komplexer Probleme.

Eine offene Haltung einzunehmen, hilft nicht nur dunkle Gedanken zu vertreiben und sich stärker zu fühlen, sie verleiht auch eine „echte" Präsenz. Unter echter Präsenz versteht man einen Zustand, in dem die Person sich ihrer Gedanken, Gefühle, Werte und ihres Potenzials bewusst ist und sie mit Leichtigkeit auszudrücken weiß. Sich aufrecht halten, gibt einem das Recht, im eigentlichen und im übertragenen Sinn seinen Platz in der Welt, in der Gruppe, einzunehmen.

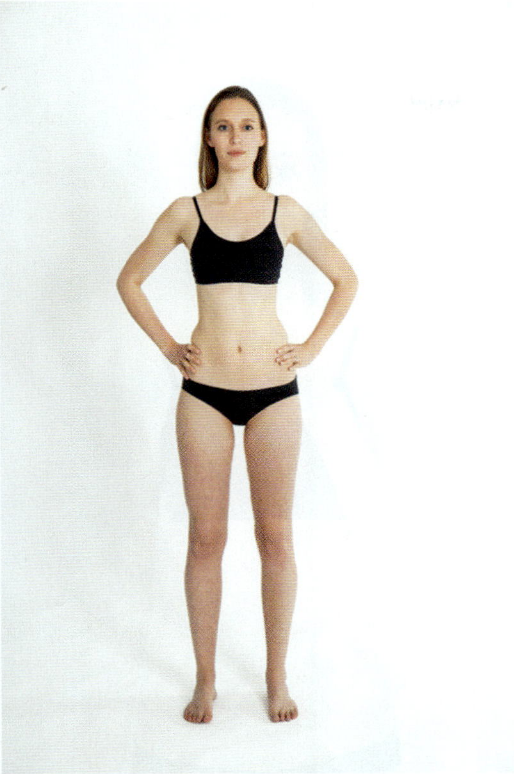

**Abb. 20.1** *Wonder Woman Pose.*

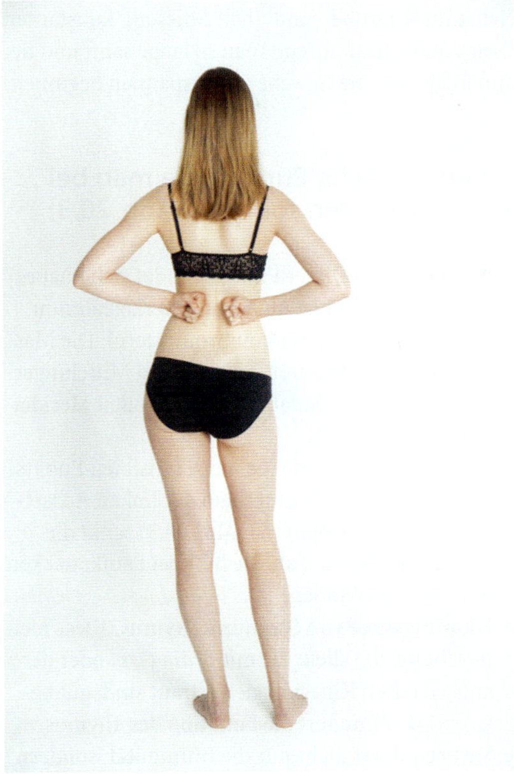

**Abb. 20.2** Übung zur Stimulation der Nebennieren: geschlossene Fäuste über die Nebennieren legen und Beine abwechselnd beugen.

Gleiches gilt auch für den „kraftvollen" Gang mit langen Schritten und alternierenden Armbewegungen – Hände nicht in die Taschen stecken – und eine aufrechte Kopfhaltung so als würde uns ein am Scheitel befestigter Faden mit dem Himmel verbinden. Stunden über unsere Telefone oder unsere Tabletts gebeugt zu verbringen, hat die gleiche Wirkung wie eine Schwächehaltung. Es ist wichtig, das richtige Gerät zu wählen (wenn möglich ein Desktop-Gerät), sein Arbeitsumfeld so zu organisieren, dass eine aufrechte Haltung möglich ist und beim Telefonieren am besten eine Freisprechanlage zu verwenden und dabei umherzugehen.

Diese Haltung kann überall geübt werden, zu Hause, am Arbeitsplatz, in der U-Bahn, auf der Straße, vor einem stressigen Ereignis. Sie ist für uns alle vorteilhaft.

### Übung zur Stimulation der Nebennieren

- Man stellt sich aufrecht hin, legt die Fäuste auf den Rücken und reibt die Region seitlich der Wirbelsäule auf Höhe des thorakolumbalen Übergangs.
- Anschließend hält man die Fäuste geschlossen und legt sie auf Höhe der Nebennieren auf den Rücken (paravertebral, auf Höhe der 10. Rippe in der Nebennierengrube), man beugt abwechselnd das linke und das rechte Bein und lässt dabei die Hüften hin- und herschwingen.

Dadurch werden die Rippenköpfchen mobilisiert und damit die sympathischen Ganglien, die unmittelbar vor den Nebennieren liegen, stimuliert (➢ Abb. 20.2). Je schneller die Bewegung, umso größer die Stimulation.

### Übung zur Verlangsamung der Nebennieren

Man legt sich auf den Rücken und platziert die geschlossenen Fäuste seitlich der Wirbelsäule in die

Nebennierengrube und hält diesen konstanten Druck aufrecht, während man so lange sanft und tief atmet, bis sich die Gewebe zu entspannen beginnen.

## Kinesiologische Punkte, die man bei Stress massieren sollte (> Abb. 20.3)

- **Nieren** (R27). Dieser Punkt befindet sich knapp unter der Klavikula, im ersten Interkostalraum zu beiden Seiten des Manubrium sterni. Die Massage dieses Punkts mit Daumen und Mittelfinger verbessert die Zirkulation in den großen Meridianen (> Abb. 20.4).
- **Milz.** Die Massage dieses meist sensiblen Punkts, der ungefähr 10 cm unterhalb der linken Achselhöhle liegt (5. Rippe) (> Abb. 20.3) senkt die Energie nach unten ab. Sie hilft bei Panikattacken und Stresszuständen.
- **Klopfmassage von Sternum/Thymus.** Diese kleine Übung, die allen, die mit *Brain Gym* oder der angewandten Kinesiologie vertraut sind, gut bekannt ist, stimuliert die Funktion des Thymus. Sie beeinflusst nicht nur die Immunität, sondern wirkt auch gegen Stress, da sie die interhemisphärische Konnektivität fördert. Man legt die Faust auf das Manubrium und klopft ungefähr 10-mal leicht gegen das Sternum und die umliegende Region. Bei Dysfunktion des Immunsystems oder in Stresssituationen empfiehlt es sich, diese Massage 2- bis 3-mal pro Tag durchzuführen.

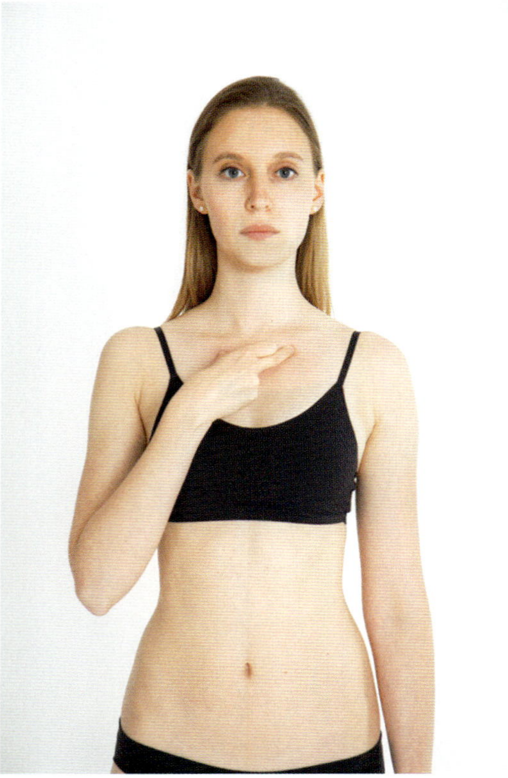

**Abb. 20.4** Stimulation des Nierenpunkts R27.

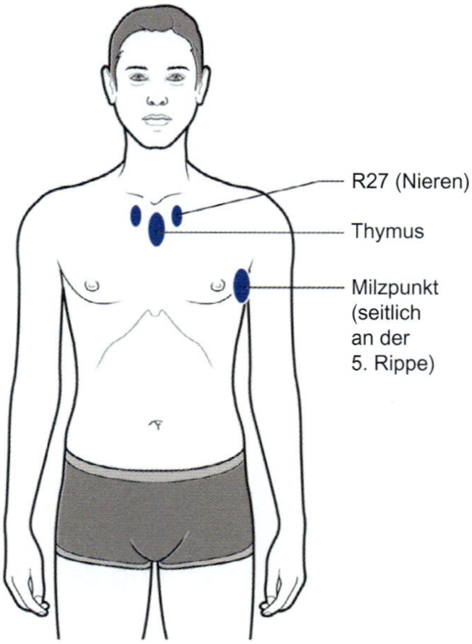


**Abb. 20.3** Thymus, Nierenpunkt R27 und Milzpunkt (neben der 5. Rippe).

## Cross-Crawl

Bei dieser symmetrisch ausgeführten Drehbewegung bewegt man abwechseln einen Arm und das entgegengesetzte Bein, indem man das gebeugte Knie anhebt und mit der gegenüberliegenden Hand das Knie berührt (> Abb. 20.5). Die Übung aktiviert gleichzeitig die beiden Hemisphären und begünstigt die interhemisphärische Kommunikation. Sie fördert auch alle Aktivitäten, bei denen die Körpermittellinie gekreuzt wird. Sie wird Patienten empfohlen, die eine Tendenz zur Entkoppelung der Hemisphären aufweisen.

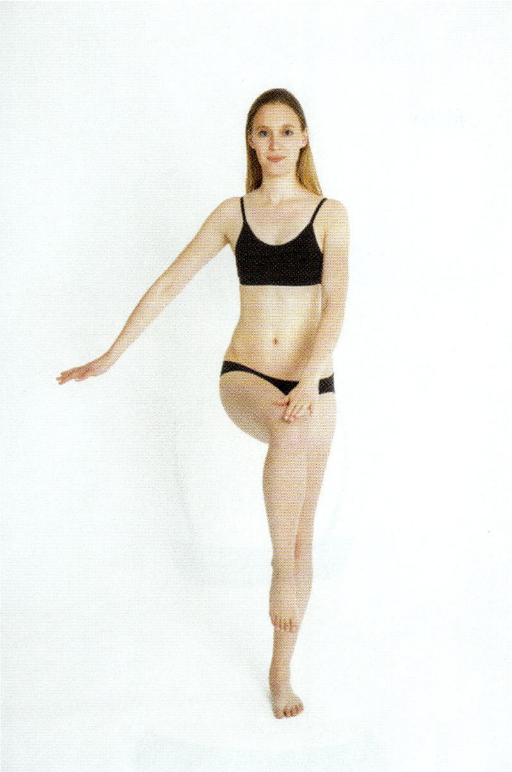

Abb. 20.5 Cross-Crawl.

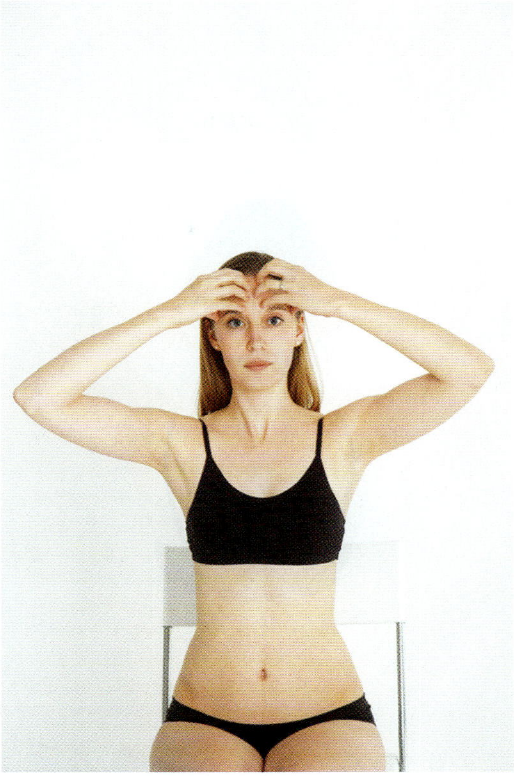

Abb. 20.6 Traktion der Krone: Fingerspitzen auf der Mittellinie der Stirn, leichter konstanter Druck, dann Trennen der Hände, um die Haut über der Stirn zu dehnen.

## Traktion der Krone

Wenn man Sorgen hat, gerät der Geist in Wallung. Die Traktion der Krone nach D. Eden [11] ist eine Übung, die die Energiezirkulation im Kranium verbessert und den Geist beruhigt und klarer macht. Dabei handelt es sich um ein physisches Öffnen, das Zugang zu einer höheren Form der Inspiration verschafft:

1. Man legt die Daumen auf die Schläfen und die Fingerspitzen entlang der Mittellinie auf die Stirn und übt leichten und konstanten Druck aus (➤ Abb. 20.6).
2. Langsam trennt man die beiden Hände, dehnt die Haut an der Stirn so, als wollte man die Stirn in der Mitte öffnen.
3. Anschließend „kämmt" man mit den Fingern vom Scheitel (Sutura sagittalis) aus seitlich nach außen. (➤ Abb. 20.7). Man wiederholt die Übung mehrmals (ungefähr 15 Sekunden) und atmet dabei durch die Nase ein und durch den Mund aus.

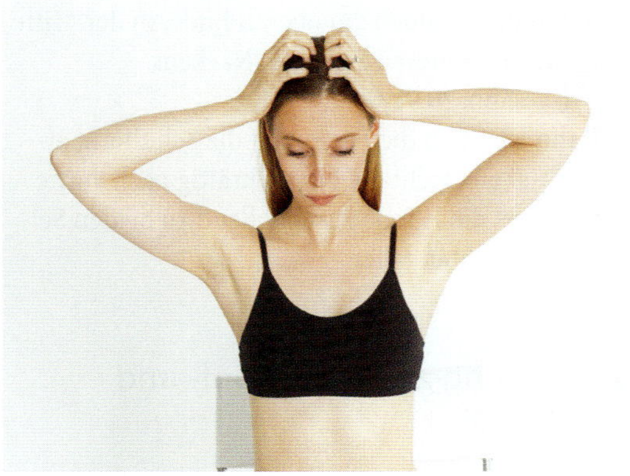

Abb. 20.7 Traktion an der Krone: Finger am Scheitel (Sutura sagittalis) nach außen ziehen.

4. Nun führt man die gleiche Übung an folgenden Punkten aus:
   - mit den Händen an der Linea nuchae
   - mit den Händen an der Haarwurzel (hintere Schädelgrube) (➤ Abb. 20.8)

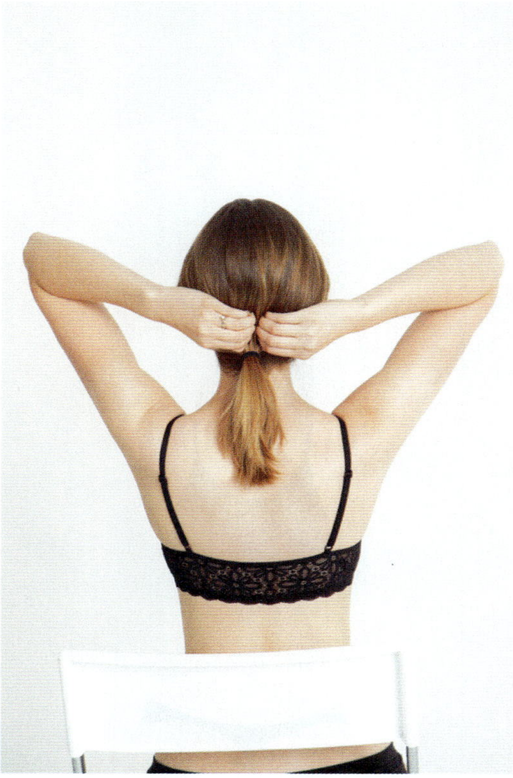

**Abb. 20.8** Traktion an der Krone: Hände auf die Linea nuchae, dann (Foto) auf die Haarwurzel (hintere Schädelgrube) legen.

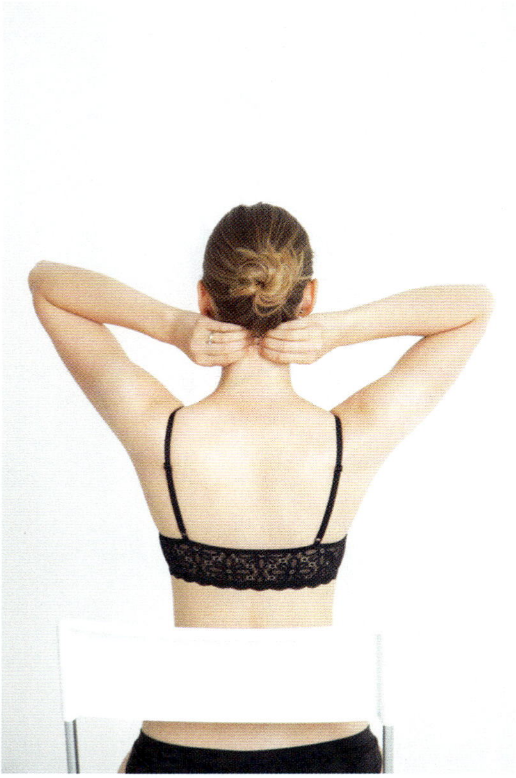

**Abb. 20.9** Traktion an der Krone: Hände am oberen Ende (Foto), dann in der Mitte und am unteren Ende des Nackens.



   - mit den Händen am oberen Ende, in der Mitte und am unteren Ende des Nackens (➤ Abb. 20.9)
5. Dann legt man die Finger auf die Schultern, atmet tief ein, zieht die Finger kräftig nach vorne und lässt die Hände anschließend zu beiden Seiten nach unten fallen.

## Verbindung zwischen Kopf- und Bauchhirn

Diese ebenfalls von D. Eden stammende Methode verbindet das Zentralgefäß mit dem Gouverneurgefäß und damit die Energien der Vorder- und der Rückseite des Körpers, des Kopfes und des Abdomens. Sie ermöglicht eine schnelle Zentrierung, beruhigt das Nervensystem und verbessert die Koordination:

1. Man legt den Mittelfinger einer Hand auf die Glabella und
2. den Mittelfinger der anderen Hand auf den Nabel und
3. übt auf beiden Punkten leichten Druck aus und zieht dabei den Nabel leicht nach kranial. Die Position wird 15 bis 20 Sekunden (➤ Abb. 20.10) gehalten.

Oft zeigt ein spontaner Seufzer oder eine tiefe Einatmung, dass die beiden Hirnhälften sich wieder verbunden haben, gleichzeitig entsteht ein Gefühl von Zentriertheit.

## Pranayama Wechselatmung

Die Atmung sollte normalerweise alternieren und jeweils eine Stunde das eine bzw. das andere Nasenloch bevorzugen. Dieses Schema kann jedoch von Person zu Person etwas anders sein. Die aktive Einatmung aktiviert das sympathische Nervensystem,

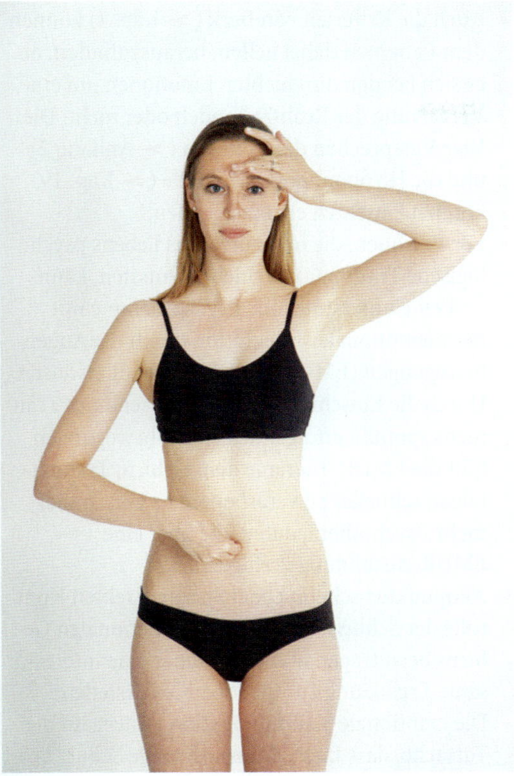

**Abb. 20.10** Verbindung zwischen Kopf- und Bauchhirn.

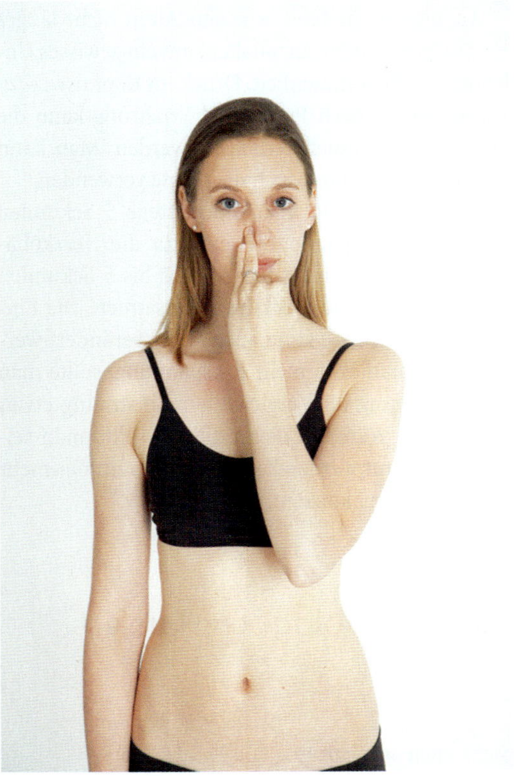

**Abb. 20.11** Pranayama Wechselatmung.

während die Ausatmung das parasympathische System beeinflusst.

Im *Yoga* wird der aus dem rechten Nasenloch entweichende Atem als heiß bezeichnet, symbolisch wird der rechtes *Nadi,* Sonnenatmen oder *Pingala* genannt. Die rechte Seite ist auch die männliche, die aktive, externe, bewegende Seite. Die Energie, die durch das rechte Nasenloch fließt, erzeugt im Körper eine katabolische, efferente Wärme, die die Funktion der Körperorgane beschleunigt. Der Atem des linken Nasenlochs wird als frisch bezeichnet und wird linkes *Nadi,* Mondatem oder *Ida* genannt. Die linke Seite des Atems und des Körpers entspricht der Mondseite, der weiblichen, kalten, ruhigen, friedlichen Seite, dem Inneren, der Bewegungslosigkeit und der Nacht. Die Energie des Mondatems des linken Nasenlochs ist anabolisch, afferent und verlangsamt die Funktion der Organe. Ein Atem der mehr als zwei Stunden ein Nasenloch dominiert, kann ein Hinweis auf eine Störung sein, die durch ein Zuviel an Wärme oder Kälte verursacht wird.

Wenn also *Pingala* (rechtes Nasenloch) aktiver ist, erhöht sich die Körpertemperatur und es kommt zu psychischen und nervösen Störungen. Wenn *Ida* (linkes Nasenloch) aktiver ist, nimmt die Stoffwechselaktivität ab, es kommt zu Kälte, Lethargie und zur Verminderung der geistigen Aktivität.

Die abwechselnde Atmung durch die Nasenlöcher ist somit auch ein Hinweis auf das Gleichgewicht des ANS und mit der Psyche verbunden. Umgekehrt kann man über die Atmung den Geist kontrollieren.

Für diese Wechselatmung verschließt man das linke Nasenloch mit dem Daumen der linken Hand. Man atmet mindestens 5 Sekunden durch das rechte Nasenloch ein. Am Ende der Einatmung hält man den Atem einige Sekunden an und atmet anschließend durch das linke Nasenloch aus, indem man den Daumen anhebt und gleichzeitig mit dem Ringfinger das rechte Nasenloch verschließt (➤ Abb. 20.10). Nun atmet man 5 Sekunden durch das linke Nasenloch ein, hält den Atem einige Sekunden an und atmet dann durch das rechte Nasenloch aus usw. Die Übung wird 15- bis 20-mal wiederholt.

Anfängern empfehle ich, den Atem nicht länger als 2 bis 8 Sekunden anzuhalten, um ein gewisses Unbehagen – Benommenheit, Druck im Kopf usw. – zu vermeiden. Je nach Praxis und Erfahrung kann die Zeitspanne eventuell verlängert werden. Man kann statt der linken Hand auch die rechte verwenden.

Am Anfang sollte man mindestens 5 Sekunden einatmen (Zeitspanne, die auch für die Herzkohärenz verwendet wird), den Atem 2 bis 5 Sekunden anhalten und dann 5 Sekunden ausatmen. Die Ein- und Ausatemphase kann auch etwas verändert werden: Will man etwa mehr Entspannung, sollte man die Ausatmung im Vergleich zur Einatmung etwas verlängern. Während dieser Übung sollte man seinen Blick sanft werden lassen und sich immer mehr auf die Atmung konzentrieren.

## 20.6 Psychologische Unterstützung

Siehe auch ➤ Kap. 19.

- Die Verbalisierung und/oder das bewusste Wahrnehmen der Bedeutung einer Spannung im Laufe einer osteopathischen Behandlung ist für den Erfolg der Behandlung entscheidend und reduziert die Somatisierung und das Wiederkehren der Dysfunktionen. Die Alexithymie hat schädliche Auswirkungen (➤ Kap. 4). Wenn die Verbalisierung eines Ereignisses den Patienten psychologisch destabilisiert, sollte man ihn an einen Psychologen überweisen.
- Automatisches, unzensiertes Schreiben ist eine gute Methode und kann Patienten empfohlen werden, nachdem die Emotion identifiziert wurde und von ihrer somatoemotionalen Spur befreit wurde. Es vervollständigt die Befreiung, da es beide Gehirnhälften verwendet, im Gegensatz zur Verbalisierung, die verstärkt die linke (rationale) Hälfte des Gehirns verwendet. Der Patient kann, sobald er wieder zu Hause ist und er dies möchte, die überschüssigen Emotionen schriftlich festhalten. Er sollte das Geschriebene nicht mehr lesen und das Blatt wegwerfen oder verbrennen, um sich von der Emotion zu befreien, anstatt durch das Lesen wieder in sie einzutauchen.
- Auch die Kriterien von Beck (➤ Kap. 4) können dem Patienten dabei helfen, herauszufinden, ob es sich bei den durchlebten Emotionen um eine Verzerrung der Realität handelt oder nicht. Die Vier Versprechen der Tolteken (➤ Anhang 2) und die Ho'oponopono-Methode (➤ Kap. 19) können Patienten ebenfalls helfen.
- Für Personen, die im Laufe ihres Lebens psychologische Traumata durchleben mussten, kann sich eine unterstützende Psychotherapie mit neuroemotionaler Integration durch die Augenbewegungen (EMDR) als sehr effizient erweisen. Durch die Einschränkung der während des Träumens spontan erfolgenden Augenbewegungen hilft die EMDR-Therapie dem Gehirn, Traumafolgen schneller zu verarbeiten. Es gibt immer mehr Psychotherapeuten, die über eine EMDR-Ausbildung verfügen.
- Akupunktur scheint ebenfalls zur direkten Kontrolle der Schlüsselregionen des emotionalen Gehirns beizutragen und kann daher eine interessante Ergänzung zur Osteopathie darstellen.
- Die emotionale Kommunikation basiert auf der Tatsache, dass Liebe, Nahrung sowie Schutz vor Kälte biologische Bedürfnisse sind. Mehrere Studien zeigen, dass sogar die Liebe eines Hundes oder einer Katze sehr positive Auswirkungen auf die Stimmung und die Stressreaktion hat.

**REFERENZEN**

[1] Dumoulin L, Mantha MM. Pourquoi boire de l'eau? Passeport santé. Mise à jour : mai 2009.
[2] Dulieux A. Les bienfaits de la chlorophylle sur la santé. Passeport santé.
[3] Goyal M, Singh S, Sibinga E, et al. Meditation programs for psychological stress and well-being. a systematic review and meta-analysis. JAMA Intern Med 2014; 174 (3): 357–68.
[4] Mainguy C. La méditation peut soulager l'anxiété et la depression. Interview de Matthieu Ricard. Sciences et Avenir, 19 janvier 2014.
[5] Gaspar De Matos M, Calmeiro L, Da Fonseca D. Effet de l'activité physique sur l'anxiété et la dépression. Presse Méd 2009; 38 (5): 734–9.
[6] Blumenthal JA, Babyak MA, Moore KA, Craighead WE, Herman S, Khatri P, et al. Effects of exercise training on older patients with major depression. Arch Intern Med 1999; 159 (19): 2349–56.
[7] Mammen G, Faulkner G. Physical activity and the prevention of depression: a systematic review of prospective studies. Am J Prev Med 2013; 45 (5): 649–57.

[8] Gillen JB, Martin BJ, MacInnis MJ, Skelly LE, Tarnopolsky MA, Gibala MJ. Twelve weeks of sprint interval training improves indices of cardiometabolic health similar to traditional endurance training despite a five-fold lower exercise volume and time commitment. Plos One 2016; 11 (4): e0154075.
[9] Cuddy AJC, Wilmuth CA, Carney DR. The benefit of power posing before a high-stakes social evaluation. Harvard Business School Working Paper. 2012 : 13–027.
[10] Carney D, Cuddy A, Yap A. Power posing: brief nonverbal displays affect neuroendocrine levels and risk tolerance. Psychol Sci 2010; 21 (10): 1363–8.
[11] Eden, D. Médecine énergétique au service de la femme. Outremont: Ariane, 2009.

KAPITEL

# 21 Mikronährstoffe

## 21.1 Nahrungsergänzungsmittel

In Zusammenarbeit mit einem Heilpraktiker, einem Arzt oder einem Apotheker kann sich jeder Therapeut die Grundlagen für jene Nahrungsergänzungsmittel erarbeiten, die in der Literatur als am besten geeignet für den jeweiligen Patienten erachtet werden. Mithilfe der angewandten Kinesiologie können vom Patienten bereits eingenommene Nahrungsergänzungsmittel ausgetestet, Defizite festgestellt und die besten Nahrungsergänzungsmittel für den jeweiligen Patienten bestimmt werden.

Die nachfolgenden Informationen haben rein informativen Charakter, sie ersetzen keineswegs den Arztbesuch oder medizinische Informationen und sind vollkommen unverbindlich. Gleichzeitig erscheint es im Rahmen des integrativen Ansatzes für Therapeuten wichtig, gewisse Kenntnisse über diese Nahrungsergänzungsmittel zu erwerben, auch wenn der Heilpraktiker oder der Arzt sie verschreibt.

Je nach Land stehen unterschiedliche pharmazeutische Komplexe zur Verfügung. In diesem Kapitel werden verschiedene Produktnamen erwähnt, die in Kanada verfügbar sind. Ich möchte deshalb besonders darauf hinweisen, dass ich daraus keinerlei finanziellen Vorteil erhalte. Ich präsentiere jene Produkte, die sich in meiner klinischen und multidisziplinären Praxis bewährt haben und ich bin fest überzeugt, dass andere Labors sehr ähnliche Mischungen aus Pflanzen und Ergänzungsmitteln verwenden, die ebenso effizient sind. Ich werde allerdings nicht die Zusammensetzung all dieser Produkte anführen, da sie über das Internet leicht zu finden sind.

### 21.1.1 Die Unerlässlichen

Die denaturierten Böden sind nicht allein für den Nährstoffmangel verantwortlich. Eine Person kann sich zwar ausreichend mit Nährstoffen versorgen, aber diese nicht richtig aufnehmen, weil Faktoren wie Stress, Tabak, Medikamente und Toxine die Aufnahme verhindern. Die westliche Ernährung enthält oft nicht ausreichende Mengen an grundlegenden Nährstoffen, die für die Regulation der Stimmung und der Energie notwendig sind.

#### Vitamin C

Empfohlene Dosis: 1.000 bis 2.000 mg/Tag.

Vitamin C unterstützt das Immunsystem und hilft Depressionen vorzubeugen. Es unterstützt die Funktion der Nebennieren und ist ein gutes Antioxidans, das gemeinsam mit Omega-3 verschrieben werden sollte. Vitamin C wird auch in der Krebstherapie eingesetzt. Magenschonende Formen mit verlangsamter Aufnahme oder Ester-C sind zu bevorzugen.

#### Antioxidanzien

Die Antioxidanzien (Vitamine A, C, E, Selen, einzeln oder in einer Kapsel) sind zur Neutralisierung und Reduzierung der durch freie Radikale entstehenden Schäden sehr wichtig für den Körper. Ein Mangel an Antioxidanzien kann die Zellfunktion beeinträchtigen. Freie Radikale sind sehr aggressive Moleküle, die Entzündungen und die Zellalterung beschleunigen.

#### Coenzym Q10 oder Ubiquinol

Empfohlene Dosis: 100 mg/Tag.

Als sehr wirksames Antioxidans aktiviert dieses Coenzym die Energieproduktion und die Atmung. Es hilft altersbedingten Erkrankungen wie Makuladegeneration, Diabetes, Nierenprobleme sowie auch Muskelprobleme (Schmerzen, Krämpfe), Parodontose und neurologische und Gehirnerkrankungen vorzubeugen [1].

## Essenzielle Fettsäuren: Omega-3

Empfohlene Dosis: 1,5 bis 2 g/Tag.

Unter Omega-3 versteht man Fettsäuren, die den Zellwänden ihre Flexibilität verleihen, die Gesundheit der Arterien, Augen und des Nervensystems aufrechterhalten. Sie unterstützen den Aufbau neuen Gehirngewebes und schützen die Nervenbahnen. Ausreichende Mengen an gesunden Fetten zu sich zu nehmen, ist für die optimale geistige Gesundheit wesentlich. Ein Mangel an Eicosapentaensäure (EPA)/Docosahexaensäure (DHA) vermindert die Anbindung des Serotonins und reduziert die Anzahl der synaptischen Vesikel. A. Stoll wies die Effizienz der Supplementation mit aus Fischen gewonnenen Fettsäuren bei depressiven und manisch-depressiven Patienten nach [2].

Das Blutbild lässt häufig einen Mangel an Omega-3-Fettsäuren erkennen. Damit erweist sich die Supplementation mit Omega-3-Kapseln als notwendig. Sie werden häufig sofort verschrieben, außer die Leber des Patienten kann sie nicht verdauen. Omega-3-Fettsäuren aus Heringsmilch können vom Körper leichter aufgenommen werden. Empfohlen wird auch mindestens 3-mal/Woche kleine fetthaltige Fische (Sardinen, Makrelen, Anchovis) zu essen, die weniger schwermetallbelastet sind.



## Vitamin D3

Die WHO empfiehlt [3]: 1.000 IU/Tag für Babys und 1.500 IU/Tag für Erwachsene.

Diese Dosis ist die Mindestdosis, die bei einer Immunschwäche, neurologischen Problemen oder Krebs auf bis zu 5.000 IU/Tag angehoben werden kann.

Die optimale Versorgung mit Vitamin D3 ist für die gute Gesundheit wesentlich. Das Vitamin wird auch als Steroidhormon betrachtet. Ein normaler Vitamin-D-Spiegel ist für das gute Funktionieren des Nerven- und Herzkreislaufsystems entscheidend. Vitamin D ist an der Absorption von Kalzium und Phosphor im Darm sowie an der Reabsorption in den Nieren beteiligt. Es dient zur Prävention bestimmter Krebsarten, Diabetes mellitus Typ 1 und Typ 2, bestimmter Autoimmunerkrankungen (Multiple Sklerose, entzündliche Darmerkrankungen usw.) und neurologischer Erkrankungen. Zudem stimuliert es die Immunität. Nahezu 80 % der westlichen Bevölkerung und fast die Gesamtheit aller älteren Menschen leiden an einem Vitamin-D-Mangel. Vegetarier sind besonders betroffen. Damit Vitamin D aufgenommen werden kann, braucht es Vitamin K2, vor allem bei Patienten, die unter erhöhter Permeabilität der Darmwand (*Leaky-Gut-Syndrom*) leiden.

## Zink

Empfohlene Dosis: 30 bis 50 mg/Tag als Zinkgluconat oder Zinkbisglycinat.

Zink ist als Cofaktor an verschiedenen Enzymsystemen beteiligt. Es ist wichtig für die Immunabwehr, begünstigt die Zellreparatur und hilft im Kampf gegen Allergien. Zink ist für die Synthese der endogenen Antioxidanzien und für die Umwandlung von Glutamin in GABA wichtig. Nach Rueff leiden die meisten Menschen über 60 an einem Zinkmangel [4]. Der Körper kann Zink nicht speichern. Damit rechtfertigt sich die Supplementation, wenn ein ausreichendes Zinkniveau über die Ernährung nicht aufrechterhalten werden kann. Bei depressiven Patienten und bei Problemen mit der psychischen Gesundheit oder mit Hormonen ist oft ein Zinkmangel festzustellen. Einige Gehirnstrukturen, die an der Regulation des Gedächtnisses und der Stimmung beteiligt sind, wie der Hippocampus, enthalten viel Zink.

Es ist wichtig, Zink während einer Mahlzeit einzunehmen, da es ansonsten zu Übelkeit führen kann. Mangan, Vitamin B6 und die natürlichen Formen des Vitamin E (Gamma Tocopherol) gelten als Cofaktoren von Zink. Vitamin D verbessert die Zinkaufnahme [4]. Zink ist ein Antagonist von Blei, Aluminium, Quecksilber, Kupfer und Kadmium und unterstützt die Schwermetallausleitung.

## Vitamin-B-Komplex

Vitamin B ist für die Funktion des Nervensystems und des Gehirns wesentlich. Allergien, Hypoglykämie, Hypothyreose oder ein Leaky-Gut-Syndrom können die Resorption von B12 und B6 inhibieren und dadurch eine Depression verursachen.

### Vitamin B5

Dieses Vitamin ist in vielen Lebensmitteln wie Eiern, Innereien und in allen Fleischarten enthalten. Defizite sind selten. Es begünstigt die Zufuhr von Cholin, der Vorläufersubstanz des Acetylcholins (ACh).

### Vitamin B6 (Pyridoxin)

Empfohlene Dosis: 50 mg × 3/Tag.

Dieses Vitamin trägt zur Reduzierung von Depressionen und PMS bei und fördert die Gehirnfunktion. Es unterstützt die Resorption von Magnesium und die Umwandlung von Glutamin in GABA. Ein Vitamin-B-Komplex sollte also auch B6 enthalten. Es ist auch eine gute Wahl für all jene, die den gesamten Vitamin-B-Komplex nicht vertragen.

### Vitamin B9 (Folsäure)

Vitamin B9 Defizite stellt man oft bei depressiven Patienten und v. a. bei älteren Personen, die an Aufnahmestörungen im Magen-Darm-Trakt leiden oder deren Ernährung zu eintönig bzw. ungenügend ist, fest. Manchmal reicht eine Gabe von einigen Hundert Milligramm, um die Stimmung der älteren Menschen zu heben.

### Vitamin B12

Dieses Vitamin ist für das Funktionieren des Nervensystems und die Verbesserung der Gedächtnisfunktion wichtig. Manche Menschen nehmen es nicht gut auf und brauchen daher eine intravenöse Gabe. Eine Messung im Blutserum wird empfohlen. Die Supplementation von geringen Dosen Vitamine B12 zählt zu den nützlichsten, sichersten und effizientesten Behandlungen bei verschiedenen psychiatrischen Erkrankungen.

Oft wird eine Kombination aus B12, B6 und B9 empfohlen, die in Komplexen erhältlich ist und v. a. für Personen, die den gesamten Vitamin-B-Komplex nicht vertragen, zu empfehlen ist.

## Magnesium

Empfohlene Dosis: 100 bis 300 mg/Tag.

Magnesium reguliert Angst und körperliche Hypersensibilität (Gelenkschmerzen, chronische Rückenschmerzen usw.). Es hilft im Kampf gegen Stress, Müdigkeit, Nervosität, Schlaflosigkeit und PMS. Es ist ein unverzichtbarer Regulator der Psyche und wird in Stresssituation vermehrt verbraucht. Studien aus Frankreich zeigen, dass Magnesiummangel zu den häufigsten Defiziten bei älteren Menschen zählt [5]. Magnesiumzitrat, Bisgycinat, Aspartat und Gluconat haben eine gute Bioverfügbarkeit.

## Kalzium

Empfohlene Dosis: 1.200 mg/Tag.

Kalzium trägt zur Regulation des Nervensystems bei und ist für die Knochen wichtig. Kalzium aus pflanzlichen Quellen wird vom Körper leichter aufgenommen.

## Eisen: je nach Bedarf

Eisenmangel ist relativ häufig, v. a. bei Vegetariern und kann depressive Zustände verursachen oder verstärken, die bei der Frau aufgrund von starken Menstruationsblutungen zyklisch wiederkehren. Es gibt Personen, die Eisen schlecht resorbieren, was zu chronischen Zuständen psychischer und/oder immunologischer Depression sowie zu Hormoninsuffizienz, insbesondere zu Hypothyreose führt. Andererseits darf Eisen nur supplementiert werden, wenn tatsächlich ein Mangel besteht, da zu viel Eisen gefährlich sein kann. Eisengaben in der Form von Chelaten, Citrat, Fumarat, Gluconat sind zu bevorzugen, da diese Verbindungen vom Organismus besser aufgenommen werden als die häufig verschriebenen Eisensulfate, die zu Verdauungsverstimmungen und Obstipation führen können.

**BEISPIELE FÜR SEHR GUTE KOMBINATIONEN**

Gut geeignet für all jene, die Komplexe gut vertragen und nicht mehrere Ergänzungsmittel einnehmen wollen.

- Optimal Multivitamin Plus® von Seeking Health (+++)
- Multigenics® von Metagenics
- B-Dyn Complexe De Vitamines B® (Vitamin-B-Komplex) von Metagenics

## 21.1.2 Für einen gesunden Schlaf

- Beruhigende Pflanzen: Baldrian, echte Katzenminze, Passionsblume, Kamille, Lavendel in Form von ätherischen Ölen oder Tees.
- Melatonin: empfohlene Dosis: 3 bis 5 mg vor dem Schlafengehen. Das klinische Profil der Winterdepression zeigt sich durch einen niedrigen Wert an Cortisol, Melatonin und Tryptophan. In Kombination mit 5-HTP, der Vorläufersubstanz von Serotonin, wirkt Melatonin noch effizienter.
- 5-HTP: Beschreibung siehe unten (Serotoninmangel).

Orthosleep® von AOR ist eine sehr interessante Formel, die Schlaflosigkeit vorbeugt, erholsamen Schlaf begünstigt und Angst reduziert. Es ist eine Kombination aus GABA, L-Theanin, 5-HTP, Melatonin, Baldrianwurzel, Passionsblume und Melissenextrakt.

## 21.1.3 Zum Kampf gegen Entzündungen

Als ersten Schritt sollten Allergene, Zucker, Fastfood und Fertiggerichte aus dem Speiseplan gestrichen werden und Kaffee und Alkohol reduziert werden. Die Supplementation hängt vom jeweiligen Bedarf ab und welche Dysfunktionen durch die Palpation festgestellt werden.

### Mariendistel oder Desmodium

Desmodium gibt es in Frankreich und kann als Kur 4 bis 8 Wochen lang zur Regeneration der Leberzellen verwendet werden. Diese Kur sollte in Kombination mit Antioxidanzien jeweils im Frühling und im Herbst wiederholt werden.

Die Mariendistel kann für jede Art von Leberproblem verwendet werden, da sie die Vitalität steigert und die beiden Phasen der Entgiftung unterstützt. Ich bevorzuge Mariendistel als Tinktur, da man die Dosis individuell besser anpassen kann.

### Kurkuma, der natürliche Entzündungshemmer

Kurkuma (Gelbwurz) wird eine Wirkung auf die Psyche, auf das Verhalten, die oxidativen Prozesse und Entzündungen zugeschrieben [6]. Damit wäre es bei Depression ebenso wirkungsvoll wie Fluoxetin (Prozac®). Die antidepressive und angstlösende Wirkung des Curcumin (aktive Substanz von Kurkuma) basiert wahrscheinlich auf seiner entzündungshemmenden und antioxidativen Wirkung. Es scheint den Serotoninspiegel anzuheben und gleichzeitig Stresshormone wie das Cortisol zu senken.

Leider wird Curcumin vom Körper manchmal schlecht aufgenommen, sodass sehr hohe Dosen erforderlich sind, um eine entsprechende Wirkung zu erzielen. Das Labor AOR bietet u. a. eine günstigere und stärkere Formel an (CurcuMind™). Eine weitere Form des Curcumin wird von Verdure Science angeboten, die mit Hilfe einer neuen Technologie entwickelt wurde. Sie trägt den Namen Longvida® und optimiert die Resorption des Curcumin, da sehr kleine Moleküle verwendet werden, die über die Darmwand resorbiert werden und eine hohe Bioverfügbarkeit aufweisen. Auf der Webseite des Labors heißt es, dass R. Di Silvestro, Professor der Abteilung für menschliche Ernährung an der Universität von Ohio, nachweisen konnte, dass eine einzige Kapsel Longvida® pro Tag (80 mg Curcumin) über einen Zeitraum von 30 Tagen eingenommen, zu einer erkennbaren Verbesserung einiger Entzündungs- und Oxidationsmarker, u. a. dem Protein Beta-Amyloid, das an der Entstehung von Morbus Alzheimer beteiligt ist, führt.

## 21.1.4 Bei Schwermetallvergiftung

- Selen wirkt gegen Schwermetalle und ist ein Antagonist von Quecksilber, Kadmium und Kupfer. Es ist ein Antioxidans und begünstigt die Schilddrüsenfunktion.

- Kalzium ist ein Antagonist von Aluminium und Blei.
- Zink ist ein Antagonist von Blei, Aluminium, Quecksilber, Kupfer und Kadmium.

### 21.1.5 Weitere Möglichkeiten

- Ginkgo Biloba ist ein Radikalfänger und antiischämisch, es reduziert Stress (Cortisol) und verbessert das Gedächtnis.
- Die Verwendung einer Infrarot-Sauna erhöht die Blut- und Lymphzirkulation, verbessert das kardiovaskuläre System und stärkt das Immunsystem. Damit können Schwermetalle (Nickel, Blei) leichter ausgeschieden werden.

## 21.2 Zur Behandlung leichter Depressionen und Angststörungen

Die hier vorgestellten Ergänzungsmittel haben sich als effizient erwiesen. Bei schwereren oder schon lange bestehenden Symptomen und wenn der Patient trotz der osteopathischen Behandlungen, der psychologischen Betreuung, der Supplementation und der Ernährungsumstellung weiterhin sehr symptomatisch bleibt, ist es manchmal notwendig, zu einem chemischen Molekül zu greifen. Die Dringlichkeit und das Urteilsvermögen des Therapeuten sind entscheidend. Bei ausgeprägten oder chronischen Symptomen empfehle ich manchmal die Einnahme von Antidepressiva, so wie ich Patienten, die unter einer Hypothyreose leiden, eine Hormonersatztherapie empfehle, wenn dies notwendig erscheint.

Dadurch wirkt die osteopathische Behandlung viel besser, Rückfälle werden vermieden und der Patient macht schneller Fortschritte. Wenn der Patient sich in dieser Situation gegen die Einnahme von Antidepressiva entscheidet, muss er bereit sein, sich selbst mehr einzubringen, allen Empfehlungen und Supplementationsratschlägen zu folgen und sich häufiger behandeln zu lassen. Es sollte innerhalb der ersten sechs Behandlungen zu Veränderungen kommen.

Manche Menschen haben nicht genügend Energie, um einem Behandlungsprotokoll zu folgen und würden ihr Gleichgewicht oder gar ihr Leben aufs Spiel setzen, wenn wir ihnen die Einnahme von Medikamenten nicht vorschlagen.

Dafür ist es notwendig, die Antidepressiva-Einnahme von ihrem negativen Image zu befreien, da manche Patienten sie als Eingeständnis ihrer psychologischen Schwäche betrachten. Wir müssen ihnen begreiflich machen, dass das Ungleichgewicht sehr oft physiologisch ist und mit Entzündungen im Gehirn oder einem Mangel an 5-HT und/oder Adrenalin zusammenhängt und dass es keine Schande ist, dem System das zuzuführen, was ihm für sein Gleichgewicht fehlt. Dazu bedarf es eines guten Urteilsvermögens, Offenheit, Kommunikation und vor allem viel Mitgefühl und Verständnis.

**Die angeführten Nahrungsergänzungsmittel werden nach dem Bedarf des Patienten, der Art der Depression oder Angststörung (5-HT, DA, NA, GABA, ACh usw.) verschrieben (➤ Kap. 9 und ➤ Anhang 1). Man sollte allerdings immer Rücksprache mit einem Apotheker bezüglich eventueller Wechselwirkung mit anderen Medikamenten halten. Die empfohlenen Dosen stützen sich auf Angaben in der Fachliteratur.**

### 21.2.1 Mangel an Serotonin: der negative Typ

Positive Gedanken, regelmäßige Bewegung oder Sport und ausreichend Licht erhöhen den 5-HT-Spiegel [7].

#### 5-Hydroxytryptophan

100 mg 5-HTP pro Tag erhöhen die 5-HT-Synthese. Diese Serotonin-Vorläufersubstanz unterstützt effizient die natürliche Produktion von Serotonin im Gehirn. Neben seiner positiven Wirkung auf Störungen, die mit einem Serotonindefizit verbunden sind, hat 5-HTP den zusätzlichen Vorteil, weniger Nebenwirkungen zu haben als Antidepressiva. Mehrere Studien konnten die Effizienz dieses natürlichen Nährstoffs bei der Wiederherstellung eines normalen 5-HT-Spiegels nachweisen. Zudem verbessert

5-HTP allgemein die Stimmung und hilft bei Depression, Angst, Schlaflosigkeit, Kontrolle des Appetits, chronischen Kopfschmerzen oder Fibromyalgie [8].

Die kombinierte Gabe von Kreatinin-Monohydrat und 5-HTP bei einer Gruppe von Frauen, die bereits mit Antidepressiva behandelt wurden, sich jedoch als behandlungsresistent erwiesen, ergab eine signifikante Veränderungen auf der Hamilton Skala (HDRS) [9].

Die Wirkung von 5-HTP und von Fluvoxamin (Antidepressivum aus der Familie der Fluoxetine – Prozac®) wurde in einem Versuch verglichen. Sechs Wochen lang erhielten 63 Patienten 100 mg 5-HTP 3mal/Tag. Ihre Reaktion auf die Behandlung war besser als bei Fluvoxamin und die Nebenwirkungen eindeutig geringer und weniger schwerwiegend [10].

### L-Tryptophan

5-HT wird aus Tryptophan synthetisiert. Man sollte Tryptophan nicht mit bestimmten Antidepressiva (MAO-Hemmer) gemeinsam einnehmen. L-Tryptophan sollte immer gemeinsam mit Vitamin B6 eingenommen werden, damit es die Blut-Hirn-Schranke überwinden kann. Aus diesem Grund sollte man bei Serotoninmangel 5-HTP bevorzugen und L-Tryptophan nur in jenen Fällen verwenden, in denen 5-HTP nicht wirkt.

Die Dosierung beträgt 250 bis 500 mg/Tag. Es sollten nicht gleichzeitig mit einer Mahlzeit eingenommen werden (45 Minuten vor bzw. 60 bis 90 Minuten nach der letzten Mahlzeit), da es ansonsten nur schwer ins Gehirn gelangt.



### Johanniskraut

Bei einer Dosis von 500 mg/Tag erwies sich Johanniskraut bei leichter bis mittelschwerer Depression als ebenso wirksam wie 20 mg Fluoxetin (Prozac®), aber mit weniger Nebenwirkungen. Johanniskraut steht jedoch im Verdacht, die Wirkung anderer Medikamente wie die Antibabypille oder Antidepressiva herabzusetzen, da es ihren Abbau in der Leber beschleunigt. Es scheint bestimmte Manien zu verstärken und sollte daher bei bipolaren Störungen nicht eingesetzt werden [11]. Es wird im Allgemeinen immer weniger verschrieben.

## 21.2.2 Mangel an Dopamin, Noradrenalin und Adrenalin oder Schilddrüsenunterfunktion: der apathische Typ

### L-Tyrosin

L-Tyrosin fördert die Ausschüttung von DA, NA-Ad und ist eine Vorläufersubstanz der Schilddrüsenhormone. Es hilft besonders gut um Energiemangel, Motivationstief oder chronische Müdigkeit zu bekämpfen und verbessert die Konzentrationsfähigkeit sowie die Funktion der Schilddrüse. L-Tyrosin sollte auf nüchternen Magen morgens nach dem Aufstehen (500 mg) mindestens 1/2 Stunde vor dem Frühstück eingenommen werden und mit einem Vitamin-B-Komplex sowie Vitamin C, die am Ende des Frühstücks einzunehmen sind, kombiniert werden.

### Phenylalanin

L-Tyrosin kann im Körper nur gebildet werden, wenn ausreichend Phenylalanin vorhanden ist. Phenylalanin wird gegen Vitiligo, Depression, ADHS, Morbus Parkinson, Multiple Sklerose, Schmerzen, Arthrose, rheumatoide Arthritis und den Symptomen des Alkoholentzugs verwendet.

Da Phenylalanin jedoch die Blut-Hirn-Schranke direkt überwinden kann, ist seine Toxizität höher als die von L-Tyrosin. Aus diesem Grund scheint es ohne entsprechende fachärztliche Unterstützung ratsamer, mit L-Tyrosin zu supplementieren.

Die Dosis für Phenylalanin beträgt 500 mg, 1- bis 3-mal/Tag, außerhalb der Mahlzeiten (es sollte nicht gemeinsam mit Proteinen oder anderen Aminosäuren eingenommen werden). Wechselwirkungen mit bestimmten Medikamenten sind möglich: Vor einer Selbstbehandlung sollten mögliche Wechselwirkungen mit dem Apotheker oder dem behandelnden Arzt diskutiert werden.

### S-Adenosylmethionin (SAMe)

Wenn L-Tyrosin nicht funktioniert, kann S-Adenosylmethionin eine gute Alternative sein. Als Vorläufersubstanz für mehrere essenzielle Aminosäuren ist SAMe an der Synthese, der Aktivierung und dem Metabolismus von Hormonen, Neurotransmittern und Proteinen beteiligt. Personen, deren Blutwerte einen geringen SAMe-Wert aufweisen, scheinen eher unter Depression, Degeneration der Gelenkknorpel und chronischen Leberbeschwerden zu leiden. Ein Mangel an Methionin, an Folsäure oder an Vitamin B12 kann zu einer verringerten SAMe-Produktion im Körper führen. Bei sensiblen Personen sollte man mit einer Dosis von 200 mg 2-mal/Tag beginnen und die Dosis langsam steigern. Mehrere Studien kamen zum Schluss, dass SAMe bei der Behandlung von Depressionen effizienter als ein Placebo und als trizyklische Antidepressiva ist [12]. SAMe kann als Nahrungsergänzung gemeinsam mit Antidepressiva verabreicht werden.

### Zur Behandlung der Nebennierenunterfunktion

- Vitamin C ist sowohl bei Unter- als auch Überfunktion ein gutes Aufbaumittel für die Nebennieren.
- Echtes Süßholz ist ebenso wie Johannisbeere und Ginseng ein gutes Tonikum für die Nebennieren.
- Bestimmte Präparate verwenden auch Nebennierenextrakte: Ortho adapt® (AOR), Adrenal® von Pure oder Thorne®. Nahrungsergänzungsmittel auf der Basis von Drüsenextrakten der Nebennieren scheinen bei Unterfunktion der Drüse zu helfen und zu ihrem Aufbau beizutragen, sie sollten jedoch nur über einen kurzen Zeitraum eingenommen werden.
- DHEA (25 mg) wirkt bei Depression, vermeidet Osteoporose bei der Frau, verbessert die Stimmung und das psychische Gleichgewicht von Personen, die an einer Nebenniereninsuffizienz leiden. Es wirkt gegen die Auswirkungen des Alterungsprozesses, mildert die Symptome der Menopause, verbessert die körperliche Leistungsfähigkeit, stimuliert die Sexualfunktion und verbessert die kognitiven Funktionen bei älteren Menschen.

### Zur Behandlung der primären Schilddrüsenunterfunktion

- Regelmäßiger Verzehr von Fisch und jodreichen Austern sowie von Algen (v. a. Kelp, Blasentang/*Fucus vesiculosus* und Guggulu/*Commiphora wightii*) stärkt die Schilddrüse.
- Man sollte besonders darauf achten, dass kein Mangel an Spurenelementen und Nährstoffen wie Jod, Eisen, Zink, Kupfer, Chrom und Selen besteht. Nach einer Studie konnten mit einer Dosis von 200 µg Selen die Schilddrüsenantikörper innerhalb von 3 bis 6 Monaten um ungefähr 50 % reduziert werden [13].
- Supplementation:
  - Ca und Mg für die Schilddrüse und die Nebenschilddrüse
  - Mariendistel ist ein gutes Tonikum für die Schilddrüse, da es auf die Leber wirkt und zu ihrer Regeneration beiträgt
  - Vitamin-B-Komplex: 100 mg oder Vitamin $B_{12}$
  - Eisen falls erforderlich
  - Essenzielle Fettsäuren

Es werden verschiedene Komplexe, die diese Elemente kombinieren, auf dem Markt angeboten. L-Tyrosin wird oft hinzugefügt, um das Energieniveau zu verbessern. (z. B.: Thyroid Support® von Pure encapsulations).

## 21.2.3 Mangel an GABA oder Cortisol-Typ: der extrem gestresste Typ

Dieser Typ sollte scharfe Gewürze, Alkohol, Koffein und Zigaretten meiden, wenn eine Überfunktion der Nebennieren vorliegt.

- Adaptogene Pflanzen für die Nebennieren sind u. a.: Rhodiola rosea, Suma (*Pfaffia paniculata*), Chinesische Beerentraube (*Schizandra chinensis*), Ashwagandha (*Withania somnifera*), Taigawurzel, Erd-Burzeldorn (*Tribulus terrestri*), Süßholz. Diese verschiedenen Zutaten findet man in folgenden Komplexen: Kama® (Kami), Ortho adapt® (AOR vegan), Adrenasmart® (Lorna Vanderhaeghe) und anderen Zusammensetzungen, die von Land zu Land variieren.
- Hafer, echte Katzenminze, Baldrian und Helmkraut sind Pflanzen, die bei Nebennierenüberfunktion eine beruhigende Wirkung erzeugen.

- GABA ist ein inhibierender, entspannender und angstlösender Neurotransmitter. Ein geringer GABA-Spiegel oder schlechtes Funktionieren von GABA im Gehirn werden mit zahlreichen psychiatrischen und neurologischen Störungen wie etwa Angststörungen, Depression, Schlaflosigkeit, Tourette-Syndrom und Epilepsie in Verbindung gebracht. Studien konnten zeigen, dass GABA die Entspannung und Schlafqualität verbessern kann. Eine Dosis von 500 bis 600 mg, 2- bis 3-mal Tag sollte zur Verminderung von Angst verwendet werden. Auf dem Markt wird GABA in verschiedenen Dosierungen angeboten. Zur Behandlung von leichterem Stress kann eine Dosis von 100 mg genügen.
- L-Theanin (100 bis 200 mg) ist eine Aminosäure, die im Tee (*Camellia sinensis*) enthalten ist. Es wird von der Aminosäure Glutamin abgeleitet, das den Zugang zu den Gehirnzellen erleichtert. Es begünstigt die Produktion von GABA und 5-HT und führt damit zur Reduzierung von geistigem und körperlichem Stress. Es hat eine entspannende Wirkung, ohne zu Somnolenz zu führen und reduziert Depression und Angst. Es verbessert das Lernen, die Konzentration, die Qualität des Schlafs und kann durch zu viel Kaffee oder Softdrinks verursachte Ruhelosigkeit mildern. Es stärkt die Immunabwehr und lindert das PMS.

L-TO3® (Herb-e-Concept) ist ein interessanter und sehr wirksamer Komplex, der L-Theanin mit einer leicht aufnehmbaren Omega-3-Quelle (Extrakt aus Heringsmilch und Helmkraut) kombiniert. Es hilft gegen Angst und Hyperaktivität bei Erwachsenen und Kindern.

Mood Plus® (Thorne) ist ein weiterer interessanter Komplex bestehend aus 5-HTP, GABA, L-Tyrosin, Vitamin C, B6, B12, Taigawurzel, Rhodiola, Jod usw. fast ein All-in-one-Präparat bei leichteren Angst- und Depressionssymptomen.

21

### 21.2.4 Mangel an Acetylcholin: der Gedächtnis- und Aufmerksamkeitsschwäche-Typ

Cholin findet man v. a. im ZNS. Die Vorläufersubstanzen von ACh durchlaufen mehrere Schritte, bevor sie für das Gehirn zur Verfügung stehen. Cholin ist der Hauptvorläufer von ACh. Cholin-Supplementation kann gegen bestimmte ACh-Defizite verwendet werden. Die Funktionsgeschwindigkeit des Gehirns ist von Cholin abhängig, was natürlich Auswirkungen auf die Intelligenz, das Gedächtnis und die Konzentrationsfähigkeit hat. Obwohl Cholin im Körper produziert wird, ist die synthetisierte Menge gering. Daher kann es neben der Zufuhr durch die Nahrung manchmal auch supplementiert werden, um die durch einen ACh-Mangel entstehenden Symptome zu vermeiden. Die Zufuhr von Cholin kann durch Vitamin $B_5$ und $B_{12}$ unterstützt werden.

In der Nahrung findet man Cholin v. a. in Eigelb, Fleisch, Leber, Soja, Weizenkeimen, Kreuzblütlern und Getreiden. Sportler verwenden Cholin (500 mg) aufgrund seiner Wirkung auf die körperliche Form, da es die Muskelkontraktion beeinflusst.

### 21.2.5 Mangel an Endorphinen: der hypersensible Typ

Der „Endorphin-Typ" wird mit einem Mangel an Östrogen und DHEA in Verbindung gebracht. Zudem hilft auch eine Supplementation mit D-Phenylalanin.

Den betroffenen Patienten sollte man auch eine regelmäßige körperliche und sexuelle Aktivität empfehlen. Wir erinnern daran, dass Beziehungen zu angenehmen und ausgeglichenen Personen sowie herzliche und liebevolle Kontakte die Endorphinausschüttung begünstigen und damit zu innerem Frieden und Glück beitragen. Die Qualität des Kontakts zu unseren Patienten spielt damit ebenfalls eine wichtige Rolle.

### 21.2.6 Ätherische Öle

Ätherische Öle werden seit Jahrtausenden in der Aromatherapie eingesetzt. Manche dieser Öle enthalten Hunderte Moleküle, was ihre zahlreichen positiven Wirkungen erklärt. Hier eine kurze Aufzählung:

- Bei Angst und Depression können folgende ätherische Öle mit etwas Pflanzenöl verdünnt werden, auf den Solarplexus aufgetragen und die Anwendung bei Bedarf wiederholt werden:
  - Neroliöl: 1 Tropfen
  - Rosmarinöl: 1 Tropfen
  - Bergamotteöl: 1 Tropfen

- Bei Depression können folgende ätherische Öle mit etwas Pflanzenöl verdünnt werden und auf den Solarplexus oder die Fußsohlen 2- bis 3-mal/Tag aufgetragen werden:
  - Majoranöl: 3 Tropfen
  - Petit Grain Öl: 5 Tropfen
  - Ravensara Öl: 2 Tropfen
  - Ylang-Ylang Öl: 2 Tropfen
  - Zitronenverbene Öl: 1 Tropfen
  - Weihrauchöl: 1 Tropfen
- Bei Angst können folgende ätherische Öle mit etwas Pflanzenöl verdünnt werden und auf dem Solarplexus, der Innenseite der Handgelenke oder den Fußsohlen 2- bis 3-mal/Tag aufgetragen werden:
  - Echter Lavendelöl: 1 ml
  - Ylang-Ylang Öl: 1 ml
  - Ravensara Öl: 1 ml
  - Zitronenverbene Öl: 1 ml

Ätherische Öle können auf verschiedene Arten angewandt werden. Man kann das Öl in einen Diffusor geben, um seinen Duft im Raum zu verbreiten, es in eine Schüssel kochendes Wasser geben und die Dämpfe direkt einatmen (Inhalation) oder es mit etwas Pflanzenöl verdünnt, direkt auf die Haut auftragen.

### REFERENZEN

[1] Kim HC, Chang J, Lee H, Kwon H. Mitochondrial uQCRB as a new molecular prognostic biomarker of human colorectal cancer. Exp Mol Med 2017; 49 (11): e391.

[2] Stoll AL. The Omega 3 Connection: The Ground-Breaking Omega-3 Anti-Depression Diet and Brain Programm. New York: Simon and Schuster; 2001.

[3] OMS. IARC Working Group Reports. Volume 5 Vitamin D and Cancer; 2008.

[4] Rueff D. Et mon petit zinc ? La lettre du Dr Rueff 15 novembre 2018.

[5] Durlach J, Bac P, Durlach V, Rayssiguier Y, Bara M, Guiet-Bara A. Magnesium status and ageing: an update. Magnes Res 1998; 11 (1): 25–42.

[6] Kunnumakkara AB, Bordoloi D, Padmavathi G, Monisha J, Roy NK, Prasad S, Aggarwal BB. Curcumin, the golden nutraceutical: multitargeting for multiple chronic diseases. Br J Pharmacol 2017;174:1325–48.

[7] Young SN. How to increase serotonin in the human brain without drugs. J Psychiatry Neurosci 2007; 32 (6): 394–9.

[8] Hinz M, Stein A, Uncini T. 5-HTP efficacy and contraindications. Neuropsychiatr Dis Treat 2012; 8: 323–8.

[9] Kious B, Sabic H, Sung Y, Kondo D, Renshaw P. An open-label pilot study of combined augmentation with creatine monohydrate and 5-hydroxytryptophan for selective serotonin reuptake inhibitor- or serotonin-norepinephrine reuptake inhibitor-resistant depression in adult women. J Clin Psychopharmacol 2017; 37 (5): 578–83.

[10] Poeldinger W, et al. A functional-dimensional approach to depression: serotonin deficiency as a target syndrome in a comparison of 5-hydroxytryptohan and fluvoxamine. Psychopathology 1991; 24: 53–81.

[11] Markowitz J, Donovan J. Lindsay DeVane C. Effect of St John's Wort on drug metabolism by induction of cytochrome p450 3a4 enzyme. JAMA 2003; 290: 1500–4.

[12] Williams AL, Girard C, et al. S-adenosylmethionine (SAMe) as treatment for depression: a systematic review. Clin Invest Med 2005; 28 (3): 132–9.

[13] Gartner R, Gasnier BC, Dietrich JW, Krebs B, Angstwurm MW. Selenium supplementation in patients with autoimmune thyroiditis decreases thyroid peroxidase antibodies concentrations. J Clin Endocrinol Metab 2002; 87 (4): 1687–91.

# VII Techniken

Die nachfolgende Beschreibung der Techniken folgt dem methodologischen Ansatz zur Behandlung des Kopfhirns (➤ Kap. 18).

Dieser Ansatz ist jedoch viel mehr als eine bloße Auflistung verschiedener Techniken.

Die im Folgenden präsentierten Techniken wurden mit dem Ziel entwickelt, die Spezifizität der osteopathischen Arbeit zu verbessern und den Leser weiter in die im direkten Bezug mit dem Thema dieses Buches stehenden Arbeit am Kopfhirn, an den Hirnhäuten und Arterien, am N. vagus und am N. phrenicus sowie an Hypophyse und Epiphyse einzuführen.

KAPITEL

# 22 Allgemeiner Behandlungsansatz

## 22.1 Definition der Dysfunktion

Es ist nicht immer leicht, das, was wir unter unseren Händen spüren, zu benennen. Die Bewegung, die Vitalität und die Textur der Gewebe bilden die Grundlage unseres Ansatzes, unabhängig von der Ebene – Knochen, Muskeln, Faszien, Organe, Gefäße, Flüssigkeiten, Hirnhäute, Nerven oder Energie –, mit der wir uns befassen.

Die Dysfunktion bezeichnet den Verlust der für die Gesundheit erforderlichen Dynamik, die sich aus der Mobilität und der Motilität der Strukturen sowie aus den strukturellen Veränderungen der verschiedenen oben angeführten Ebenen ergibt.

Je nach Dysfunktion können die Hände über die Palpationen verschiedene Empfindungen wahrnehmen, deren gemeinsames Merkmal immer der Verlust an Mobilität und/oder Motilität ist, der sich wie folgt beschreiben lässt:

- Strukturelle Veränderung der palpierten Struktur, Verlust an Elastizität, Gefühl von Körnigkeit, Adhäsionen, Steifigkeit und Verdichtung, die ein Eindringen in die Gewebe verhindert
- Steifigkeit und Verdichtung, die die palpierende Hand durch eine Spiralbewegung anzieht
- Stase oder Einkapselung von Flüssigkeit
- Stase oder ein Einkapselung von Energie usw.

Beim Gehirn entscheidet nicht der Therapeut über die Ebene, die es zu behandeln gilt. Diese Entscheidung trifft allein der Körper. Der Therapeut ist der Beobachter, der kontinuierlich die palpierte Gewebespannung verfolgt und Palpation und Technik an das anpasst, was der Körper ihm zeigt. Dies erfordert Vielseitigkeit im Spüren und einen wandlungs- und anpassungsfähigen Zugang zu dem, was sich unter der Hand zu erkennen gibt.

Die primäre Dysfunktion ist jene, die über den anderen Dysfunktionen des Körpers steht, wohingegen die sekundäre Dysfunktion die sich daraus ergebene Resultante, ihre Kompensation oder eine weniger bedeutsame zweite Dysfunktion ist.

**In diesem Buch wurde bewusst auf die Verwendung des Begriffs „Läsion" im Sinne der osteopathischen Läsion verzichtet, um eine klare Unterscheidung zwischen der (osteopathischen) Dysfunktion und der Läsion im pathologischen und medizinischen Sinn zu treffen.**

## 22.2 Definition des Stillpunkts

Da dieser Begriff bei mehreren Techniken verwendet wird, soll er hier zunächst definiert werden.

Der Stillpunkt (*stillpoint*) ist ein momentanes physiologisches Gleichgewicht, ein Moment der Ruhe, der auf den unter dem Auflagepunkt (Fulcrum) stattfindenden Dialog mit den Geweben folgt. Während dieses Moments der Stille leitet das inhärente Potenzial (*potency*) der biodynamischen Kräfte eine Reorganisation der Physiologie in Richtung Normalzustand ein.

Der Körper wechselt von einem dysfunktionalen Spannungsschema, von einer Dysfunktion, zur Reorganisation und zum Gleichgewicht – in dessen Folge sich das Schema normalisiert und an Funktionalität gewinnt.

*„Den Stillpunkt spürt man mit seinen Händen, während man die Ruhe und Stille (stillness) mit seinem Sein wahrnimmt"*, sagte *R. E. Becker [1].*

## 22.3 Verwendete Techniken

### Funktionelle Techniken

Bei diesen Techniken entsteht ein Dialog zwischen dem Körper des Patienten und den Händen des Therapeuten.

- Die direkten Techniken richten sich gegen die restriktive Gewebebarriere der Dysfunktion, also gegen den Gewebewiderstand.
- Die indirekten Techniken werden in die Richtung, in die sich das Gewebe leicht bewegen lässt (*direction of ease*/Richtung der Leichtigkeit), also in die Richtung, die durch den Ecoute/das Listening angezeigt wird, ausgeführt.
- Bei den Flüssigkeits- und Energie-Techniken werden Korrekturen von energetischen Dysfunktionen oder Störungen auf Ebene der Körperflüssigkeiten (Blut, LCS, Lymphe) ausgeführt. Eine Technik kann also direkt oder indirekt ausgeführt werden, muss sich aber immer an die jeweilige Palpationsebene (Flüssigkeit-, Energie- und Vibrationsebene) anpassen.
- Zu den indirekten Techniken zählen auch die myotensiven Techniken, die auch als Muskelenergietechniken (MET) bezeichnet werden und von F. Mitchell entwickelt wurden. Sie erfordern die aktive Beteiligung des Patienten. Dabei werden die Muskeln durch eine isometrische Kontraktion in die der Bewegungsrestriktion entgegengesetzte Richtung bewegt und anschließend passiv in die Korrekturrichtung mobilisiert. Dabei können mehrere – normalerweise drei – Kontraktionen gegen Widerstand erforderlich sein.
- Die reziproken Spannungstechniken (RST) (*techniques de mise en tension réciproque*) sind Techniken, die nach dem Prinzip der BLT-Techniken (*balanced ligamentous tension*) funktionieren. Es handelt sich um direkte Techniken, bei denen die Gewebe durch Spannung (Zug oder Druck) an die Gewerbebarriere zwischen zwei Strukturen herangeführt werden, diese aber nicht erreichen, sodass zunächst ein Spannungsgleichgewicht, ein Dialog, und in der Folge ein Stillpunkt und ein Release, eine Entspannung der Gewebe, entstehen.

### Strukturelle Techniken

- Manipulationstechniken, auch *Thrust* genannt, zeichnen sich durch präzise Bewegungen, die mit kleiner Amplitude und großer Geschwindigkeit ausgeführt werden (*HVLA – high velocity low amplitude*), aus.
- Mobilisationen werden hingegen mit großer Amplitude und geringer Geschwindigkeit (*high amplitude low velocity*) am Gelenk ausgeführt.

### Direkter *Recoil*

Bei manchen im ➤ Abschnitt 7 beschriebenen Techniken wird ein ***Recoil*** verwendet.

Beim direkten *Recoil* wird die betroffene Struktur wie bei der reziproken Spannungstechnik (RST) unter Spannung gesetzt bis die Gewebebarriere der osteopathischen Dysfunktion spürbar wird und anschließend ein kleiner Impuls oder eine schnelle kurze Dehnung zur direkten Korrektur (also nicht in Richtung Dysfunktion, sondern so, als wollte man weiter in die Dehnung gehen) durchgeführt. Der Impuls richtet sich also gegen den Widerstand der Fasern, die man unter den Händen spürt, wobei der Therapeut seine Finger oder Hände plötzlich zurückzieht, um die korrigierende Information wirken zu lassen. Es wird davon ausgegangen, dass diese Art der Normalisierung auf die Gewebestruktur einwirkt und eine schnelle Reorganisation bewirkt. Die erzeugte Spannung ist dabei gleich groß oder geringer als die unter den Fingern wahrgenommene Spannung, der Impuls kann mehrmals, bis zur vollständigen Entspannung, wiederholt werden.

Es ist besser, kleine *Recoils* zu machen und diese zu wiederholen als einen großen *Recoil.*

### *Recoil* mit Expansion

Dabei wird abwechselnd Druck auf den Thorax oder auf einen Wirbel erzeugt und wieder losgelassen. Die Hände bewegen in Richtung der Leichtigkeit (*direction of ease*), üben dabei während der Ausatmung Druck aus und lassen diesen Druck plötzlich los, während der Patient über den Brustkorb einatmet.

## 22.4 Kinesiologischer Test zur Überprüfung der interhemisphärischen Konnektivität

### Prinzip

Überprüfung der Verbindung zwischen den beiden Hemisphären über das Corpus callosum mithilfe der Muskelkraft. Der Körper sollte mehr Kraft aufweisen (mehr Widerstand leisten), wenn er kreuzförmig aktiviert wird.

### Position des Patienten

Der Patient steht aufrecht vor dem Therapeuten, er streckt seinen rechten Arm im 45°-Winkel nach vorne aus und macht mit dem gegenüberliegenden (linken) Bein einen Schritt nach vorne. Diese Position begünstigt die Kreuzung zwischen den oberen und unteren Anteilen des Körpers. Der linke Arm und das rechte Bein können ebenso ausgetestet werden. Welche Seite man auswählt, hängt mitunter auch davon ab, ob der Patient Schmerzen in der oberen Extremität hat. In diesem Fall wird der Test auf der schmerzfreien Seite ausgeführt.

### Position des Therapeuten

Der Therapeut legt seine rechte Hand auf die linke Schulter des Patienten und führt mit seiner linken Hand den Test am rechten Arm des Patienten aus (➤ Abb. 22.1).

### Technik

Der Therapeut übt gegen den Widerstand des Patienten Druck auf dessen rechten Unterarm aus. Der ausgeübte Druck sollte gerade stark genug sein, um den muskulären Widerstand zu testen, d. h. die Fähigkeit, das Schultergelenk zu verriegeln. Es wird nicht die Muskelkraft getestet. Wenn der Arm in dieser gekreuzten Position dem Druck widersteht,

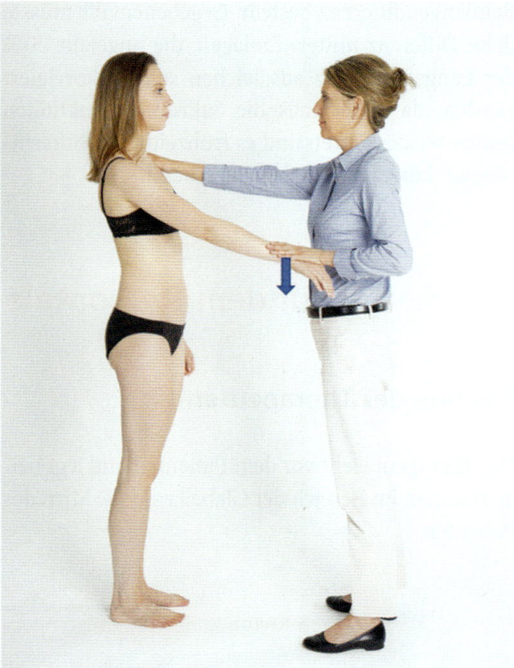

**Abb. 22.1** Position des Patienten und des Therapeuten: Der Arm des Patienten wird im 45°-Winkel angehoben und der Ellenbogen gestreckt.

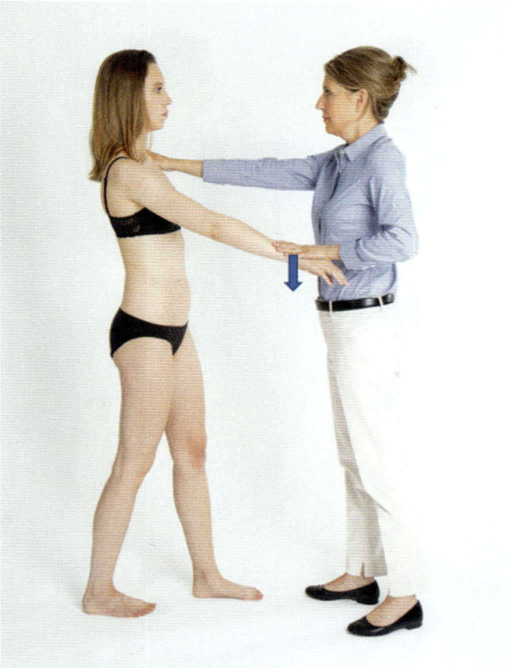

**Abb. 22.2** Kinesiologischer Test zur Überprüfung der interhemisphärischen Konnektivität.
Gekreuzte Position, der Arm sollte dem Druck widerstehen.

ist davon auszugehen, dass die interhemisphärische Kommunikation funktioniert (➤ Abb. 22.2). Wenn der Arm nachgibt bzw. stärker wird, wenn der Patient sein rechtes Bein vor das linke stellt – also das Bein auf der Seite des getesteten Arms – bedeutet dies, dass keine interhemisphärische Kommunikation besteht (➤ Abb. 22.3).

Wenn keine interhemisphärische Konnektivität besteht, ist wie folgt vorzugehen:

1. Klopfbewegungen über dem Sternum zur Stimulation des Thymus, dadurch wird die interhemisphärische Konnektivität gefördert
2. Stimulation des Nierenpunkts R27 (➤ Abb. 20.4)
3. Cross-Crawl-Übung (Abb. 20.5)
4. Leichter *Recoil* auf dem Os frontale (➤ Abb. 22.4)
5. Behandlung der SSB-Kompression, falls erforderlich (siehe Technik ➤ Kap. 23)
6. Normalisierung der hinteren Schädelgrube, der Hemisphären, des Corpus callosum (siehe Techniken ➤ Kap. 25)

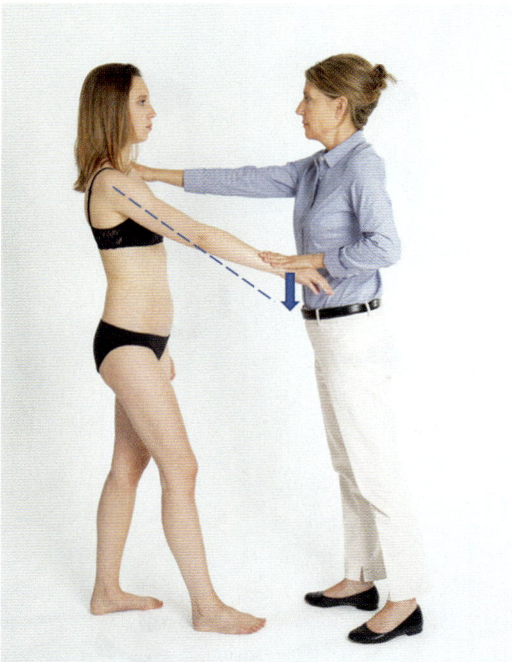

**Abb. 22.3** Kinesiologischer Test zur Überprüfung der interhemisphärischen Konnektivität. Wird das Bein auf der gleichen Seite vorgestellt, kann der Arm normalerweise dem Druck nicht standhalten.

**Wenn die interhemisphärische Konnektivität gestört ist, stellen wir häufig eine Haltungsasymmetrie zwischen der linken und der rechten Körperhälfte fest. Es scheint, als hätte sich eine ganze Körperhälfte von der anderen getrennt, weil sie nach kranial oder kaudal gezogen wurde (➤ Kap. 18). Wenn der Patient nach der Normalisierung dieser Dysfunktion (➤ Kap. 20) die Cross-Crawl-Übung und die Klopftechnik für den Thymus durchführt, unterstützt er bei Stress die Aufrechterhaltung der interhemisphärischen Konnektivität.**

### Differenzialdiagnose und Vorsichtsmaßnahmen

Bei einer Haltungsproblematik sollte man zunächst mittels osteopathischen Tests überprüfen, ob eine anatomische Beinlängendifferenz oder ein Beckenhochstand vorliegen. In diesem Fall wäre der kinesiologische Test negativ, d. h. es wäre trotz der Haltungsproblematik eine interhemisphärische Konnektivität gegeben. Im Zweifelsfall müsste radiologisch überprüft werden, ob eine echte anatomische Beinlängendifferenz besteht. Gegebenenfalls müsste diese Differenz mittels Einlagen, die ungefähr 50 % der Längendifferenz ausgleichen sollten, korrigiert werden, da andernfalls die Sakrumdysfunktionen immer wiederkehren und es frühzeitig zu Hüftarthrose am kürzeren Bein kommen kann.

## 22.5 Recoil auf dem Os frontale

### Position des Therapeuten

Der Therapeut steht vor dem Patienten und legt beide Daumen im Bereich der Glabella auf die Stirn des Patienten.

### Technik

Er ersucht den Patienten, seinen Kopf gegen den Widerstand der Daumen nach vorne zu drücken (➤ Abb. 22.4). Während der Patient gegen die Daumen drückt, lässt der Therapeut plötzlich los, sodass der Kopf des Patienten eine kleine heftige Bewegung nach anterior macht. Der Therapeut sollte darauf achten, nicht zu viel Kraft und Amplitude zu verwenden. Es sollte eine heftige, aber leichte Bewegung sein.

Dadurch werden der Frontal- und der Präfrontalkortex stimuliert, was kurzfristig die interhemisphärische Konnektivität verbessert und praktisch unverzüglich die Haltungssymmetrie zwischen der linken und rechten Körperhälfte wiederherstellt. Dies ist nur ein Test, die eigentlichen Ursachen des Ungleichgewichts müssen während der Behandlung korrigiert werden.

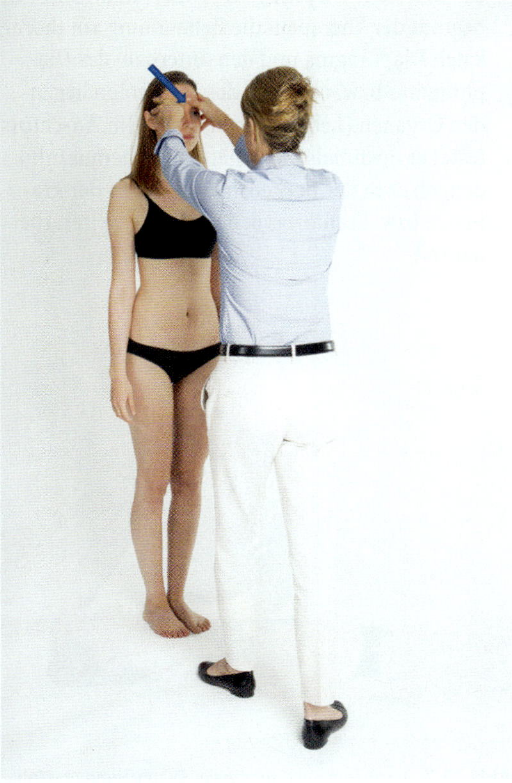

**Abb. 22.4** *Recoil* auf dem Os frontale.

## 22.6 3-Sphären-Test

### Prinzip

Die drei Körperhöhlen (Schädel-, Brust- und Bauch/Beckenhöhle) brauchen ausgeglichene Druckverhältnisse und können über den Ausgleich der drei Diaphragmen (kraniales, thorakales und Beckendiaphragma) ins Gleichgewicht gebracht werden.

Die Körperhöhle, die den höchsten Druck aufweist – man spricht in diesem Fall von der „hyperpressiven“ Sphäre – sollte immer als erstes behandelt werden, da andernfalls die Gefahr besteht, dass der erhöhte Druck in der primären Sphäre noch weiter ansteigt. Das wäre insbesondere bei den Symptomen, die bei Angstpatienten auftreten, nicht wünschenswert.

Zudem werden über die Arbeit an der „richtigen“ (primären) Sphäre auch gleich sekundäre Parameter in den anderen Sphären verbessert, was die Behandlung erleichtert, beschleunigt und die negativen Auswirkungen der Behandlung reduziert.

### Position des Patienten

Rückenlage

### Position des Therapeuten

Der Therapeut steht seitlich neben dem Patienten und legt seine kaudale Hand knapp oberhalb der Symphyse quer auf das Abdomen, um den Druck im Bereich des Beckenbodens zu testen. Er positioniert die Ulnarkante seiner kranialen Hand im Sulcus diaphragmaticus auf Höhe des 6. oder 7. Interkostalraums und legt den Rest der Hand flach über die Rippen (➤ Abb. 22.5).

**Um den Sulcus diaphragmaticus zu finden, lässt der Therapeut seinen Handrücken mit leichtem Kontakt (Effleurage) von den unteren Rippen nach kranial gleiten, bis die Hand in eine Furche sinkt, die normalerweise auf Höhe des 6. oder 7. Interkostalraums liegt. Therapeuten glauben oft, dass das Diaphragma viel weiter unten endet, was zu falschen Testergebnissen führt.**

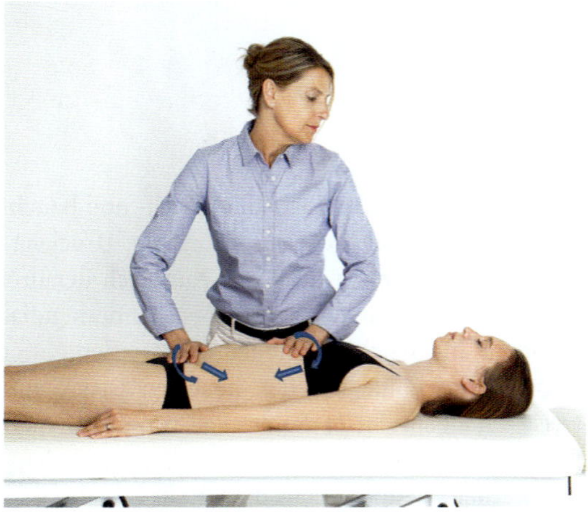

**Abb. 22.5** 3-Sphären-Test: Test zwischen thorakalem Diaphragma und Beckendiaphragma.

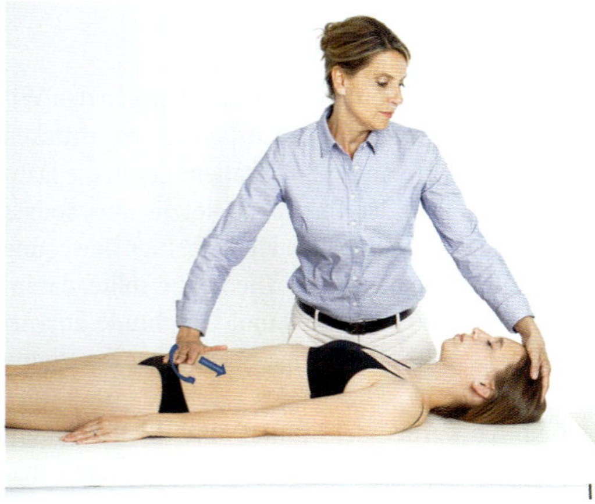

**Abb. 22.6** 3-Sphären-Test: Beckendiaphragma und Inhibition am Kranium.

## Technik

Der Therapeut übt mit beiden Händen anteroposterioren Druck aus und bewegt die Hände in einer leichten Supinationsbewegung aufeinander zu, so als wollte er einen Ball umfassen. Er vergleicht den Druck, den er unter den beiden Händen spürt, sowie das Bewegungsausmaß. Vorsicht, man sollte sich nicht von der Struktur der Rippen beeinflussen lassen, der Test beurteilt und vergleicht das Bewegungsausmaß.

- Wenn z. B. der unter der kaudalen Hand (Becken) gespürte Druck größer ist und die Bewegung kleiner, kann man sagen, dass der Druck in dieser Sphäre höher ist als in der anderen Sphäre. Nun vergleicht der Therapeut die Beckensphäre mit der kranialen Sphäre. Dazu legt er die inhibierende Hand (die vorher im Sulcus diaphragmaticus lag) auf den Kopf (➤ Abb. 22.6).
- Er wiederholt den Test und wenn der Druck unter der Beckenhand wieder größer ist als unter der anderen Hand, ist die Beckensphäre primär und die Behandlung sollte hier beginnen. Wenn der Druck im Becken durch die Inhibition der kranialen Sphäre jedoch abnimmt, bedeutet dies, dass man mit der kraniozervikalen Sphäre beginnen sollte.
- Wenn z. B. die thorakale Hand mehr Druck verspürt als die Hand über dem Becken, muss die thorakale Hand ebenfalls gegenüber dem Kranium getestet werden, um herauszufinden, welche dieser beiden Sphären primär ist. Dazu legt der Therapeut die inhibierende Hand auf das Kranium, um herauszufinden, ob der Druck unter der thorakalen Hand zu- oder abnimmt (➤ Abb. 22.7). Wenn der Druck zunimmt, ist das thorakale Diaphragma primär. In diesem Fall beginnt der Therapeut die Behandlung am thorakalen Diaphragma und den unterhalb des Diaphragmas bzw. oberhalb des Mesocolon liegenden Organen (Leber, Magen, Milz). Im Anschluss testet er nochmals die Sphären, um herauszufinden, ob er in der Beckensphäre oder in der kranialen bzw. kraniozervikalen Sphäre weiterarbeiten soll.

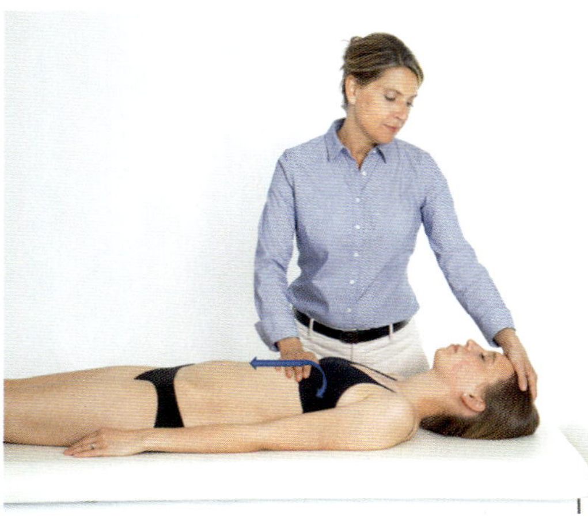

**Abb. 22.7** 3-Sphären-Test: thorakales Diaphragma und Inhibition am Kranium.

22

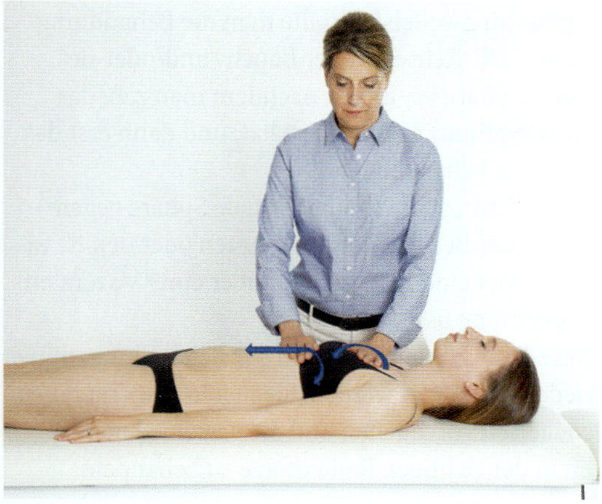

**Abb. 22.8** 3-Sphären-Test: thorakales Diaphragma und über dem Diaphragma liegender Thoraxabschnitt, der nur selten die primäre Sphäre ist.

**Der oberhalb des Diaphragmas liegende Abschnitt des Thorax weist oft einen erhöhten Druck auf. Er wird von einem sekundären Diaphragma, das der Pleurakuppel entspricht, beeinflusst. Diese Sphäre ist nur selten primär (➤ Abb. 22.8), weil sie v. a. vom kranialen Diaphragma abhängt. Die Behandlung mit der oberhalb des Diaphragmas liegenden Sphäre zu beginnen, ohne vorher die kraniozervikale Sphäre behandelt zu haben, käme einem schweren Fehler gleich und kann zu verstärkten Atembeschwerden, Beklommenheit, Engegefühl im Hals oder erhöhtem Druck im Kranium führen und sogar Panikattacken auslösen. Der intrathorakale Druck sollte erst behandelt werden, nachdem die kraniozervikale Sphäre befreit wurde. Wenn der Therapeut anteroposterioren Druck auf den oberen Teil der thorakalen Sphäre ausübt, erzeugt die inhibierende Hand am Kranium praktisch immer eine – ein- oder beidseitige – Entspannung diese Sphäre (➤ Abb. 22.9).**

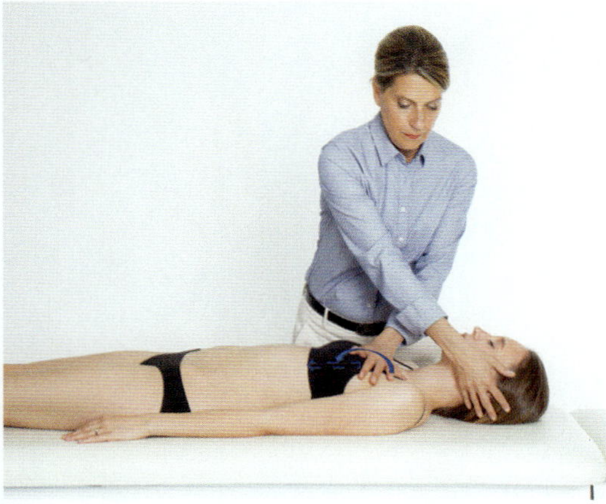

**Abb. 22.9** 3-Sphären-Test: Entspannung des über dem linken Diaphragma liegenden Thoraxabschnitts gegenüber der linken kraniozervikale Sphäre. Dieser Test kann auch bilateral ausgeführt werden, eine Hand auf dem oberen Thoraxabschnitt und die andere Hand auf dem Kopf.

**Die Behandlung darf niemals in der oberen Thoraxsphäre und v. a. nicht auf der viszerofaszialen Ebene begonnen werden.**

Es können eventuell strukturelle Techniken verwendet werden, die besser toleriert werden, da sie den Druck reduzieren. Wir verwenden sie jedoch nur im Notfall vor der Dekompression der kraniozervikalen Sphäre.

## 22.7 Inhibitionstests

### Prinzip

Bei der Behandlung einer Sphäre kann man wiederholt Inhibitionstests ausführen, um herauszufinden, welche von zwei Dysfunktionen primär ist.

### Technik

Als inhibierende Hand bezeichnet man die Hand, die einfach auf eine Körperregion gelegt wird. Sie tut nichts, bringt die Gewebe nicht unter Spannung und zeigt nur, welchen Einfluss diese Region auf eine andere Körperregion hat. Legt man die inhibierende Hand auf eine Region und bewirkt damit, dass eine andere Region nachgibt, weist diese inhibierte erste Region gegenüber der zweiten Region eine primäre Dysfunktion auf. Wenn sich die Spannung unter der zweiten Hand jedoch erhöht oder unverändert bleibt, ist die Region unter der inhibierenden Hand nicht primär und sollte nicht sofort behandelt werden, da dies zu Verschlechterungen in der behandelten Region führen könnte.

## Einige Beispiele

- Wenn man eine Steifigkeit in der LWS feststellt und diese abnimmt, wenn man eine Hand auf das Abdomen legt, ist die abdominale Dysfunktion gegenüber der LWS primär. Es muss also zuerst das Abdomen behandelt werden. Wenn die Steifigkeit der LWS aber zunimmt oder sich nicht verändert, sollte man die Behandlung an der LWS beginnen und sich anschließend dem Abdomen zuwenden. In jedem Fall müssen die beiden Strukturen nachgetestet werden, um sich zu vergewissern, dass sich die sekundäre Zone vollständig entspannt hat.
- Bei der Behandlung des Gehirns kann man den Patienten ersuchen, seine Hand auf das Abdomen oder auf die Organe des kleinen Beckens zu legen, um herauszufinden, ob die Gehirnregion nachgibt. Im Zweifelsfall sollte man die Behandlung der HDB-Achse mit der Bauch- und/oder Beckensphäre beginnen, nachdem man z. B. das Exokranium normalisiert hat, und dann erst das Gehirn behandeln.
- Man kann auch die abdominale Sphäre gegenüber der Beckensphäre austesten oder den N. vagus oder eine Arterie gegenüber einer viszeralen Spannung usw.

Diese Tests können während der Behandlung immer wieder verwendet werden. Sie helfen dem Therapeuten, gezielt vorzugehen und die verschiedenen Sphären in der richtigen Reihenfolge zu behandeln.

### REFERENZEN

[1] Becker, R. E. Life in motion. Ed. R. E. Brooks, Stillness Press; Hereford, 2010, 370p.

KAPITEL

# 23 Kranialer Behandlungsansatz

## 23.1 Globale Dekompression der Synchondrosis sphenobasilaris

### Prinzip

Der Therapeut führt zunächst mit dem Kalvariagriff (*vault hold*) einen globalen Ecoute-Test an der SSB (➤ Abb. 23.1) durch und behandelt im Anschluss die vorhandenen SSB-Dysfunktionen, um die auf die SSB einwirkenden knöchernen und membranösen Belastungen aufzuheben.

### Position des Patienten

Rückenlage

### Position des Therapeuten

Der Therapeut sitzt am Kopfende der Behandlungsliege und legt seine dominante Hand so unter das Okziput, dass die Partes condylares und die Pars squamosa in seiner Handfläche ruhen und Daumen und Mittelfinger Kontakt mit den Querfortsätzen von C1 haben und nahe an der Mittellinie über der Dura zu liegen kommen. Seine kraniale Hand umgreift zangenförmig die lateralen Winkel des Os frontale (➤ Abb. 23.2).

Für die effiziente Durchführung der Technik ist es wichtig, dass die Finger Kontakt mit der Knochenstruktur und nicht nur mit den Weichgeweben haben, insbesondere im Bereich C1.

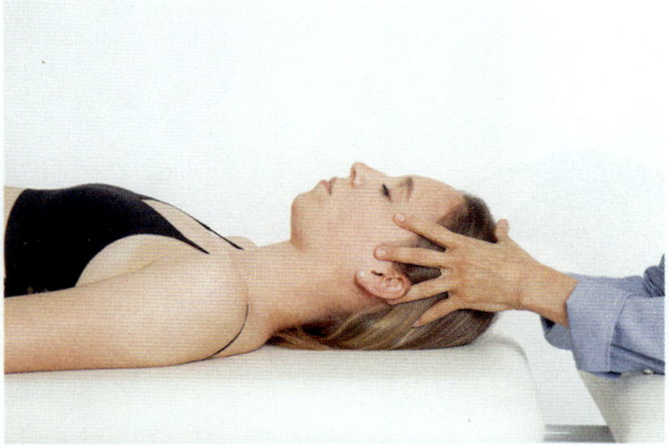

**Abb. 23.1** Globaler Ecoute-Test mit dem Kalvariagriff (*vault hold*) an der Synchondrosis sphenobasilaris.

### Technik

Der Therapeut führt mit der kranialen Hand eine Hebetechnik am Os frontale (*frontal lift*) aus, während seine kaudale Hand das Okziput soweit Richtung Liege bewegt, bis unter beiden Händen die Spannung der Membranen zu spüren ist. Er führt mit den auf Höhe C1 liegenden Fingern eine Traktion nach kaudal und etwas nach anterior aus. Mit dieser Technik werden die intrakranialen bzw. kraniokaudalen Membranen in anteroposteriorer Richtung in eine reziproke Spannung versetzt. Dabei werden der zervikale Duraabschnitt und die Anhef-

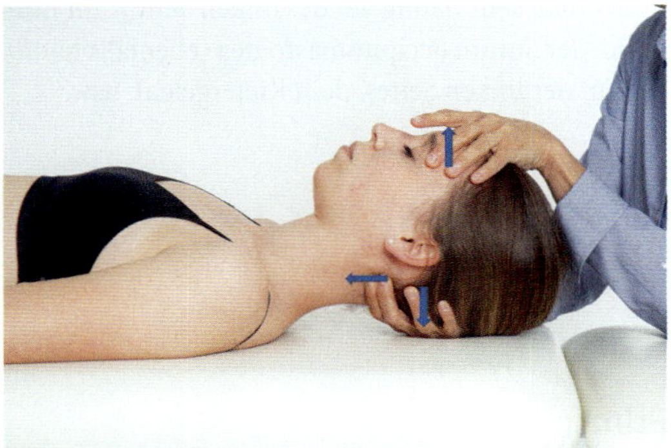

**Abb. 23.2** Globale Dekompressionstechnik an der Synchondrosis sphenobasilaris: Fingerposition. Das Os occipitale wird Richtung Liege (posterior) gezogen, das Os frontale nach anterior und C1 nach kaudal.

tungen der Dura beeinflusst. Während die reziproke Spannung (RST) zwischen den beiden Händen und C1 aufrechterhalten wird, setzt ein Dialog mit den Geweben ein, der bis zur Erreichung des Stillpunkts und der anschließenden Entspannung, die das Okziput Richtung Liege, C1 nach kaudal und das Os frontale nach anterior bewegen, fortgesetzt wird.

Um sich zu vergewissern, dass die knöchernen und artikulären Komponenten tatsächlich gelöst wurden, führt der Therapeut eine Induktionstechnik am Os frontale in alle Richtungen (kraniokaudal, Seitneigung und Rotation, bei gleichzeitiger Stabilisierung von Okziput und C1) aus. Wenn er eine Restriktion spürt, kann er diese mit der reziproken Spannungstechnik direkt oder indirekt behandeln und immer wieder nachtesten, bis alle Restriktionen gelöst sind.

Am Ende der Behandlung wird nochmals ein Ecoute-Test an der SSB durchgeführt. Konnten nicht alle Restriktionen gelöst werden, wird der Therapeut durch diesen Test entweder zur Sutura occipitomastoidea, die sehr häufig in Dysfunktion ist, oder zu Strukturen des Gesichtsschädels gelenkt.

### Klinischer Aspekt

Ich verwende diese Technik am Beginn der Behandlung als „Entrümpelungstechnik", da sie dazu beiträgt, globale knöcherne und membranöse Belastungen aufzuheben. Im Anschluss führe ich den spezifischen Test für die Dura mater cranialis aus und korrigiere die noch vorhandenen Dysfunktionen an Maxilla/Processus zygomaticus (diese Dysfunktion findet man sehr häufig auf der linken Seite), am Ethmoid, der Sutura occipitomastoidea (ebenfalls häufiger auf der linken Seite), dem Kiefergelenk usw.

## 23.2 Dekompression des Temporomandibulargelenks

23

### Prinzip

Globale Entspannung des TMG und seiner myofaszialen, ligamentären und artikulären Belastungen. Entspannung der posterioren Schädelregion.

### Position des Patienten

Rückenlage

### Position des Therapeuten

Der Therapeut sitzt am Kopfende der Behandlungsliege und legt die Handflächen beidseits über den M. temporalis, wobei er die Finger so krümmt, dass Zeige- und Mittelfinger sich leicht am Angulus und am Corpus mandibulae abstützen können.

### Technik

Der Therapeut bewegt die Metakarpophalangealgelenke seiner Finger langsam in Extension, so als würde er die Hand öffnen, und erzeugt durch die entstehende reziproke Spannung (RST) schrittweise eine Dekoaptation im Gelenk (➤ Abb. 23.3). Es folgt ein Dialog mit den vorhandenen Spannungen bis zum Stillpunkt und zur Entspannung. Wenn die Spannung sehr hoch ist, kann der Therapeut mit den Fingern sehr leichte direkte *Recoils* ausführen, indem er die Hand leicht öffnet und damit eine Dekoaptation des TMG bewirkt.

### Klinik

Ich verwende diese Technik sehr häufig nach der Dekompression der SSB und der Schädelbasis, vor allem bei gestressten Patienten. Dieses Spannungs-

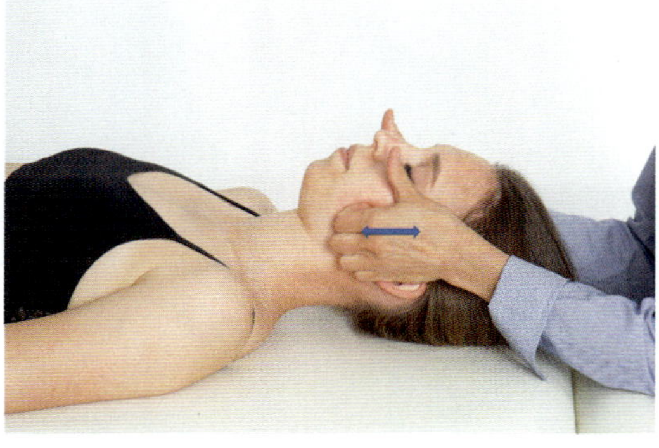

**Abb. 23.3** Globale Dekompressionstechnik am Temporomandibulargelenk.

schema (SSB-Kompression, Kompression der Schädelbasis und Verspannungen im TMG) tritt bei Stress häufig auf, v. a. wenn der Patient die Zähne zusammenbeißt. Die Technik ist für den Patienten sehr angenehm, sie löst nicht nur lokale Spannungen, sondern entspannt auch das Nervensystem.

## 23.3 Sutura occipitomastoidea

Unterhalb des Asterion besteht eine Verbindung zwischen dem Okziput und der Pars mastoidea des Os temporale. Diese Sutur umfasst zwei Abschnitte: einen fast horizontal verlaufenden Abschnitt mit einer nach innen gerichteten Abschrägung des Suturenrands, die zum Proc. jugularis zieht und einen eher vertikal verlaufenden superioren Abschnitt (➤ Abb. 23.4) mit einer nach außen gerichteten Abschrägung zum condylo-squamo-mastoiden Pivotpunkt (CSMP). Vor dem Proc. jugularis bildet das Okziput den posteromedialen Rand des Foramen jugulare.

### Prinzip

Wird beim Ecoute-Test der Ossa temporalia oder des Os occipitale eine Dysfunktion festgestellt, sollte die Sutura occipitomastoidea durch eine reziproke Spannungstechnik (RST), die die beiden Knochen ins Gleichgewicht bringt, sowie durch reziproke Gleitbewegungen und ggf. leichte *Recoils* gelöst werden. Damit lösen sich fasziale und knöcherne Belastungen, die die gesamte Länge der Sutur betreffen können, wodurch auch das Foramen jugulare und sein Inhalt (HN IX, X, XI sowie V. jugularis) von Spannungen befreit werden.

### Position des Patienten

Rückenlage

### Phase 1

#### Position des Therapeuten

Der Therapeut sitzt am Kopfende der Behandlungsliege. Er legt jeweils vier Finger einer Hand zu beiden Seiten der Sutura occipitomastoidea auf den horizontalen und vertikalen Abschnitt (➤ Abb. 23.5).

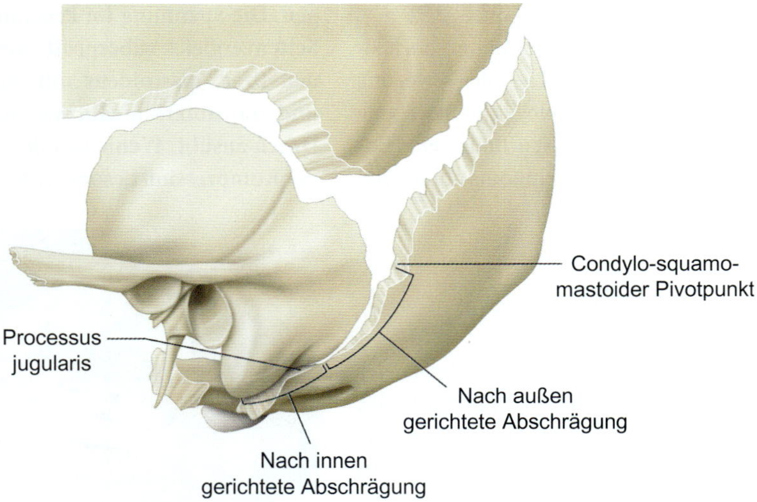


**Abb. 23.4** Posteromedialer Rand des Foramen jugulare. Der vertikale, bis zum condylo-squamo-mastoiden Pivotpunkt (CSMP) reichende Abschnitt der Sutura occipitomastoidea besitzt auf der Seite des Os occipitale eine äußere Abschrägung, der horizontale Abschnitt vor dem Proc. jugularis eine nach innen gerichtete Abschrägung.

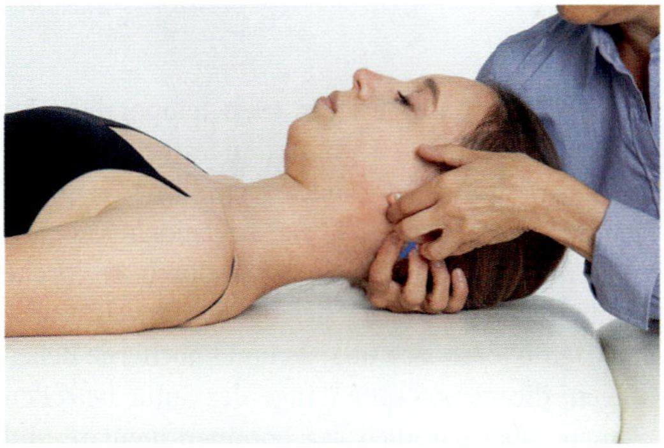

**Abb. 23.5** Phase 1: Der Therapeut positioniert jeweils vier Finger einer Hand zu beiden Seiten der Sutura occipitomastoidea.

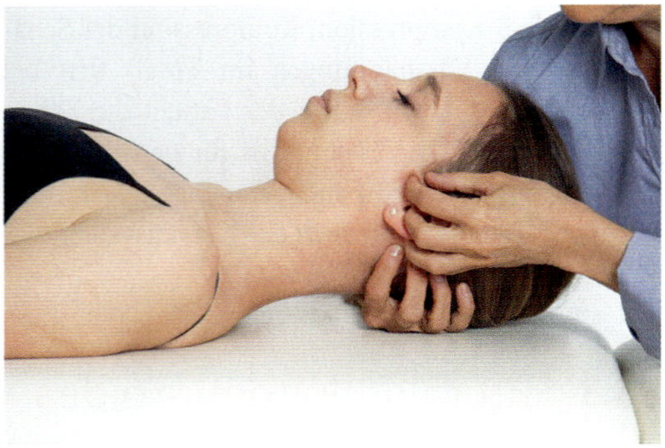

**Abb. 23.6** Phase 2: Mittelfinger im äußeren Gehörgang in Verlängerung der Achse der Pars petrosa und Zangengriff am Proc. Zygomaticus.

## Technik

Der Therapeut führt mit seinen Fingern entlang des horizontalen und vertikalen Abschnitts der Sutur eine reziproke Spannungstechnik (RST) aus. Dabei berücksichtigt er die Abschrägungsänderung. Der Therapeut kann mit seiner Schulter auf der anderen Seite des Kopfs Gegendruck erzeugen und damit einen *V-spread* initiieren.

Normalerweise sollte sich die Sutur leicht öffnen lassen. An den Bereichen, an denen sich die Sutur nicht gut öffnen lässt, verwendet der Therapeut eine lokale RST, so als wollte er zwischen seinen Fingern ein Gummiband dehnen. Sollte sich die Spannung nicht lösen, kann er lokal leichte direkte *Recoils* verwenden, indem er die Finger leicht öffnet.

Anschließend sollte er mittels Induktion noch sicherstellen, dass die physiologische Gleitbewegung und die entgegengesetzte physiologische Bewegung der beiden Knochen tatsächlich stattfindet, ein Hinweis darauf, dass die Sutura occipitomastoidea frei ist.

## Phase 2: Achse der Pars petrosa

Der Therapeut legt die Spitzen der vier Finger der rechten Hand entlang der Sutura occipitomastoidea und ergreift mit der linken Hand das Os temporale mit dem klassischen Fünffingergriff: Mittelfinger im äußeren Gehörgang entlang der Achse der Pars petrosa, Daumen und Zeigefinger umgreifen den Proc. zygomaticus des Os temporale, Ring- und kleiner Finger liegen auf der Spitze des Proc. mastoideus (➤ Abb. 23.6 und ➤ Abb. 23.7). In dieser Position spürt der Therapeut mittels Ecoute oder Induktion die Rotationsbewegungen der Pars petrosa und des gesamten Os temporale im Verhältnis zum Os occipitale. Er führt eine direkte oder indirekte Technik aus, um die vollständige Innen- und Außenrotation des Os temporale wiederherzustellen.

Anschließend gleicht er mit dem Fünffingergriff die beiden Ossa temporalia aus.

**Innerhalb des Proc. mastoideus können intraossäre Spannungen vorhanden sein, die die Struktur druckempfindlich erscheinen lassen. Der Proc. mastoideus unterliegt aufgrund der dort ansetzenden Muskeln oftmals sehr starken Belastungen. Die Spannung im Proc. mastoideus kann im Seitenvergleich überprüft werden, indem man den Proc. mastoideus mit den Fingern ergreift und in unterschiedlichen Richtungen axialen Druck ausübt. Wenn sich der Processus während der Kompression besonders fest anfühlt, sollte der**

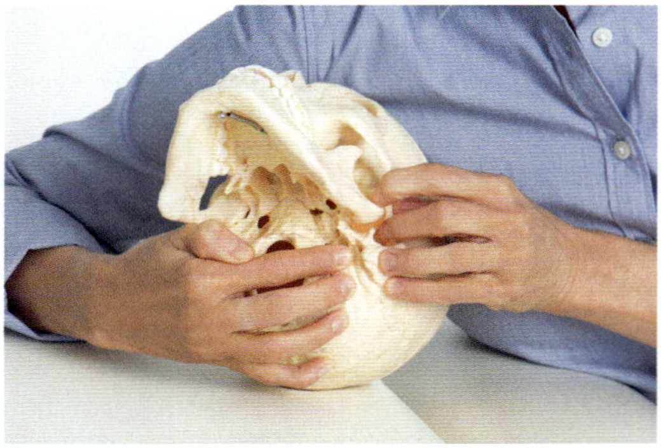

**Abb. 23.7** Phase 2: Position der Hände auf dem Kranium.

23

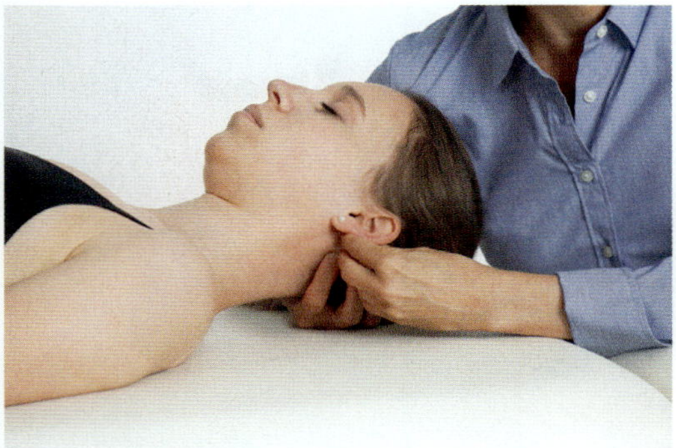

**Abb. 23.8** *Recoil* am Proc. mastoideus.

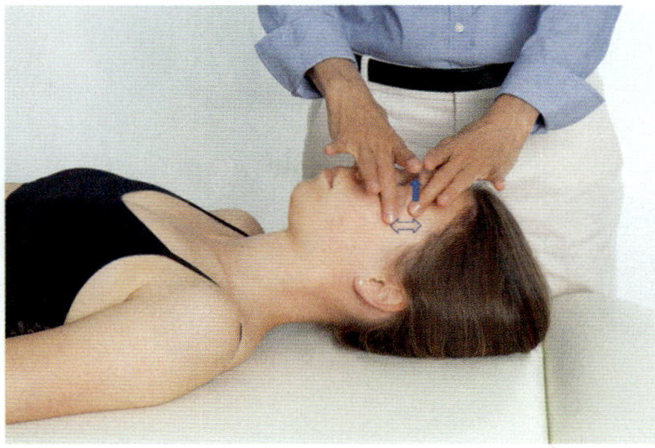

**Abb. 23.9** Normalisierung von Os frontale/Os sphenoidale.

**Therapeut einen *Recoil* in Richtung Kompression, dort wo der größte Widerstand zu spüren ist, ausführen (➤ Abb. 23.8).**

**Nach der Behandlung sollte der Kompressionswiderstand auf beiden Seiten gleich sein. Diese Technik führt oft unmittelbar zu positiven Veränderungen in der Halsmuskulatur und der Haltung. In der Folge kann die Sutura occipitomastoidea leichter behandelt werden.**

### Klinischer Aspekt

Die Sutura occipitomastoidea weist oftmals eine Mobilitätsdysfunktion auf, aufgrund der dort verlaufenden Gefäße und Nerven sollte sie systematisch untersucht und ggf. behandelt werden. Sie sollte auch immer vor einer spezifischen Technik am N. vagus oder an der A. carotis interna sowie bei Stauungen im Kranium behandelt werden.

## 23.4 Os frontale/Os sphenoidale

### Position des Therapeuten

Der Therapeut steht seitlich neben dem Patienten, er umgreift mit seiner kranialen Hand das Os frontale im Bereich der lateralen Winkel und mit Daumen und Mittelfinger seiner zweiten Hand die Alae majores des Os sphenoidale.

### Test und Technik

Der Therapeut führt mit der kranialen Hand eine Hebetechnik (*frontal lift*) aus, um das Os frontale von den Alae majores zu lösen und eine reziproke Spannungstechnik (RST) einzuleiten, während Daumen und Mittelfinger seiner zweiten Hand die Alae majores des Os sphenoidale halten (➤ Abb. 23.9). Anschließend testet er die Bewegungsfreiheit des Os frontale, indem er eine kraniale und anschließend eine kaudale Bewegung induziert und dabei die Alae majores festhält. Wenn die Bewegungsfreiheit eingeschränkt ist, führt er auf einer oder beiden Seiten eine direkte RST aus. Er beginnt den Dialog mit den Geweben, während er die reziproke Spannung so lange aufrechterhält, bis der Stillpunkt erreicht ist und die Entspannung eintritt. Anschließend prüft er nochmals nach, ob die Bewegungsamplitude tatsächlich wieder hergestellt wurde. Wenn die Spannung sehr stark ist oder die beiden Knochen sehr komprimiert sind, kann die Technik durch direkte Mikro-*Recoils* verstärkt werden.

## 23.5 Os frontale/Os zygomaticum

Das Os zygomaticum übernimmt in der anterioren Kopfregion die Funktion eines Schlussstein und sollte daher unbedingt getestet und behandelt werden.

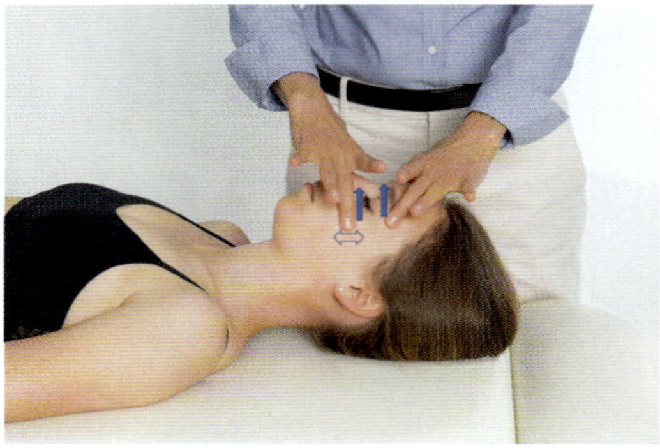

Abb. 23.10 Normalisierung von Os frontale/Os zygomaticum

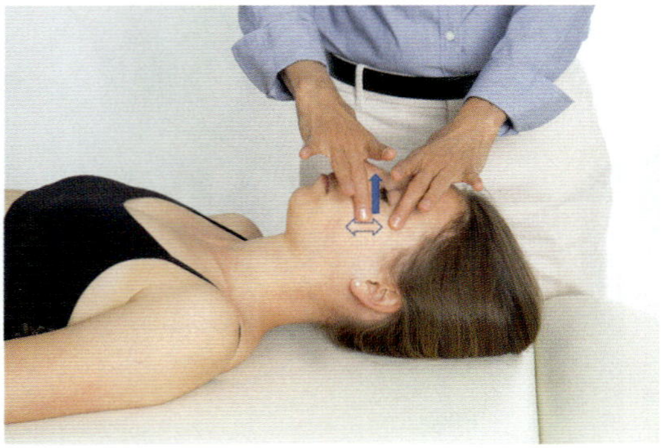

Abb. 23.11 Normalisierung von Os sphenoidale/Os zygomaticum.

### Position des Therapeuten

Der Therapeut steht seitlich neben dem Patienten, er löst das Os zygomaticum mit der kaudalen Hand, während seine kraniale Hand das Os frontale nach anterior zieht (➤ Abb. 23.10).

### Test und Technik

Das Os zygomaticum wird zunächst funktionell direkt in seiner Auf- und Abbewegung getestet und behandelt, während das Os frontale bis zur Entspannung fixiert wird. Es kommt immer wieder vor, dass das Os zygomaticum auf der linken Seite in einer superioren Position fixiert ist.

## 23.6 Os sphenoidale/Os zygomaticum

### Position des Therapeuten

Der Therapeut steht seitlich neben dem Patienten und fixiert mit dem Daumen seiner kranialen Hand die Ala major des Os sphenoidale, während die zweite Hand das Os zygomaticum mittels Induktion nach kranial und nach kaudal bewegt (➤ Abb. 23.11).

### Test und Technik

Der Therapeut führt eine direkte Technik aus, die wie oben beschrieben je nach Dysfunktion ein- oder beidseits erfolgen kann.

## 23.7 Os zygomaticum/Maxilla/Mandibula

### Position des Therapeuten

Der Therapeut steht seitlich neben dem Patienten und umgreift mit Daumen und Mittelfinger der kranialen Hand links und rechts das Os zygomaticum, während die andere Hand die Maxilla mit dem Daumen auf der einen und mit Zeige-, Mittel- und Ringfinger auf der anderen Seite umfasst, sodass die Zahnwurzeln bedeckt werden.

### Test und Technik

#### Phase 1: kraniokaudale Translation

Der Therapeut erzeugt mit der kranialen Hand eine anteriore Dekoaptation der Ossa zygomatica, während die zweite Hand die Maxillae nach kaudal zieht. Er induziert zuerst eine kraniale und dann eine kaudale Translation an den Ossa zygomatica und fixiert dabei die Maxillae. Es kommt immer wieder vor, dass das Os zygomaticum auf der linken Seite in einer superioren Position fixiert ist. Bei dieser Technik sollte man gleichzeitig mit den Fingern den Proc. frontalis der Maxilla kontrollieren, der oftmals eine Dysfunktion aufweist.

### Phase 2: Rotation und Translation

Der Therapeut testet die Bewegungsfreiheit der Maxilla in der axialen Rotation nach links und rechts sowie in der Translation nach links und rechts und fixiert dabei das Os zygomaticum in Dekoaptation (➤ Abb. 23.12). Zur Behandlung führt er ein- oder beidseits eine direkte RST-Technik aus, beginnt einen Dialog mit den Geweben, der bis zur Erreichung des Stillpunkts beibehalten wird. Sollte die Spannung sehr stark sein, kann er die Technik durch direkte Mikro-*Recoils* verstärken.

Rotations- und Translationsdysfunktionen von Maxilla und Mandibula sind sehr häufig. Sie haben ihren Ursprung oftmals in den Zahnwurzeln, zur Bestätigung wird die kaudokraniale Flexibilität getestet. Ein leichter *Recoil* auf die Zahnwurzel gegen die

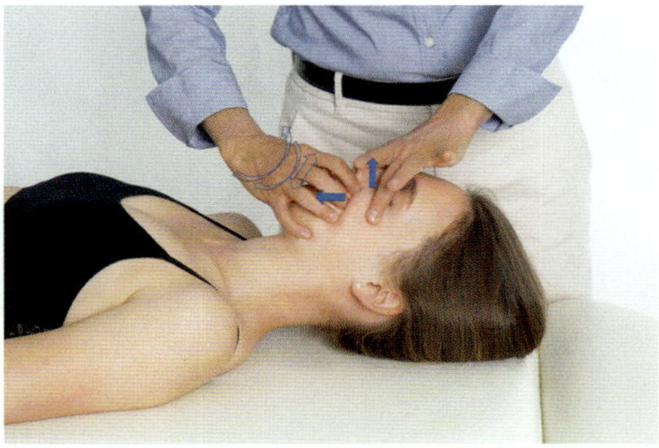

**Abb. 23.12** Normalisierung von Os zygomaticum/Maxilla.

Widerstandszone im Gewebe führt zur sofortigen Korrektur der Rotation und/oder Translation der Maxilla. Die Zahnwurzel kann durch eine Zahnbehandlung oder durch einen verfrühten Kontakt während der Okklusion verletzt werden. Wenn der Okklusionsfehler durch einen Eingriff verursacht wurde, sollte man den Patienten an den Zahnarzt überweisen.

KAPITEL

# 24 Membranen

## 24.1 Klinischer Aspekt

Vor der Behandlung des Nervensystems sollte man die das ZNS umgebenden Membranen von möglichen Spannungen lösen. Damit trägt man wesentlich zur Befreiung der posterioren und der zerebrospinalen Achse bei.

1993 habe ich gemeinsam mit D. Muzzi eine experimentelle Studie über die Normalisierung der Dura mater und ihrer Anheftungspunkte und ihren Einfluss auf den Tonus der Paravertebralmuskulatur durchgeführt. Mithilfe von elektromyografischen Studien konnten wir dabei nachweisen, dass die Behandlung der Dura mater cranialis und der Duraanheftungen im oberen Zervikalbereich und am Sakrum eine normalisierende Wirkung auf die Aktivitätsspitzen der Paravertebralmuskulatur in bestimmten Bereichen der Wirbelsäule hat. Wir konnten auch feststellen, dass sich die Arbeit an diesen Membranen auf den Tonus der Paravertebralmuskulatur auswirkt. Insgesamt nahm der Tonus um 40 % ab, während in der Kontrollgruppe, die 20 Minuten im Liegen verbrachte, das entsprach etwa der Dauer der osteopathische Behandlung, ein Anstieg von 12 % verzeichnet wurde.

Die Dura mater sollte also systematisch untersucht und behandelt werden, bevor man Korrekturen am Gehirn oder an der posterioren Achse – z. B. osteoartikuläre Manipulationen – durchführt.

Einige der im Anschluss beschriebenen Techniken gehen auf die Arbeit von E. Pratt und P. Chauffour [1] zurück. Ich habe sie für meine Praxis abgewandelt und vervollständigt. Zudem habe ich Techniken entwickelt, um die Arbeit an den Membranen auf der Grundlage der Klinik, der Anatomie und dem von B. Arbuckle entwickelten Modell über die Membranen zu erweitern und zu vervollständigen. Auch wenn die Beschreibung der einzelnen Schritte langwierig erscheint, kann die Behandlung am kranialen Anteil in der Praxis in wenigen Minuten ausgeführt werden.

Wenn alle Membranen von ihren Verspannungen gelöst wurden, sollte die Dura mater in den nachfolgenden Behandlungen frei bleiben. Sollten die Membranspannungen wiederkehren, ohne dass der Patient ein Trauma (Sturz, Autounfall, heftige Emotion usw.) erlebt hat – und ich meine hier nicht die allgemeinen Spannungen der SSB – sollte man an Toxine oder an eine systemische Entzündung denken, die die Flexibilität der Dura mater beeinträchtigen. Bei der Ausführung dieser Techniken geht es nicht um die einfache Visualisierung der Membranen, sondern um ein spezifisches reziprokes Spannungsgleichgewicht im Sinne der BMT-Techniken (*balances membranous tension*). Ich hatte mehrere Patienten, bei denen die Membranspannungen nach der Behandlung der Dura mater wiedergekehrt waren. Die Ursachen hierfür waren meist Medikamentenvergiftungen, heftige allergische Reaktionen, Lebensmittelunverträglichkeiten, Schwermetallvergiftungen, Leaky-Gut-Syndrom, Autoimmunerkrankungen usw.

Die spezifischen Tests an der Dura mater sollten den Therapeuten also ggf. dazu veranlassen, sich vor allem bei rezidivierenden Duraspannungen genauer mit dem Zustand des Patienten zu befassen.

## 24.2 Anatomie

Die Membranen (Meningen) bilden die bindegewebige Struktur, die das Zentralnervensystem – Gehirn und Rückenmark – umhüllt. Sie werden in drei Schichten unterteilt:

- Dura mater (äußere Schicht)
- Arachnoidea
- Pia mater (innerste Schicht)

Die Dura mater wird im Folgenden zunächst anatomisch beschrieben und anschließend mit Bezug auf die Techniken detailliert betrachtet. Arachnoidea und Pia mater werden im Zusammenhang mit den Rückenmarkshäuten erörtert.

Die nachfolgenden Beschreibungen der Dura mater basieren auf den in der Osteopathie allgemein bekannten Arbeiten, auf den Arbeiten von B. Arbuckle (1905–1980) [2] sowie auf den Publikationen zeitgenössischer Anatomen.

Die Dura mater cranialis besteht aus einer äußeren und einer inneren Membranschicht:

- Die **Dura periostale** bildet als äußere Schicht das innere Periost der Schädelknochen und ist mit den suturalen Ligamenten des Schädeldachs und der Schädelbasis verbunden. Bei Erwachsenen lässt sich diese Membran leicht vom Schädeldach lösen, während sie an der Schädelbasis, dem Foramen magnum und den Suturen – und auch an den oberen Halswirbeln und dem Sakrum – besonders stark ausgeprägte Anheftungen aufweist. Die Dura mater umgibt auch die aus der Schädelhöhle und den Foramina intervertebralia austretenden Nerven. B. Arbuckle bezeichnet die Dura periostale als Duraballon (➤ Abb. 24.1).
- Die **Dura meningeale** schützt das Gehirn durch die von ihr gebildeten Durasepten: Falx cerebri, Falx cerebelli und Tentorium cerebelli. Zwischen diesen beiden Schichten entstehen, da sich die Dura meningeale an manchen Stellen von der Dura periostale löst, die Hohlräume für die venösen Blutleiter. Die in diesem Kapitel beschriebenen spezifischen Techniken können damit auch Auswirkungen auf die Sinus venosi haben.

Beryl Arbuckle, die zunächst gemeinsam mit Sutherland das kraniale Konzept für den Unterricht ausarbeitete, entwickelte biomechanische Modelle, die die pathologischen und therapeutischen Variationen in der kranialen Arbeit erklären. Dank ihrer Studien an mehr als 200 Schädeln erstellte sie u. a. ein sehr zuverlässiges Schema der durch die Dura mater gebildeten Verspannungszüge, die die von außen auf die Schädelknochen einwirkenden Kräfte orientieren. Sie listete 21 Verspannungszüge auf, d. h. spezifisch organisierte und konstant vorhandene Fasern der Dura mater, die sich vom umliegenden eher lockeren Bindegewebe dieser Membran unterscheiden. Diese Verspannungszüge umfassen horizontale, vertikale, zirkuläre, transversale und spinale Fasern. Sie haben eine Schutzfunktion, da sie die auf das Kranium einwirkenden Kräfte während des Durchtritts durch den Geburtskanal oder bei Traumata in bestimmte Richtungen lenken. Sie sollten also bei den osteopathischen Behandlungen des Kraniums berücksichtigt werden. Durch das Wissen

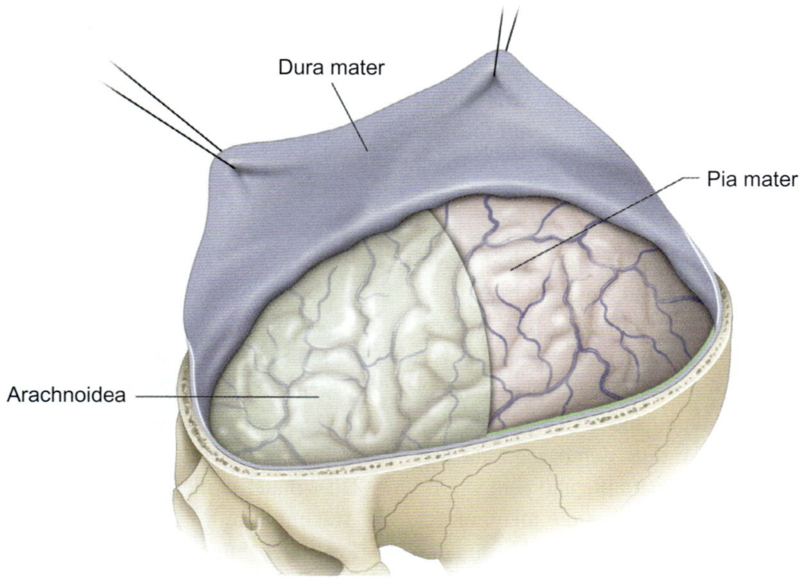


**Abb. 24.1** Dura mater, äußere Schicht (Dura periostale): Duraballon. Nach Schünke M, Schulte E, Schumacher U. Atlas d'anatomie Promethée. Tête et neuro-anatomie. Paris: Maloine; 2009.

um diese Theorie können Therapeuten die Dura-mater-Techniken mit entsprechender Präzision ausführen. Diese Fasertypen werden gemeinsamen mit den Techniken beschrieben.

Dabei darf jedoch nicht vergessen werden, dass diese Faserzüge, auch wenn sie einzeln beschrieben werden, ein Kontinuum bilden. Sie folgen einander wie unendliche Kreise im Inneren des kranialen Duraballons und des spinalen Duraschlauchs.

**Das Ganglion trigeminale (Ganglion Gasseri) befindet sich an der Schädelbasis, anterior und superior der Spitze der Pars petrosa. Es liegt in einer Aussackung der Dura mater, die als Cavum trigeminale (Cavum Meckeli) bezeichnet wird. Es lässt sich daher vermuten, dass die Behandlung der Membranen auch positive Auswirkungen auf dieses Ganglion hat.**

## 24.3 Dura mater sacralis: Duralsack

### Anatomie

Beim Erwachsenen wie beim Neugeborenen liegt die Spitze des Durakegels zwischen dem 1. und dem 3. Foramen sacrale und hat damit meist bei S2 eine Anheftung.

Zwei Gruppen von Verspannungszügen verlassen die Schädelbasis und folgen dem Durakanal bis zum Sakrum: Eine Gruppe folgt mehr der anterioren Wand des Kanals, die andere der posterioren Wand (➤ Abb. 24.2). Es darf also nicht vergessen werden, dass die Dura mater spinalis die Form eines Schlauchs hat und dass sich Spannungen sowohl anterior als auch posterior ausbreiten können. Der therapeutische Ansatz sollte also an die vorhandenen Spannungen angepasst werden.

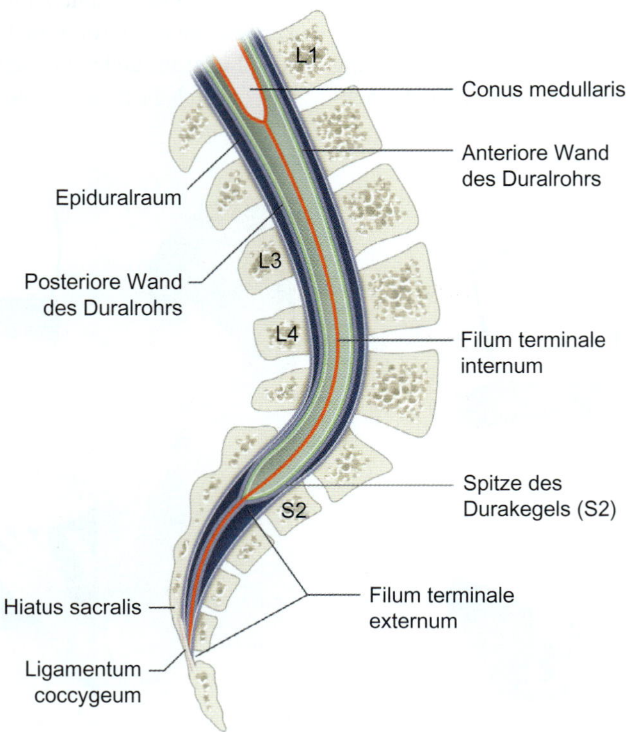


**Abb. 24.2** Dura mater sacralis und Filum terminale internum und externum.

B. Arbuckle beschreibt, dass sich die spinalen Fasern der Dura mater zunächst über ihre dreiteiligen Strukturen an der Schädelbasis verankern – die anteriore Gruppe an der Pars basilaris und die posteriore Gruppe an den dreiteiligen horizontal verlaufenden Fasern der Falx cerebelli – und dann durch das Foramen magnum ziehen und zu beiden Seiten des Durakanals nach kaudal ziehen.

## Prinzip

Lösen der Dura mater sacralis, des Duralsacks, mit einer direkten RST-Technik (BMT-Technik) oder mit einem direkten *Recoil*, um die Belastungen, die durch die Membranspannung auf das Sakrum und das Nervensystem und letztlich auf die Wirbelsäule einwirken, zu entfernen.

## Position des Patienten

Der Patient sitzt auf der Behandlungsliege, seine Füße haben keinen Bodenkontakt. Er stützt sich mit beiden Händen am Rand der Liege ab, um etwas Gewicht von den Sitzbeinen zu nehmen, gleichzeitig bleibt sein Rücken gerade und sein Kopf in der Achse des Rumpfs (➤ Abb. 24.3).

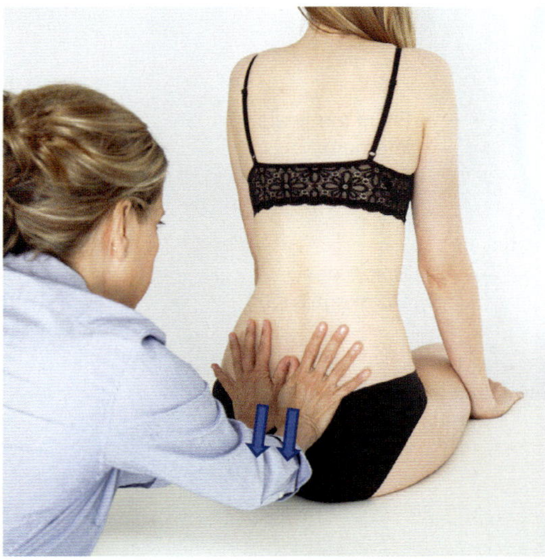

**Abb. 24.3** Test und Behandlung der Dura mater sacralis.

## Position des Therapeuten

Der Therapeut steht hinter dem Patienten, geht in eine leichte Hocke und legt die Daumenballen auf die kleinen Erhebungen im Bereich von S2. Er kann seine beiden Daumenballen, die sich berühren, von der LWS aus mit leichtem Kontakt Richtung Sakrum gleiten lassen, bis sie auf Höhe von S2 gestoppt werden. Die Palpation sollte knöchern, also nicht zu oberflächlich sein. Die Hände sind parallel ausgerichtet, die Finger zeigen Richtung Wirbelsäule, die Daumen berühren sich, Test und Technik auf S2 werden mit den Daumenballen ausgeführt (➤ Abb. 24.4).

## Test und Technik

Der Therapeut bringt die Gewebe durch einen längsgerichteten Zug nach kaudal in eine reziproke Spannung (RST). Folgt das Sakrum dieser Bewegung, besteht keine Duraspannung. Folgt das Sakrum nicht, ist der Test positiv und bestätigt die Spannung in der sakralen Dura mater.

Der Therapeut führt unter Beibehaltung der reziproken Spannung einen direkten *Recoil* nach kaudal (Richtung Liege) aus und nimmt am Ende die Hände rasch weg (➤ Abb. 24.4), anschließend testet er, ob das Sak-

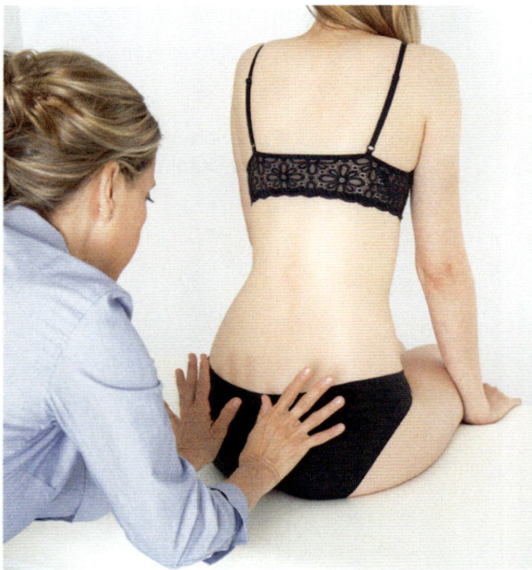

**Abb. 24.4** *Recoil* in Richtung Behandlungsliege, am Ende der Dehnung lassen die Hände das Sakrum plötzlich in kaudaler Richtung los.

rum der Spannungsbewegung ungehindert folgt. Wenn notwendig – und das ist häufig der Fall – kann der *Recoil* so oft wiederholt werden, bis die Bewegung ungehindert durchgeführt werden kann. Manchmal muss für den *Recoil* am Sakrum relativ viel Kraft aufgewendet werden, die jedoch immer der unter der Hand zu spürenden Spannung entsprechen muss. An dieser Stelle kann die Spannung sehr hoch sein.

Der direkte *Recoil* kann im Bedarfsfall auch nur auf einer Seite des Sakrums ausgeführt werden. In diesem Fall legt der Therapeut die Daumenballen beider Hände auf Höhe von S2 über das Iliosakralgelenk der zu behandelnden Seite (➤ Abb. 24.5).

Um den posterioren Anteil des Duralsacks gegenüber dem Conus medullaris zu testen, ersucht der Therapeut den Patienten, seinen Kopf zu beugen (Flexion) (➤ Abb. 24.6), bzw., um den anterioren Anteil des Duralsacks zu testen, den Kopf in Extension zu bewegen. Eventuell muss er die Technik in einer dieser Kopfpositionen durchführen, wenn der Test in dieser Position wieder positiv wird, nachdem er in Neutralposition bereits negativ war.

### Klinischer Aspekt

Der Test für die sakrale Dura mater kann positiv sein, obwohl der Vorlauftest im Sitzen negativ ist. Umgekehrt kann man im Sitzen oder Liegen eine

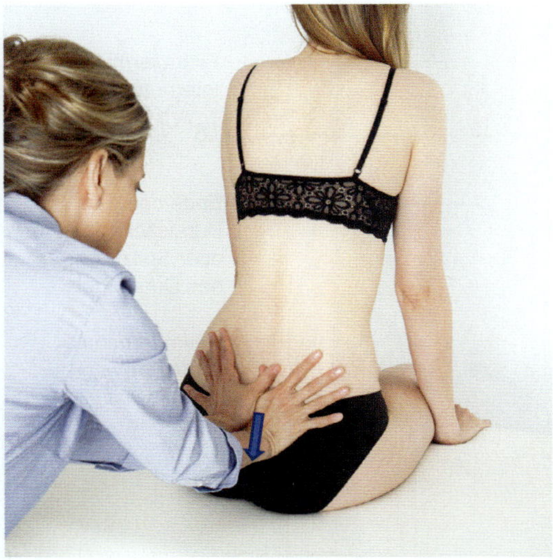

**Abb. 24.5** Test und Behandlung der Dura mater sacralis auf einer Seite des Sakrums.

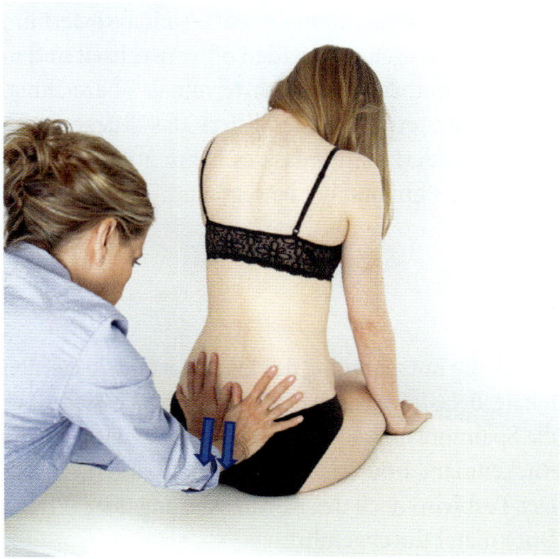

**Abb. 24.6** Test und Technik für die Dura mater sacralis, Kopf in Flexion, dann in Extension.

Mobilitätseinschränkung des Sakrums feststellen, während der Dura-mater-Test negativ ist. Der Test für die sakrale Dura mater ist ein spezifischer Test für den sakralen Anteil der Dura mater.

Nach Abschluss dieser Technik stellt der Therapeut eine klare Veränderung in der Mobilität des Sakrums und der gesamten Wirbelsäule fest. Dieser Test sollte bei allen Patienten durchgeführt werden.

## 24.4 Filum terminale externum

### Definition und Anatomie

Das Filum terminale ist eine Verlängerung der Pia mater spinalis. Es zieht als Filum terminale internum durch den Subarachnoidalraum des von der Dura mater gebildeten Duralsacks nach kaudal. Es umgibt das Rückenmark und verbindet den Conus medullaris im unteren Abschnitt des Wirbelkörpers von L1 – Discus intervertebralis L1–L2 – mit dem Duralsack auf Höhe von S2. Es durchbohrt die Dura mater bei S2 und setzt sich als Filum terminale externum fort. Kaudal tritt das Filum terminale am Hiatus sacralis aus und setzt sich bis zum Os coccygis fort, wo seine Fasern am Periost inserieren und mit dem Lig. coccygeum verschmelzen (➤ Abb. 24.7 und ➤ Abb. 24.2).

Diese beiden Strukturen – Filum terminale externum und Lig. coccygeum – werden oft verwechselt und in ihrer Gesamtheit als „Filum terminale“ bezeichnet. Das Filum terminale stabilisiert das Rückenmark und verhindert damit, dass es bei den Bewegungen des Körpers hin und her bewegt wird.

## Prinzip

Durch die Entspannung des Filum terminale werden lokale Belastungen und Belastungen, die sich über die Spannungen im Filum terminale auf das gesamte Rückenmark und das Kleinhirn auswirken, gelöst. Der Test wird nach der Normalisierung der sakralen Dura mater durchgeführt.

## Position des Patienten

Der Patient sitzt auf der Behandlungsliege, seine Füße haben keinen Bodenkontakt. Er stützt sich mit beiden Händen am Rand der Liege ab, um etwas Gewicht von den Sitzbeinen zu nehmen, gleichzeitig bleibt sein Rücken gerade.

Diese Technik kann auch in Seitenlage, in der Fetusposition ausgeführt werden, um den posterioren Anteil der Dura mater mehr unter Spannung zu setzen.

## Position des Therapeuten

Der Therapeut steht hinter dem Patienten, geht in eine leichte Hocke und lässt beide Daumen, die sich berühren, sanft vom Sakrum bis zum Coccyx gleiten, bis er eine Vertiefung (Art. sacrococcygea) unter den Daumen spürt, die dem Hiatus sacralis und somit dem Austrittsort des Filum terminale externum entspricht.

## Test und Technik

Der Therapeut legt seine beiden Daumen übereinander und bringt die Membran durch eine Richtung

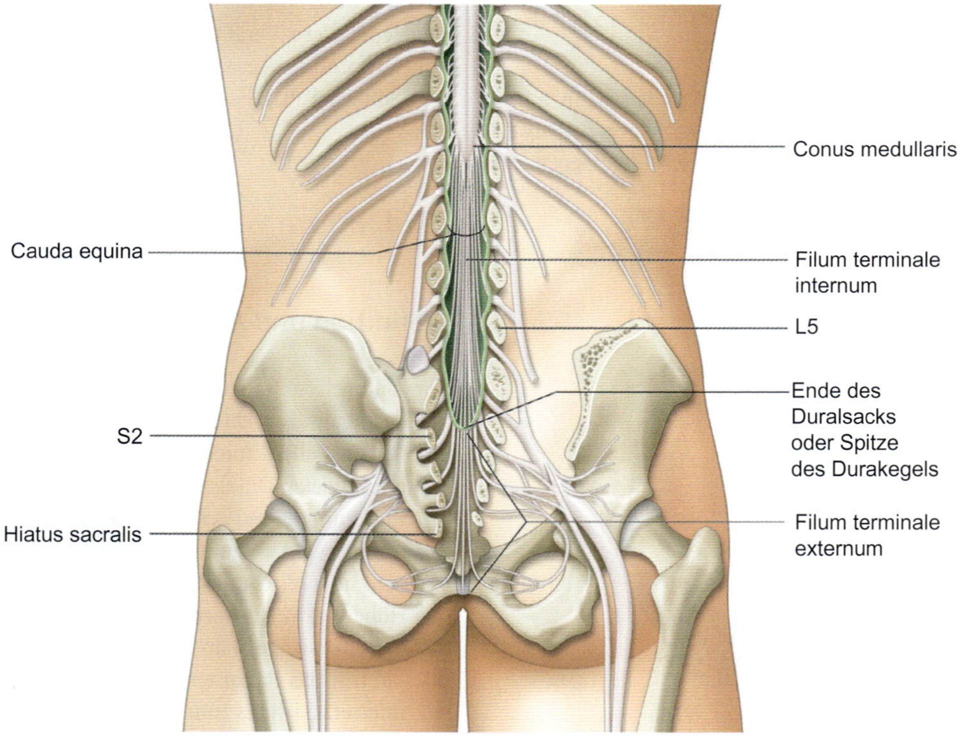


**Abb. 24.7** Filum terminale internum und externum, Ansicht von posterior.

Coccyx verlaufende Bewegung unter Spannung. Er überprüft, ob unter seinen Fingern Spannung vorhanden ist und sucht nach verminderter Mobilität in kaudaler Richtung. Er testet die Beweglichkeit auch in schräger Richtung (45°) nach kaudal, wobei er beidseits an der Art. sacrococcygea beginnt und die Bewegung in transversaler Richtung fortsetzt, um links und rechts auch die lateralsten Fasern (90°) zu testen. All diese Bewegungen sollten ungehindert möglich sein. Wenn nicht, bringt der Therapeut die Gewebe in reziproke Spannung (RST) oder führt kleine direkte *Recoil* aus, bis sich die Gewebe vollständig entspannen (➤ Abb. 24.8).

Um den posterioren Anteil des Filum terminale internum und externum zu testen, ersucht der Therapeut den Patienten seinen Kopf zu beugen (Flexion) (➤ Abb. 24.6), bzw. um den anterioren Anteil zu testen, den Kopf in Extension zu bewegen.

## Variante

Der Therapeut kann mit einer Hand einen Fixpunkt bei L1–L2 und mit dem Daumen der anderen Hand einen Fixpunkt auf Höhe des Hiatus sacralis erzeugen und zwischen diesen beiden Punkten – also über die gesamte Länge des Filum terminale internum und externum – eine RST-Technik ausführen. Wenn nötig kann auch ein *Recoil* gesetzt werden.

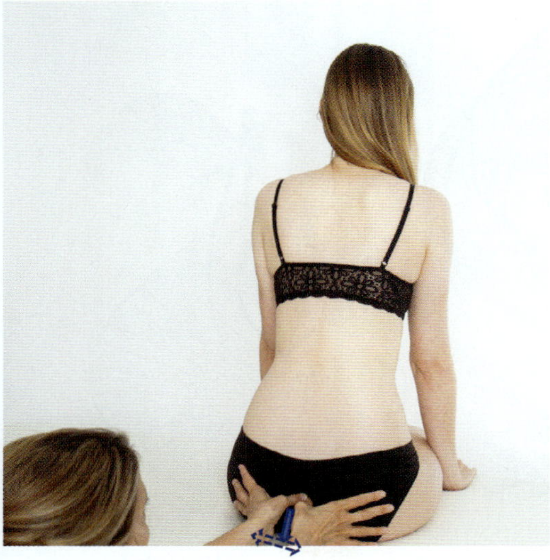

**Abb. 24.8** Test und Technik für das Filum terminale. Traktion nach kaudal, in einem 45°-Winkel zu jeder Seite, in transversaler Richtung nach links und rechts.

## Klinischer Aspekt

Diese Dysfunktion am Filum terminale tritt in folgenden Fällen besonders häufig auf:

- Bei Angst und Depression
- Bei neurovegetativer Dystonie
- Nach einem schweren physischen Trauma (schwerer Sturz auf das Gesäß oder das Steißbein, Unfall mit Schleudertrauma, Gehirnerschütterung, Entbindung)
- Diskushernie, Skoliose, Lumbosakralgie usw.

In manchen sehr schweren Fällen, wenn das Filum terminale sehr angespannt oder verdickt ist, kann das Gehirn gegen das Okziput gedrückt werden und sogar etwas Richtung Wirbelkanal verschoben werden (Arnold-Chiari-Malformation, ein in der Medizin klar beschriebenes Syndrom). Auch wenn dieses Syndrom nicht vorliegt, kann davon ausgegangen werden, dass das Gehirn ebenso wie der Hirnstamm einem kaudalen Zug ausgesetzt werden, wenn das Filum terminale permanent unter Spannung steht. Das Filum terminale wird bei bestimmten Formen der idiopathischen Skoliose, beim Filum-terminale-Syndrom oder bei der Arnold-Chiari-Malformation chirurgisch durchtrennt.

Wird diese Technik und die Technik für die Dura mater sacralis an Patienten mit Skoliose oder mehreren Einschränkungen der Wirbelsäulenmobilität ausgeführt, stellt der Therapeut im Anschluss eine klare Veränderung der Skoliose bzw. der Mobilität der Wirbelsäule fest. Diese manchmal spektakulären Veränderungen bestätigen die positive Wirkung dieser Technik auf die gesamte Wirbelsäulenachse und ihrer internen Strukturen. Die Ergebnisse sind lang anhaltend.

**Die Teilnehmer an meinen Seminaren können bezeugen, welche dramatischen Veränderungen eine einzelne Technik bei Skoliose bewirken kann. Das lässt erahnen, welch positive Wirkung sie auf das Nervensystem hat.**

Diese sehr einfache osteopathische Technik bringt großartige Ergebnisse und ist ein entscheidendes Element, um Belastungen des Nervensystems und der Membranen zu lösen.

## 24.5 Dura mater cranialis in 7 Phasen

### Anatomie

Die Falx cerebri bildet eine fibröse Platte, die in sagittaler Richtung in der Fissura longitudinalis cerebri zwischen der Crista galli und der Kante des Tentorium cerebelli ausgespannt ist. Ihr konvexer Oberrand erstreckt sich an der Mittellinie zwischen Foramen caecum und Protuberantia occipitalis interna. Dieser Rand entspricht nacheinander der Crista frontalis, dem Sulcus sinus sagittalis superior und dem Sulcus sinus occipitalis und den dort verlaufenden venösen Blutleitern. Ihr dünnerer und konkaver Unterrand hat Verbindung zum Corpus callosum, von dem er durch einen durchschnittlich 2 mm breiten Spalt getrennt wird. Nur in seinem posterioren Abschnitt berührt der Unterrand der Falx die Einmündung der Vena magna cerebri in den Sinus rectus. Der Unterrand enthält den Sinus sagittalis inferior. Die beiden Seitenflächen der Falx cerebri haben Kontakt mit den Innenseiten der Hemisphären.

Die Falx cerebelli bildet die Fortsetzung der Falx cerebri. Sie verläuft von posterior nach anterior entlang der Mittellinie von der Protuberantia occipitalis interna zum Foramen magnum (➤ Abb. 24.9). Ihre Basis ist an der Unterseite des Tentorium cerebelli befestigt und ihre Spitze endet zu beiden Seiten des Foramen magnum und enthält in diesen Ausläufern den Sinus marginalis, der in den Sinus occipitalis abfließt. Ihr konvexer Hinterrand ist an der Crista occipitalis interna befestigt, während ihr konkaver Vorderrand die beiden Kleinhirnhälften teilt.

Nach B. Arbuckle enthalten Falx cerebri, Falx cerebelli und Tentorium cerebelli horizontale und vertikale Fasern (➤ Abb. 24.9). Die Techniken an den Membranen beeinflussen nicht nur den gesamten Verlauf und die Ansätze der Falx, sondern v. a. die horizontalen Verspannungszüge der Falx cerebri und der Falx cerebelli. Diese Verspannungszüge setzen über eine dreiteilige Struktur am Hinterrand des Foramen magnum an und sind besonders fest.

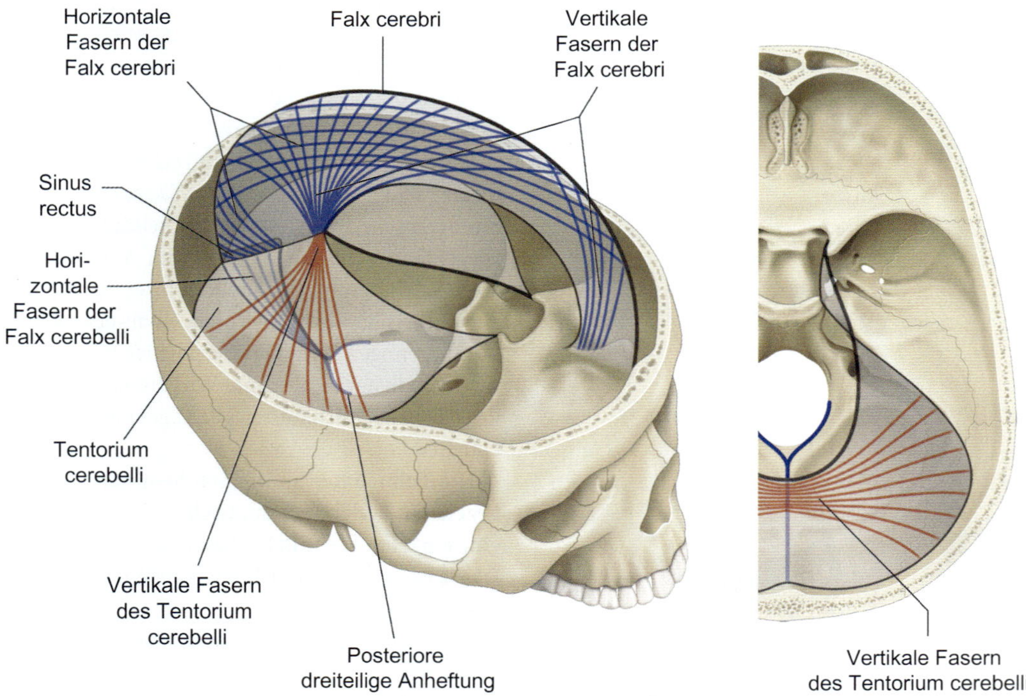


**Abb. 24.9** Falx cerebri und Falx cerbelli.

## Klinischer Aspekt

Vor der Behandlung des Gehirns sollte systematisch die Dura mater von Spannungen befreit werden, dies erleichtert den Kontakt zum Gehirn.

Gerade bei Depression und Angststörungen, aber auch bei toxischen und entzündlichen Zuständen, die durch Schwermetalle, systemische Entzündungen, Leaky-Gut-Syndrom und eine erhöhte Permeabilität der Blut-Hirn-Schranke verursacht werden, weist die Dura mater oft Spannungsdysfunktionen auf. Diese Techniken sollten im Behandlungsverlauf so lange wiederholt werden, bis die Ursache der Entzündung behoben ist.

Zunächst wird die Dura mater cranialis global und dann spezifisch auf der Grundlage ihrer verschiedenen Anheftungen, aus denen sich die sieben Behandlungsphasen ergeben, getestet.

Bei den Tests stellt man immer wieder fest, dass die SSB eine kombinierte Mobilitäts- und Motilitätsdysfunktion aufweisen kann, während der Dura-mater-Test negativ ist und umgekehrt. Diese Tests ermöglichen eine differenzialdiagnostische Unterscheidung zwischen knöchernen oder durch das Gehirn beeinflussten Dysfunktionen der SSB und einer spezifischen Dysfunktion der Dura mater.

## Prinzip

Behandlung der intrakranialen Membranen mithilfe der reziproken Spannungstechniken und/oder durch einen direkten *Recoil,* um die membranösen Belastungen, die sich auf die SSB und das Gehirn auswirken, aufzulösen.

## Position des Patienten

Der Patient befindet sich in Rückenlage und zieht sein Kinn leicht zur Brust, um das Atlantookzipitalgelenk freizulegen.

## Position des Therapeuten

Der Therapeut sitzt am Kopfende der Behandlungsliege und legt seine nicht dominante Hand unter das Okziput. Der Mittelfinger folgt der Mittellinie, er liegt unter der Falx cerebelli auf der Crista occipitalis externa und inferior der Linea nuchae superior, d. h. unter dem Inion, und so nahe wie möglich am Foramen magnum. Er positioniert den Mittelfinger der dominanten Hand über auf der Sutura metopica, nimmt Kontakt mit dem Os frontale auf, sein Finger liegt somit von der Glabella ausgehend über dem Ansatz der Falx cerebri auf der Crista galli. Die anderen Finger haben keinen Kontakt zum Kranium. Der Therapeut achtet darauf, dass bei der Palpation der Kontakt bis zum inneren Periost reicht, da in dieser ersten Phase die Anheftungen der Dura am Knochen getestet werden. Dabei achtet er darauf, mit den Händen keinen anteroposterioren Druck auszuüben, um die SSB nicht wieder zu komprimieren.

## Technik

### Phase 1

- Der Therapeut bringt die Membranen mit beiden Händen zunächst in eine reziproke Spannung (RST) in kaudaler Richtung und dann in kranialer Richtung, um die Duraanheftungen anzusprechen. Während der reziproken Spannung in kranialer Richtung wird die freie Beweglichkeit der Duraanheftungen an der Crista galli und dem Okziput getestet, während bei der RST in kaudaler Richtung die Flexibilität der Falx getestet wird (➤ Abb. 24.10 und ➤ Abb. 24.11).
- Wenn weder in kranialer noch in kaudaler Richtung ein Widerstand zu spüren ist, sind die Falx cerebri und die Falx cerebelli insgesamt frei. Man muss jedoch noch die spezifischen Tests an Falx cerebri und Falx cerebelli machen, um sich zu vergewissern, dass beide Teile frei sind.

Wenn in die eine oder andere Richtung eine erhöhte Spannung festzustellen ist, wird mithilfe einer RST-Technik[1] ein Dialog mit den Membranen hergestellt, bis der Stillpunkt und die nachfolgende Entspannung eintreten. Anschließend testet der Therapeut

[1] Bei der Arbeit an den Membranen handelt es sich im eigentlichen Sinn um BMT-Techniken (balanced membranous tension) Anm. d. Übers.

nochmals nach und wiederholt die Technik, bis die kraniale und die kaudale Bewegung vollkommen frei sind.

- Ist die Membranspannung besonders hoch, sollte man kleine direkte *Recoils* verwenden, um eine vollständige Entspannung zu erzielen, sodass die Bewegungsamplitude in beiden Richtungen gleich ist. Der *Recoil* kann je nach der unter den Fingern gespürten Spannung mehr im posterioren oder anterioren Anteil ausgeführt werden, wobei die Hände die Bewegung immer gemeinsam in die gleiche Richtung ausführen.

### Phase 2: Falx cerebri

Der Therapeut verschiebt den Mittelfinger seiner posterioren Hand weiter nach kranial – oberhalb der Falx cerebelli, also über das Inion, die anteriore Hand bleibt in der Position der Phase 1 (➤ Abb. 24.12 und ➤ Abb. 24.13). Der Therapeut geht genauso vor wie bei Phase 1, konzentriert sich jedoch auf die Falx cerebri.

### Phase 3: Falx cerebri/Falx cerebelli

Der Mittelfinger der posterioren Hand liegt weiterhin oberhalb des Tentorium cerebelli, knapp über dem Inion, während die andere Hand vier Finger entlang der Falx cerebelli über die Crista occipitalis externa legt und dabei so weit wie möglich zum Foramen magnum vordringt (➤ Abb. 24.14). Der Therapeut führt mit beiden Händen eine gegenläufige Dehnung aus, sodass die Falx cerebelli gegenüber der Falx cerebri unter Spannung gebracht wird. Wenn sich bei der Dehnung Widerstand zeigt, verwendet er eine RST-Technik oder führt einen direkten *Recoil* aus. Er testet nach und behandelt, bis die Gewebe vollständig entspannt sind.

Die Verspannungszüge in der Region des Inion sind besonders kräftig, vor allem die horizontalen Fasern der Falx cerebri, der Falx cerebelli und des Tentorium cerebelli. Die verschiedenen Distorsionen der hinteren Schädelgrube und der Squama oc-

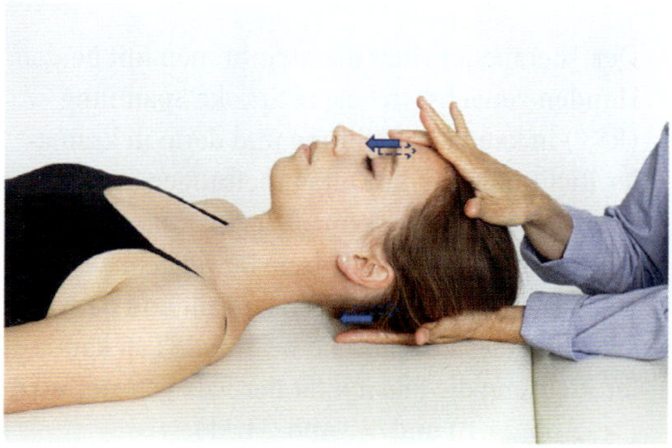

**Abb. 24.10** Test und globale Technik für Falx cerebri und Falx cerebelli.

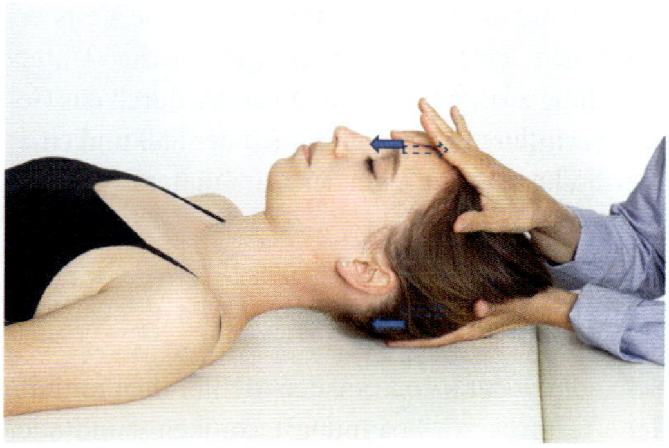

**Abb. 24.12** Test und Technik für die Falx cerebri.

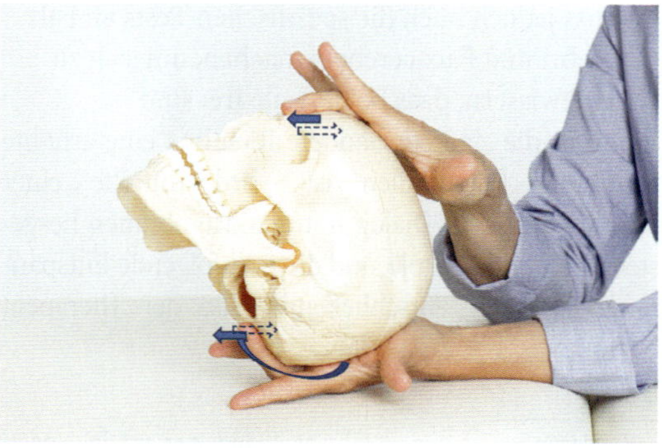

**Abb. 24.11** Test und globale Technik für Falx cerebri und Falx cerebelli, Handposition auf dem Kranium.

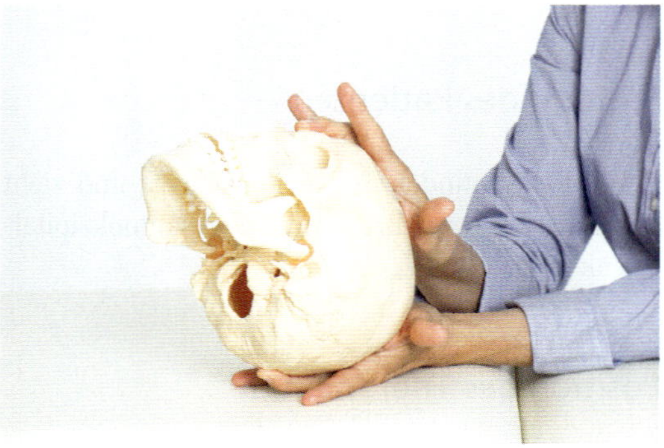

**Abb. 24.13** Test und globale Technik für die Falx cerebri: Handposition auf dem Kranium.

cipitalis gegenüber den Partes condylares hängen oft von den Spannungen ab, die durch diese Gruppen von Fasern weitergeleitet werden.

## Phase 4: Falx cerebelli/Tentorium cerebelli

### Anatomie des Tentorium cerebelli

Das Tentorium cerebelli trennt das Kleinhirn vom Großhirn. Die in ihm verlaufenden venösen Blutleiter bilden eine Blutreserve. Die zeltartige transversal verlaufende Struktur des Tentoriums vermindert den vertikalen Druck des Großhirns auf das Kleinhirn. Angesichts der damit verbundenen Belastungen versteht man wie wichtig die Flexibilität und die Resilienz des Tentoriums sind. Die Oberkante des Tentoriums enthält den Sinus rectus und stellt die Verbindung zur Falx cerebri her. Diese beiden Membranen stehen in einem reziproken Spannungsverhältnis. Die Okzipitallappen liegen der leicht konvexen Oberseite des Tentoriums auf. Seine Unterseite schmiegt sich an die Kleinhirnhälften an. Unter der Oberkante des Dachs – der Spitze der membranösen Kuppel – befindet sich der Vermis superior des Kleinhirns (siehe ➤ Abb. 14.3), der der medianen, die beiden Kleinhirnhemisphären trennenden Region entspricht. Das Tentorium ist halbmondförmig und anterior fest verankert. Sein konvexer Hinterrand setzt am Rand des Sulcus sinus transversi des Okziputs an und bildet dort den Sinus transversus. Das Tentorium folgt dem Oberrand der Pars petrosa, hier verläuft auch der Sinus petrosus superior. Seine Ausläufer setzen an den Processus clinoidei posteriores an und verschließen über eine membranöse Wand den Raum, der diese Fortsätze von der Spitze und dem Oberrand der Pars petrosa trennt. Der konkave Vorderrand des Tentoriums ist frei. Seine Ausläufer kreuzen die Ausläufer des Hinterrands und sind an den Processus clinoidei anteriores befestigt (➤ Abb. 24.10), hier verläuft der N. oculomotorius.

### Test und Technik

Der Therapeut legt vier Finger einer Hand entlang der Falx cerebelli unter das Inion. Er positioniert den Mittelfinger seiner anderen Hand unter das Tentorium cerebelli, also knapp oberhalb des Inion, sein Zeige- und sein Ringfinger folgen dem Verlauf des Tentorium cerebelli entlang der Linea nuchae superior des Okziputs. Dazu muss er den Mittelfinger gegenüber dem Zeige- und Ringfinger leicht anbeugen (➤ Abb. 24.15). Der Therapeut macht eine RST-Technik oder führt, wenn ein Widerstand erkennbar ist, einen direkten *Recoil* in die Gegenrichtung im Längs- und im Transversalverlauf aus, indem er den Zeige- und den Ringfinger öffnet und damit die Falx cerebelli/das Tentorium cerebelli leicht unter Spannung setzt. Er testet nach und behandelt bis zur vollständigen Entspannung der Gewebe.

## Phase 5: Tentorium cerebelli

Der Therapeut legt die Finger seiner beiden Hände um das Tentorium cerebelli in Richtung des vorderen Abschnitts der Pars petrosa und des Os sphenoidale (➤ Abb. 24.16). Er macht eine RST-Technik und wartet auf den Stillpunkt und die nachfolgende Entspannung und führt dann an den Abschnitten,

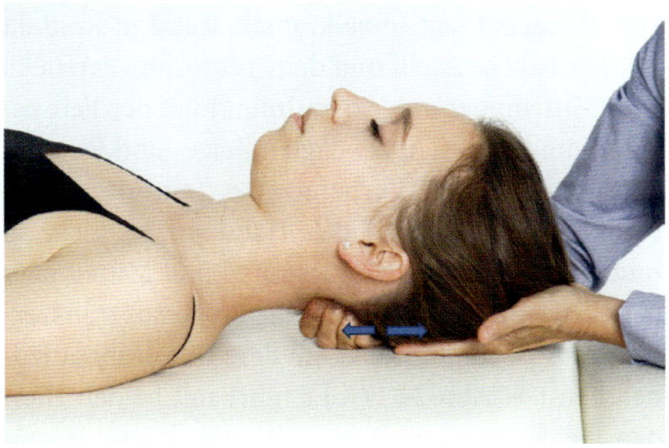

**Abb. 24.14** Test und Technik für Falx cerebri/Falx cerebelli.

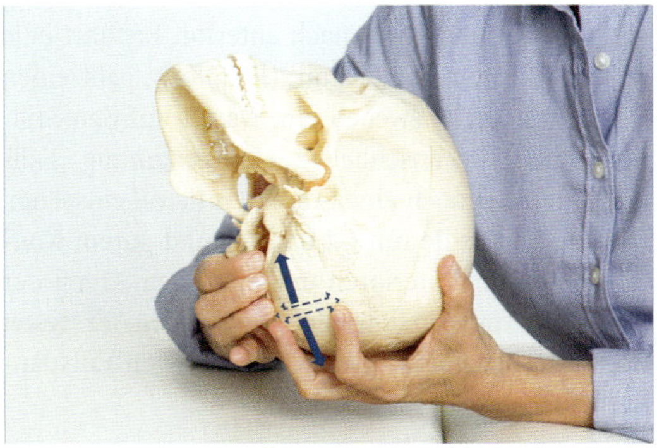

**Abb. 24.15** Test und Technik für Falx cerebelli/Tentorium cerebelli. Position der Hände auf dem Kranium: Der Therapeut führt gleichzeitig mit beiden Händen eine Dehnung in entgegengesetzte Richtung in longitudinaler und transversaler Richtung aus, indem er Zeige- und Ringfinger öffnet, um die Falx cerebelli/das Tentorium cerebelli in Spannung zu bringen.

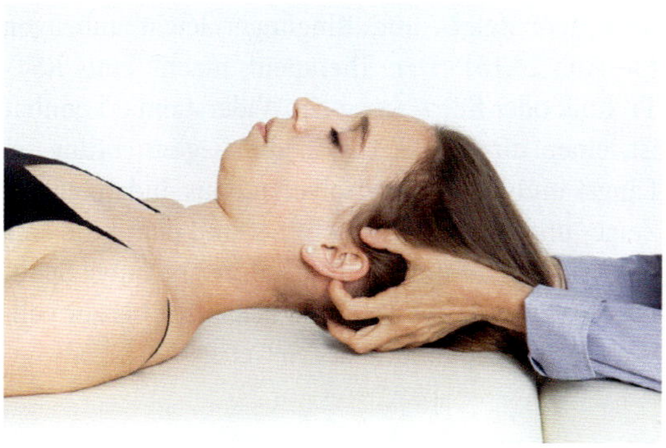

**Abb. 24.16** Test und Technik für das Tentorium cerebelli.

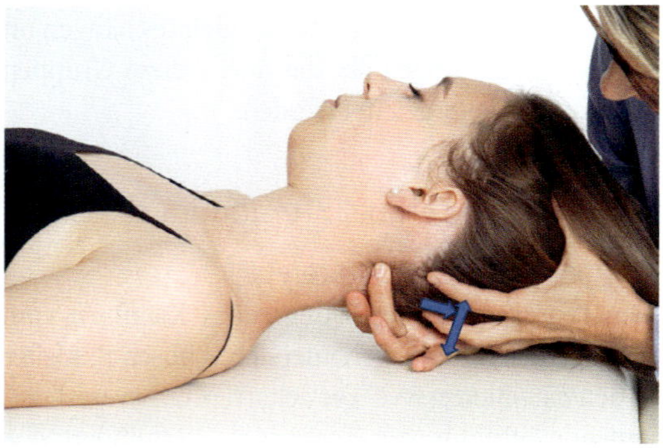

**Abb. 24.17** Test und Technik für die Falx cerebelli und das Tentorium cerebelli/zervikale Ansätze der Dura.

die sich zwischen den Fingern nicht öffnen oder dehnen lassen, kleine direkte *Recoil*s aus.

## Phase 6: Falx cerebelli und Tentorium cerebelli/zervikale Ansätze

Der Therapeut legt seine kraniale Hand in Kontakt mit der Falx cerebelli und dem Tentorium cerebelli: Sein Mittelfinger unter dem Inion folgt der Falx cerebelli und die leicht gebeugten Zeige- und Ringfinger überdecken die Vertiefung des Tentorium cerebelli. Er stützt seine kaudale Hand auf der Liege ab und legt die Kuppen von Daumen und Mittelfinger nahe an der Mittellinie unter die Processus transversus des Atlas, um Kontakt mit dem Duralrohr aufzunehmen (➤ Abb. 24.17). Er führt mit beiden Händen gleichzeitig eine Längsdehnung in die jeweils entgegengesetzte Richtung aus, d. h. er posteriorisiert das Okziput und dekomprimiert C1 durch Zug nach kaudal und etwas nach anterior. Er führt eine reziproke Spannungstechnik (RST) aus, geht einen Dialog mit den Geweben ein, wartet auf den Stillpunkt und die anschließende Entspannung. Falls nötig, kann er auch einen direkten *Recoil* einsetzen. Die Technik sollte mit C2 und C3 und gutem Kontakt mit dem posterioren und medialen Anteil der Processus transversi wiederholt werden. Er testet nach und behandelt bis zur vollständigen Entspannung der Gewebe.

## Klinischer Aspekt

Häufig stellt man fest, dass das Tentorium cerebelli auf der linken Seite eine höhere Spannung aufweist. Um die RST-Technik am Tentorium zu verstärken, kann der Therapeut mit seiner kranialen Hand den Kopf in eine leichte Seitneigung nach rechts bringen, um die Spannung im linken Teil des Tentoriums, die unter seinem Zeigefinger zu spüren ist, zu erhöhen. Die Sensibilität der Dura mater in der hinteren Schädelgrube wird über Nervenfasern aus folgenden Nerven sichergestellt: N. vagus, N. hypoglossus und Rr. posteriores der Spinalnerven C1, C2 und manchmal sogar C3. Diese Wirbel sollten vorweg untersucht werden, um herauszufinden, ob sie an der Sensibilität der Membranen in der hinteren Schädelgrube beteiligt sind.

Der Therapeut kann differenzialdiagnostisch zwischen einer Spannungsdysfunktion der Dura mater (spezifischer Dura-Griff) und einer Mobilitätsdysfunktion der Wirbel (klassischer Kontakt am Okziput und den Halswirbeln) unterscheiden. Dazu legt er nicht den Mittelfinger unter die Falx cerebelli, sondern seine Hand unter das Okziput und Zeige- und Ringfinger unter das Tentorium und vergleicht die Mobilitätsunterschiede von C1 und C2. Es ist erstaunlich, wie unterschiedlich die Spannungen zwischen klassischem Griff und Dura-mater-Griff sein können. Auf dieser Ebene ist die Dura mater oft an Mobilitätsdysfunktionen der oberen Halswirbelsäule beteiligt. Ihre Behandlung führt zu guten Ergebnissen bei seit langem bestehenden Spannungen, die osteopathisch – aber ohne spezifische Techniken für die Dura mater – bereits mehrfach behandelt wurden. Wenn die Spannung unter den Fingern bei beiden Handpositionen gleich ist, deutet dies auf eine Dysfunktion in der Wirbelsäule und der Dura mater hin. In diesem Fall sollte die Dura mater zuerst behandelt werden.

24

## Phase 7: Transversale und zirkuläre Fasern der Dura mater

### Anatomie

Im Folgenden werden nur die transversalen und zirkulären Fasern des von B. Arbuckle aufgestellten Schemas beschrieben, da sie in der Praxis häufig zu Dysfunktionen und Spannungen führen. Die transversalen Fasern der Dura mater cranialis, die von B. Arbuckle beschrieben wurden, verlaufen in transversaler Richtung entlang der Sutura frontosphenoidalis der Alae minores und markieren damit die Grenze zwischen der anterioren und der mittleren Schädelgrube (➤ Abb. 24.18).

Die zirkulären Fasern der Gruppe der mittleren zirkulären Fasern beginnen an der Regio metopica und bilden einen Ring in Richtung Sutura frontosphenoidalis (Alae minores), wo sie sich mit den transversalen Fasern verbinden. Die Regio metopica entspricht nach B. Arbuckle einer unmittelbar vor Bregma liegenden Fläche, die über drei Fingerbreiten der Sutura metopica folgt (➤ Abb. 24.18).

Die Gruppe der posterioren zirkulären Fasern entsteht ebenfalls in der Regio metopica, verbindet sich weiter posterior mit der Sutura parietosquamosa und verschmilzt mit den vertikalen Fasern des Tentorium cerebelli und der Falx cerebri im Bereich des Sinus rectus (➤ Abb. 24.18).

### Test und Technik

#### Phase 1: Transversale und mittlere zirkuläre Fasern

Der Therapeut umgreift mit den Zeige- und Mittelfingern beider Hände die Sutura frontosphenoidalis, sodass sie sowohl die transversalen als auch die zirkulären Fasern der mittleren Gruppe erreichen. Seine Daumen ruhen auf der Regio metopica und sind in Verbindung mit den zirkulären Fasern (➤ Abb. 24.19). Er führt eine RST-Technik nach kaudal und anschließend nach kranial aus. Wenn er in einer oder in beiden Richtungen eine mangelnde Flexibilität feststellt, wartet er auf die Entspannung oder führt einen leichten *Recoil* aus.

Bei der kaudalen RST-Technik wird v. a. der obere Anteil der zirkulären Fasern der mittleren Gruppe in Spannung versetzt, während bei der kranialen RST-Technik mehr die transversalen Fasern und der untere Anteil der mittleren zirkulären Gruppe angesprochen wird.

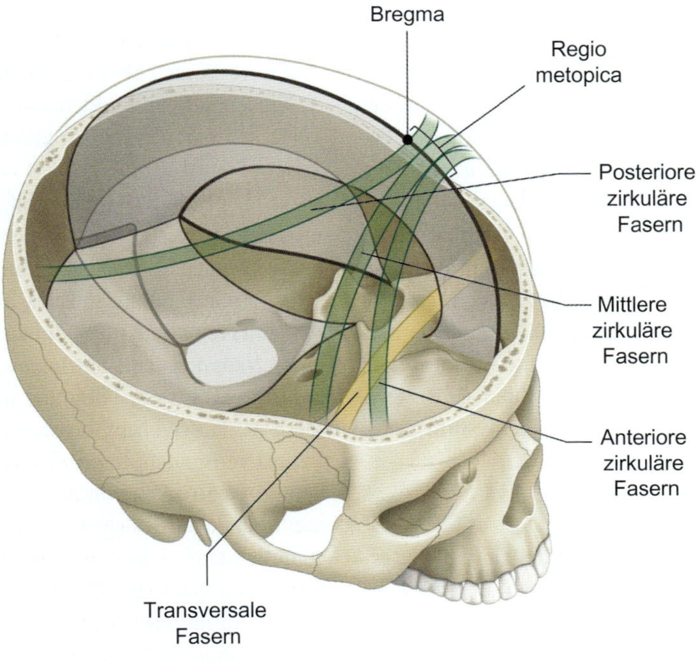


**Abb. 24.18** Zirkuläre und transversale Fasern der Dura mater nach einem Schema von B. Arbuckle. Quelle: Yannick Vartian.

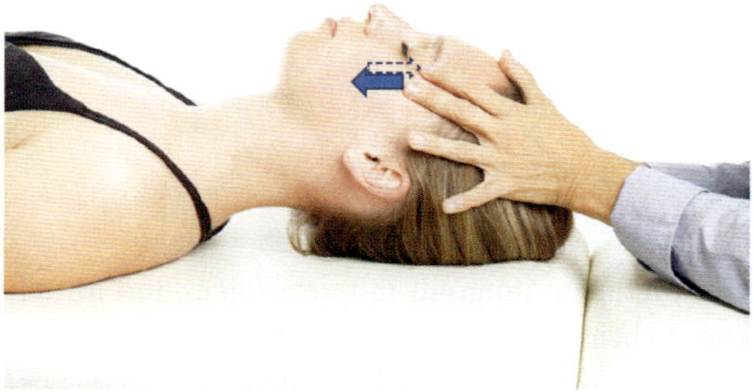

**Abb. 24.19** Phase 1: Normalisierung der transversalen und mittleren zirkulären Fasern der Dura mater.

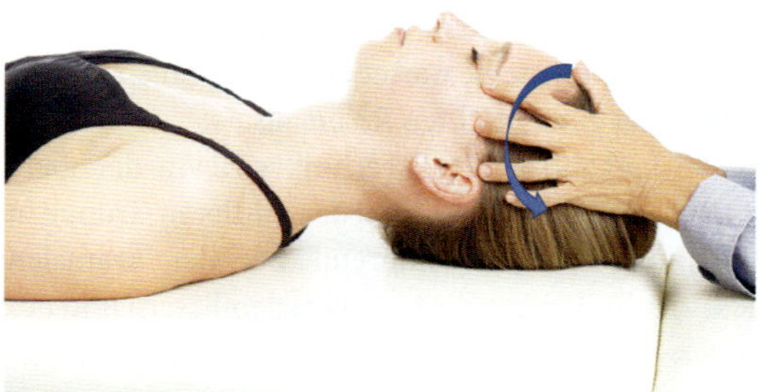

**Abb. 24.20** Phase 2: Normalisierung der zirkulären posterioren Fasern der Dura mater.

### Phase 2: Posteriore zirkuläre Fasern

Die Daumen des Therapeuten liegen wieder auf der Regio metopica, in Kontakt mit den zirkulären Fasern. Die Finger werden nun so aufgelegt, dass die posterioren zirkulären Fasern abgedeckt werden, die Mittel- und Ringfinger öffnen sich nach posterior gegen die Sutura parietosquamosa und in Richtung Tentorium cerebelli (➤ Abb. 24.20). Der Therapeut erzeugt die Membranspannung (RST), indem er Zeige- Mittel- und Ringfinger öffnet, und wartet auf die Entspannung und führt einen leichten *Recoil* zwischen den Fingern aus, indem er die dysfunktionalen Fasern dehnt.

### Klinischer Aspekt

Diese weniger bekannten Fasern der Dura mater erzeugen in dieser Region oft eine Spannungszone. Es macht Sinn sie zu testen, um den gesamten Schädel von exokranen und endokranen Spannungen zu befreien und mehr Beweglichkeit zu schaffen. Während der RST-Technik entsteht oft eine Seitneigung der SSB zur Dysfunktionsseite.

## 24.6 Membranen des Rückenmarks

### Anatomie

- Die Dura mater spinalis ist die äußerste Schicht der Membranen, die eine schlauchförmige Hülle um den Wirbelkanal bildet (➤ Abb. 24.21). Sie ist an der knöchernen Oberfläche des Foramen magnum und an der Rückseite von C1, C2 und C3 befestigt und endet bei S2. Im Wirbelkanal besteht sie aus zwei Blättern: einem dünnen externen oder periostalen Blatt, das sich an die Vertiefungen und Erhebungen des Wirbelkanals anpasst, und einem dickeren internen Blatt, das die Form des Rückenmarks annimmt. Die Außenseite der Rückenmarkshaut (Meninx medullae spinalis) lässt sich nicht mit der Dura mater cranialis vergleichen. Sie weist im Großteil ihres Verlaufs keine Adhäsionen auf und begrenzt nach innen den Epiduralraum (➤ Abb. 24.21, siehe ➤ Abb. 24.2).
- Die Arachnoidea ist glatt, serös und in regelmäßigen Abständen über Ligg. denticulata mit dem Rückenmark verbunden, die die Bewegung des Rückenmarks in seinem fibrösen Kanal verhindern (➤ Abb. 24.22).

Diese Membran ist weniger steif, elastischer, hat keine Gefäße und ist durchscheinend, sodass sie palpatorisch weniger dicht, aber dennoch fibrös erscheint.

Das äußere Blatt der Dura mater zieht mit den Spinalnerven aus dem Wirbelkanal und bildet damit einen transversalen Halteapparat für den Wirbelkanal. Im Bereich der Foramina intervertebrales sind diese Ausläufer über fibröse Brücken eng mit dem Periost verbunden. In der Sakralregion, wo die Nerven große Strecken von der Dura mater zum Foramen sacrale zurücklegen, sind diese Durahüllen erstaunlich lang. Das ist ein wichtiger Aspekt, denn tatsächlich kann eine länger andauernde Spannung oder Dysfunktion im oberen Teil der Wirbelsäule Auswirkungen auf den unteren Teil der Wirbelsäule haben und umgekehrt.

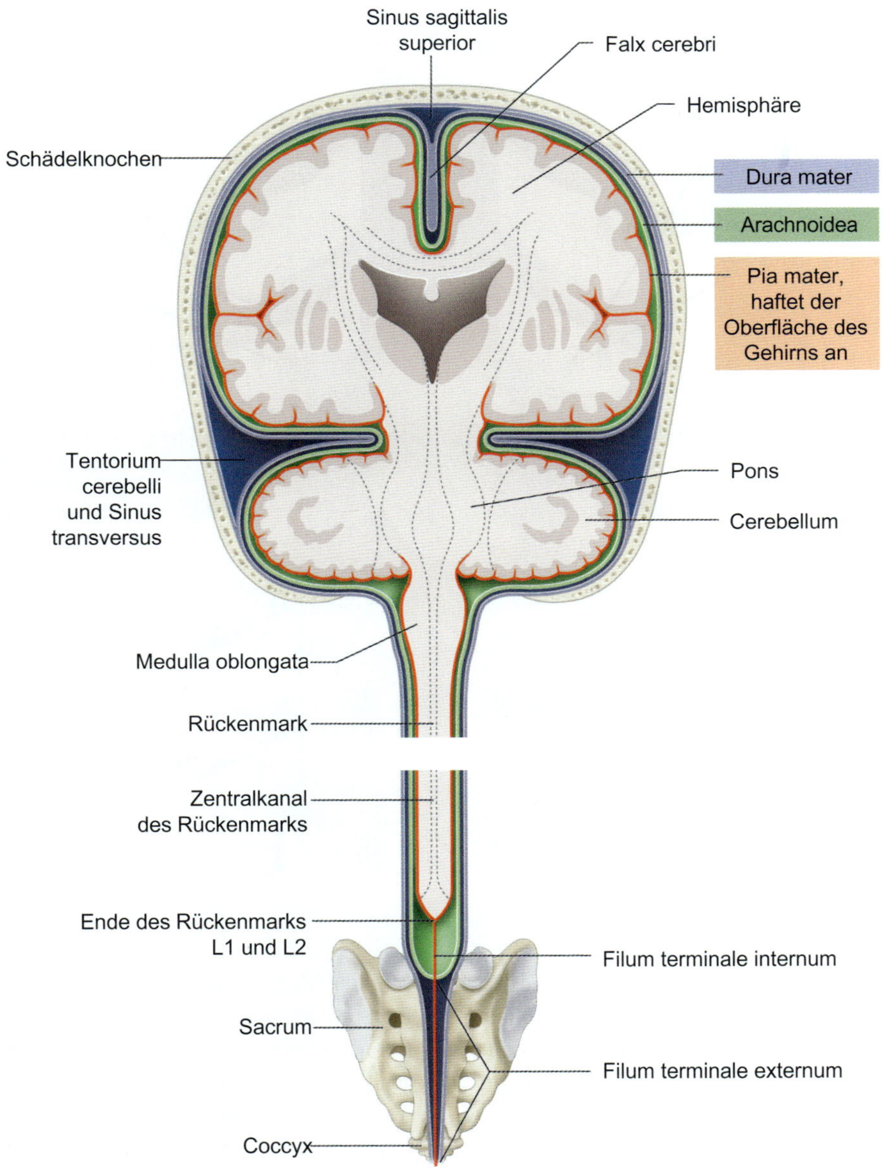


**Abb. 24.21** Schema der Hirn- und Rückenmarkshäute. Nach Ross et Wilson. Anatomie et physiologie normales et pathologiques, 12e éd. Paris : Elsevier-Masson ; 2015.

Die Dura mater kann mit Dehnungsmessstreifen verglichen werden, die das ZNS kontinuierlich über die auf das Rückenmark und die Spinalwurzeln einwirkenden Belastungen informieren [3]. Bei Dysfunktionen oder Entzündungen kann die Dura mater zum Schutz des Rückenmarks Muskelkontrakturen um die entsprechenden Wirbelsegmente entstehen lassen. Die gesamte Wirbelsäule kann nicht nur von Spannungen der Dura mater spinalis, sondern auch durch Belastungen der intrakranialen Membranen beeinträchtigt werden. Diese Tatsachen bestätigen auch die Ergebnisse unserer experimentellen Studie über die Membranen.

- Die Pia mater spinalis bildet die innerste Schicht der Membranen (➤ Abb. 24.22). Sie haftet der Oberfläche des Nervengewebes an und kleidet die

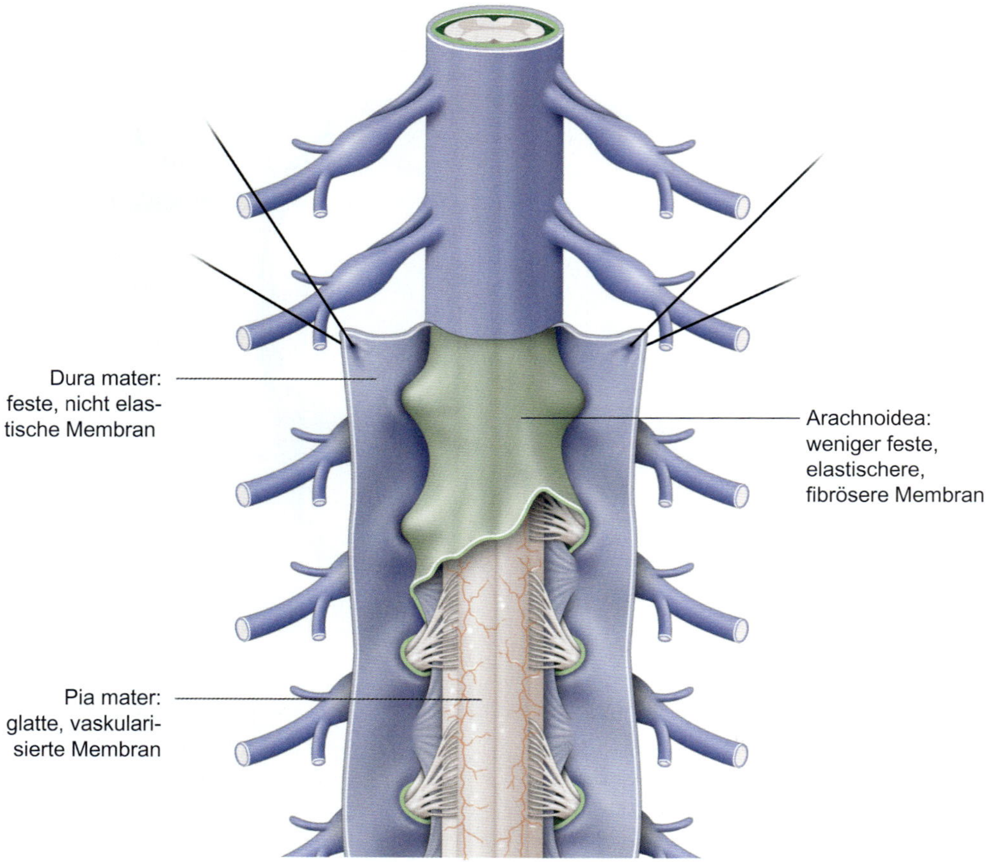


**Abb. 24.22** Die drei Membranen: Dura mater, Arachnoidea und Pia mater.

verschiedenen Furchen aus [4]. Zwischen den beiden Schichten der Pia mater liegt ein Lymphnetzwerk, das mit dem Subarachnoidalraum kommuniziert, und ein Gefäßnetzwerk, das von einem perivaskulären Blatt überzogen ist, das aus der tiefen Schicht der Pia mater stammt. Die Pia mater wird durch die aus dem sympathischen System stammenden Nervenendigungen innerviert.

- Das Rückenmark bildet ab der Medulla oblongata und über die gesamte Länge der Wirbelsäule die Verlängerung des Gehirns (➤ Abb. 24.21). Es verteilt die Nerven zwischen dem Gehirn und den verschiedenen Teilen des Körpers und des Nervengewebes.

In seinen Büchern gibt J. P. Barral einen interessanten Hinweis. Demnach erhalten die Gefäße des Kortex, der Pia mater und der Dura mater ihre sensiblen Fasern vom Ganglion trigeminale, anderen Hirnnerven, der Medulla oblongata und der oberen BWS. Die Stimulation dieser Nervenfasern scheint den Serotoninspiegel anzuheben und hat damit eine stark gefäßverengende Wirkung. Die Spitze der Pars petrosa sollte also unbedingt frei sein, um eine gute Innervation der Dura mater zu ermöglichen. Umgekehrt darf die Dura mater keine Spannungen aufweisen, damit das Ganglion trigeminale gut funktionieren kann.

## Phase 1: Globale Technik für die Membranen der Wirbelsäule

### Prinzip

Behandlung der verschiedenen Schichten Rückenmarkshäute mit RST-Techniken und/oder einem direkten *Recoil,* um membranöse Belastungen entlang der kraniosakralen Achse aufzulösen.

### Position des Patienten

Der Patient befindet sich in Seitenlage, in einer Fetalposition. Sein Kopf und seine Knie sollten dabei so weit wie möglich gebeugt sein, um in der Dura mater Spannung zu erzeugen, gleichzeitig sollte sich der Patient noch entspannen können.

### Position des Therapeuten

Der Therapeut sitzt vor dem Rücken des Patienten und legt eine Handfläche auf das Okziput, so nahe wie möglich an der Schädelbasis – die Finger zeigen nach kranial – und die Handfläche der anderen Hand auf S2 – die Finger zeigen nach kaudal (➤ Abb. 24.23). Wichtig ist, dass die Palpation auf knöcherner, und nicht auf der Flüssigkeits- oder der oberflächlichen Faszienebene erfolgt, da die Adhäsionen der Dura mater am Knochen getestet werden.

### Test und Technik

Der Therapeut erzeugt zwischen seinen Händen eine reziproke Spannung (RST), um die Membranen und ihre Ansätze global zu dehnen. Im Normalfall sollten sich das Sakrum leicht nach posterior und kaudal und das Okziput nach kranial bewegen lassen.

Wenn der Therapeut ein Spannungsungleichgewicht zwischen unten und oben spürt, erhöht er die membranöse Spannung am Okziput oder am Sakrum, geht einen Dialog mit den Geweben ein, bis der Stillpunkt erreicht ist und die Entspannung einsetzt. Manchmal muss man am Sakrum tatsächlich Kraft aufwenden, um eine vollständige Entspannung zu erreichen, da die Spannungen auf dieser Ebene oft sehr stark sein können. In diesem Fall kann ein direkter *Recoil* helfen, der aber in dieser Position nur am Sakrum ausgeführt werden darf. Er kann mehrfach wiederholt werden, bis die Bewegung frei ist und eine mittels Induktion ausgeführte Dehnung des Sakrums möglich ist.

**Diese Position wird auch zur Normalisierung des Nervensystems verwendet, allerdings mit anderen Bewegungen und Intentionen.**

### Phase 2: Sakrum/Membranen der Wirbelsäule

Der Therapeut fixiert S2 durch eine leichte kaudale Spannung seiner kaudalen Hand, während die andere Hand – Zeige- und Mittelfinger zu beiden Seiten des Processus spinosus – auf der Suche nach einem Widerstand, der eine Reaktion am Sakrum bewirkt, oberflächlich in kraniale Richtung gleitet (➤ Abb. 24.24). Die Gleitbewegung erfolgt relativ schnell.

Wenn ein Widerstand wahrgenommen wird, führt der Therapeut zwischen seinen Händen eine RST-Technik an der Dura mater aus, wartet auf den Stillpunkt und die anschließende Entspannung. Unter den Fingern fühlt es sich an, als würde eine feste, unelastische Membran gedehnt werden. Die Entspannung zeigt sich durch eine größere Bewegungsfreiheit zwischen den beiden Händen. Wenn notwendig, kann die Hand, die weiterhin einen Widerstand spürt, einen *Recoil* ausführen.

Der Therapeut kann anschließend auf dieser Ebene die verschiedenen Schichten der Rückenmarkshäute bis zum Rückenmark überprüfen, indem er palpatorisch Schicht für Schicht in die Tiefe geht.

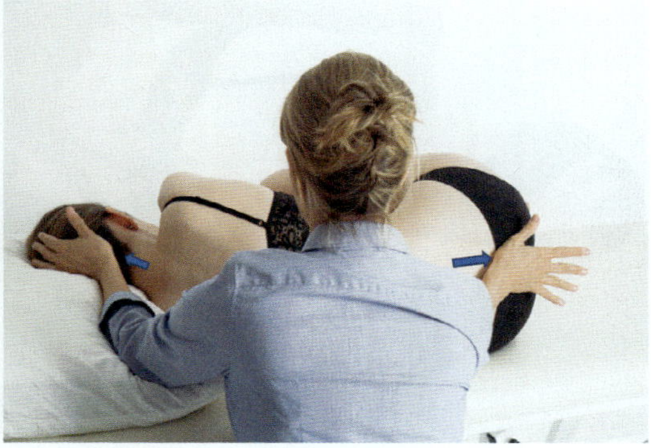

**Abb. 24.23** Globale Technik für die Membranen der Wirbelsäule: Phase 1.

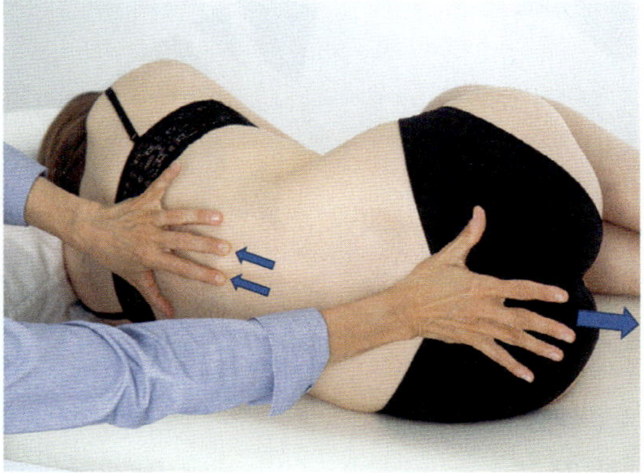

**Abb. 24.24** Technik der Phase 2: Sakrum/Membranen der Wirbelsäule.

Die Empfindungen unter den Fingern unterscheiden sich je nach Niveau:

- Arachnoidea: fibröser, elastischer als die Dura mater
- Pia mater: glattes Gefühl, aufgrund der Gefäße hat man das Gefühl über einen Ölfilm zu gleiten
- Rückenmark: schwammiges Gefühl

Wenn auf diesen verschiedenen Ebene oder in einer der Schichten ein Widerstand gegen die Dehnung wahrgenommen wird, initiiert man eine RST-Technik, bis der Stillpunkt erreicht wird und die Bewegung vollkommen frei ist.

Das Filum terminale kann in dieser Position ebenfalls normalisiert werden, indem man beide Daumen auflegt (➤ Abb. 24.25):

- Für mehr Präzision lässt der Therapeut die kaudale Hand – Zeige- und Mittelfinger angewinkelt – zu beiden Seiten des Coccyx entlanggleiten und bedeckt mit den Fingern seitlich das Coccyx.
- Seine kraniale Hand fixiert L1–L2 auf beiden Seiten und sinkt palpatorisch auf die Ebene der Membranen, zum Beginn des Filum terminale.
- Der Therapeut erzeugt eine reziproke Spannung am Coccyx, zuerst in kaudaler, dann in kaudaler und schräger Richtung (45°). Wenn eine Mobilitätseinschränkung besteht, behandelt er diese mit einer RST-Technik oder mit einem direkten *Recoil.*

### Phase 3: Okziput/Membranen der Wirbelsäule

Der Therapeut platziert den Daumen seiner kranialen Hand entlang der Falx cerebelli, d. h. an der Mittellinie unterhalb des Inions und erzeugt eine kraniale Spannung. Er lässt Zeige- und Mittelfinger der kaudalen Hand seitlich den Processus spinosi entlang gleiten. Indem er eine leichte Spannung erzeugt, scannt er die Wirbelsäule von oben bis unten und sucht nach Spannungs- oder Restriktionszonen, die sich durch einen Dehnungswiderstand zwischen der Wirbelsäulenzone und dem Okziput manifestieren (➤ Abb. 24.26).

Anschließend führt er die gleichen Schritte wie in Phase 1 Schicht für Schicht durch. Eine Adhäsion der Membranen kann sich mehr auf das Okziput oder das Sakrum oder auf beide Strukturen auswirken, deshalb müssen die Spannungen über beide Enden des Systems getestet werden.

### Klinischer Aspekt

Ich verwende diese Technik gerne am Ende der Behandlung, nachdem ich die posteriore Achse (strukturelle und myofasziale Dysfunktionen) und die anteriore viszerale und vaskuläre Achse normalisiert habe. Eine Adhäsion kann die Ursache von wiederholten Mobilitätseinschränkungen der Wirbelsäule oder dauerhaften Schmerzen sein, und das, obwohl die Wirbelsäulendysfunktionen korrigiert wurden. Eine Adhäsion der Membranen kann über die entstehende Spannung auch die Nervenwurzeln vor ihrem

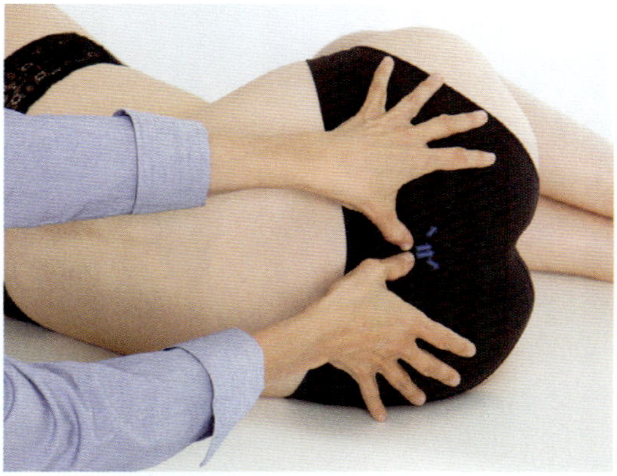

**Abb. 24.25** Filum terminale in Fetalposition: Das Coccyx wird in kaudaler und anschließend in schräger Richtung auf beiden Seiten in Spannung gebracht.

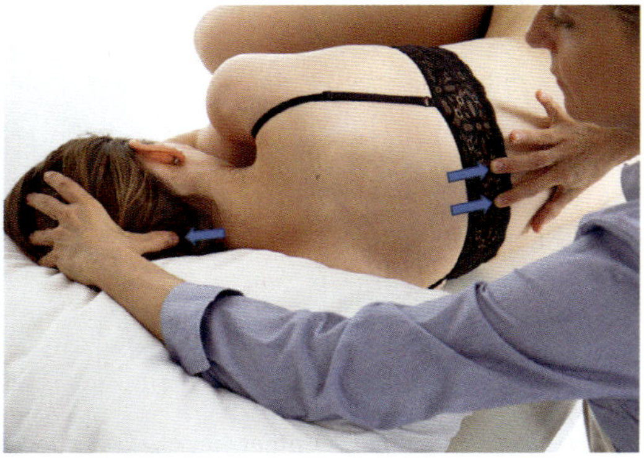

**Abb. 24.26** Technik der Phase 3: Okziput/Membranen der Wirbelsäule.

Austritt aus dem Foramen intervertebrale beeinträchtigen. Die Folgen eines direkten Traumas, einer Periduralanästhesie, Entzündungen, Hernien usw. gehören zu den möglichen Ursachen dieser Art von Dysfunktion, die lokal zu behandeln ist. Die Wirkung ist oft dauerhaft und unmittelbar erkennbar.

Diese Technik bildet somit den Abschluss der Behandlung und ermöglicht dem Therapeuten bei Korrekturen der posterioren und der kraniospinalen (d. h. kranio-vertebro-spinalen) Achse noch umfassendere Veränderungen zu erzeugen.

Im Anschluss an diese Technik vergewissert sich der Therapeut in der gleichen Patientenposition, dass sich Okziput und Sakrum synchron bewegen (siehe unten).

**ZUR ERINNERUNG**

In jeder Phase dieser Technik kann der Therapeut den Patienten ersuchen, die HWS oder die Wirbelsäule in Extension zu bewegen, um den anterioren Anteil des Duralsacks in Spannung zu bringen. Eine anteriore Adhäsion kann auch in Bauchlage und Extension des Rumpfs behandelt werden.

## 24.7 Globale Integration des Nervensystems

### Prinzip

Das Nervensystem wird über die kraniosakrale Achse normalisiert. Der Rhythmus der Motilitätsbewegung von Okziput und Sakrum spiegelt global den Zustand des Nervensystems wider. Ein schneller Fluktuationsrhythmus zeigt eine Sympathikotonie an, während ein langsamer Rhythmus ein Hinweis auf eine Parasympathikotonie ist. Der normale Rhythmus besteht in einer Motilitätsbewegung von 3–4 Sekunden während der kranialen Inspiration und 3–4 Sekunden während der gemeinsamen Expirationsbewegung von Okziput und Sakrum.

### Test und Technik

Der Patient befindet sich immer noch in der Fetalposition, der Therapeut legt eine Hand auf das Okziput und die andere auf das Sakrum (➤ Abb. 24.23). Er evaluiert die zwischen seinen beiden Händen wahrnehmbare Motilitätsbewegung. Die Flexions- und Extensionsbewegung während des PRM sollte zwischen Okziput und Sakrum synchron sein. Wenn dies nicht der Fall ist, muss der Therapeut das System ausgleichen, indem er zwischen seinen beiden Händen eine leichte reziproke Spannung erzeugt, den Dialog mit den Geweben eröffnet, bis der Stillpunkt eintritt und die Synchronizität der Bewegung wiederhergestellt ist.

Im Anschluss normalisiert er den Fluktuationrhythmus, indem er ihn entweder verlangsamt oder beschleunigt und die Fluktuation normalisiert.

### Zur Erinnerung

Während der kranialen Flexion anteriorisiert sich das Okziput, während sich das Sakrum posteriorisiert und vertikalisiert. Somit erscheint die Basis des Sakrums möglicherweise höher, weiter kranial, da der Zug an der Dura mater eine Vertikalisierung erzeugt. Die Bewegung des Sakrums erfolgt um die durch S2 verlaufende transversale Achse. Allerdings spürt man bei der Delordosierung und während der kranialen Inspiration global eine kaudale Bewegung des Sakrums und das, obwohl die Traktion der Dura eine Vertikalisierung bewirkt. Alles hängt also davon ab, auf welchen Teil des Sakrums man seine Aufmerksamkeit legt. Ich konnte diesbezüglich immer wieder Interpretationsunterschiede feststellen.

Die beiden Hände bewegen sich während der kranialen Inspirations- und Expirationsbewegung in die gleiche Richtung.

### Klinischer Aspekt

Ein normaler Rhythmus von 3–4 Sekunden während der kranialen Inspirations- und Expirationsbewegung entspricht 8 Zyklen pro Minute. Die lange Zeit als normal betrachteten 11–12 Zyklen pro Minute sind aus klinischer Sicht zu schnell. Diesen Rhythmus findet man häufig bei Angstpatienten oder bei Personen, die unter Stress leiden. Man kann den Rhythmus in der Praxis an entspannten und nicht ängstlichen Personen überprüfen und wird feststellen, dass der Rhythmus bei 8 Zyklen pro Minute liegt.

Der Rhythmus kann am Sakrum auch langsamer sein, was einen parasympathischen Zustand im kleinen Becken andeutet, und am Kranium schneller, ein Hinweis auf eine Sympathikotonie im Bereich der höheren Zentren und umgekehrt. Die Bewegungen von Okziput und Sakrum können auch auf der Motilitätsebene nicht synchron sein. Diese beiden klinischen Szenarien können zu einer neurovegetativen Dystonie führen, die zur Verstärkung der Angstzustände führt. Diese Situation tritt besonders häufig in dieser Patientengruppe auf.

Okziput und Sakrum müssen zuerst hinsichtlich ihrer kranialen Flexions- und Extensionsbewegung normalisiert werden. In der Folge sollte der Rhythmus beschleunigt oder verlangsamt werden, sodass ein Stillpunkt entsteht und das Nervensystem am Ende der Behandlung zu seiner normalen Bewegung zurückkehrt. Zu langsame Rhythmen verschlechtern den Zustand bei depressiven Patienten, zu schnelle Rhythmen den Zustand von Angstpatienten. Ich habe kein Problem damit, wenn ein sehr depressiver Patient am Ende der Behandlung eine etwas schnellere und sympathikotone Bewegung zeigt. Dadurch fühlt er sich nach der Behandlung besser. Dieser Rhythmus hilft uns auch, die Wirkung zu dosieren und eine Verschlechterung nach der Behandlung zu vermeiden.

## REFERENZEN

[1] Chauffour P, Pratt E. Mechanical Link. Berkeley: North Atlantic Books; 2002. 184p.
[2] Arbuckle B. E. Cranial reinforcements from a manipulative standpoint – articulations – stress bands - buttresses. Dans American Academy of Osteopathy (dir.), The Selected Writing of Dr. Beryl E. Arbuckle D. O., F. A. C. O. P. (2nd ed., p. 66–80). Indianapolis: American Academy of Osteopathy,1949.
[3] Barral JP, Croibier A. Nouvelle approche manipulative. Colonne cervicale. Paris: Elsevier; 2017.
[4] Bouchet A, Cuilleret J. Anatomie topographique descriptive et fonctionnelle. Vol. 1. Le système nerveux central, la face, la tête et les organes de sens. 2e éd. Paris: SIMEP; 1991.

# KAPITEL 25 Gehirn

## 25.1 Neuroanatomisches Verständnis der Techniken am Gehirn

Ich glaube ebenso wenig wie die wissenschaftliche Gemeinschaft, dass das Gehirn über kontraktile Eigenschaften verfügt, d. h. die Fähigkeit, sich anzuspannen oder zu entspannen. Allerdings können die Hirn- und Rückenmarkshäute manchmal sehr angespannt sein. Betrachtet man das Gehirn jedoch aus palpatorischer Sicht, so nimmt man häufig Spannungen oder Verdichtungen bestimmter Zonen wahr, die sich durch die Zunahme der Dendriten oder durch Aussprossen (*sprouting*), mangelnde Durchblutung in überbeanspruchten Zonen oder durch Leitungsstörungen erklären lassen, die in der Fachliteratur beschrieben werden. In der nachfolgenden Beschreibung der Techniken werden diese palpatorischen Veränderungen einfach als Spannungen oder Retraktionen bezeichnet. Atrophierte Zonen erzeugen unter der Hand ein Gefühl von Leere oder Kleinheit, Retraktionen zeigen sich auch durch ein vermindertes Volumen, das zudem eine erhöhte Dichte aufweist. Nach unserem Verständnis ist es wichtig, zwischen diesen verschiedenen palpatorischen Wahrnehmungen zu unterscheiden.

Im Übrigen lassen sich atrophierte und verdichtete Zonen auch durch bildgebende Verfahren gut darstellen. Hypertrophe Zonen lassen sich auch durch ihre Textur von Stauungen unterscheiden. Beide zeichnen sich durch ein vergrößertes Volumen aus, wobei sich die Hypertrophie zudem in der Palpation dichter anfühlt.

Die vorgestellten Techniken harmonisieren die Kommunikationswege, die dadurch mehr oder weniger beansprucht werden können, einheitlicher funktionieren, besser durchströmt bzw. weniger gestaut sind. In weiterer Folge befasst sich dieses Kapitel mit den Arterien, sodass atrophierte oder unterversorgte Zonen wieder besser mit Blut versorgt werden.

„Spannungszonen" lassen sich palpatorisch auch durch unterschiedliche Formen identifizieren. Ich persönlich lasse mich von meinen Händen leiten, sie sagen mir, wie ich auf diese Zonen zugehen soll und wie ich sie je nach Gegebenheit ins Gleichgewicht bringen kann. Daher dringe ich mit meiner Palpation und meiner Behandlung manchmal direkt in die Materie ein (spiralförmige, in die Tiefe gehende Spannung, verhärtete Zone usw.), während ich mich bei anderer Gelegenheit mehr auf der Flüssigkeits- oder Energieebene bewege. Nur die Hände wissen, was zu tun ist, daher müssen wir ihnen zuhören und uns gleichzeitig im Umgang mit der Intimität des Patienten respektvoll erweisen.

Wir sollten uns jedoch davor hüten, das was wir mit unseren noch so sensiblen Händen spüren zu interpretieren, selbst wenn in uns Bilder oder Überzeugungen über die Bedeutung der wahrgenommenen Spannung auftauchen. Vergessen wir nicht, dass diese Bilder oder Gedanken durch unsere Wahrnehmung beeinflusst werden und wir damit den Patienten möglicherweise von der wahren Bedeutung einer Spannung ablenken. Die Hände wissen und das Unbewusste und die innere Weisheit des Patienten helfen ihm, die Spannung aufzulösen oder ihre Bedeutung zu erkennen. Gleichzeitig müssen wir, wenn der Patient dies will, ihm die Möglichkeit geben, darüber zu sprechen. Wenn das was er sagt richtig ist, spüren wir, dass sich die Spannung unter unseren Händen in dem Augenblick, in dem er uns mitteilt, was er sieht oder fühlt, schneller aufzulösen beginnt.

25

## 25.2 Orientierung und Lokalisation der verschiedenen Gehirnstrukturen am Exokranium

Folgende Strukturen können lokalisiert werden: Cortex frontalis, parietalis, occipitalis, Cortex cingularis, Corpus callosum, Thalamus, Putamen, Insula, Corpus amygdaloideum, Hippocampus, Nucleus accumbens. Die Lokalisation am Kranium ist von entscheidender Bedeutung, die Technik ergibt sich fast von selbst aus der Art der wahrgenommenen Spannung. Es ist die präzise Palpation, die zu den betroffenen Zonen führt.

Sobald man die Lokalisation und die Form der verschiedenen Strukturen kennt, kann man die verschiedenen Zonen mittels globaler Palpation erkennen, weil sie sich anders anfühlen, die Harmonie des Gehirns unterbrechen und damit zu Zeugen einer lokalen Dysfunktion werden. Die Strukturen fühlen sich gestaut, angespannt, atrophiert, hypertrophiert, verdichtet usw. an.

### 25.2.1 Prinzip

Von E. Prat und P. Chauffour haben wir gelernt, dass der Körper an seiner Oberfläche durch palpatorisch erkennbare „Erhebungen und Vertiefungen" gekennzeichnet ist, die, unabhängig vom Körperumfang, einen Hinweis auf die darunterliegenden Strukturen geben. Um all diese Orientierungspunkte zu fühlen, die nicht mehr nur theoretisch sind, sondern sehr individuell und präzise, bleiben wir an der Oberfläche und streichen mit leichtem Kontakt, aber einem gewissen Tonus in Hand und Fingern, über die Haut (Effleurage). Bei zu viel Druck können die Orientierungspunkte nicht mehr wahrgenommen werden. Diese Art der Palpation muss daher sehr leicht durchgeführt werden (*skin drag*).

Ich habe festgestellt, dass man mit dieser Technik auch die verschiedenen Strukturen des Gehirns lokalisieren kann (➤ Abb. 25.1). Die Präzision meiner Palpation wurde durch einen Anatomieprofessor, der verschiedene Messungen und Projektionen am Kranium durchführte, bestätigt. Er war sehr von der Genauigkeit dieser Palpation überrascht, d. h. davon wie durch leichte Palpation und unabhängig von der Tiefe Gehirnstrukturen auf das Exokranium

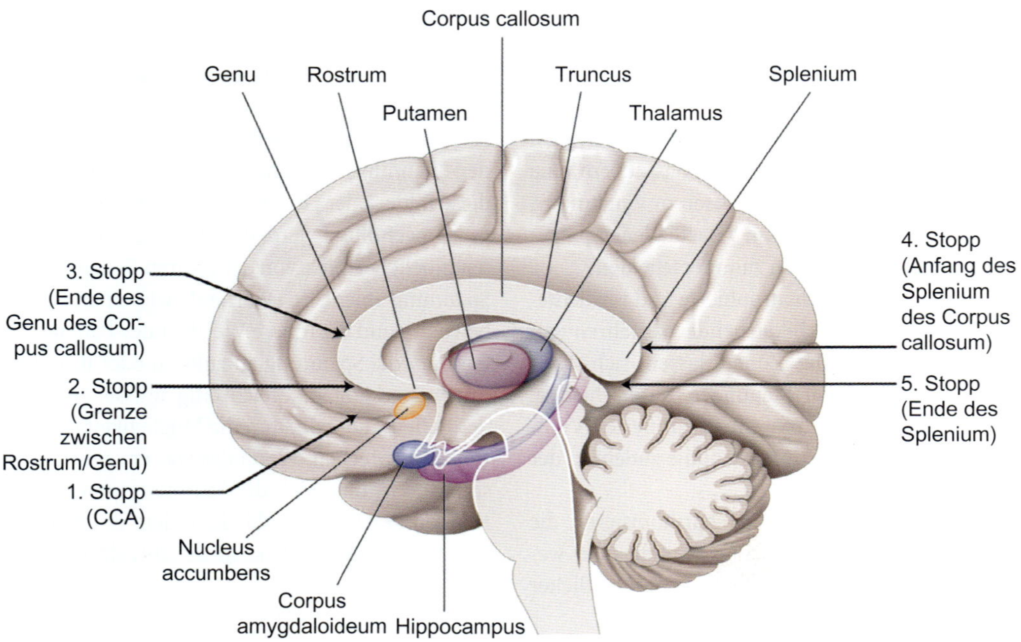


**Abb. 25.1** Zusammenfassung der durch Effleurage am Exokranium zu lokalisierenden Gehirnstrukturen.

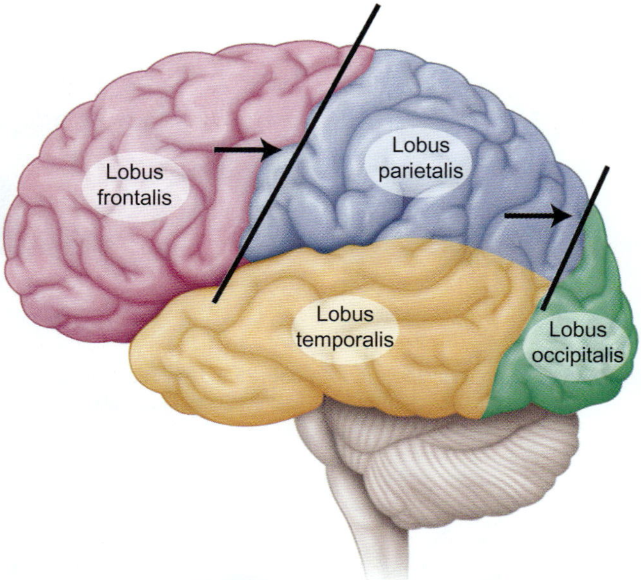


**Abb. 25.2** Abgrenzung zwischen Frontal-, Parietal- und Okzipitalkortex.

projiziert werden konnten. Es gelang mir auch diese Informationen im Seziersaal zu verifizieren.

### 25.2.2 Lokalisation von Cortex frontalis, parietalis und occipitalis

Der Therapeut legt die Handkante seitlich an das Kranium des Patienten, die Hand ist fest, der Kontakt ist leicht. Er streicht (Effleurage) vom Os frontale in Richtung Os parietale. Die Handkante fällt in eine erste Vertiefung hinter der Sutura coronalis, die den Übergang zwischen Frontalkortex und Parietalkortex markiert (➤ Abb. 25.2 und ➤ Abb. 25.3).

Der Therapeut lässt seine Hand weiter nach posterior gleiten und trifft auf eine zweite Vertiefung, die die Grenze zwischen Parietalkortex und Okzipitalkortex anzeigt (➤ Abb. 25.4).

### 25.2.3 Lokalisation von Corpus callosum und Cortex cingularis anterior und posterior

Der Therapeut legt drei sich berührende Finger oberhalb des Nasion auf das Os frontale, den Mittelfinger auf die Mittellinie, Sutura metopica, und Zeige- und Ringfinger links bzw. rechts daneben. Er

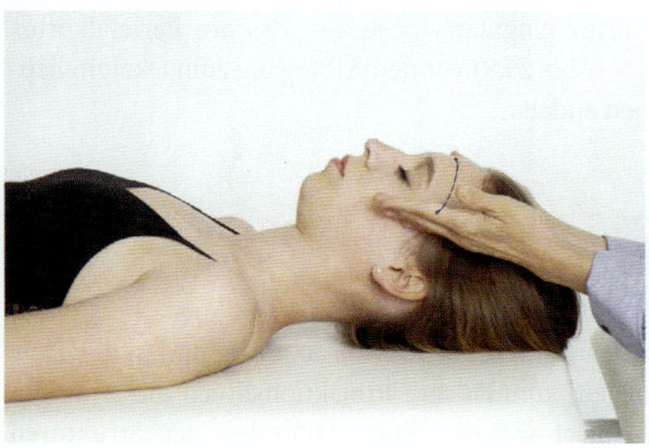

**Abb. 25.3** Lokalisation und Abgrenzung des Frontalkortex.

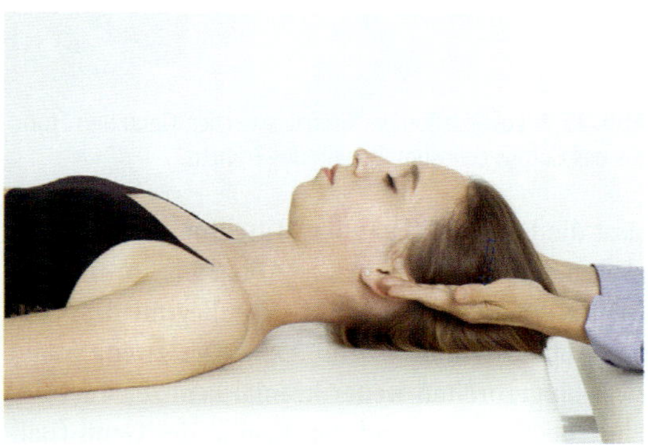

**Abb. 25.4** Lokalisation und Abgrenzung des Parietalkortex.

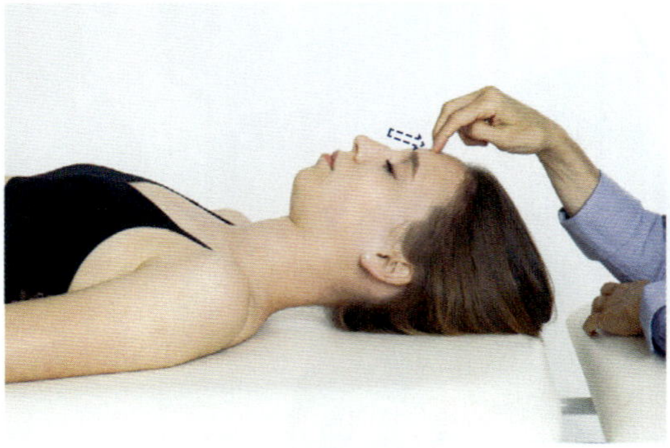

**Abb. 25.5** Lokalisation des Beginns des Cortex cingularis anterior.

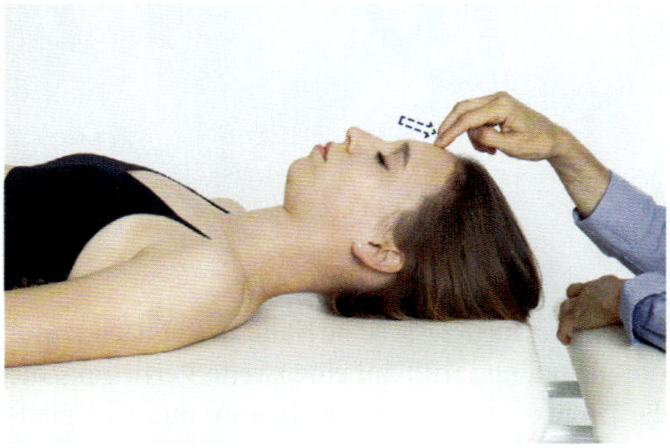

**Abb. 25.6** Lokalisation der Grenze zwischen Rostrum und Genu des Corpus callosum.

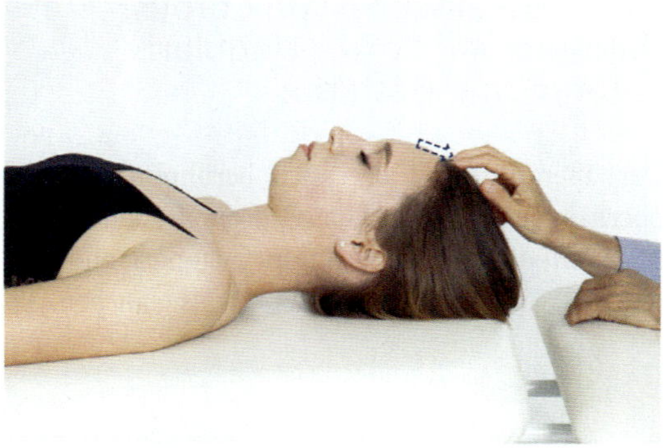

**Abb. 25.7** Lokalisation der Grenze zwischen Genu und Truncus des Corpus callosum, Beginn des Truncus.

lässt die Finger entlang der Mittellinie nach kranial gleiten. Der erste Stopp (➤ Abb. 25.1) im unteren Drittel der Stirn entspricht dem Beginn des CCA (➤ Abb. 25.1 und ➤ Abb. 25.5). Der zweite Stopp zwei Fingerbreiten weiter kranial kennzeichnet das Ende des Rostrum und den Beginn des Genu (Balkenknie) (➤ Abb. 25.1 und ➤ Abb. 25.6), der dritte

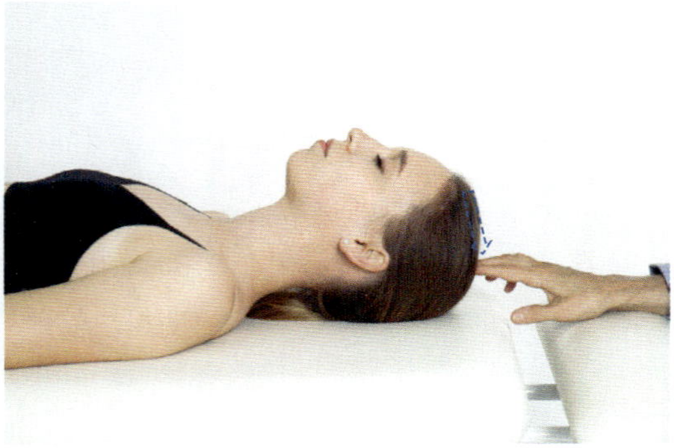

**Abb. 25.8** Lokalisation der Grenze zwischen Truncus und Splenium des Corpus callosum.

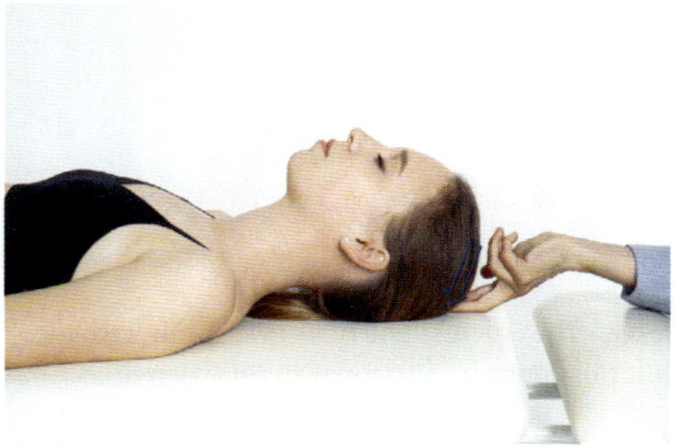

**Abb. 25.9** Lokalisation der Grenze zwischen Splenium des Corpus callosum und dem posterioren Anteil des Cortex cingularis posterior.

Stopp das Ende des Genu und den Beginn des Truncus des Corpus callosum (➤ Abb. 25.1 und ➤ Abb. 25.7), was ungefähr der Krümmung des Os frontale entspricht. Setzt der Therapeut die Effleurage nach posterior fort, stößt er auf eine 4. Vertiefung, die der Grenze zwischen Truncus und Splenium entspricht (➤ Abb. 25.8) sowie auf eine 5. Vertiefung, am Ende des Splenium, dem Beginn des Cortex cingularis posterior, das am Parietalkortex (➤ Abb. 25.9) vor dem Übergang zum Okzipitallappen endet.

### 25.2.4 Lokalisation von Putamen, Thalamus und Insula

Auch wenn diese Strukturen mittig und in der Tiefe liegen, können ihre Projektionslinien am Kranium palpiert werden. Zum Auffinden der Strukturen greift der Therapeut unterhalb des Kinns des Patien-

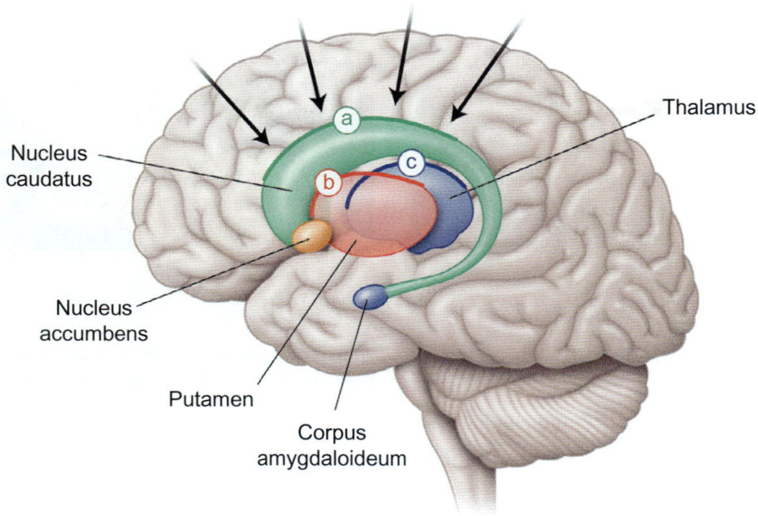


**Abb. 25.10** Lokalisation des Corpus callosum (a), die vier Finger gleiten anschließend zur Rundung des Putamen nach anterior (b) und zum Thalamus, etwas weiter posterior (c).

ten hindurch und palpiert die Gegenseite. Dabei öffnet er seine vier Finger leicht und lässt sie vom Vertex zum Corpus callosum gleiten (➤ Abb. 25.10a).

**Der Therapeut kann an sich selbst vier Finger zu beiden Seiten des Kopfes von der Sutura sagittalis nach kaudal gleiten lassen, er wird automatisch den Stopp, der das Corpus callosum anzeigt, spüren.**

Gleitet er vom anterioren und mittleren Abschnitt des Corpus callosum in Richtung Ohr, stoßen seine Finger sofort gegen die Rundung des Putamen, ungefähr in der Mitte zwischen dem Unterrand des Corpus callosum und dem Ohr (➤ Abb. 25.10b und ➤ Abb. 25.11).

Nun beginnt der Therapeut am mittleren und posterioren Abschnitt des Corpus callosum und führt eine leichte Gleitbewegung nach kaudal aus und trifft dabei sofort auf den Thalamus, der sich weiter in der Tiefe und etwas posterior des Putamen befindet. Der Thalamus wird vom Putamen überdeckt, wobei sein anteriorer Rand gegenüber dem Putamen etwas nach posterior verschoben ist (➤ Abb. 25.10c und ➤ Abb. 25.12).

Um die Insula zu finden, spreizt der Therapeut seine vier Finger und lässt sie vom Corpus callosum nach kaudal gleiten, wo sie etwas weiter unten gegen den Oberrand der Insula stoßen, die von Frontal-, Parietal- und Temporalkortex überlappt wird (➤ Abb. 25.13).

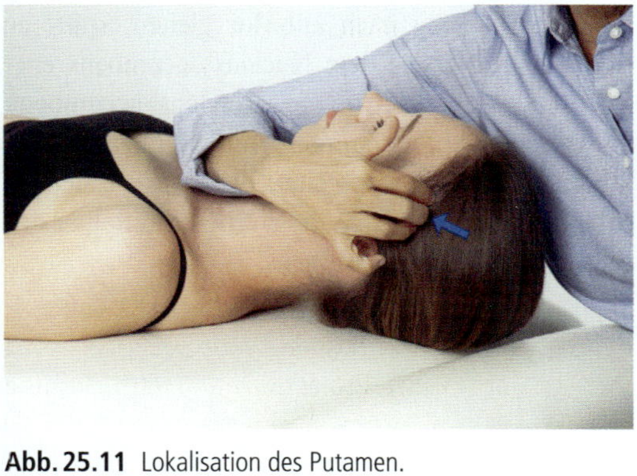

**Abb. 25.11** Lokalisation des Putamen.

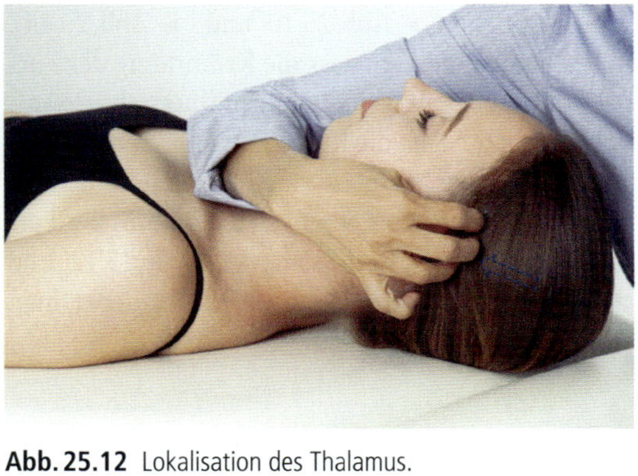

**Abb. 25.12** Lokalisation des Thalamus.

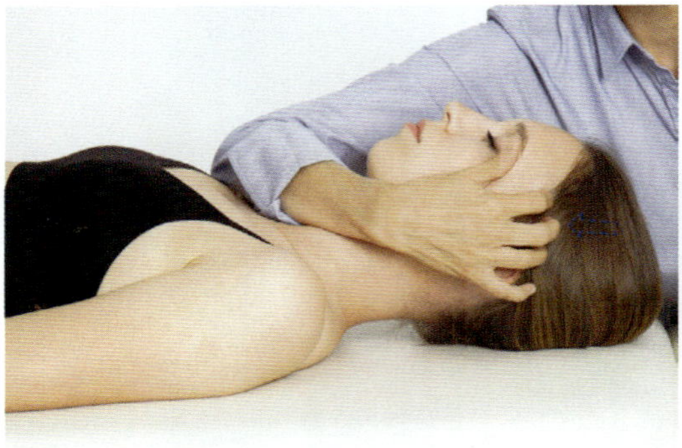

**Abb. 25.13** Lokalisation der Insula.

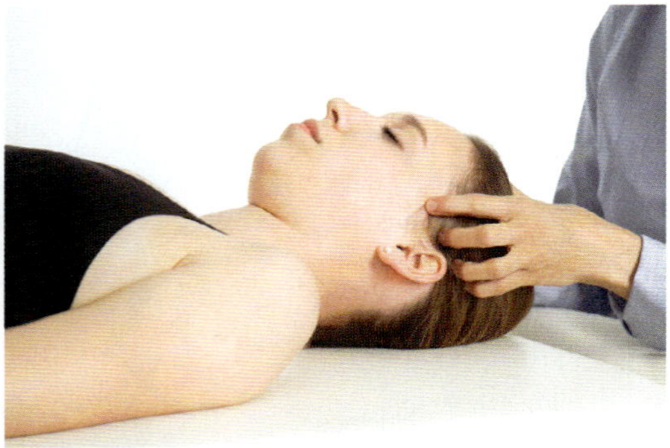

**Abb. 25.14** Lokalisation des Corpus amygdaloideum (unter dem Zeigefinger) und des Hippocampus (unter den anderen Fingern).

Die Insula überdeckt ihrerseits das Putamen, den Thalamus, das Corpus amygdaloideum und den Hippocampus. Anzumerken ist hierbei, dass die Insula aufgrund ihrer Furchen eine typische Muschelform aufweist, deren Basis zum Ohr und deren Oberrand zum Vertex gerichtet sind. Der Temporallappen setzt sich unterhalb der Insula fort (siehe ➤ Abb. 15.14).

### 25.2.5 Lokalisation des Corpus amygdaloideum, des Hippocampus und des Nucleus accumbens

Der Therapeut gleitet mit gebeugten und leicht gespreizten Fingern beidseits des Kopfes des Patienten mit den Fingerkuppen über die Squama temporalis nach kaudal und fällt mit dem Zeigefinger unmittelbar oberhalb des Ohrs in eine kleine mandelförmige Vertiefung (siehe ➤ Abb. 15.13). Diese Vertiefung liegt im kaudalen und anterioren Anteil der Squama temporalis und entspricht dem Corpus amygdaloideum. Unter dem Mittel-, Ring- und kleinen Finger spürt der Therapeut eine Furche, die dem Hippocampus entspricht (➤ Abb. 25.10 und ➤ Abb. 25.14). Dabei ist anzumerken, dass die Krümmung der Furche des Hippocampus individuelle Unterschiede aufweist: Manchmal ist die Krümmung horizontal etwas länger, ein anderes Mal ist die Konkavität der Krümmung stärker ausgeprägt, um sich der Form der Fornix cerebri anzupassen (siehe ➤ Abb. 15.12 und ➤ Abb. 15.13). Diese Unterschiede entdeckt man schrittweise mit der Palpation.

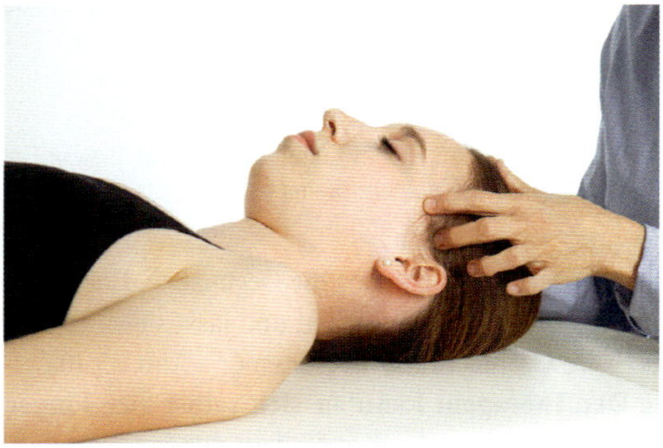

**Abb. 25.15** Lokalisation des Nucleus accumbens unter dem Zeigefinger und des Corpus amygdaloideum unter dem Mittelfinger.

Der Nucleus accumbens liegt unmittelbar superior und anterior der kleinen Vertiefung des Corpus amygdaloideum, die man am Übergang zwischen dem Os temporale und der Ala major des Sphenoids (siehe ➤ Abb. 15.10) findet. Lässt der Therapeut seinen Zeigefinger vom Corpus amygdaloideum ausgehend schräg nach anterior gleiten, spürt er eine Vertiefung, die dem Nucleus accumbens entspricht (➤ Abb. 25.15). Den Nucleus accumbens findet man auch, indem man vom lateralen Augenwinkel nach posterior gleitet, die erste Vertiefung entspricht der Ala major, die zweite unmittelbar danach, dem Nucleus accumbens.

## 25.3 Hintere Schädelgrube

### Prinzip

Funktioneller volumetrischer Ausgleich zur Normalisierung aller die hintere Schädelgrube bildenden Elemente: Hirnstamm, Kleinhirn und eventuell Gefäße und Hirnnerven. Die Normalisierung der hinteren Schädelgrube dient somit zum Ausgleich des Reptiliengehirns und trägt zur Normalisierung des sympathischen und parasympathischen Nervensystems bei.

### Position des Patienten

Rückenlage

### Position des Therapeuten

Der Therapeut sitzt am Kopfende der Behandlungsliege, er stützt seine Unterarme ab, legt die Spitzen von Mittel-, Ring- und kleinem Finger auf die Crista occipitalis externa unterhalb des Inions und nimmt Kontakt mit der Falx cerebelli auf. Seine Zeigefinger bewegen, je nach Bedarf, C1 oder C2 etwas nach kaudal. Seine Daumen am medialen Rand des Processus mastoideus üben leichten Gegendruck aus und öffnen über eine kleine Supinationsbewegung der Unterarme die Sutura occipitomastoidea. Diese Position beeinflusst die Blut- und Nervenzufuhr in die Zone sowie die Drainage (➤ Abb. 25.16 und ➤ Abb. 25.17).

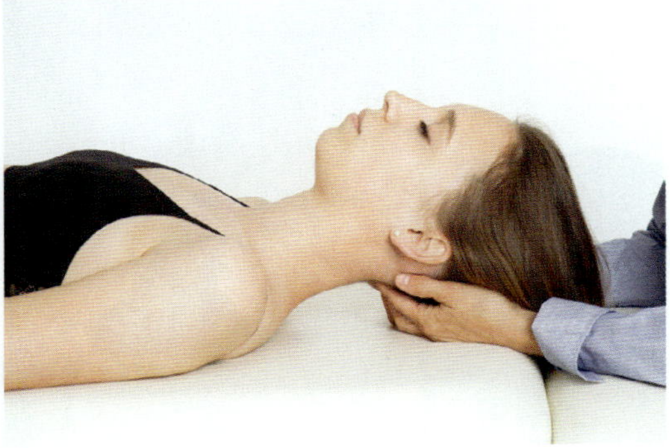

**Abb. 25.16** Normalisierung der hinteren Schädelgrube.

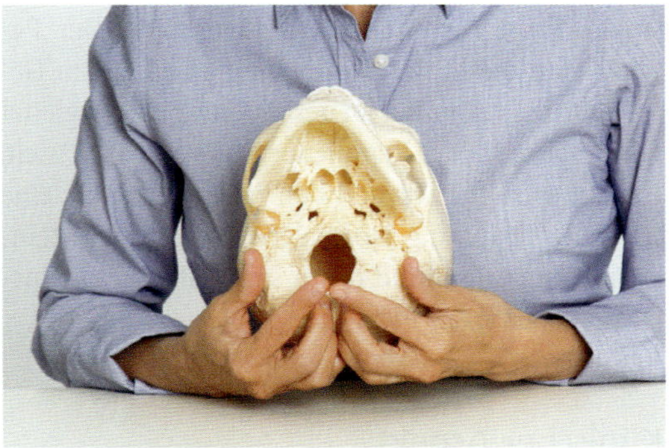

**Abb. 25.17** Handposition für die Normalisierung der hinteren Schädelgrube.

### Test und Technik

Der Therapeut nimmt über den Knochen Kontakt mit dem Volumen der Kleinhirnhemisphären auf. Er spürt nun keine knöcherne Struktur mehr, sondern eine Struktur mit weicher Konsistenz, die der des Großhirns ähnelt. Dabei stellt er eventuell fest, dass sich eine Hemisphäre retrahiert, angespannt oder atrophiert, die andere gestaut anfühlt. Er führt eine sanfte RST-Technik zwischen den beiden Hälften des Kleinhirns aus, stellt einen Dialog her und begleitet die beiden Volumina funktionell, dabei hält er die reziproke Spannung zwischen den beiden Hemisphären und die Öffnung der Sutura occipitomastoidea durch den kaudalen Zug an C1 aufrecht. Er wartet auf den Stillpunkt und den nachfolgenden Release der beiden Volumina und der anderen anfänglich unter Spannung gesetzten Strukturen.

Während des Dialogs gleicht sich das Volumen der ursprünglich retrahierten Kleinhirnhemisphäre manchmal zunächst zur anderen Seite hin aus, bevor es sich normalisiert und umgekehrt, so als müsste zunächst ein Druckausgleich stattfinden, bevor ein vollständiger Release der beiden Kleinhirnhemisphären stattfinden kann.

Während des Release spürt der Therapeut, wie seine Finger weiter in die Tiefe tauchen und sich das Zentrum der beiden Volumina zum Hirnstamm öffnet. Das Kleinhirn fühlt sich nun breiter und weiter an, Okziput und C1/C2 sind entspannter. Die beiden Hemisphären sollten nun in Form, Volumen und Textur gleich sein. Während des Release spürt man auch Wärme am Okziput, es entspannt sich und sinkt schwer Richtung Behandlungsliege. Der Patient kann diese Wärme, die häufig von einem Gefühl der Entspannung im gesamten Körper begleitet wird, spüren. Das Reptiliengehirn entspannt sich, der Stress lässt nach und der Patient verspürt eine tiefere Entspannung. Normalerweise folgt das Kleinhirn dem Okziput und dehnt sich während der Inspirationsphase des PRM aus.

### Klinischer Aspekt

Ich verwende diese Technik bei all meinen Patienten nach der Normalisierung der Dura mater cranialis und der SSB und vor der Korrektur der HWS und der BWS, da sie das Nervensystem und die Reaktionen des Reptiliengehirns normalisiert und große Auswirkungen auf die zerebrospinale Achse hat.

## 25.4 Großhirnhemisphären

Frontal- und Parietalkortex sind am Bewusstsein des eigenen Selbst, an der Fähigkeit gegenüber seiner Umwelt oder angesichts einer Stesssituation eine gewisse Distanz zu wahren und eine geeignet Antwort zu finden, beteiligt.

### Prinzip

Die globale Bewegung der beiden Hemisphären durch einen funktionellen, volumetrischen und reziproken Ausgleich stimulieren. Unter Stress kann eine Hirnhälfte dominieren oder nur noch im Alarmmodus funktionieren und sich mehr auf das Reptiliengehirn zurückziehen. Diese Technik ist somit bei Stress, nach einem schweren Trauma und einem posttraumatischen Schock sehr nützlich. Es handelt sich um eine globale Technik, die hilft, jene Zonen zu identifizieren, die in weiterer Folge behandelt werden müssen. Sie kann also sowohl an den Frontal- als auch an den Parietalkortex angepasst werden.

### Position des Patienten

Rückenlage

### Position des Therapeuten

Der Therapeut sitzt am Kopfende der Behandlungsliege, er stützt seine Unterarme auf und legt seine Hände auf die Kalvaria zu beiden Seiten der Sutura sagittalis und/oder metopica und kontaktiert die Hemisphären bzw. den Frontal- und/oder den Parietallappen (➤ Abb. 25.18).

### Test und Technik

Der Therapeut nimmt zunächst Kontakt mit dem Schädeldach auf und überprüft den Rhythmus. Falls er dabei knöcherne Dysfunktionen entdeckt, muss er diese vor seiner Arbeit am Gehirn korrigieren.

Er übt leichten elastischen Druck aus und erhält damit einen ersten Eindruck über die Resilienz der Hemisphären, gleichzeitig nimmt er ggf. auch Widerstände und Spannungen unter den Knochen oder ein Gefühl von Leere und/oder mangelnder Elastizität wahr.

#### Phase 1

Ausgehend vom Schädeldach dringt der Therapeut über die Palpation in die Tiefe vor und spürt – durch die Knochenschicht hindurch – die beiden Hemisphären. Der Kontakt mit dem Gehirn braucht Zeit, der Therapeut wartet, bis es ihm der Körper gestat-

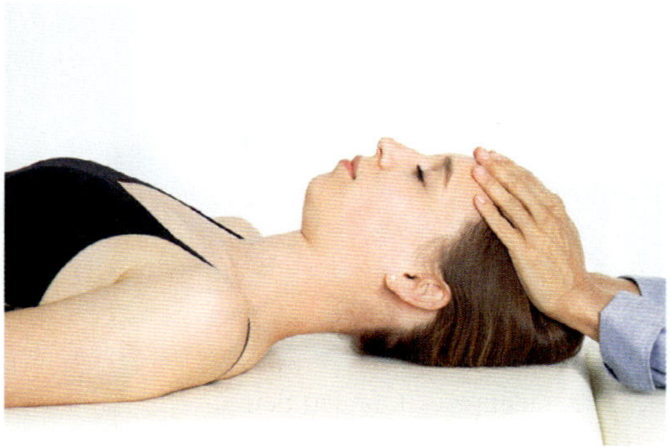

**Abb. 25.18** Stimulation der Großhirnhemisphären.

tet, in die Tiefe vorzudringen. Für diese Art der Palpation braucht man keine Kraft, aber großes Feingefühl. Nur so kann man mit den verschiedenen Schichten tatsächlich in Kontakt treten und sie nicht nur visualisieren. Der Therapeut nimmt mit einer anderen Realität, dem Gehirn, Kontakt auf. Dadurch verändern sich die Textur und die Bewegung unter der Hand.

Im Normalfall bewegen sich die Hemisphären synchron: Einroll-Expansionsbewegung nach anterior während der kranialen Inspiration und die Gegenbewegung während der kranialen Expiration.

Ist diese Bewegung nicht vorhanden, muss der Therapeut das Volumen jeder Hemisphäre ausgleichen, indem er, je nach Spannung, einen Dialog entstehen lässt, der zum Neutralpunkt führt. Wenn nur eine der beiden Hemisphären eine Dysfunktion aufweist, kann man die andere Hemisphäre als Fulcrum verwenden und den Dialog zwischen den Hemisphären so lange aufrechterhalten, bis der Stillpunkt erreicht ist.

Nachdem der Neutralpunkt erreicht wurde, sollte die Bewegung der Hemisphären harmonischer sein.

### Phase 2

Wenn bei der globalen Palpation eine retrahierte Zone wahrgenommen wird, die die Gesamtbewegung verlangsamt, muss diese Zone spezifisch behandelt werden. Dazu legt der Therapeut seine Hand direkt auf diese Zone, vertieft seine Palpation und folgt funktionell den Gewebespannungen, der Vibration oder der Flüssigkeitsbewegung bis ins Zentrum der Spannung, nimmt den Dialog bis zur Erreichung des Stillpunkts auf und wartet auf den Release.

Die globale Bewegung der Hemisphären sollte nach Beendigung der Technik ausladender und harmonischer sein.

## 25.5 Frontallappen

Die Frontallappen umfassen den lateralen und den medialen Präfrontalkortex (LPFC und MPFC) (siehe ➤ Abb. 16.4).

**ZUR ERINNERUNG**

Die Frontallappen sind Sitz verschiedener höherer kognitiver Funktionen: Bewusstsein, Fähigkeit zu symbolischem Denken und zur Abstraktion, die über die Assoziationssysteme ermöglicht wird. Damit sind die Frontallappen an der Entscheidungsfindung beteiligt. Der PFC spielt eine wichtige Rolle bei der Regulation der Emotionen, sein medialer Teil beruhigt die negativen emotionalen Reaktionen wie Angst und Furcht und die aus dem Cortex cingularis anterior kommenden Emotionen.

- Der LPFC wird durch die A. cerebri media und der MPFC durch die A. cerebri anterior versorgt.
- Der rechte PFC ist mehr an Angststörungen beteiligt, während der linke PFC mehr mit Depression in Bezug steht. Zudem lässt sich auch ein verringertes Volumen oder ein Gefühl von Retraktion des PFC feststellen.

### Prinzip

Die globale Bewegung der Frontallappen durch einen funktionellen volumetrischen Ausgleich und je nach Art der Spannung ankurbeln bzw. stimulieren: Atrophie, Retraktion, Stasen auf der Flüssigkeits- oder Energieebene. Diese Technik ist daher bei den meisten Patienten, die an mit Stress, Angst und Depression verbundenen Syndromen leiden, anzuwenden.

### Position des Patienten

Rückenlage

### Position des Therapeuten

Der Therapeut sitzt am Kopfende der Behandlungsliege, er stützt die Unterarme auf und legt seine Händen links und rechts zu beiden Seiten der Sutura sagittalis auf die Frontallappen. Vorsicht: Die Frontallappen enden nicht an der Sutura coronalis und der Präfrontalkortex umfasst nur den anterioren Teil des Os frontale (siehe ➤ Abb. 16.4). Der Therapeut sollte darauf achtet, dass sowohl der anteriore Teil als auch der laterale Teil der Frontallappen von seinen Händen bedeckt werden.

### Test und Technik

Der Therapeut begibt sich palpatorisch auf die Ebene der Frontallappen, um deren Textur und Volumen zu erfassen (➢ Abb. 25.19). Er vergleicht LPFC und MPFC, die sehr unterschiedlich sein können. Die Frontallappen sollten sich synchron bewegen: Einroll-Expansionsbewegung nach anterior während der kranialen Inspiration und Gegenbewegung während der kranialen Expiration. Ihre Textur sollte vergleichbar sein.

Liegt eine Dysfunktion vor, kann sich einer oder beide Lappen oder auch nur ein Teil der Lappen retrahiert, verdichtet, gestaut oder atrophiert anfühlen. Der Therapeut begleitet jeden Lappen funktionell mithilfe des Gewebe-Ecoute und je nach der mit den Händen wahrgenommenen Spannung (spiralförmige Spannung, Spasmus, Flüssigkeitsstau, Frequenz/energetische Vibration usw.) ins Gleichgewicht, geht einen Dialog mit den Spannungen ein, bis der Stillpunkt erreicht ist und der vollständige Release einsetzt.

Die globale Bewegung der Frontallappen sollte nach Beendigung der Technik ausladender und harmonischer sein und sich nicht mehr verlangsamt anfühlen.

- Wenn die Spannung oder die Atrophie des LPFC weiter besteht, behandelt der Therapeut die A. cerebri media, während er die Spannung bis zum Release überwacht (siehe Arterientechniken ➢ Kap. 26).
- Wenn die Spannung oder Atrophie des MPFC weiter besteht, führt man die Technik für die A. cerebri anterior aus, während man die Spannung bis zum Release überwacht (siehe Arterientechniken ➢ Kap. 26).

**Es ist ein großartiges Gefühl, wenn sich retrahierte oder atrophierte Zonen während der Arterientechnik unter unserer Hand auszudehnen beginnen.**

## 25.6 Parietallappen

**ZUR ERINNERUNG**

Die Parietallappen sind gemeinsam mit dem LPFC an der Stressreaktion beteiligt.
Sie beeinflussen, wenn sie eine Dysfunktion aufweisen, auch die Permeabilität der Darmbarriere und spielen eine Rolle bei der Art, wie Menschen auf viszerale Sensibilität, auf Furcht und Angst reagieren [1].

### Prinzip

Die globale Bewegung der Parietallappen wird durch einen volumetrischen Spannungsausgleich stimuliert.

### Position des Patienten

Rückenlage

### Position des Therapeuten

Der Therapeut sitzt am Kopfende der Behandlungsliege, er stützt die Unterarme auf und legt seine Hände links und rechts zu beiden Seiten der Sutura sag-

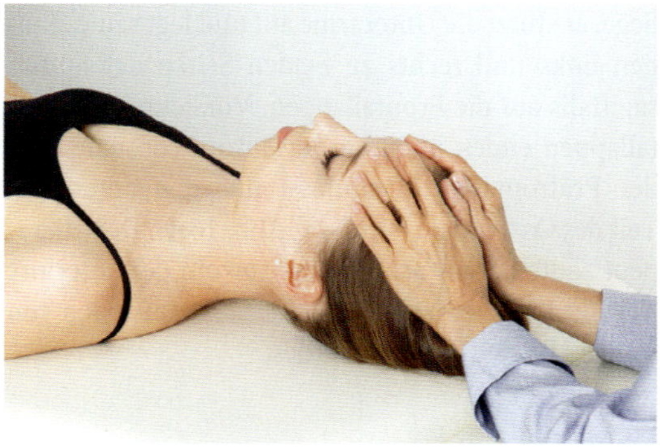

**Abb. 25.19** Normalisierung der Frontallappen.

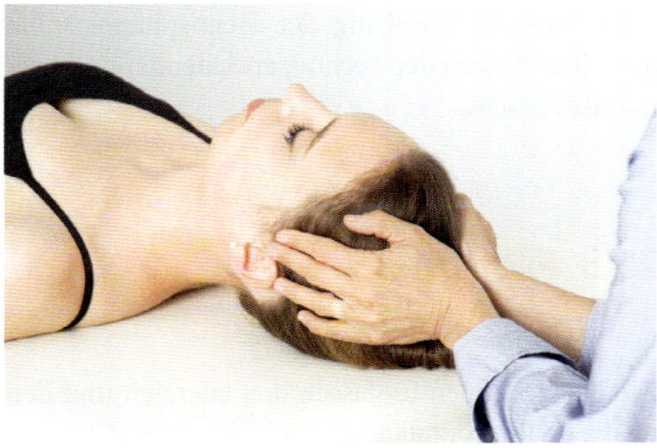

**Abb. 25.20** Normalisierung der Parietallappen.

ittalis (➤ Abb. 25.20) auf die Parietallappen. Sie befinden sich hinter den Frontallappen, die nicht an der Sutura coronalis enden, und vor der Squama occipitalis.

### Test und Technik

Gleiches Prinzip wie bei den Frontallappen:
- Beurteilung der globalen volumetrischen Bewegung
- Normalisierung des oder der Lappen mit einer funktionellen Technik in Richtung Leichtigkeit
- Ggf. Normalisierung einer präzisen Spannung im Inneren einer der beiden Lappen (Spannung, Retraktion, Stauung, Atrophie)
- Am Ende der Technik wird überprüft, ob sich die beiden Lappen synchron in die Expansion (kraniale Inspiration) bzw. die Retraktion (kraniale Expiration) bewegen
- Ggf. Normalisierung der A. cerebri media (LPFC) und der A. cerebri anterior (MPFC).

## 25.7 Hirnstamm

Im Hirnstamm werden viele Neurotransmitter freigesetzt. Er ist auch der Sitz der motorischen Kerne des N. vagus und der viszerosensiblen Bahn. Seine Integrität ist v. a. für die Gesundheit des Nervensystems sehr wichtig.

Der Frontalkortex macht eine Einroll-Expansionsbewegung nach anterior während der kranialen Inspiration und die Gegenbewegung während der kranialen Expiration. Die Kleinhirnzone folgt der Bewegung des Okziputs in Flexion und Extension bzw. Expansion und Retraktion.

Bevor man die spezifische Technik für Hirnstamm und Thalamus in Angriff nimmt, sollte man die hintere Schädelgrube und die Frontallappen überprüfen und, falls erforderlich, mit den entsprechenden Techniken behandeln.

### Prinzip

Die Bewegung des Hirnstamm und des Thalamus stimulieren, indem man
- eine differenzielle kraniokaudalen Gleitbewegungen der anterioren und posterioren Sphäre im Verhältnis zum Hirnstamm ausführt,
- in kranialer Position eine Öffnungsbewegung der anterioren und posterioren Sphäre durchführt, um zu überprüfen, ob der Thalamus sich tatsächlich nach kaudal bewegen kann.

Ich verwende diese Technik üblicherweise zur schnellen Diagnose, um zu wissen, ob das Nervensystem insgesamt gut funktioniert, da diese verschiedenen Strukturen mit zahlreichen Funktionen verbunden sind.

### Position des Patienten

Rückenlage

### Position des Therapeuten

Der Therapeut sitzt am Kopfende der Behandlungsliege und positioniert eine Hand so unter dem Okziput, dass die Finger nach kaudal gerichtet sind und unterhalb der Linea nuchae unter dem Kleinhirn liegen. Er legt seine zweite Hand mit leicht gespreizten Fingern auf das Os frontale unmittelbar oberhalb der Augenbrauen und damit auf den Präfrontalkortex, die Finger sind nach kaudal gerichtet (➤ Abb. 25.21).

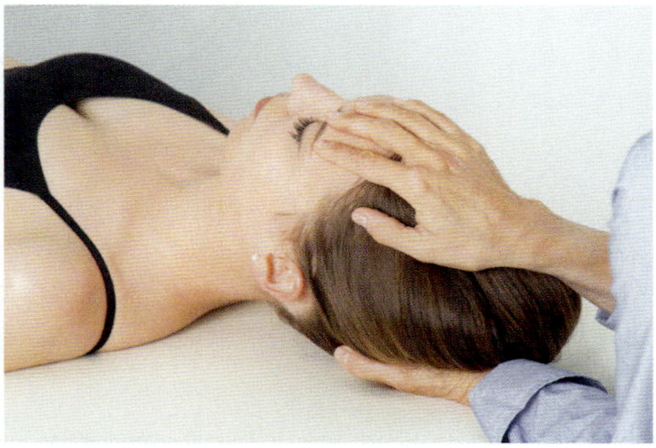

**Abb. 25.21** Hirnstamm – Phase 1: Ausgleich und Normalisierung des Präfrontalkortex und des Kleinhirns.

## Test und Technik

### Phase 1: Ausgleich und Normalisierung des Präfrontalkortex und des Kleinhirns

Der Therapeut senkt seine Palpation in die Tiefe, um die Frontallappen und das Kleinhirn zu palpieren. Er achtet darauf, die beiden Strukturen nicht gegeneinander zu komprimieren.

Er folgt zunächst dem von PFC und Kleinhirn präsentierten Schema, das oft viel klarer erkennbar ist, als wenn man die beiden Strukturen einzeln testet. Atrophien und Spannungen lassen sich in dieser Position leichter finden und auch der Dialog zwischen den beiden Strukturen ist leichter möglich.

Der Therapeut bewegt jede Hand mit einer funktionellen Technik in Richtung Leichtigkeit bis ins Zentrum der Dysfunktion des Frontallappens und des Kleinhirns, und zwar durch seine Präsenz und nicht durch Kraft. Er wartet auf den Stillpunkt und folgt dann jeder Hand bis ans Ende der Ausrollbewegung des Spannungsprozesses und der Rückkehr der Flexions-Extensionsbewegung des Frontallappens und des Kleinhirns (➤ Abb. 25.21).

### Klinischer Aspekt

Manchmal findet man eine Dysfunktion des linken PFC und des linken Kleinhirns. Manchmal kreuzen sich die Dysfunktionen. Sie können sich auch als Festigkeit unter der Hand manifestieren, vor allem nach direkten Schlägen, die auch die knöcherne Struktur umfassen. Meist jedoch hat man den Eindruck, dass die Hand auf der Dysfunktionsseite in die atrophierte oder retrahierte Zone hineingezogen wird.

### Phase 2: Auf- und Abwärtsbewegung des Hirnstamms

Nach der Phase 1 führt der Therapeut mit beiden Händen gleichzeitig eine Einrollbewegung (keine Kompression) der anterioren und posterioren Sphäre gegenüber dem Hirnstamm durch (➤ Abb. 25.22a).

Sobald die beiden Hände eingerollt (und nicht komprimiert) sind, führt der Therapeut mit beiden Händen gleichzeitig eine Gleitbewegung nach kaudal (➤ Abb. 25.22b) und anschließend nach kranial (➤ Abb. 25.22c) aus, um eine differenziale Gleitbewegung des Hirnstamms zu erzeugen.

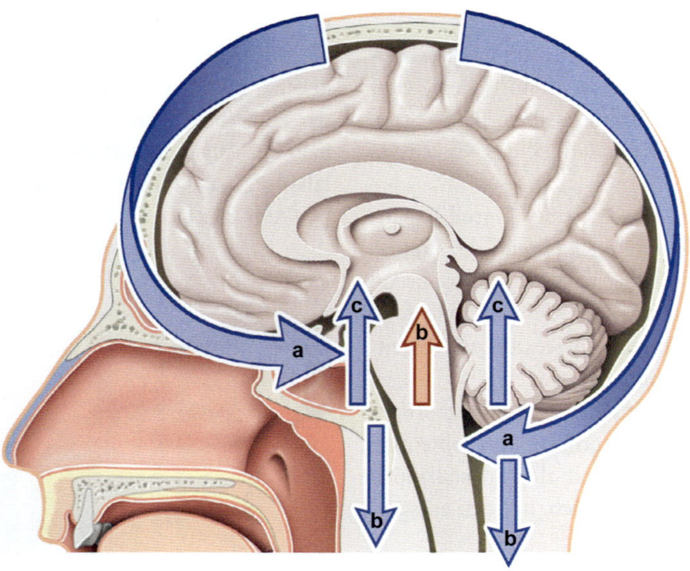


**Abb. 25.22** Test des Hirnstamms. a. Einrollbewegung der anterioren und posterioren Sphäre gegenüber dem Hirnstamm. b. Gleichzeitige Bewegung beider Hände in kaudaler Richtung und differenziale Gleitbewegung des Hirnstamms in kranialer Richtung. c. Gleichzeitige Bewegung der beiden Hände in kranialer Richtung.

Dabei spürt er eventuell eine Bewegungsrestriktion nach anterior oder posterior. Diese Restriktion kann auch nur auf einer Seite (rechts oder links) wahrgenommen werden. Der Therapeut führt eine reziproke Spannungstechnik an der eingeschränkten Zone oder leichte direkte *Recoils* aus, um die Bewegung in der gewünschten Richtung anzustoßen. Wichtig ist, dass der Therapeut den *Recoil* durch die Bewegung seines Körpers erzeugt, seine Hände und Ellenbogen bleiben mit den Strukturen verbunden. Dies macht die Technik für den Patienten viel angenehmer, da mit den Händen oder Unterarmen ausgeführte *Recoils* oft als zu brüsk und unangenehm wahrgenommen werden.

Am Ende der Technik sollten die beiden Hände während der Einrollbewegung gleichzeitig gegenüber dem Hirnstamm leicht nach oben und unten gleiten, und zwar mit gleicher Amplitude in beide Richtungen.

### Phase 3: Globale und individuelle Bewegung des Thalamus stimulieren

Nachdem der Therapeut durch die bilaterale Gleitbewegung seiner Hände nach kranial die freie Beweglichkeit des Hirnstamm nach kaudal erreicht hat, öffnet er in dieser Position die Hände und erzeugt eine Extensionsbewegung der anterioren und posterioren Sphäre. Diese Bewegung befreit den Thalamus in kaudaler Richtung, sodass er gegenüber den über ihm liegenden Strukturen frei beweglich ist. Wenn eine Mobilitätseinschränkung vorliegt, führt der Therapeut eine reziproke Spannungstechnik aus und wartet auf die Entspannung der Zone. Diese Bewegung wird auf zwei Arten gespürt (➤ Abb. 25.23): über ein kaudales und bilaterales differenziales Gleiten des Thalamus gegenüber der anterioren und posterioren Sphäre und durch das relative Einsinken der Handfläche am Vertex, ein Hinweis, dass der Thalamus beidseits nach unten gleitet.

Nochmals, leichte *Recoils,* die durch den Körper des Therapeuten und nicht mit seinen Händen ausgeführt werden, können verwendet werden, entweder durch Öffnen der Hände gegenüber dem linken oder rechten Thalamus, oder leichter über den Vertex mit den Handflächen nach kaudal, um die Abwärtsbewegung des Thalamus zu unterstützen, wenn sich der Vertex bei dieser Bewegung fest anfühlt.

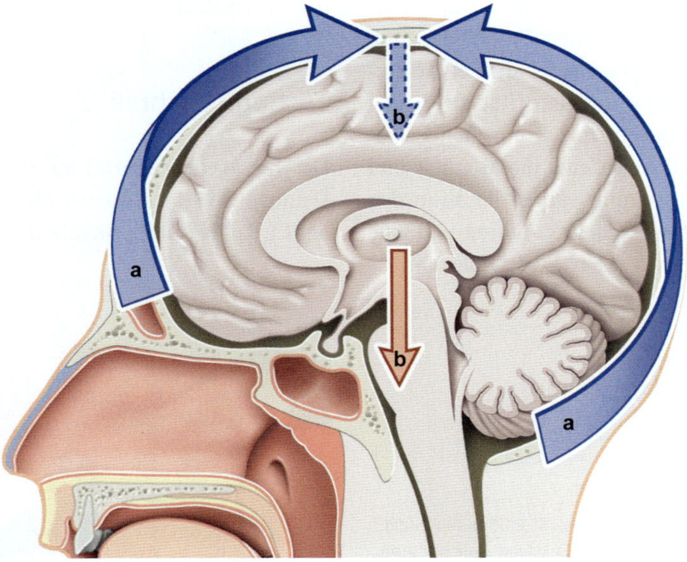


**Abb. 25.23** Mobilitätstest für den Thalamus.
a. Durch bilaterales kaudales und differenziales Gleiten des Thalamus gegenüber der anteroposterioren Sphäre. b. Durch das relative Einsinken der Handfläche am Vertex, das das bilaterale Absinken des Thalamus erkennen lässt.

### Nachtesten

Der Therapeut kann den Test für die Auf- und Abwärtsbewegung und die reziproken Spannungstechniken wiederholen, bis die vollständige Beweglichkeit des Hirnstamms wiederhergestellt ist. Wenn die Spannung jedoch sehr stark ist, sollte man bereits nach den ersten Verbesserungen zur Ausgleichstechnik übergehen und die Behandlung beim nächsten Termin fortsetzen. Diese drei Phasen der Technik für den Hirnstamm und den Thalamus sollten in der Praxis nicht mehr als 30 bis 60 Sekunden in Anspruch nehmen. Es handelt sich um sehr sensible Zonen, die mit großer Genauigkeit und Präzision und ohne zu lange zu verweilen, behandelt werden sollten.

Die ungehinderte Gleitbewegung ist immer auch ein Zeichen für das gute Funktionieren des ZNS, der Neurotransmitter und der Nervenkerne des N. vagus. Selbst wenn der Patient unter großem Stress steht und sowohl die Nebennieren als auch das Corpus amygdaloideum starken Spannungen ausgesetzt sind, kann er sich von diesem Stress gewöhnlich schnell erholen, wenn der Hirnstamm in seiner Bewegung frei ist.

### Phase 4: Motilität, Reharmonisierung

Der Therapeut bleibt auf dem gleichen Palpationsniveau. Er nimmt Kontakt mit der Motilität der anterioren und posterioren Sphäre auf, indem er die Einroll-Expansionsbewegung und ihre Rückbewegung wahrnimmt. Ein Therapeut mit sehr feinen Palpationsfähigkeiten kann gleichzeitig die Motilität und den Anstieg des Hirnstamms spüren. Er kann den Ausgleich auch bis zum Stillpunkt führen und eine größere und harmonischere Bewegung einleiten.

## 25.8 Cortex cingularis

**ZUR ERINNERUNG**

Der Cortex cingularis anterior (CCA) ist eine Schnittstelle zwischen Emotion und Kognition. Er ist an den höheren Funktionen wie der Selbstkontrolle, der Konzentration auf das Lösen von Problemen, der Anerkennung eigener Fehler, der Förderung angepasster Reaktionen auf Stressfaktoren beteiligt. Die Atrophie des CCA spielt eine Rolle bei Stimmungsstörungen (Angst, Depression) chronischen Schmerzen, v. a. im Becken, wobei mehr der rechte CCA betroffen ist, und bei posttraumatischen Belastungsstörungen. Er wird durch die A. cerebri anterior vaskularisiert.

### Anatomie

Siehe ➤ Abb. 16.6

### Position des Patienten

Rückenlage

### Position des Therapeuten

Der Therapeut sitzt am Kopfende der Behandlungsliege, er stützt seine Unterarme auf und legt seine Hände zur Palpation auf das Kranium, seine Daumen berühren sich an der Mittellinie zu beiden Seiten des oberen Drittels der Sutura metopica und der Sutura sagittalis (➤ Abb. 25.24). Wenn er sich nicht sicher ist, was die Lokalisation des Cortex cingularis betrifft, sollte er den Abschnitt über die Lokalisation der Gehirnstrukturen nochmals lesen.

### Test und Technik

Der Therapeut überprüft mit leichtem Druck seiner Daumen die verschiedenen Abschnitte des CCA und des CCP. Der Cortex cingularis sollte sich leicht und

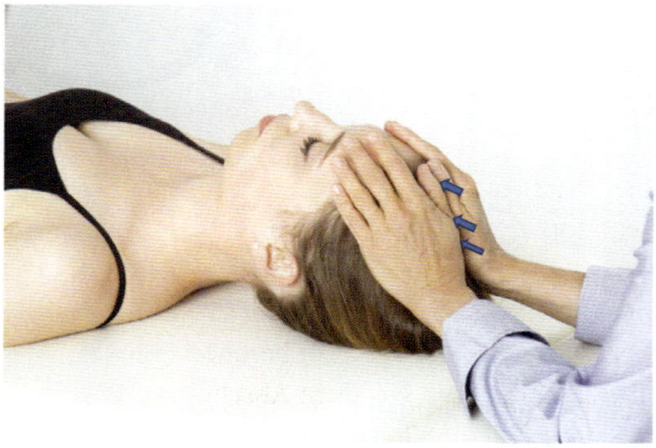

**Abb. 25.24** Technik für den Cortex cingularis.

ohne Widerstand komprimieren lassen bzw. sich weder dicht noch atrophiert anfühlen.

Falls erforderlich, folgt er der Spannung bis zum Stillpunkt und der nachfolgenden Entspannung. Er verwendet kleine *Recoils* an den verdichteten Zonen. Diese Region reagiert gut auf *Recoils*. Wenn der Therapeut jedoch ein Gefühl von Leere verspürt, die möglicherweise mit einer Atrophie oder Retraktion verbunden ist, begibt er sich palpatorisch zunächst ins Zentrum dieser Spannung, folgt ihr funktionell, um eine Entspannung zu erzeugen und normalisiert anschließend ggf. die A. cerebri anterior. Bei der Normalisierung der Arterie sollte er ein Anschwellen der Region wahrnehmen.

## 25.9 Corpus callosum

### Anatomie

Das Corpus callosum ist die wichtigste Verbindung zwischen den Hemisphären. Es besteht aus einem Bünden an Axonen, die die beiden Gehirnhälften verbinden (siehe ➤ Abb. 16.7).

### Prinzip

Die Fähigkeit der interhemisphärischen Kommunikation funktionell durch eine reziproke Spannungstechnik am Corpus callosum fördern. Dabei sollten vorher die Hemisphären und der Cortex cingularis behandelt werden, um sie gegenüber dem Corpus callosum auszugleichen.

### Position des Therapeuten

Der Therapeut sitzt am Kopfende der Behandlungsliege, stützt die Unterarme auf und legt seine Händen zu beiden Seiten der Mittellinie, die die beiden Hemisphären trennt, auf das Schädeldach. Seine Daumen und Daumenballen berühren sich. Zur Behandlung der verschiedenen Abschnitte des Corpus callosum können die Daumen entlang der Mittellinie nach anterior oder posterior bewegt werden (siehe Lokalisation von Corpus callosum und Corpus cingularis anterior und posterior).

### Test und Technik

Der Therapeut bringt seine Daumen in eine leichte Pronation und senkt seine Palpation in die Tiefe zwischen die Hemisphären, bis er unter dem Cortex cingularis das Corpus callosum wahrnimmt. Das Corpus callosum fühlt sich wie ein Trampolin an, ist weniger schwammig als die Hemisphären und der Cortex cingularis und hat eine Spannung, die zurückdrängt, abstößt.

Der Therapeut überprüft zunächst die Elastizität des Corpus callosum, indem er am Genu im Bereich des Frontallappens beginnt, zum Truncus und schließlich zum Splenium (distaler Anteil) weitergleitet und dabei zwischen seinen Daumen eine leichte Spannung erzeugt. Er folgt mit seiner Aufmerksamkeit dem Verlauf des Corpus callosum auf der Suche nach einer Dysfunktion. Die Spannung des Corpus callosum zeigt sich unter den Daumen durch eine erhöhte lokale Spannung und dadurch, dass sich eine der Hemisphären weniger gut trennen lässt. Der Therapeut führt am Punkt der erhöhten Spannung eine reziproke Spannungstechnik aus, indem er die Hemisphären voneinander trennt und mit der unter den Daumen im Corpus callosum vorhandenen Spannung in einen Dialog eingeht und diesen bis zum Stillpunkt und der anschließenden Entspannung fortführt (➤ Abb. 25.25).

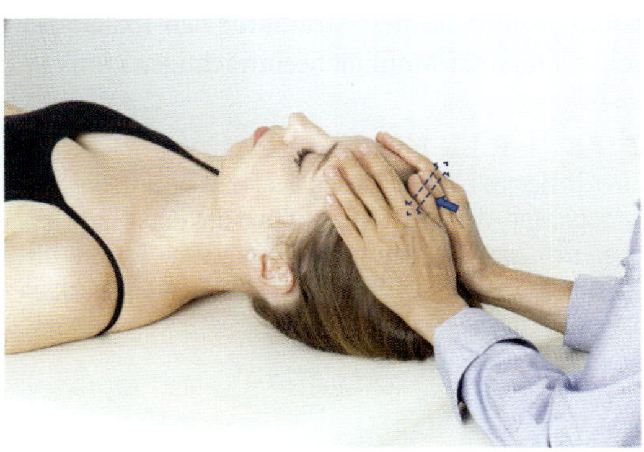

**Abb. 25.25** Normalisierung des Corpus callosum. Leichte Pronationsbewegung, um weiter in die Tiefe vorzudringen und reziproke Spannung durch leichtes Spreizen der Daumen.

**Ich konnte diese Palpation im Rahmen einer Dissektion sowohl am Exokranium als auch am Gehirn verifizieren. Sie erwies sich als richtig.**

Während der Korrektur kann man den Patienten ersuchen, sich einen Lichtpunkt vorzustellen, der von einer Seite des Gehirns zur anderen wandert und dabei die zentrale Balkenzone überquert, um die interhemisphärische Konnektivität zu fördern. Die Visualisierung sollte auf der gesunden Seite (mobilere Hemisphäre, die sich öffnen lässt) beginnen und dann auf der anderen Seite fortgesetzt werden. Interessant ist, dass die Visualisierung und der Wechsel des Lichtpunkts zur anderen Hemisphäre praktisch immer gleichzeitig mit der vollständigen Normalisierung der behandelten Zone erfolgt.

Nachdem die Zone gelöst wurde, kann ggf. ein Ausgleich der beiden Hemisphären durchgeführt werden.

## 25.10 Thalamus

Der Thalamus ist eine paarige anatomische Struktur im Diencephalon. Die beiden Thalamus sind ungefähr 5,7 cm lang und liegen symmetrisch zu beiden Seiten des 3. Ventrikels, deren laterale Wände sie bilden (siehe ➤ Abb. 15.12). Der Thalamus befindet sich zwischen dem Corpus callosum und dem Hirnstamm (siehe ➤ Abb. 25.22).

Es müssen also zunächst der Hirnstamm, das Corpus callosum und der Neocortex behandelt werden, bevor man die spezifische Behandlung des Thalamus beginnt, da diese Strukturen den Thalamus in seiner Mobilität/Motilität beeinträchtigen können.

**ZUR ERINNERUNG**

Der Thalamus kann langfristig aufgrund einer Depression atrophieren, der linke Thalamus und das Putamen scheinen sich auch bei einer ersten depressiven Episode zusammenzuziehen (Retraktion). Der Thalamus ist auch an Angststörungen beteiligt.

### Prinzip

Die Mobilität/Motilität des Thalamus mit einer funktionellen Technik stimulieren.

### Position des Patienten

Rückenlage

### Position des Therapeuten

Der Therapeut sitzt am Kopfende der Behandlungsliege, stützt seine Unterarme auf und legt seine Hände zu beiden Seiten der Sutura sagittalis, also über den Hemisphären auf das Schädeldach. Seine Daumenballen berühren sich im Zentrum des Vertex und überdecken die Sutura sagittalis an der hinter Bregma wahrzunehmenden Vertiefung (➤ Abb. 25.26).

### Test und Technik

#### Phase 1: Ansatz über das Schädeldach

Der Therapeut begibt sich palpatorisch auf die Ebene des Gehirns und überwindet mit seiner Präsenz das Corpus callosum, um in seinem Zentrum die Textur des Thalamus sowie seine Motilitätsbewegung (Aufsteigen-Expansion, Absenken-Retraktion) wahrzunehmen. Dabei kann er unter den Daumenballen Abweichungen in Spannung und Textur erkennen, die die lokale Motilität des Thalamus beeinträchti-

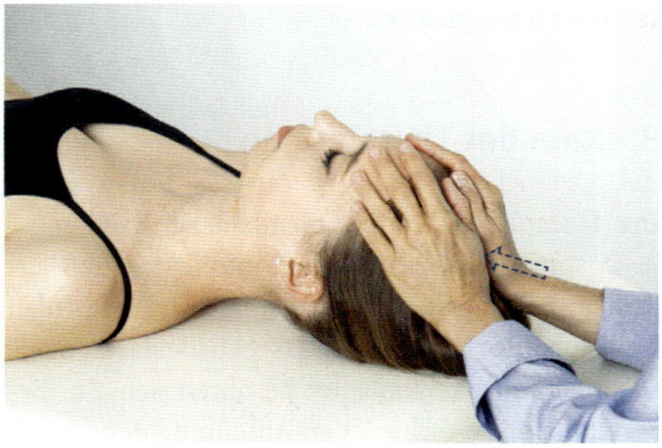

**Abb. 25.26** Thalamus: Zugang über das Schädeldach mit den Daumenballen.

gen. In diesem Fall muss die Zone spezifisch behandelt werden. Oft ist ein Thalamus betroffen, mit mehr Spannung auf der linken oder rechten Seite, anterior oder posterior.

Der Therapeut konzentriert seine Aufmerksamkeit auf das Zentrum der Dysfunktion (Spannung, Retraktion, Flüssigkeits- oder energetische Stase). Er folgt entweder der Spannung oder den Bewegungen der Flüssigkeits- oder energetischen Stase, um zum Zentrum der Dysfunktion zu gelangen. Er begibt sich in einen Dialog mit den vorhandenen Spannungen, bis er den Stillpunkt erreicht und die Zone sich entspannt. Anschließend harmonisiert er die Bewegung zwischen Aufsteigen-Expansion und Absenken-Retraktion, bis zwischen der kranialen Inspirations- und Expirationsbewegung ein Gleichgewicht spürbar wird. Die globale Bewegung der beiden Thalamus sollte nach Ende der Technik umfassender und harmonischer sein. Die Mobilität des Thalamus sollte vor dieser Technik mit der Technik für den Hirnstamm und den Thalamus stimuliert werden.

Eine Spannung im Corpus callosum und im Thalamus kann sich auf die Liquorfluktuation im 3. Ventrikel auswirken. Meiner Meinung nach sollte man vor einer Flüssigkeitstechnik am 3. Ventrikel überprüfen, ob die Mobilität/Motilität des Thalamus vorhanden ist, da die Pumpbewegung des 3. Ventrikels andernfalls automatisch gestört wird.

Bei Spannungen am Gehirn kann man immer auch eine *Focusing*-Technik machen, um auch Emotionen zu lösen.

## Variante

Der Thalamus kann auch von lateral, zu beiden Seiten des Kraniums unter dem Corpus callosum palpiert werden (Handposition siehe ➤ Abb. 25.27) und über die Effleurage-Technik genau lokalisiert werden (siehe ➤ Abb. 25.10b). Die Finger werden dabei seitlich in den Abdruck des Thalamus gelegt und dieser in die Tiefe palpiert. Diese Position kann auch verwendet werden, wenn Spannungen auf diese Weise besser zu behandeln sind.

## Phase 2: Ansatz über die Gefäße

Wenn sich eine retrahierte oder atrophierte Zone nicht löst, sollte man die Gefäßversorgung untersuchen (siehe ➤ Abb. 15.6) und zunächst die A. cerebri posterior und die A. choroidea posterior testen, indem man die A. vertebralis in Spannung bringt und eine ipsilaterale Rotation (RST an der A. cerebri posterior) und zusätzlich eine leichte Seitneigung zur Gegenseite durchführt, um die A. choroidea posterior zu erreichen (➤ Abb. 25.27). Im Anschluss testet man die A. communicans posterior mit einem Fixpunkt an der A. carotis interna und einer ipsilateralen Rotation des Kopfes und führt anschließend eine kontralaterale Seitneigung aus, um den R. thalamicus (➤ Abb. 25.28) (siehe Arterientechniken ➤ Kap. 26) zu erreichen. Wenn bei diesen Bewegungen eine Mobilitätseinschränkung in der durch

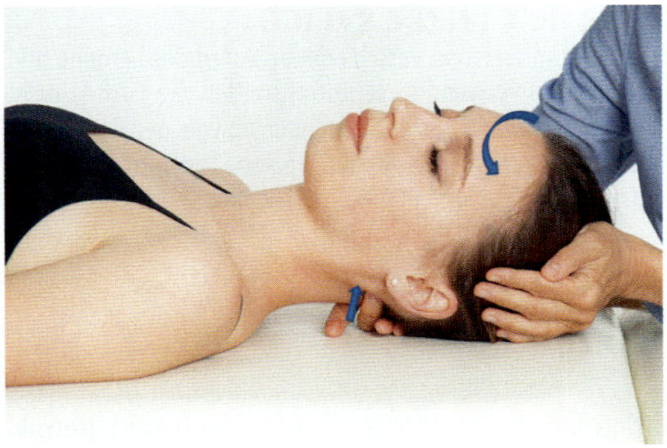

**Abb. 25.27** Thalamus: lateraler Zugang und Spannung der A. cerebri posterior und der A. choroidea posterior. Fixpunkt auf der A. vertebralis im Trigonum arteriae vertebralis und ipsilaterale Rotation des Kopfes, für die A. choroidea posterior zusätzlich leichte kontralaterale Seitneigung am Ende der Bewegung.

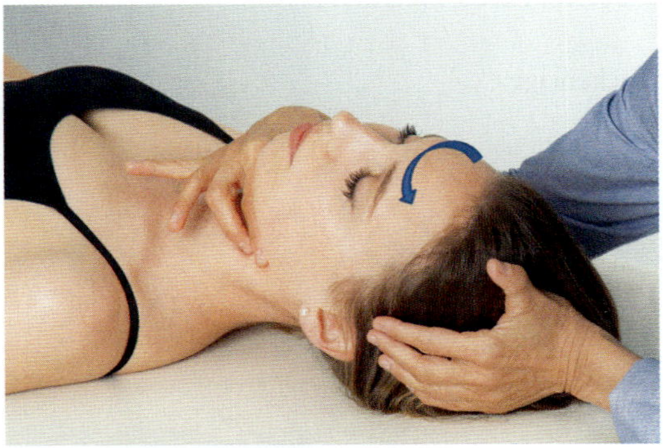

**Abb. 25.28** Thalamus: lateraler Zugang und Spannung an der A. communicans posterior. Fixpunkt auf der A. carotis interna und ipsilaterale Rotation des Kopfes, anschließend Seitneigung zur Gegenseite (auf dem Foto nicht dargestellt), um den R. thalamicus in Spannung zu bringen.

die Spannung der Arterie erzeugten Bewegung festgestellt wird oder wenn die lokale Spannung des Thalamus zunimmt, ist das ein Hinweis auf eine arterielle Dysfunktion des Thalamus. Nach der Behandlung der Gefäße, verändert sich der Thalamus unter unseren Händen.

## 25.10.1 Putamen

Das Putamen ist ein rundliche Struktur, die zu beiden Seiten des Thalamus und medial der Insula, die größer und oberflächlicher ist, liegt (siehe ➤ Abb. 15.8).

**ZUR ERINNERUNG**

Das Putamen ist an verschiedenen Arten des Lernens beteiligt und verwendet Neurotransmitter wie GABA, ACh und Endorphine. Es scheint ebenso wie der Thalamus durch eine erste depressive Episode beeinträchtigt zu werden.

### Prinzip

Stimulation der Motilität (Expansion und Retraktion) des Putamen. Aktivierung der dysfunktionalen Zonen und ihrer Versorgung durch die A. cerebri anterior im anterioren Abschnitt und die A. cerebri media im posterioren Abschnitt.

### Position des Patienten

Rückenlage

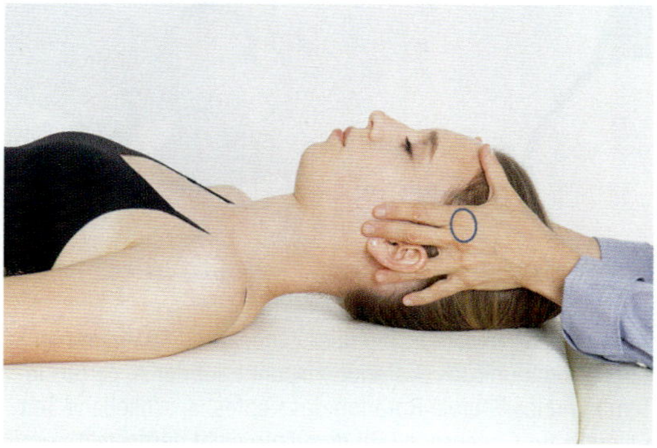

**Abb. 25.29** Normalisierung des Putamen.

### Position des Therapeuten

Der Therapeut sitzt am Kopfende der Behandlungsliege, stützt seine Unterarme ab und legt seine Finger beidseits an das Kranium, wobei die Metakarpophalangealgelenke das Putamen unter dem Corpus callosum anterior und medium bedecken. Die Daumen bilden ein Fulcrum (➤ Abb. 25.29).

### Test und Technik

#### Phase 1: Spezifischer Ansatz

Der Therapeut senkt sein Palpationsniveau bilateral ins Zentrum des Gehirns, medial der Insula, die das Putamen großflächig überdeckt und kontaktiert die typisch rundliche Form des Putamen zu beiden Seiten des Thalamus. Der Therapeut kann auch beim globalen Ecoute-Test der SSB oder des Gehirns von dieser Zone angezogen werden.

Das Putamen sollte eine bilaterale synchrone Expansion während der kranialen Inspiration und eine Retraktion während der kranialen Expiration zeigen. Wenn diese Motilitätsbewegung nicht vorhanden ist, sollte der Therapeut Kontakt mit der Spannungs- oder Retraktionszone aufnehmen. Dabei folgt er mittels Ecoute dem Spannungsverlauf, um ins Zentrum der Spannung/Dysfunktion vorzudringen, bis der Stillpunkt erreicht ist und eine Entspannung einsetzt. Wenn diese Spannung mehr einen Flüssigkeits- und/oder energetischen Charakter hat, folgt der Therapeut mittels Ecoute dem Prozess in Richtung Dysfunktion bis zum Stillpunkt.

#### Phase 2: Ansatz über die Gefäße

Wenn die Spannung weiter besteht, bringt der Therapeut die A. cerebri anterior und anschließend die A. cerebri media in Spannung und überwacht die Wirkung auf das Putamen (siehe Arterien-Technik ➤ Kap. 26). Anschließend harmonisiert er die Expansions-/Retraktionsbewegung, um das Gleichgewicht zwischen der kranialen Inspirations- und Expirationsbewegung wieder herzustellen.

**Manchmal ist es für Anfänger schwierig, zwischen dem Putamen, das zu beiden Seiten den weiter zentral liegenden Thalamus überdeckt, und**

**dem Thalamus selbst oder der großflächigeren und oberflächlicheren Insula zu unterscheiden. Die Technik kann auch globaler ausgeführt werden und beide Regionen umfassen. Mit etwas Praxis lernt der Therapeut, die beiden Strukturen problemlos zu unterscheiden. Die Insula hat die typische Muschelform, während das Putamen rundlicher und weniger breit ist und weiter in der Tiefe liegt.**

## 25.11 Temporallappen

### Prinzip

Funktioneller, volumetrischer und reziproker Ausgleich der beiden Temporallappen.

Stimulation der globalen Bewegung der Temporallappen, mit dem Ziel, die in der Tiefe liegenden Strukturen des limbischen Systems zu normalisieren, die bei der Palpation erkennbar werden.

**ZUR ERINNERUNG**

Das limbische System ist für die Emotionen und die Überlebensreaktionen verantwortlich.

### Position des Patienten

Rückenlage

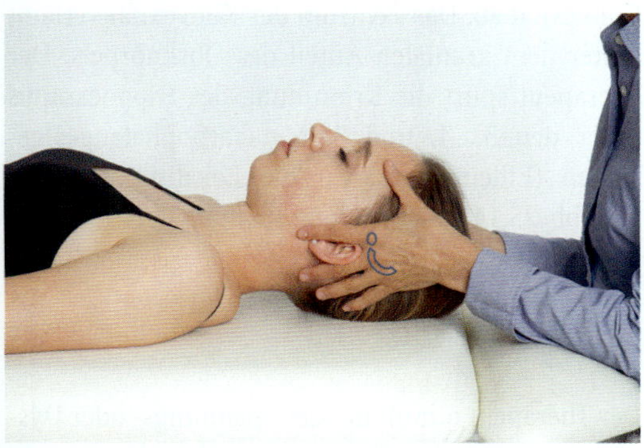

**Abb. 25.30** Normalisierung der Temporallappen. Corpus amygdaloideum und Hippocampus können sich aufgrund ihrer Spannung innerhalb des Temporallappens unter der Hand abzeichnen.

### Position des Therapeuten

Der Therapeut sitzt am Kopfende der Behandlungsliege, die Unterarme abgestützt, und legt Mittel-, Ring und kleinen Finger beidseits knapp hinter die Ohren, den Zeigefinger vor die Ohren (➤ Abb. 25.30).

### Test und Technik

Der Therapeut nimmt Kontakt mit der Textur und dem Rebound des Temporalkortex auf. Dabei kann sich eine Seite fester und weniger expansiv anfühlen. Während des Ecoute sollten sich die Temporallappen in der kranialen Inspiration in die Außenrotation/Expansion öffnen und in der Expiration wieder in die Gegenrichtung zurückkehren. Wenn eine Dysfunktion vorliegt, kann einer oder beide Lappen oder ein Teil dieser Lappen sich retrahiert, verdichtet, gestaut oder atrophiert anfühlen. Der Therapeut begleitet jeden Lappen funktionell mithilfe des Gewebe-Ecoute und je nach wahrgenommener Spannung in seine bevorzugte Richtung, geht einen Dialog mit den Spannungen ein, bis der Stillpunkt eintritt und sich die Zone vollständig entspannt.

### Klinischer Aspekt

Wenn im Bereich des Corpus amygdaloideum und/ oder des Hippocampus eine Spannung oder eine Atrophie vorhanden ist, spürt man im Inneren des Temporallappens diese Spannung, die exakt der Form der Strukturen entspricht. Die Form des Corpus amygdaloideum und des Hippocampus sind leicht erkennbar, wenn Dysfunktionen vorliegen (siehe nachfolgende Technik).

Diese Dysfunktionen limitieren die vollständige Expansion des Temporallappens und sollten den Therapeuten dazu veranlassen, das Corpus amygdaloideum und den Hippocampus oder beide Strukturen spezifisch zu behandeln. Es kann nur das Corpus amygdaloideum oder nur der Hippocampus oder auch beide Strukturen gleichzeitig betroffen sein, oder es kann das Corpus amygdaloideum auf einer Seite und der Hippocampus auf der anderen Seite in Dysfunktion sein. Alles ist möglich.

Die globale Palpation der Temporallappen kann auch zur schnellen Evaluierung des Corpus amygdaloideum und des Hippocampus herangezogen werden. Ist die Expansionsbewegung der Temporallappen harmonisch, liegen in den Strukturen des limbischen Systems keine Dysfunktionen vor. Wir haben auch festgestellt, dass die Interoperator-Reliability bei dieser Palpation sehr hoch ist, da Dysfunktionen in diesen Strukturen leicht identifizierbar sind.

Wenn der Therapeut durch die Globalität der Lappen eine spezifische Zone wahrnimmt, die die Bewegung der Lappen reduziert, kann er die im Folgenden beschriebene Technik ausführen.

Wenn es sich um eine sehr tief liegende Zone handelt, bündelt er seine Fingerkuppen, um seine Aktion mit einer Hand direkt auf die Zone zu konzentrieren und mit der anderen Hand ein globales Fulcrum für den *V-spread* auf der anderen Seite zu bilden, diese zweite Hand verbleibt in der Ausgangsposition.

In der Folge lässt der Therapeut einen Dialog zwischen den beiden Temporallappen entstehen und begleitet sie bis zum zentralen Stillpunkt.

Nach der Entspannung sollte die Bewegung der Temporallappen harmonischer und weitläufiger sein.

## 25.12 Corpus amygdaloideum und Hippocampus

Das Corpus amygdaloideum ist an Furcht, Aggressivität und Angst beteiligt. Er bildet das Alarmsystem des Körpers. Der anteriore Anteil des Hippocampus hat eine angsthemmende Wirkung auf das Corpus amygdaloideum, während sein posteriorer Anteil an Gedächtnisprozessen beteiligt ist. Der Hippocampus übernimmt auch eine Rolle im Bereich der Stimmung, beim Lernen und bei der Anpassung an ein neues Ereignis.

**ZUR ERINNERUNG**

Das Corpus amygdaloideum wird bei Stress und Angst beansprucht oder hypertrophiert und neigt bei Depression zur Atrophie. Der Hippocampus atrophiert bei chronischem Stress, Angst und Depression.

### Position des Patienten

Rückenlage

### Position des Therapeuten

Der Therapeut legt seine Hände beidseits mit gutem Kontakt bis zu den Metakarpophalangealgelenken so nahe wie möglich vor und hinter die Ohren, sodass sie die gesamten Temporallappen bedecken. Er senkt sein Palpationsniveau auf die Ebene des Gehirns (siehe ➤ Abb. 25.30).

### Test

Die Temporallappen machen in der kranialen Inspiration eine Außenrotation/Expansion und kehren in der kranialen Expiration in die Gegenrichtung zurück.

Wenn das Corpus amygdaloideum und/oder der Hippocampus eine Dysfunktion aufweisen, zeichnet sich ihre typische Form unter den Metakarpophalangealgelenken ab. Der Therapeut spürt beim Ecoute-Test, dass die Temporallappen in ihrer Expansion eingeschränkt werden. Das mandelförmige Corpus amygdaloideum zeichnet sich in der Tiefe über dem anterioren inferioren Abschnitt der Squama temporalis ab. Der Therapeut spürt es unter der Basis des Metakarpophalangealgelenks des Zeigefingers. Der an das Corpus amygdaloideum anschließende Hippocampus zeichnet sich als Mondsichel mit kaudaler Konvexität ab. Das Zentrum der Konvexität verläuft hinter dem kranialen Anteil des Ohrknorpels. Der Therapeut spürt die Krümmung des Hippocampus unter den 3., 4. und 5. Metakarpophalangealgelenken (Effleuragetest für die Lokalisation, siehe ➤ Abb. 25.14).

### Globale Technik

Der Therapeut nimmt mit der Spannungs- oder Dysfunktionszone des Corpus amygdaloideum und/ oder des Hippocampus Kontakt auf. Er spürt unter seiner Hand entweder eine verdichtete, sehr aktive Zone oder eine leere und retrahierte Zone, die möglicherweise auf eine Atrophie oder eine Verhärtung zurückzuführen ist und oft eine Funktionseinschränkung anzeigt.

### Phase 1: Corpus amygdaloideum

Sobald der Therapeut mit dem Corpus amygdaloideum Kontakt aufgenommen hat, ist die 1. Phase des Dialogs üblicherweise die so genannte Ping-Pong-Phase. Tatsächlich beginnt die Normalisierung des Corpus amygdaloideum häufig mit einem beschleunigten Dialog mit der gegenüberliegenden Seite. Man hat das Gefühl, die beiden Strukturen unterhalten sich unter unseren Händen in einem schnellen Links-rechts-Dialog, der in einem ersten Stillpunkt endet.

Es kann sein, dass die Normalisierung damit bereits abgeschlossen ist, v. a. wenn es sich um eine leichte und erst kürzlich entstandene Spannung handelt. Die Temporallappen bewegen sich in eine vollständige Expansion und die Form des Corpus amygdaloideum ist in ihrem Inneren nicht mehr erkennbar.

### Phase 2: Corpus amygdaloideum und Phase 1: Hippocampus

In chronischen Fällen kann das Corpus amygdaloideum nach der Phase 1 einen neuen Spannungszustand anzeigen. Der Therapeut folgt der unter seinen Fingern wahrgenommenen Spannung des Corpus amygdaloideum und/oder des Hippocampus bis ans Ende der Spannung, unabhängig davon, ob sie eher oberflächlich und vibrierend oder eher tief und spiralförmig ist, bis zum Stillpunkt. Er folgt der nun eintretenden Ausrollbewegung der Gewebe in die Gegenrichtung bis zur vollständigen Auflösung der Dysfunktion, die sich durch einen 2. Stillpunkt, eine Expansion und der Tatsache, dass sich das Corpus amygdaloideum und der Hippocampus nicht mehr im Inneren des Temporallappens abzeichnen, erkennen lässt.

Der Dialog findet manchmal auch mit der gegenüberliegenden Seite statt, andernfalls bleibt die zweite Hand auf dem Fulcrum.

### Variante: spezifische Technik für das Corpus amygdaloideum und den Hippocampus

Der Therapeut legt vier Finger in die durch das dysfunktionale Corpus amygdaloideum und den Hippocampus angezeigte Furche, um in die Tiefe, zum Zentrum der Dysfunktion vorzudringen. In dieser Position kann er der Einrollbewegung der Gewebe und/oder der Flüssigkeits- oder energetischen Spannung folgen (➤ Abb. 25.31). Wenn ein Dialog mit der Gegenseite beginnt, wird dieser aufrechterhalten. Sobald der Therapeut das Zentrum der Dysfunktion erreicht hat, nimmt er eine feine, schneller werdende Vibration wahr, gefolgt von einem Stillpunkt und der Entspannung.

Der Präfrontalkortex sollte vor der Arbeit am Corpus amygdaloideum normalisiert werden, da er das überaktive Corpus amygdaloideum ebenfalls beruhigt. Der Therapeut kann, wenn die Restriktion aus dem Präfrontalkortex kommt, mit seiner 2. Hand eine reziproke Spannungstechnik zur Dekoaptation des PFC erzeugen, um die Normalisierung des Corpus amygdaloideum bestmöglich zu unterstützen.

**Wenn die Zone trotz der 2. Entspannung immer noch retrahiert oder angespannt ist, sollte der Therapeut ggf. die entsprechenden Arterien spezifisch behandeln. Die A. choroidea anterior versorgt das Corpus amygdaloideum und den anterioren Anteil des Hippocampus, während der posteriore Anteil des Hippocampus durch die A. cerebri posterior versorgt wird (siehe Arterientechniken, ➤ Kap. 26).**

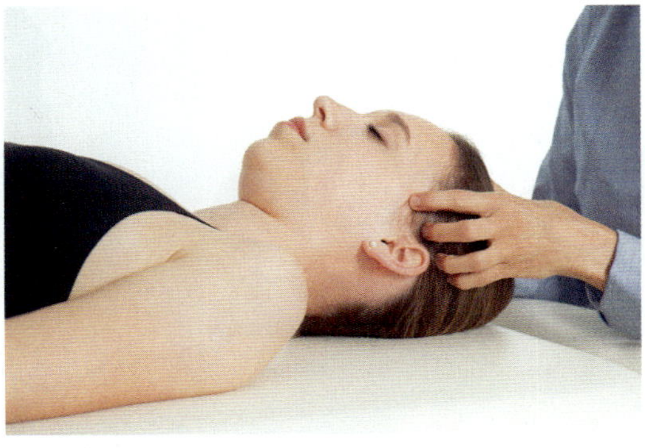

**Abb. 25.31** Normalisierung des Corpus amygdaloideum und des Hippocampus, spezifische Grifftechnik.

## 25.13 Insula

**ZUR ERINNERUNG**

Die Insula ist an der Verarbeitung von Emotionen (Furcht, Wut, Freude, Trauer, Abhängigkeit, Bulimie, Anorexie, interozeptives Bewusstsein, chronischer Schmerz, Motrizität), von sensorischen Afferenzen bestimmter Organe sowie an der Aufrechterhaltung der Homöostase beteiligt. Die Insula wird von den Opercula des Frontal-, Parietal- und Temporallappens überdeckt. Sie reicht über den Temporallappen hinaus und hat Kontakt mit allen drei Lappen. Der Inselkortex zeichnet sich durch fünf Gyri aus, die seine charakteristische Muskelform erzeugen, die die Insula bei Dysfunktionen palpatorisch leicht erkennbar macht (siehe ➤ Abb. 15.14).

### Position des Patienten

Rückenlage

### Position des Therapeuten

Der Therapeut sitzt am Kopfende der Behandlungsliege, er überdeckt mit seinen Händen die Temporallappen, den posterioren Anteil des lateralen Präfrontalkortex und den inferioren Anteil des Parietalkortex und legt seine Hände gegen und hinter die Ohren des Patienten: Ring- und kleiner Finger liegen hinter den Ohren auf dem Processus mastoideus, während Zeige- und Mittelfinger diesmal vor den Ohren liegen und Kontakt zum Frontallappen haben. Die Daumen bilden über den Ossa frontalia (➤ Abb. 25.32) ein Fulcrum (siehe Lokalisation der Insula, ➤ Kap. 15).

## Techniken

### Phase 1: Allgemeiner Ansatz

Der Therapeut senkt sein Palpationsniveau auf die Ebene des Gehirns, um hinter bzw. unter die Temporallappen zu spüren. Er nimmt zunächst Kontakt mit dem Rhythmus der Temporallappen auf – Öffnung, Expansion, Außenrotation während der kranialen Inspiration und Retraktion, Innenrotation während der kranialen Expiration. Er hält den Kontakt mit den Temporallappen aufrecht, richtet seinen Oberkörper leicht auf und weicht etwas zurück, um mittels reziproker Spannung eine Öffnung-Dekoaptation gegenüber den Frontal- bzw. Parietallappen zu erzeugen. Wenn die Insula eine Dysfunktion aufweist, zeigt sie sich in ihrer charakteristischen Muschelform, die sich absenkt und die Dekoaptation der Frontal- und Parietallappen gegenüber dem Temporallappen verhindert. Wenn keine Dysfunktion der Insula vorliegt, beeinflusst die reziproke Spannung die rundliche Form des Temporallappens nicht.

Bei Vorliegen einer Dysfunktion wird die Dekoaptation durch reziproke Spannung aufrechterhalten, während das Volumen der Insula in Richtung Leichtigkeit (*direction of ease*) also funktionell behandelt wird und der Dialog mit den Geweben bis zum vollständigen Release fortgesetzt wird.

Wenn nur eine Insula betroffen ist, verwendet der Therapeut einen spezifischen Griff, bei dem er vier Finger der Hand direkt über die Muschelform der Insula legt (➤ Abb. 25.33). Seine 2. Hand kann die Dekoaptation der Frontal- oder Parietallappen unterstützen, die den Release verhindern können. Der

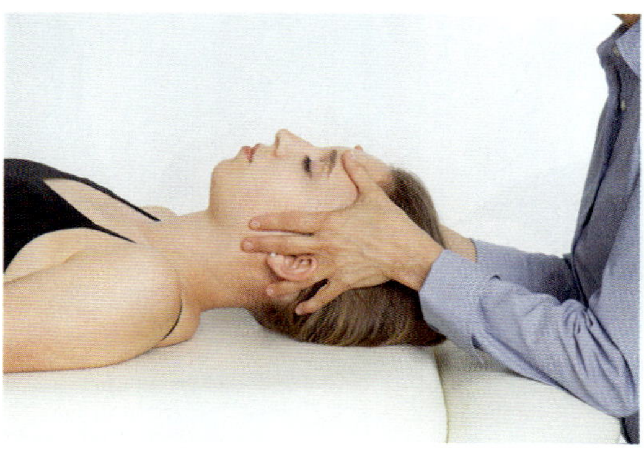

**Abb. 25.32** Normalisierung der Insula durch Dekoaptation: Phase 1.

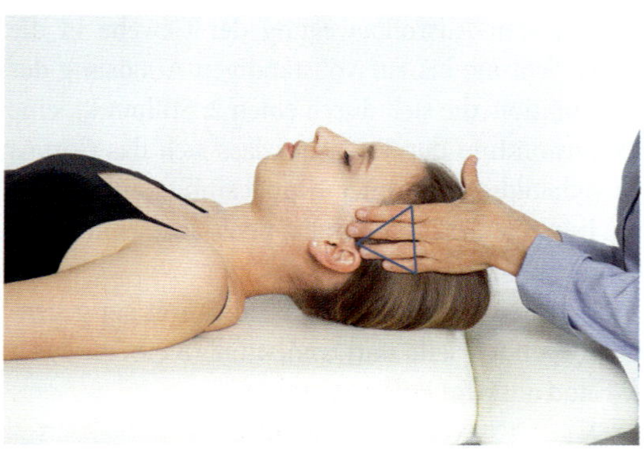

**Abb. 25.33** Normalisierung der Insula: spezifische Grifftechnik.

vollständige Release zeigt sich in einer Expansion der Insula und der Temporallappen ohne Retraktion und das, obwohl der Therapeut eine Dekoaptation ausführt. Es kann sein, dass manche Windungen der Insula stärker in Dysfunktion sind. Mit etwas Praxis lernt der Therapeut diese Zonen zu erspüren.

#### Phase 2: Ansatz über die Gefäße

Wenn die Zone trotz des 1. Release weiter retrahiert oder angespannt bleibt, sollte der Therapeut die A. cerebri media untersuchen, die häufig eine Dysfunktion aufweist, indem er die Finger direkt auf die Insula (in die Muschel) legt (siehe Lokalisation ➤ Kap. 25 und Arterientechniken ➤ Kap. 26). Während die Arterie sich entspannt, spürt der Therapeut die Expansion der Insula und wie sich der Kopf weiter in die Seitneigung bewegt (und das in einigen wenigen Sekunden).

## 25.14 Nucleus accumbens

**ZUR ERINNERUNG**

Der Nucleus accumbens bildet das Zentrum des Belohnungssystems und steht mit Abhängigkeitsproblemen in Bezug. Der Nervenkern verbindet die Area tegmentalis ventralis (DA), den Locus caeruleus (NA), die Raphekerne (5-HT) sowie das Corpus amygdaloideum und die Insula, die beide an der aktiven Suche nach dem mit Suchtmitteln verbundenen Genuss beteiligt sind. Der rechte PFC und der Hippocampus sind an der Planung von Aktionen, an der Erinnerung von angenehmen Ereignissen, die mit der Einnahme von Suchtmitteln verbunden sind, beteiligt. Aus diesem Grund wird der Nucleus accumbens selten isoliert behandelt.

Der Nucleus accumbens befindet sich im anterioren Teil des Putamen, unter dem Rostrum des Corpus callosum und damit oberhalb und etwas vor der Lokalisationszone des Corpus amygdaloideum auf dem Kranium (siehe ➤ Abb. 15.8). Topografisch befindet sich der Nucleus accumbens am Kranium am Übergang zwischen Temporal- und Frontallappen in einer kleinen Vertiefung unmittelbar hinter der Ala major ossis sphenoidalis. Aus diesem Grund legt der Therapeut seine Hände wie für die Insula zunächst global auf das Kranium, wobei seine Finger auch Kontakt mit den Frontallappen haben, d. h. etwas kranialer als für die Insula positioniert werden.

### Position des Patienten

Rückenlage

### Phase 1: Globaler Griff

#### Position des Therapeuten

Der Therapeut sitzt am Kopfende der Behandlungsliege und legt seine Finger etwas weniger fest hinter und gegen die Ohren des Patienten, um den Abdruck des Nucleus accumbens unter dem Metakarpophalangealgelenk seines Zeigefingers zu spüren (siehe Lokalisation, ➤ Kap. 25). Zur Erinnerung: Für das Corpus amygdaloideum wurden drei Finger hinter das Ohr gelegt, während es nun zwei sind (➤ Abb. 25.34).

#### Test und Technik

Der Therapeut senkt sein Palpationsniveau auf die Ebene des Gehirns, um den gesamten Temporallappen zu spüren. Mit etwas Praxis spürt er bald die verschiedenen Abdrücke der dysfunktionalen Strukturen im Zentrum des Temporallappens. Der Nucleus accumbens zeichnet sich durch seine typische Form in der Rundung des Temporallappens aus, die erkennbar wird, wenn er beansprucht wird oder in Dysfunktion ist.

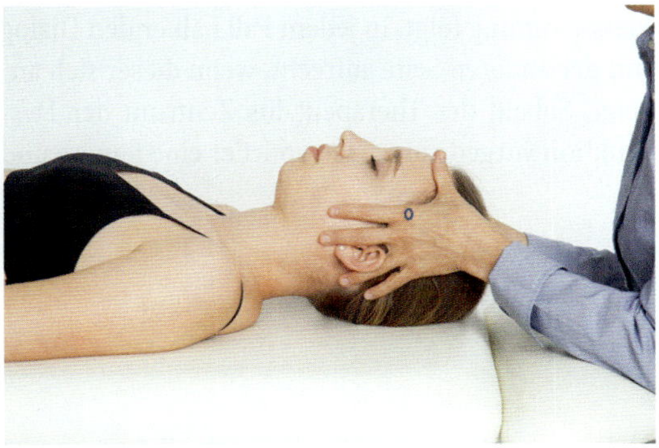

**Abb. 25.34** Normalisierung des Nucleus accumbens: Phase 1.

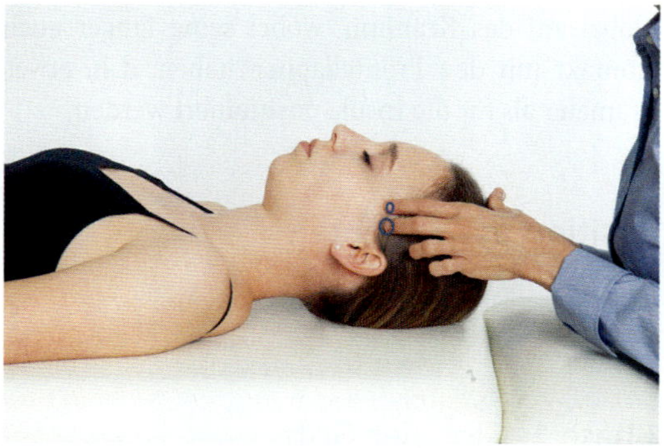

**Abb. 25.35** Dialog des Nucleus accumbens mit dem Corpus amygdaloideum: spezifischer Griff.

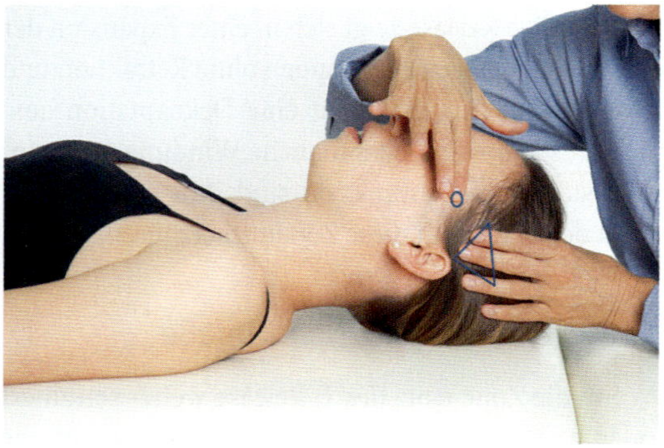

**Abb. 25.36** Dialog des Nucleus accumbens mit der Insula: spezifischer Griff.

Wie beim Corpus amygdaloideum kann der Kontakt mit dem Nucleus accumbens einen Ping-Pong-Dialog mit der gegenüberliegenden Seite erzeugen. Dieses Hin und Her ist allerdings meist weniger schnell als beim Corpus amygdaloideum. Man folgt dem Dialog bis zum 1. Stillpunkt.

Anfänglich spürt der Therapeut die Spannungen unter der Hand, während die andere Hand am Fulcrum bleibt. Er folgt der Spannung ins Zentrum der Dysfunktion, wartet auf den Stillpunkt und den Release.

## Phase 2: Spezifischer Griff

Der Therapeut legt seinen Zeigefinger direkt in die an der Außenseite des Kraniums befindliche Vertiefung des Nucleus accumbens und seinen Mittelfinger in die Vertiefung des Corpus amygdaloideum, um näher an das Zentrum der Dysfunktion heranzukommen, während er gleichzeitig der Einrollbewegung und/oder der Vibration und/oder der Flüssigkeitsspannung folgt. In jedem Fall hält er den Dialog mit der anderen Seite aufrecht, wenn dieser sich anzeigt. Sobald der Therapeut ins Zentrum der Dysfunktion vorgedrungen ist, spürt er eine feinere und schnellere Vibration, gefolgt von einem Stillpunkt und dem Release oder aber das Auflösung-Entrollen der Spannung, aus dem sich der Release und die Expansion ergeben.

In der Folge erzeugt er einen Dialog mit dem Corpus amygdaloideum (➤ Abb. 25.35), dem Hippocampus und der Insula und wartet auf Stillpunkt (➤ Abb. 25.36). Wenn kein Dialog entsteht und der Nucleus accumbens durch diesen Ausgleich nicht belastet wird, ist die Normalisierung bereits erfolgt.

## Klinischer Aspekt

Die hintere Schädelgrube, der Hirnstamm und der PFC müssen zuerst behandelt werden und dann, in folgender Reihenfolge, das Corpus amygdaloideum, der Hippocampus, die Insula, gefolgt vom Nucleus accumbens, der mit diesen anderen Strukturen in Dialog gebracht werden sollte, wenn dies notwendig erscheint, was v. a. bei Suchtverhalten erforderlich ist.


### REFERENZEN

[1] Stein DJ, Hollander E, Rothbaum BO. Textbook of anxiety disorders. Washington: American Psychiatric Publishing; 2010.

KAPITEL

# 26 Gefäßbaum des Gehirns

## 26.1 Behandlungsablauf

Nach der Normalisierung des Kraniums und der HWS sollte man routinemäßig zumindest die Aa. carotides communis, interna und externa sowie die A. basilaris und die A. vertebralis überprüfen. In weiterer Folge sind auch die Kollateralgefäße zu testen oder, je nach Spannungen oder Atrophien im Gehirn, spezifische Tests für einzelne Arterien durchzuführen.

Dazu ist anzumerken, dass sich die dysfunktionalen Gehirnzonen nach der Normalisierung der Halswirbel sowie nach der Normalisierung der A. carotis interna, der A. basilaris und der A. vertebralis oft ganz anders anfühlen.

**ZUR ERINNERUNG**

Es sollten immer zuerst die Halswirbeln und dann erst das Gehirn und die Meningen behandelt werden. In der Klinik habe ich immer wieder Patienten gesehen, die nach Techniken am Gehirn sehr destabilisiert waren, da die Therapeuten vergessen hatten, die Halswirbelsäule und die oberen Brustwirbel vorher zu behandeln. Das ist ein Fehler, da die Perfusion des Gehirns bereits beeinträchtigt ist und die festgestellten Spannungen oft nicht den tatsächlichen Dysfunktionen entsprechen, da sie noch von HWS und BWS beeinträchtigt werden.

## 26.2 Prinzip und Vorsichtsmaßnahmen

Arterien bestehen aus Bindegewebe, elastischen Fasern und glatten Muskelfasern. Sie können unter Entzündungen, Spasmen im Bereich der Gefäßwand, verminderter Elastizität, verringerter Mobilität und/oder unter faszialen Fibrosen im Umfeld leiden. Aus diesem Grund reagieren Arterien sehr gut auf Faszientechniken und auf reziproke Spannungstechniken, die, abhängig von den bestehenden Dysfunktionen, mittels Dehnung oder Mobilisation durchgeführt werden. All diese Spannungen werden im osteopathischen Sinn als arterielle Dysfunktionen bezeichnet.

Die bei Test und Behandlung der Arterien eingesetzte Kraft darf nur die Oberfläche der Arterie berühren und muss sich auf die äußere Gefäßwand (Adventitia) beschränken. Der Kontakt muss sehr leicht sein und es sollte, wo immer dies anatomisch möglich ist, der Puls unter den Fingern zu spüren sein.
Wichtig:

- Arterien dürfen nicht durch zu viel Druck komprimiert werden. Traktionen sollten immer sehr sanft ausgeführt werden und keinesfalls Schmerzen auslösen.
- Die Bewegungen sollten immer langsam ausgeführt werden, um das Nervensystem nicht zu stark zu stimulieren.

Nicht selten entstehen arterielle Dysfunktionen durch fasziale, muskuläre und viszerale Spannungen. Die Manipulation der dysfunktionalen Arterie führt bei Kontrakturen, muskulofaszialen Spannungen, Spannungen und Atrophien des Endo- und Exokraniums unmittelbar zu Veränderungen. Sie wirkt sich auch direkt auf die die Arterie umgebenden autonomen Nervenfasern aus und hat Einfluss auf die mit der Arterie verbundenen Venen und Lymphgefäße. Da Venen keine Muskelfasern besitzen, erfolgt der Transport des Bluts mehr durch den Unterdruck im Brustkorb und durch die Klappen, die einen Rückfluss verhindern. Die arterielle Pulswelle dynamisiert auch den Blutfluss in den Venen. Die Normalisierung der vaskulären Dysfunktion stimuliert den Flüssigkeitskreislauf, verbessert die Funktion und bringt Sympathikus und Parasympathikus ins Gleichgewicht.

Das vorliegende Kapitel befasst sich nur mit jenen Arterien, die in diesem Buch beschrieben werden (zur Anatomie der Arterien siehe ➤ Kap. 13). Als weiterführende Literatur empfehlen wir die Bücher von Paul Chauffour et al. [1] sowie von Jean-Pierre Barral und Alain Croibier [2]. Es geht im Folgenden nicht darum, das Rad neu zu erfinden, sondern darum einfach auszuführende Techniken zu präsentieren, wie ich sie tagtäglich in meiner Praxis verwende.

Zur Behandlung der Arterien arbeite ich vorzugsweise mit Spannungstechniken (*mise en tension*), bei denen ich die Arterie entweder gegenüber ihrem Ursprung unter Spannung setze oder durch Bewegungsinduktion entlang ihrem Verlauf unter Spannung setze. Dabei stütze ich mich auf die von Chauffour et al. [1] aufgestellten Prinzipien. Ich glaube, dass auf diese Weise die Arterie spezifischer behandelt werden kann als mit viszerofaszialen Mobilisationen, die zwar auch eine Spannung erzeugen, die sich jedoch nicht spezifisch auf die Arterie konzentriert. Ich habe diese Techniken verfeinert, sodass sie spezifisch in all jenen Zonen verwendet werden können, die in diesem Buch beschrieben werden. Die Abbildungen in ➤ Kap. 13 helfen bei der Visualisierung des Arterienverlaufs und machen verständlich, warum eine bestimmte Bewegungsrichtung induziert wird.

Wenn der Therapeut beim Test Zweifel über den arteriellen Ursprung der unter seinen Fingern wahrgenommenen Spannung/Dysfunktion hat, kann er seinen Fixpunkt am Ursprung der Arterie entfernen und den Spannungszustand mit und ohne Fixpunkt vergleichen. Verschwindet die Spannung, nachdem der Fixpunkt entfernt wurde, zeigt dies, dass der Ursprung der Dysfunktion in der Arterie liegt. Der Therapeut kann mit seinem Finger auch einen Fixpunkt knapp neben der Arterie erzeugen, um festzustellen, ob es sich um eine fasziale oder um eine arterielle Spannung handelt. Nachdem die arterielle Dysfunktion mit einer Spannungstechnik normalisiert wurde, ist manchmal auch noch der Verlauf der Arterie zu behandeln, außer im Bereich des Endokraniums, wo ausschließlich reziproke Spannungstechniken verwendet werden. Der arterielle Release erfolgt meist sehr schnell, eher in Sekunden als in Minuten und zeigt sich durch die größere Amplitude der Bewegungen und ein An- und Abschwellen der betreffenden Zone. Die Bewegungsamplitude sollte am Ende der Technik vollkommen wiederhergestellt sein, außer eine artikuläre oder arthrotische Blockade verhindert die vollständige Mobilität des Kopfes gegenüber der Halswirbelsäule.

## 26.3 Kontraindikationen

Bevor der Therapeut diese Techniken ausführt, muss er sich vergewissern, dass keine Gefäßpathologien oder Risikofaktoren bestehen. Zu den Kontraindikationen zählen: Bluthochdruck (> 150/90 mmHg), intensive und pulsierende Kopfschmerzen, Gefäßschwäche aufgrund von Diabetes oder einem metabolischen Syndrom sowie ein Aneurysma. Nach einer Blutung oder einem Schlaganfall sollte man nach der Stabilisierung der Symptome mindestens drei Monate warten, bevor man diese Techniken ausführt.

Wichtig ist, dass die Gefäßtechniken sehr sanft ausgeführt werden, damit auch die neuronale Botschaft integriert werden kann. Aus diesem Grund empfehle ich, an den Arterien keine *Recoils* durchzuführen, außer es besteht eine primäre Dysfunktion nach Chauffour et al. [1], da *Recoils* das Nervensystem zu stark stimulieren bzw. deregulieren könnten.

Es sei noch hinzugefügt, dass es fast unmöglich ist, arteriosklerotische Plaques zu lösen, dafür wäre sehr viel mehr Kraft und Beharrlichkeit erforderlich. Diese Techniken sind, richtig ausgeführt, sehr sicher. A. T. Still schrieb den Arterien eine besondere Rolle zu. Für mich sind Arterien ein entscheidendes Element für die Wirksamkeit meiner Behandlungen.

## 26.4 Die wichtigsten Arterien des Gehirns

**ZUR ERINNERUNG**

Das Gehirn wird durch zwei paarige Arterienstränge versorgt: die Aa. vertebrales und die Aa. carotides internae (ACI), die gemeinsam mit ihren Kollateralgefäßen die gesamte Gefäßversorgung des Endokraniums sicherstellen. Diese Arterien anastomieren auf Höhe des Circulus arteriosus cerebri (siehe ➤ Abb. 13.1 und ➤ Abb. 13.2). Die ACI liefert 80 % des für das Gehirn erforderlichen Bluts und versorgt die anterioren zwei Drittel, während die A. vertebralis das posteriore Drittel des Gehirns vaskularisiert.

### Position des Patienten

Bei allen Arterientechniken befindet sich der Patient in Rückenlage, seine Beine sind ausgestreckt, bei Bedarf kann ein Kissen unter die Knie gelegt werden.

## 26.5 A. vertebralis

### Anatomie (siehe ➤ Abb. 13.3)

Der Puls der A. vertebralis kann innerhalb des Trigonum arteriae vertebralis (Trigonum suboccipitale), das auch den R. posterior von C1 zur Innervation der Subokzipitalmuskulatur enthält, palpiert werden. Dieser Nerv ist oft an subokzipitalen Schmerzen beteiligt. Das Trigonum wird durch folgende Subokzipitalmuskeln gebildet:

- M. rectus capitis posterior major, der die mediale Begrenzung des Trigonum bildet
- M. obliquus capitis superior, der die laterale Begrenzung bildet
- M. obliquus capitis inferior, der das Trigonum nach unten begrenzt (➤ Abb. 26.1)

### Prinzip

Eine erhöhte 1. Rippe oder eine Klavikula, die zu weit posterior steht, können die A. subclavia, aus der die A. vertebralis hervorgeht, beeinträchtigen und die Palpation des Pulses erschweren. Diese Strukturen müssen unbedingt vor der spezifischen Arbeit an der Arterie behandelt werden. Die A. vertebralis wird zunächst in ihrer Gesamtheit normalisiert. Anschließend testet man ihren Verlauf durch den Querfortsatzkanal.

Da die A. vertebralis auf Höhe von C1 einen 90°-Winkel beschreibt, ist sie an dieser Stelle besonders verletzlich. Dysfunktionen von C0–C1–C2 und insbesondere Translationen von C1 können die Perfusion der A. vertebralis stark beeinträchtigen. Daher sollten zunächst die Halswirbel mit einer Muskelenergietechnik behandelt werden. Strukturelle Techniken sollten bei lokalen Dysfunktionen von Arterien nicht angewandt werden … Aus diesem Grund beginne ich die Normalisierung der HWS immer mit einer Muskelenergietechnik, dann teste bzw. behandle ich die A. vertebralis und füge anschließend und falls nötig, eine strukturelle Technik hinzu.

Es ist gar nicht so selten, dass die A. vertebralis die Mobilitätsdysfunktion von C1 oder einem anderen Halswirbel, mit Ausnahme von C7, aufrechterhält.

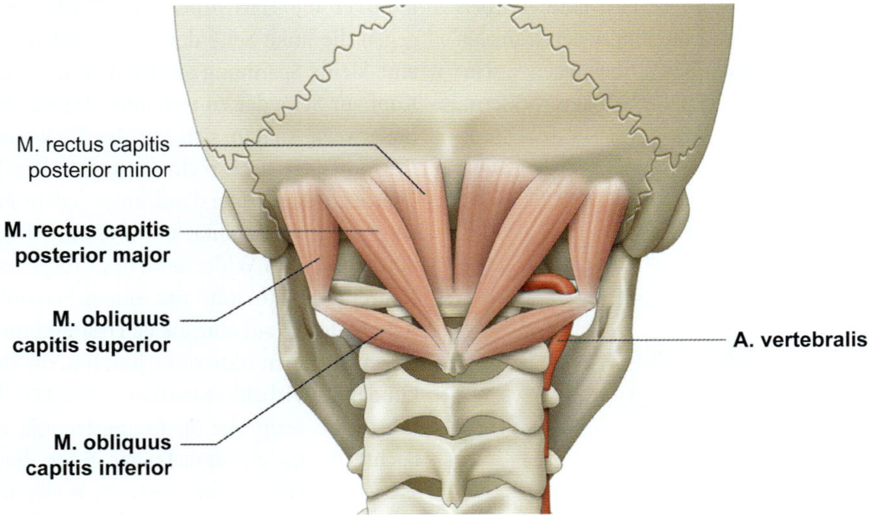


**Abb. 26.1** Trigonum arteriae vertebralis.

## Phase 1: Test und globale Technik für die A. vertebralis

Für die linke A. vertebralis legt der Therapeut seinen linken Daumen – oder drei Finger – zunächst quer und flach auf die A. subclavia, die hinter der Klavikula in der Tiefe zu palpieren ist. Er fixiert die A. subclavia, ohne sie zu komprimieren, d.h. er bleibt auf Ebene der Adventitia, sodass der Puls immer noch zu spüren ist. Er legt das Okziput des Patienten in seine rechte Hand und kontrolliert damit die Kopfbewegung. Er palpiert mit dem Mittelfinger seiner rechten Hand den Puls der linken A. vertebralis auf Höhe des Trigonum arteriae vertebralis und hat Kontakt zu C1 (➤ Abb. 26.2).

Der Therapeut erzeugt einen Fixpunkt an der A. subclavia und neigt den Kopf langsam zur Gegenseite – dadurch entsteht eine Gleitbewegung der A. vertebralis im Querfortsatzkanal – und dreht ihn anschließend nach rechts (➤ Abb. 26.3), um die A. vertebralis zu dehnen. Wenn die Seitneige- und Rotationsbewegung des Kopfes eingeschränkt ist, besteht eine Dysfunktion – verminderte Viskoelastizität, Spannungen oder Mikroadhäsionen – der A. vertebralis. Man kann die Bewegungsamplitude der Halswirbel mit und ohne Fixpunkt testen, um die Dysfunktion an der Arterie zu bestätigen.

Er wartet auf die Entspannung der Arterie, die sich durch eine schrittweise Vergrößerung der Beweglichkeit der Halswirbel und v.a. von C1 äußert. Wenn jedoch eine Einschränkung im Bereich eines Wirbels spürbar wird, kann er den Mittelfinger der kranialen Hand über den Querfortsatz des Wirbels legen, um lokal die Dehnung und die Gleitfähigkeit zu verbessern.

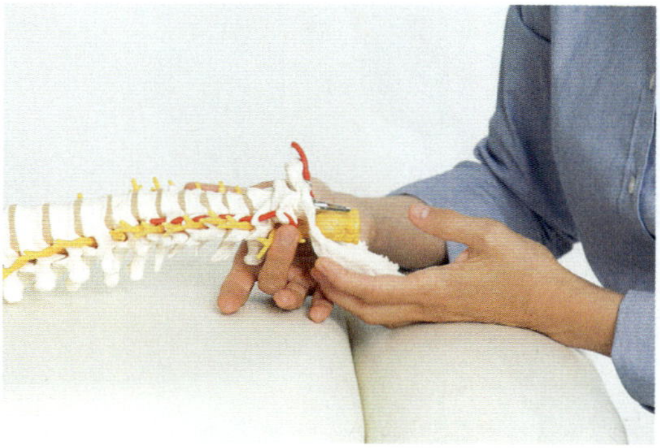

**Abb. 26.2** Palpation der A. vertebralis im Trigonum arteriae vertebralis.

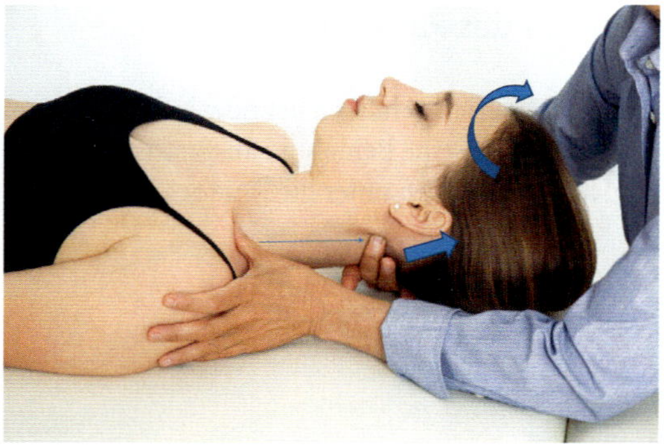

**Abb. 26.3** Spannung der A. vertebralis durch Seitneigung und Rotation zur Gegenseite.

**Die A. vertebralis ist häufig in Dysfunktion und oftmals für wiederkehrende Rotationsdysfunktionen von C1 verantwortlich. Diese Technik ist eine echte Wunderwaffe, um die HWS-Mobilität zu verbessern, sie wirkt sich jedoch auch auf die Vaskularisation des zervikalen Rückenmarks und der hinteren Schädelgrube aus.**

## Phase 2: Test und Technik für die A. vertebralis mittels ipsilateraler Rotation und je nach Wirbelsegment

Der Therapeut fixiert zur Behandlung der linken A. vertebralis zunächst die linke A. subclavia mit dem linken Daumen. Mit seiner rechten Hand umgreift er die Halswirbel und drückt seine Finger gegen die linke Seite der Dornfortsätze. Er erzeugt eine kleine Spannung an der Arterie, indem er den Kopf zur Seite der zu testenden Arterie dreht. Normalerweise sollten sich bei der Linksrotation alle Dornfortsätze nach rechts bewegen. Der Therapeut überprüft den Widerstand unter jedem Finger und vergleicht die Mobilität mit und ohne Fixpunkt auf der Arterie. Ein Widerstand des Processus spinosus während der Rotation mit einem Fixpunkt auf der Arterie deutet auf eine lokale Dysfunktion der Arterie am Foramen transversarium hin, die zu einer sekundären Wirbeldysfunktion führt. Der Therapeut führt eine reziproke Spannungstechnik oder ganz leichte *Recoils* mit dem Finger gegen den oder die Processus spinosus, in denen ein Widerstand wahrgenommen wurde, aus, bis die Rotationsbewegung leicht und vollständig möglich wird.

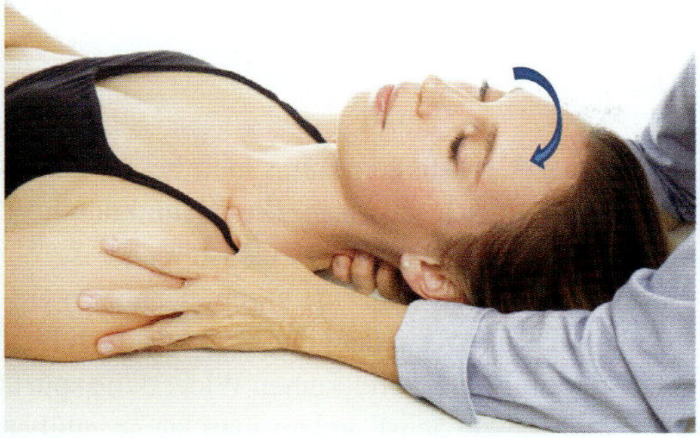

**Abb. 26.4** Technik für die A. vertebralis mit ipsilateraler Rotation: Fixpunkt auf der A. subclavia.

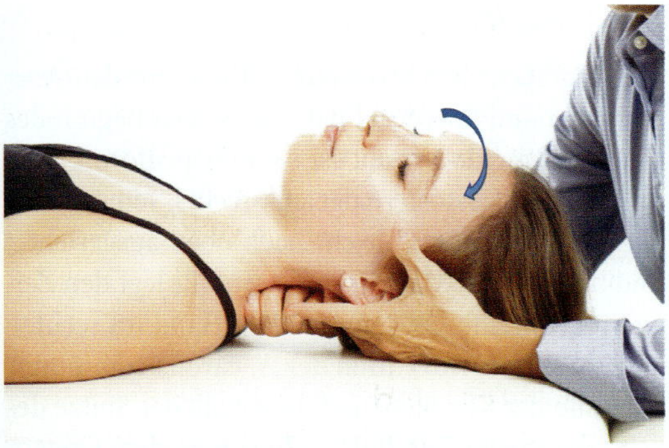

**Abb. 26.5** Technik für die A. vertebralis mit ipsilateraler Rotation: Fixpunkt im Trigonum arteriae vertebralis.

Der Therapeut wiederholt diese Schritte, indem er nun mit dem linken Mittelfinger einen Fixpunkt auf der linken A. vertebralis im Trigonum arteriae vertebralis erzeugt (➤ Abb. 26.2). Er setzt einen *Recoil* gegen den Querfortsatz, der sich der Linksrotation der HWS widersetzt.

Die Rotationen können bilateral für beide Aa. vertebrales getestet werden, indem man die Fixpunkte (A. subclavia [➤ Abb. 26.4] und Trigonum arteriae vertebralis [➤ Abb. 26.5]) verändert.

## 26.6 A. basilaris

### Anatomie

Siehe ➤ Abb. 13.4

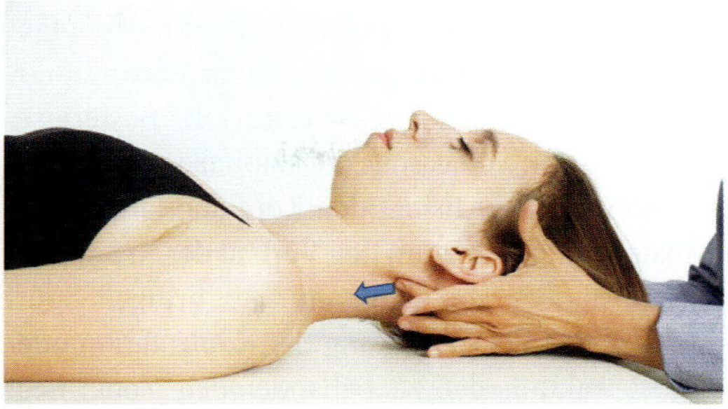

**Abb. 26.6** Technik für die A. basilaris. Bilaterale kaudale Traktion der A. vertebralis im Trigonum arteriae vertebralis.

### Test und Technik

Der Therapeut legt seine Mittelfinger links und rechts in das Trigonum arteriae vertebralis. Er führt eine bilaterale Traktion in kaudaler Richtung aus, um die Flexibilität der A. basilaris im Übergangsbereich zwischen Medulla oblongata und Pons zu überprüfen (➤ Abb. 26.6). Wenn er unter den Fingern einen Widerstand gegen die Dehnung spürt, liegt eine Dysfunktion der Arterie vor. Er wartet auf die Entspannung der Arterie, die sich durch eine schrittweise Vergrößerung der Bewegung äußert. In der Folge kann er den Patienten ersuchen, den Kopf in die Richtung zu drehen, in der der Test ausgeführt wird, um die Flexibilität der verschiedenen Kollateralgefäße im Bereich Medulla, Pons und Kleinhirn anzusprechen. Die kaudale Dehnung und die Dehnung in Rotation können auf einer Seite schwieriger sein als auf der anderen.

## 26.7 A. cerebri posterior

### Anatomie

Siehe ➤ Abb. 13.4

### Test und Technik

Für die A. cerebri posterior (ACP) fixiert der Therapeut mit dem Mittelfinger seiner rechten Hand die linke A. vertebralis im Trigonum arteriae vertebralis. Er legt das Okziput in seine rechte Hand, die Finger der linken Hand liegen über dem Versorgungsgebiet der zu testenden Arterie (z. B. posteriorer Hippocampus, Thalamus, Okzipitallappen usw.) (➤ Abb. 26.7). Er bringt den Kopf langsam in eine ipsilaterale Rotation, um den Verlauf der Arterie, die nach posterior zieht, in Spannung zu bringen. Spürt er dabei eine Einschränkung der Kopfrotation oder eine Retraktion der zu behandelnden Zone, liegt eine Dysfunktion dieser Arterie vor. Er wartet, bis die Arterie sich entspannt, wodurch sich die Rotationsbewegung verbessert bzw. sich die dysfunktionale Gehirnzone entspannt und ausweitet.

## 26.8 A. carotis communis

### Anatomie

**ZUR ERINNERUNG**

Die A. carotis communis entspringt auf der rechten Seite aus dem Truncus brachiocephalicus und auf der linken Seite aus dem Aortenbogen. Sie zieht dem SCM und dem Eingeweideschlauch des Halses entlang und teilt sich zwischen dem Oberrand des Schildknorpels und dem Ringknorpel in A. carotis externa und interna (siehe ➤ Abb. 13.7). Eine Bindegewebshülle (Vagina carotica) umgibt A. carotis, V. jugularis und N. vagus.

### Phase 1

#### Prinzip

Der Puls der A. carotis communis sollte bei der Palpation beidseits gleich stark sein. Die Dysfunktion liegt meist auf der Seite, auf der der Puls schwächer ist.

Die Arterie muss zunächst gegenüber ihrem Ursprung frei sein. Wenn man die A. carotis nach kranial dehnt und dabei bereits einen Widerstand spürt, testet man sie zunächst, indem man sie gegenüber ihrem Ursprung unter Spannung setzt.

#### Test und Technik

Der Therapeut legt seine rechte Hand auf den Aortenbogen und überdeckt dabei auch den Beginn des Truncus brachiocephalicus, sein Os pisiforme liegt über dem 2. Kostosternalgelenk rechts, seine Handfläche ist schräg und leicht nach oben ausgerichtet und bedeckt das Manubrium sterni. Er legt den Zeige- und Mittelfinger seiner linken Hand im rechten Winkel auf die Adventitia der A. carotis communis, oberhalb der Klavikula und unterhalb der Spitze des Schildknorpels. Der Puls sollte unter den Fingern leicht zu spüren sein (➤ Abb. 26.8).

Nun erzeugt der Therapeut eine leichte Spannung zwischen seinen beiden Händen, indem er einen Fixpunkt auf dem Aortenbogen bildet und eine leichte kraniale Traktion an der A. carotis communis durchführt. Die Arterie sollte sich leicht dehnen lassen. Wenn nicht, wird die Dehnung bis zur Entspannung der Arterie aufrechterhalten. Um die normale Elastizität der Arterie beurteilen zu können,

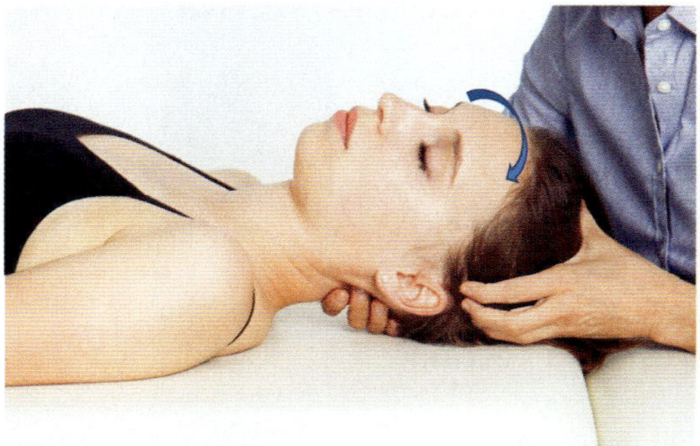

**Abb. 26.7** Test für die A. cerebri posterior am posterioren Hippocampus. Ipsilaterale Rotation.

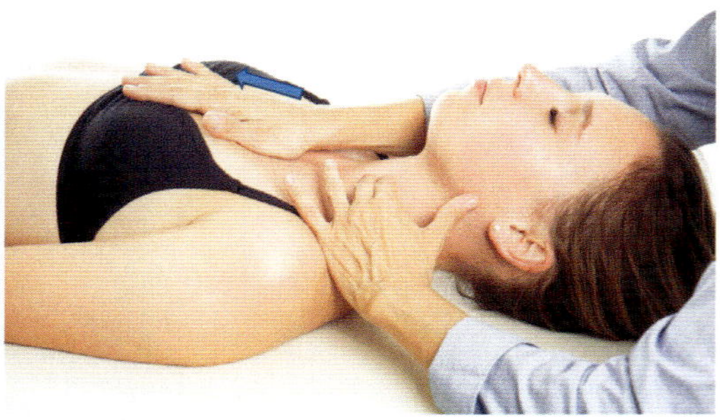

**Abb. 26.8** Technik für die A. carotis communis, Spannung gegenüber dem Aortenbogen.

sollte man vor Beginn der Technik die Viskoelastizität im Seitenvergleich testen.

### Phase 2

#### Prinzip

Lösung der auf die A. carotis communis einwirkenden faszialen, muskulären und viskoelastischen Spannungen innerhalb der Vagina carotica.

#### Test und Technik

Zur Behandlung der linken A. carotis legt der Therapeut den Zeige- und Mittelfinger seiner linken Hand im rechten Winkel, also quer über den oberen Abschnitt der Arterie, unter die Spitze des Schildknorpels. Er breitet seine rechte Hand über die Vorderseite des Halses aus, ohne diesen zu berühren und legt Zeige- und Mittelfinger im rechten Winkel gegen den inferioren Abschnitt der A. carotis, unmittelbar oberhalb der Klavikula, zwischen Caput mediale und Caput laterale des M. sternocleidomastoideus (➤ Abb. 26.9). Der Puls sollte unter den Fingern zu spüren sein, die Arterie darf niemals komprimiert werden.

Der Therapeut dehnt die Arterie in Längsrichtung und testet damit ihre viskoelastischen Eigenschaften. Die A. carotis sollte sich leicht dehnen lassen. Er vergleicht die beiden Arterien und wenn ein Widerstand vorliegt, übt er leichten Zug auf die Arterie aus und wartet, im Dialog mit den Geweben, auf die Entspannung.

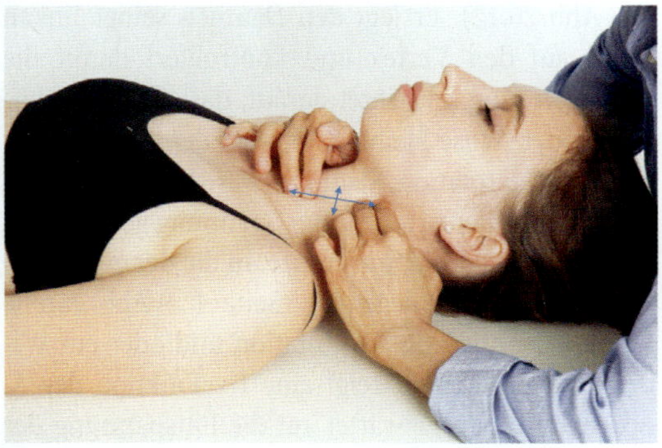

**Abb. 26.9** Test und Technik für die A. carotis communis, Dehnung und laterale Bewegung.

Anschließend führt er eine seitliche Gleitbewegung nach rechts und links aus und sucht nach Spannungen, faszialen Belastungen oder Widerständen. Wenn der Therapeut eine Spannungs- oder Retraktionszone oder eine Zone, in der der Puls weniger gut zu spüren ist, entlang dem Verlauf der Arterie feststellt, entspannt er diese Zone. Man kann auch die Rotation der HWS verwenden, um gewisse Spannungsparameter zu vergrößern und die Mobilität in den verschiedenen Gleitebenen zu verbessern.



#### Klinischer Aspekt

Man sollte immer zunächst den Puls der beiden Arterien miteinander vergleichen. Der Puls sollte sich nach der Behandlung in Volumen und Intensität angleichen. Oft findet man Spannungen in der Zone, in der sich der SCM und die Arterie überlappen.

## 26.9 A. carotis interna: exo- und endokranialer Verlauf

Nachstehend wird nur die Behandlung der A. carotis interna beschrieben, da nur sie für Vaskularisation des Gehirns von Bedeutung ist.

### Anatomie

**ZUR ERINNERUNG**

Die A. carotis interna (ACI) zweigt im Bereich zwischen dem Oberrand des Schildknorpels und dem Ringknorpel von der A. carotis communis ab, sie verläuft lateral und posterior der A. carotis externa (ACE). Die Karotisbifurkation ist leicht zu erkennen, da sie sich durch eine Ausweitung des Pulses und der Arterie unter den Fingern erkennbar macht. Die ACI steigt vertikal an, dringt über den Canalis caroticus ins Endokranium ein, zieht durch die Pars petrosa ossis temporalis und tritt durch die Fissura orbitalis superior in die mittlere Schädelgrube (siehe ➤ Abb. 13.8).

### Prinzip

Man bringt die ACI gegenüber ihrem Ursprung an der Bifurcatio carotidis in Spannung, um ihre viskoelastischen Eigenschaften zu testen und die Arterie von den faszialen Spannungen entlang ihres Verlaufs zu befreien. Findet man eine Einschränkung in der kaudalen Dehnung, beginnt der Therapeut einen Dialog mit der Spannung und wartet auf den Stillpunkt und den Release.

### Test und Technik

Der Therapeut legt für die Behandlung der linken ACI den Zeige- und Mittelfinger seiner rechten Hand im rechten Winkel zur ACI an den Ursprung der Arterie zwischen dem Oberrand des Schildknorpels und dem Ringknorpel. Dabei sollte man nicht die gesamte Hand auf die Vorderseite des Halses legen, da dies für den Patienten meist unangenehm ist. Der Therapeut legt seine Finger auf den Puls im Bereich der Karotisbifurkation. Der Ring- und der kleine Finger der linken Hand werden zu beiden Seiten der Sutura occipitomastoidea gelegt, während der Mittelfinger zur Kontrolle im äußeren Gehörgang liegt und den Verlauf der Arterie in der Pars petrosa überprüft (➤ Abb. 26.10).

Mit seiner oberen Hand bewegt er den Kopf des Patienten langsam in eine rechte Seitneigung und testet dabei die Elastizität der Arterie in ihrem exokranialen Verlauf. Liegt ein Widerstand vor, wartet er auf die Entspannung. Anschließend bewegt er den Kopf in eine Linksrotation, also zur Testseite, um den Verlauf durch die Pars petrosa und durch den Sinus cavernosus spezifisch zu testen. Er wartet auf die schrittweise Entspannung–Gleitbewegung der Arterie. Man kann auch den inferioren Fixpunkt entfernen, um die Spannungsspezifizität der Arterie zu testen. Wenn sich der Kopf ohne Fixpunkt und im Vergleich zum Fixpunkt leicht bewegen lässt, liegt eine arterielle Dysfunktion vor. Es ist immer wieder erstaunlich, wie stark eine Arterie die Kopf- und Halsbewegung einschränken kann.

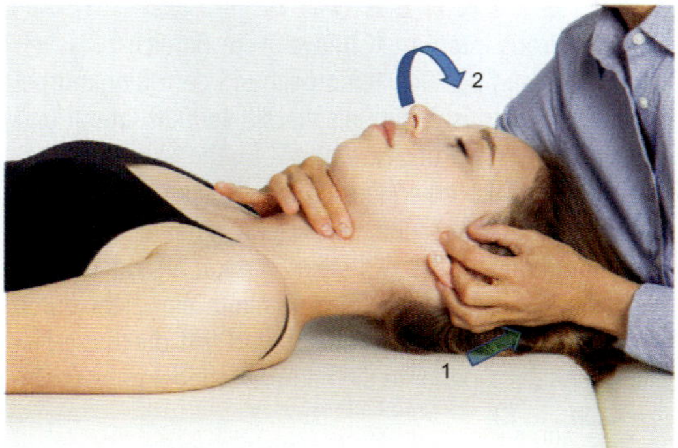


**Abb. 26.10** Technik für die A. carotis interna. Exokranaler Verlauf mit kontralateraler Seitneigung des Kopfes und endokranialer (1), durch die Pars petrosa und den Sinus cavernosus ziehender Verlauf mit ipsilateraler Rotation des Kopfes (2).

## 26.10 A. ophthalmica

### Anatomie

Siehe ➤ Abb. 13.11

### Test und Technik

Für die linke A. ophthalmica sitzt der Therapeut wieder am Kopfende der Behandlungsliege und legt seinen rechten Zeige- und Mittelfinger im rechten Winkel auf den Ursprung der ACI, wie in der vorherigen Technik beschrieben. Dieser Fixpunkt wird für alle endokranialen Kollateralgefäße der ACI verwendet. Der Therapeut legt den Zeigefinger seiner linken Hand auf die Ala major des Os sphenoidale (➤ Abb. 26.11) oder auf den Augapfel, der in der zweiten Phase für mehr Präzision verwendet wird (➤ Abb. 26.12). Er legt den Daumen seiner linken Hand auf den Vertex und kontrolliert damit die Kopfbewegung. Er achtet darauf, dass der Kopf immer in der Achse bleibt. Er bewegt den Kopf in eine reine Rechtsrotation, dadurch werden Verlauf und Ausrichtung der Arterie unter Spannung gesetzt, und geht bis an die Rotationsgrenze, in die der getesteten Arterie gegenüberliegenden Seite (➤ Abb. 26.11). Eine Einschränkung der Rotation und/oder ein Widerstand in der ACI zeigt eine Dysfunktion der A. ophthalmica an. Er wartet auf die Entspannung der Arterie, die durch eine schrittweise Vergrößerung der Rotationsbewegung erkennbar wird.

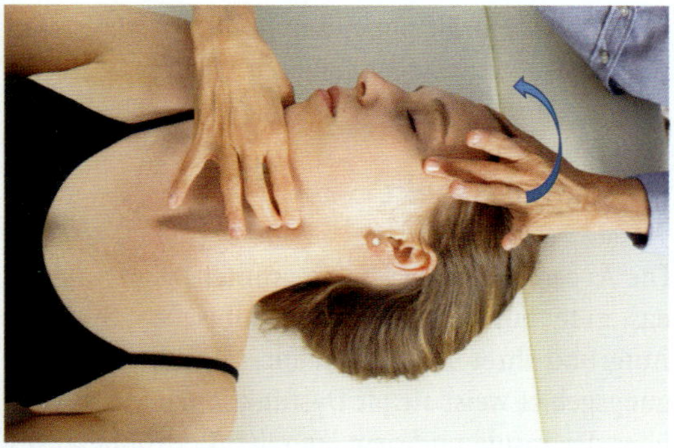

**Abb. 26.11** Technik für die A. ophthalmica mit kontralateraler Rotation.

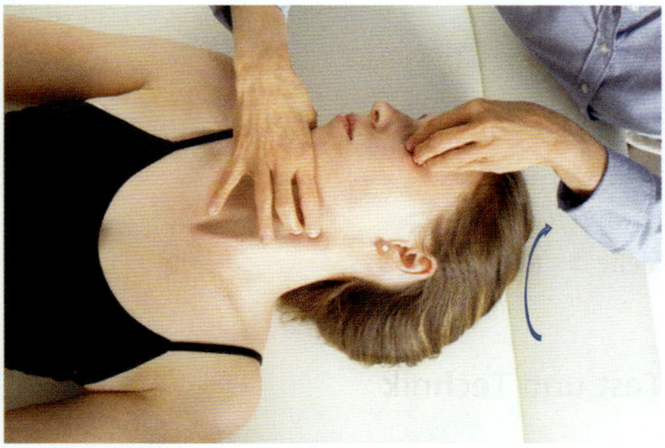

**Abb. 26.12** Technik für die A. ophthalmica: Kontakt am Augapfel.

### Klinischer Aspekt

Bei Patienten, die unter Augenmigräne oder Sehstörungen leiden, besteht oft eine Dysfunktion der A. ophthalmica. Es ist bemerkenswert, wie stark sich die Anspannung der Arterie auf die Kopfrotation auswirkt.

## 26.11 A. cerebri anterior

### Anatomie

Siehe ➤ Abb. 13.13

### Test und Technik

Für die linke A. cerebri anterior (ACA) legt der Therapeut die Finger seiner linken Hand auf der gleichen Seite entweder auf den medialen Präfrontalkortex, den Cortex cingularis anterior oder den Corpus callosum.

Er induziert eine Rechtsrotation des Kopfes, also zur Gegenseite der getesteten Arterie. Er achtet darauf, dass der Kopf in der Achse bleibt und hält den Fixpunkt auf der ACI mit seiner linken Hand aufrecht. Wenn er eine Einschränkung der Kopfrotation und/oder einen Widerstand unter der am Frontale liegenden Hand spürt, besteht eine Dysfunktion der ACA (➤ Abb. 26.13). Er wartet auf die Entspannung der Arterie, die sich durch eine schrittweise Vergrößerung der Rotationsbewegung und/oder durch eine Expansion unter der am Frontale liegenden Hand äußert. Um den aufsteigenden zum CCA und zum Corpus callosum führenden Abschnitt der ACA in Spannung zu bringen, erzeugt der Therapeut am Ende der Rotationsbewegung eine leichte Extension des Kopfes gegenüber der HWS. Dazu legt er die palpierende Hand über den CCA und das Corpus callosum. Die Spannung zeigt die Restriktion entweder durch die Einschränkung der Extensionsbewegung oder durch eine unter der palpierenden Hand spürbare Retraktion. Der Therapeut induziert die Dehnung und wartet auf die Entspannung.

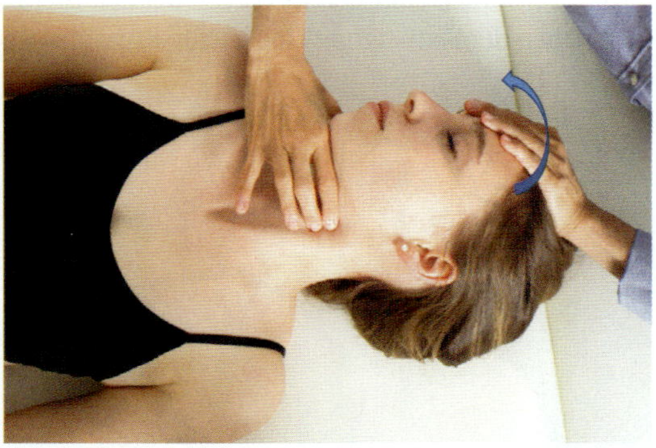

**Abb. 26.13** Technik für die A. cerebri anterior: Test mit kontralateraler Rotation gefolgt von einer leichten HWS-Extension, um den in Richtung Cortex cingularis anterior und Corpus callosum ansteigenden Abschnitt der Arterie zu testen und zu behandeln.

26

## 26.12 A. cerebri media

### Anatomie

Siehe ➤ Abb. 13.12 und ➤ Abb. 13.14

### Test und Technik

Für die linke A. cerebri media (ACM) legt der Therapeut die Finger seiner linken Hand auf den Temporallappen, die Insula, den lateralen Präfrontalkortex (LPFC) oder auf das Versorgungsgebiet der zu testenden Arterie und seinen Daumen auf den Vertex und kontrolliert damit die Kopfbewegung und achtet darauf, dass er immer in der Achse bleibt. Der Fixpunkt liegt auf der ipsilateralen ACI.

Er induziert eine rechte Seitneigung des Kopfes, kontralateral zur zu testenden Arterie, um die Arterie in ihrem Verlauf in Spannung zu bringen (➤ Abb. 26.14). Wenn er eine Einschränkung der Seitneigung und/oder einen Widerstand unter der Hand begleitet von einem Widerstand unter der auf der A. carotis interna liegenden Hand spürte, besteht eine Dysfunktion der ACM. Er wartet auf die Entspannung der Arterie, die sich durch eine schrittweise Vergrößerung der Seitneigebewegung und/oder die Expansion der unter der Hand liegenden Strukturen äußert. Für den LPFC erzeugt der Therapeut neben der Seitneigung eine leichte Rotation zur Gegenseite, um die Spannung in diesem anterioren Anteil der Arterie zu maximieren.

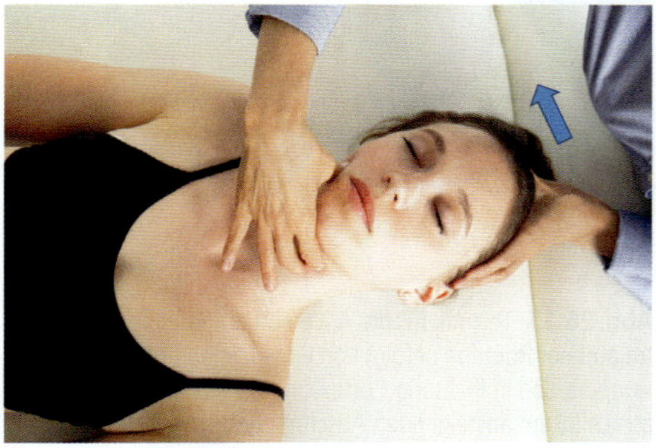

**Abb. 26.14** Technik für die A. cerebri media: zunächst mit reiner Seitneigebewegung und anschließend mit einer leichten kontralateralen Rotation für die Äste des lateralen Präfrontalkortex.

### Klinischer Aspekt

Die A. cerebri media ist von größter Bedeutung für das gute Funktionieren des limbischen Systems. Aufgrund ihrer Länge und ihrem großen Versorgungsgebiet weist sie oft Dysfunktionen v. a. gegenüber der Insula und dem lateralen Präfrontalkortex auf.

## 26.13 A. hypophysialis

### Anatomie

Siehe ➤ Abb. 13.10

### Test und Technik

Für die linken Aa. hypophysiales legt der Therapeut den Mittelfinger seiner linken Hand gegen die Squama temporalis unmittelbar oberhalb und anterior des Meatus acusticus externus, also hinter die Ala major, um den Verlauf der Arterie gegenüber der Hypophyse und dem Corpus ossis sphenoidalis zu berücksichtigen. Er legt den Daumen seiner linken Hand auf den Vertex und kontrolliert damit die Kopfbewegung. Der Fixpunkt auf der ACI wird mit der anderen (rechten) Hand gebildet.

Um ein Widerlager zu erzeugen, legt der Therapeut seine Schulter an den Kopf des Patienten. Er führt eine sanfte Translation zur Gegenseite aus, um die Arterie im Verlauf in Spannung zu bringen (➤ Abb. 26.15). Wenn die Translation eingeschränkt ist, also unter der Hand ein Widerstand zu spüren ist, der wenn man den Fixpunkt von der ACI entfernt, verschwindet, wartet der Therapeut, bis sich die Arterie entspannt und die Bewegung größer wird oder unter den induzierenden Fingern eine größere Flexibilität zu spüren ist. Man testet beide Seiten, um die feinen Nuancen in der Bewegung wahrzunehmen.

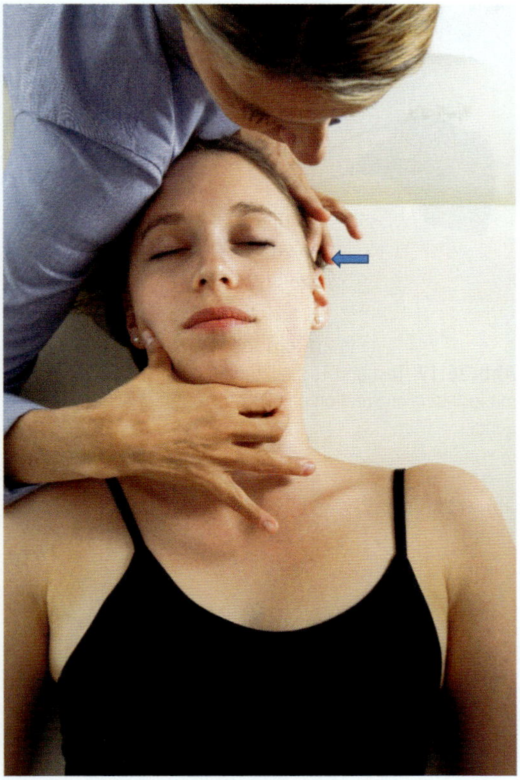

Abb. 26.15 Technik für die A. hypophysialis.

# 26.14 A. communicans posterior

## Anatomie

**ZUR ERINNERUNG**

Die A. communicans posterior (R. communicans posterior) verbindet die A. carotis und die ACM mit der aus der A. vertebralis bzw. der A. basilaris stammenden ACP. Sie bildet eine Gefäßbrücke zwischen dem Mittelhirn und dem Hinterhirn (siehe ➤ Abb. 13.8). Sie vaskularisiert einen Teil des Thalamus und weist häufig eine Dysfunktion auf.

## Position des Therapeuten und Technik

Für die linke A. communicans posterior legt der Therapeut den Zeige- und Mittelfinger seiner linken Hand auf die Squama temporalis, hinter den Kontaktpunkt für die A. hypophysialis, und den Daumen der linken Hand wieder auf den Vertex, um die Kopfbewegung zu kontrollieren. Der Fixpunkt wird auf der ipsilateralen ACI mit der rechten Hand erzeugt.

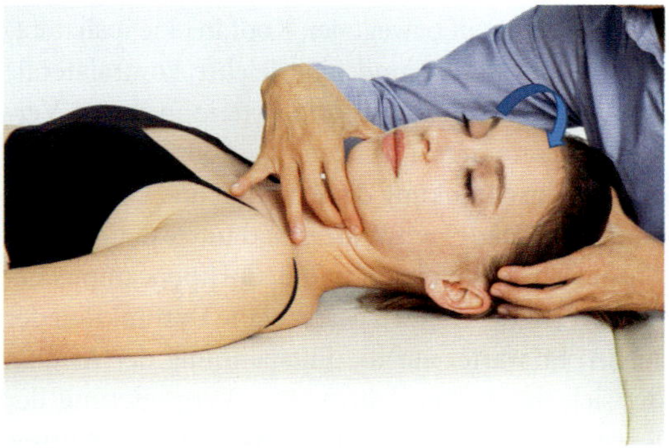

Abb. 26.16 Technik für die A. communicans posterior mit ipsilateraler Rotation.

Der Therapeut bewegt den Kopf in eine ipsilaterale Rotation, also für die linke A. communicans posterior nach links (➤ Abb. 26.16). Wenn er eine Einschränkung der Rotation und/oder einen Widerstand in der ACI spürt, besteht eine Dysfunktion in der A. communicans posterior. Er wartet auf die Entspannung der Arterie, die sich durch eine schrittweise Vergrößerung der Bewegung oder eine Expansion der von dieser Arterie versorgten Zone äußert.

# 26.15 A. choroidea anterior

## Anatomie

Siehe ➤ Abb. 13.15

## Test und Technik

Für die linke A. choroidea anterior (AChA) legt der Therapeut den Zeige-, Mittel- und Ringfinger seiner linken Hand auf der Squama in den Sulcus des Corpus amygdaloideum und die Furche des anterioren Hippocampus und den linken Daumen wieder auf den Vertex, um die Kopfbewegung zu kontrollieren. Der Fixpunkt wird auf der ipsilateralen ACI mit der anderen Hand erzeugt.

Der Therapeut bewegt den Kopf in eine ipsilaterale (linke) Rotation und eine leichte kontralaterale (rechte) Seitneigung, um die Arterie in ihrem Verlauf in Spannung zu bringen (➤ Abb. 26.17). Wenn er eine Einschränkung der Rotation und der Seitneigung und/oder einen Widerstand unter der auf dem Corpus amygdaloideum und dem Hippocampus liegenden Hand verspürt, besteht eine Dysfunktion der AChA. Er wartet auf die Entspannung der Arterie, die sich durch eine schrittweise Vergrößerung der Bewegung und durch die Expansion des Corpus amygdaloideum und des Hippocampus äußert.

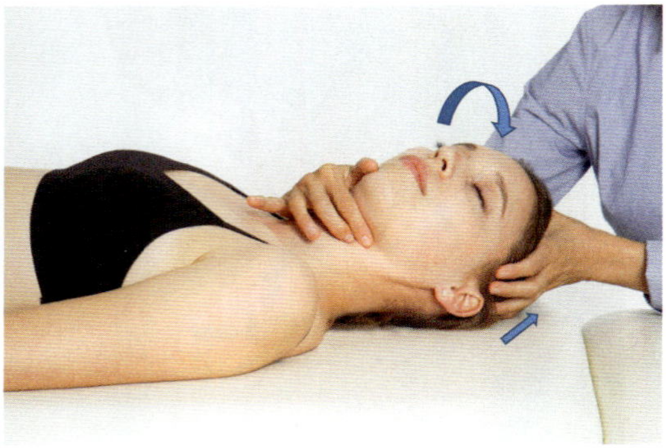

**Abb. 26.17** Test und Technik für die A. choroidea anterior mit ipsilateraler Rotation und leichter kontralateraler Seitneigung.

## REFERENZEN


[1] Chauffour P, Prat E, Michaud J, Derringer E. Le lien mécanique ostéopathique : artères et système neurovégétatif. Vannes: Sully; 2009.

[2] Barral JP, Croibier A. Manipulations vasculaires viscérales. Paris: Elsevier; 2009.

KAPITEL

# 27 Nervus vagus

## 27.1 Efferente Bahn

Das Gleichgewicht des Nervensystems wird auf lokaler und systemischer Ebene durch die feine Abstimmung zwischen dem sympathischen und parasympathischen Nervensystem sichergestellt. Dysfunktionen im Verlauf des N. vagus sind häufig und haben Auswirkungen auf die gesamte HDB-Achse und das viszero-neuro-immunologische Gleichgewicht. Die Normalisierung des N. vagus ist ein entscheidendes Element bei der Behandlung von Angstzuständen und Depression: Schlafstörungen, Atembeschwerden und Herzrhythmusstörungen, Verdauungsprobleme, Beklemmung, neuro-immunologische Probleme, Entzündungen, Angst und Depression.

**KURZ GEFASST**

Der N. vagus kontrolliert die motorische und sekretorische Aktivität von Organen, Drüsen und des ZNS. Mit seiner entzündungshemmenden und nozizeptiven Rolle steht er im Zentrum des viszerofaszialen Systems. Er schützt die Schleimhäute gegen Aggressoren wie Salzsäure, Alkohol usw. und er ist auch an unserer Fähigkeit Empathie zu zeigen beteiligt! Dies erklärt, warum seine Behandlung oft zu so außergewöhnlichen Ergebnissen führt. Eine Dysfunktion liegt vor, wenn der N. vagus gegenüber einer spezifischen Zone – Organ, Plexus, Drüse usw. – unter Spannung gesetzt wird und nicht genug Geschmeidigkeit/Flexibilität zeigt oder wenn entlang seines Verlaufs Mikroadhäsionen auftreten. Die Anatomie des N. vagus und die positiven Wirkungen der Vagusnervstimulation werden in ➤ Kap. 12 behandelt.

Die nachstehend angeführten Techniken werden in drei Gruppen unterteilt, die dem Verlauf des N. vagus folgen und damit die gesamte HDB-Achse erfassen:

- Kranialer und zervikaler Abschnitt
- Thorakaler Abschnitt
- Abdominaler und Beckenabschnitt

Einige der Techniken und Tests berufen sich auf das von Chauffour et al. [1] stammende Prinzip der „mise en tension", also auf die „reziproke Spannung" (➤ Kap. 22), die ich für meine Praxis angepasst, modifiziert und vervollständigt habe.

**Vor der spezifischen Behandlung des N. vagus sollten folgende Strukturen normalisiert werden: SSB, hintere Schädelgrube, Hirnstamm, HWS, BWS.**

### 27.1.1 Test und Technik für die Geschmeidigkeit des N. vagus in seinem zervikalen Abschnitt

#### Position des Patienten

Rückenlage

#### Position des Therapeuten und Technik

Der Therapeut sitzt am Kopfende der Behandlungsliege und legt seine Daumen beiderseits knapp unter die Spitze des Processus mastoideus und hinter die A. carotis auf die beiden Nn. vagi. Dazu muss er den anterioren Anteil des SCM etwas nach posterior verschieben. Er spürt eine feine geschmeidige Schnur unter den Daumen, so fühlt sich der N. vagus typischerweise an (➤ Abb. 27.1). Je mehr der N. vagus angespannt ist, umso leichter ist er zu palpieren und umso größer ist die Dysfunktion. Anschließend prüft der Therapeut die Flexibilität des Nervs in kraniokaudaler Richtung, um herauszufinden, ob eine absteigende oder aufsteigende Komponente oder beide Komponenten vorliegen. Nun prüft er den Nerv auf der Seite, die stärker angespannt oder weniger mobil ist und untersucht die verschiedenen endokranialen und exokranialen zervikalen Abschnitte.

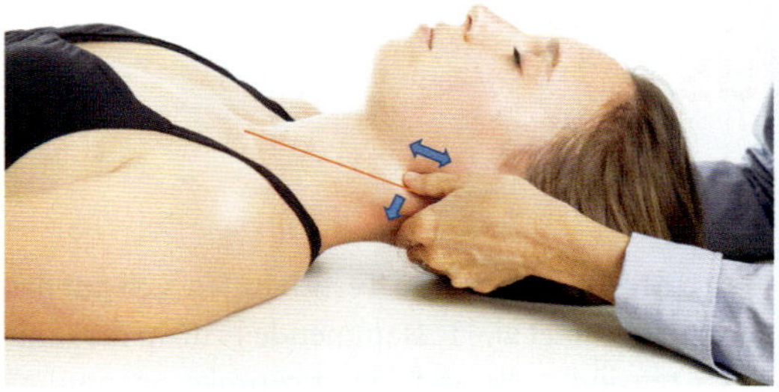

Abb. 27.1 Technik zur Verbesserung der Geschmeidigkeit de N. vagus am Austritt aus dem Kranium.

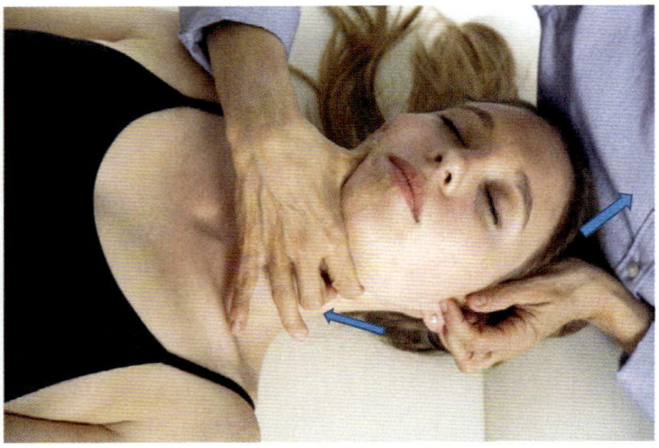

Abb. 27.2 Test am Verlauf des N. vagus mit Dehnung gegenüber dem Foramen jugulare durch Seitneigung des Kopfes zur Gegenseite.



**In meinen Seminaren vergleiche ich den Nerv gerne mit Spaghetti: ungekocht, al dente oder weich gekocht. In seinem Normalzustand sollte sich der Nerv wie eine weich gekochte Spaghetti anfühlen. Allerdings findet man dieses Gefühl bilateral nur selten, da der N. vagus oft entzündet und damit angespannt ist, sodass er sich bei der Palpation vor allem links dichter anfühlt. Zudem variiert die Größe des Nervs von Person zu Person. Es ist durchaus möglich, dass eine sehr zarte Person einen größeren Nerv hat als zum Beispiel ein American-Football-Spieler. Die Größe des Nervs ist nicht proportional zur Statur der Person. Und um nochmals in die Kulinarik zurückzukehren, der N. vagus kann den Durchmesser einer Spaghetti oder einer Spagettoni haben … natürlich glutenfrei!**

## 27.1.2 Test für den Übergang zwischen endokranialem und exokranialem Abschnitt

Um den absteigenden Abschnitt des linken N. vagus zu testen, legt der Therapeut den Zeige- und Mittelfinger seiner rechten Hand gegen die dünne Schnur des N. vagus an seiner Austrittstelle unterhalb des Processus mastoideus und vor dem SCM. Er legt den Ring- und kleinen Finger der linken Hand zu beiden Seiten der Sutura occipitomastoidea und den Mittelfinger in den äußeren Gehörgang. Er überprüft zunächst, ob der Nerv sich gegenüber dem Foramen jugulare und dem Ganglion superius n. vagi leicht nach unten ziehen lässt (siehe ➤ Abb. 12.1). Wenn der Nerv gespannt ist und nicht nach inferior gleitet, führt er eine sanfte Dehnung nach kaudal aus und setzt den Nerv anschließend schrittweise unter Spannung:

- zunächst durch eine Seitneigung des Kopfes zur Gegenseite (➤ Abb. 27.2),
- dann durch eine ipsilaterale Rotation, um den die Dura mater innervierenden Anteil spezifisch in Spannung zu setzen (➤ Abb. 27.3),
- und abschließend eine Rotation zur Gegenseite, um den R. auricularis unter Spannung zu setzen, wobei immer noch die kaudale Dehnung des N. vagus und die kontralaterale Seitneigung des Kopfes aufrechterhalten bleiben.

**Wenn es auf dieser Ebene zu Dysfunktionen kommt, kann nicht nur der restliche Verlauf des N. vagus beeinträchtigt werden, es kann auch zu**

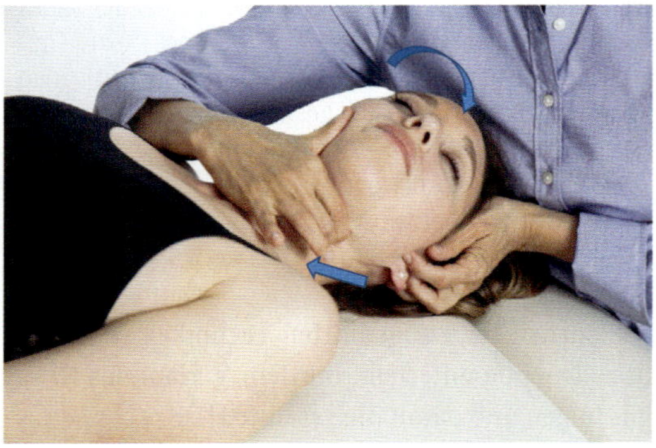

Abb. 27.3 Test des endokranialen Verlaufs des N. vagus mit Seitneigung und ipsilateraler Rotation für den meningealen Abschnitt und kontralateraler Rotation für den R. auricularis (im Foto nicht dargestellt).

**typischen Schmerzen in der hinteren Schädelgrube, den oberen Halswirbeln, im Meatus acusticus internus und zu Tinnitus kommen. Diese Dysfunktionen können auftreten, während man den Nerv unter Spannung setzt, ein Beweis dafür, dass diese Technik sehr spezifisch ist.**

## 27.1.3 Zervikaler Verlauf

### Anatomie

Siehe ➤ Abb. 12.2 und ➤ Abb.12.3

### Dehnung des zervikalen Abschnitts des N. vagus und Faszienarbeit

Für den linken N. vagus legt der Therapeut seine linke Hand auf den N. vagus und erzeugt am Ausgang aus dem Endokranium, unmittelbar unter dem Processus mastoideus in der Tiefe und unmittelbar vor dem SCM einen Fixpunkt. Er legt den rechten Daumen oder Zeigefinger in die kleine Hautvertiefung zwischen dem medialen und lateralen Kopf des SCM, an der Stelle, an der der N. vagus in den Thorax einmündet (➤ Abb. 27.4). Der Finger liegt somit sehr nahe an der Mittellinie, knapp außerhalb des Sternoklavikulargelenks und sollte dort hinter der Klavikula positioniert werden, um den Nervenverlauf zu kontaktieren. Der Therapeut erzeugt eine Traktion zwischen den beiden Kontaktpunkten, wenn der Nerv sich nicht leicht dehnen lässt, fügt er schrittweise eine kontralaterale Seitneigung und Rotation hinzu und wartet auf die Entspannung. Anschließend tastet der Therapeut den gesamten Nervenverlauf nach Mikroadhäsionen oder Hypomobilitäten ab, die er lokal mit einer faszialen Entspannungstechnik behandelt (➤ Abb. 27.5).

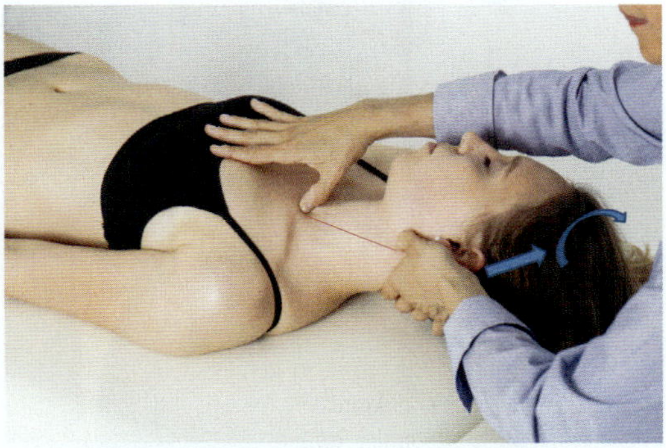

**Abb. 27.4** Dehnung des zervikalen Abschnitts des N. vagus mit kontralateraler Seitneigung und Rotation.

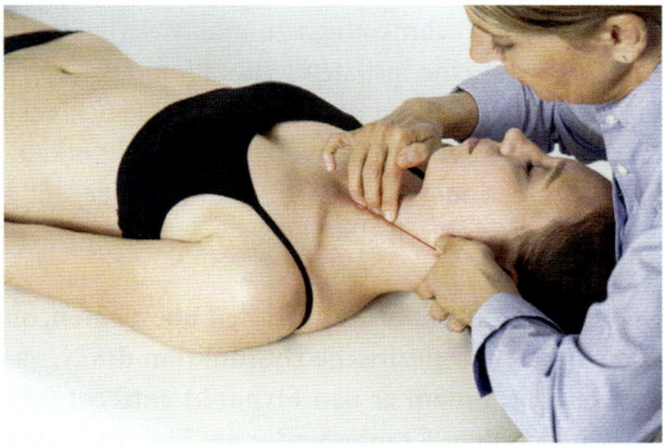

**Abb. 27.5** Normalisierung der Faszien und Glättung des N. vagus.

### Test und Technik für den R. pharyngeus

Für den gesamten zervikalen Verlauf des linken N. vagus legt der Therapeut den Daumen seiner linken Hand auf die Nervenaustrittsstelle unmittelbar unterhalb des Processus mastoideus und vor dem SCM und erzeugt einen Fixpunkt. Mit der anderen Hand bewegt er die Gewebe oberhalb des Os hyoideum in einer Gleitbewegung nach medial (➤ Abb. 27.6). Wenn er dabei keinen Widerstand spürt, besteht keine Dysfunktion im R. pharyngeus. Andernfalls wartet er auf den Stillpunkt und den Re-

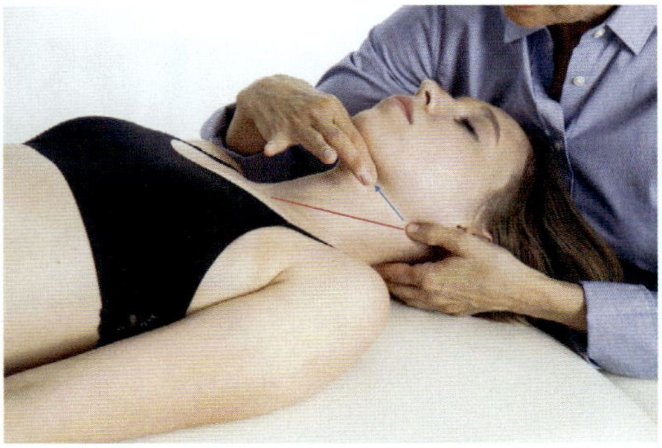

**Abb. 27.6** Test und Technik des R. pharyngeus.

lease. Um die Technik etwas zu intensivieren, kann der Therapeut eine ipsilaterale Rotation des Kopfes hinzufügen. Dieser Ast des N. vagus ist bei Schluckbeschwerden, Reizhusten, medizinisch nicht erklärbarem Husten oder wenn der Patient ein Engegefühl oder ein Zuschnüren des Halses verspürt, oft verletzt.

**Der Therapeut kann zu jeder Zeit überprüfen, ob es sich um eine spezifische Dysfunktion des N. vagus handelt, indem er den Fixpunkt entfernt (am Austritt aus dem Kranium oder am Eintritt in den Thorax, wenn es um Tests für den Thorax bzw. das Abdomen und das Becken geht). Damit erkennt er, ob es sich um eine einfache viszerofasziale Dysfunktion oder tatsächlich um eine vagale Dysfunktion handelt. Wenn er den Fixpunkt entfernt und die Spannung unter seiner Hand erhalten bleibt, hat die Dysfunktion eine andere Ursache.**



## Test und Technik für den N. laryngeus superior

Der Therapeut bildet wieder einen Fixpunkt an der Austrittstelle des N. vagus, er legt den rechten Zeigefinger unter den seitlichen Anteil des Os hyoideum und übt einen schräg und etwas nach inferior verlaufenden Zug aus, um den medialen Anteil des N. laryngeus zu testen (siehe ➤ Abb. 12.3). Für den lateralen Anteil des Nervs, umgreift er die Schilddrüse mit Daumen, Zeige- und Mittelfinger und erzeugt einen schräg nach medial und kaudal verlaufenden Zug aus (➤ Abb. 27.7). Um die Technik etwas zu intensivieren, kann der Therapeut eine ipsilaterale Rotation des Kopfes hinzufügen.

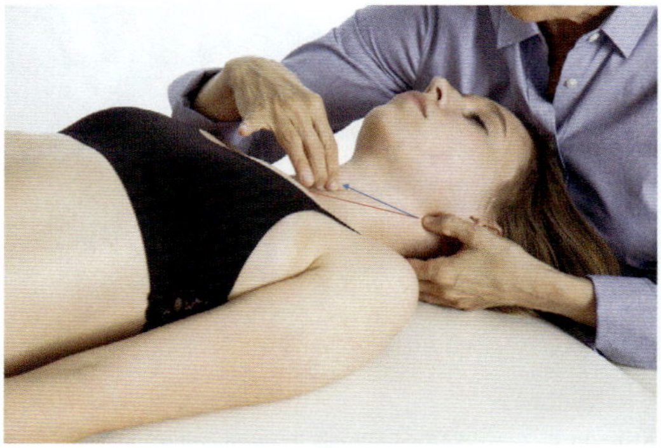

**Abb. 27.7** Test und Technik für den N. laryngeus superior.

**Die Dysfunktion dieses Nervs beeinträchtigt die Schilddrüsenfunktion, die Stimmbildung und ist an Larynxschmerzen beteiligt.**

## Test und Technik für den N. laryngeus inferior

Für den linken N. vagus legt der Therapeut seinen linken Daumen oder Zeigefinger in die Vertiefung der oberen Thoraxapertur zwischen den lateralen und medialen Kopf des SCM, hinter die Klavikula und kontaktiert den N. vagus. Vorsicht, dieser Raum ist sehr klein. Um sicherzugehen, dass man an der richtige Stelle ist, sollte man an der medialen Seite des medialen Kopfs des SCM beginnen und den Finger von dort in den kleinen Raum zwischen dem medialen und lateralen Kopf gleiten lassen.

Mit der anderen Hand umgreift der Therapeut die Schilddrüse oder kontaktiert weiter posterior den Ösophagus und übt kranialen Zug an der Schilddrüse bzw. am Ösophagus aus, um den N. laryngeus infe-

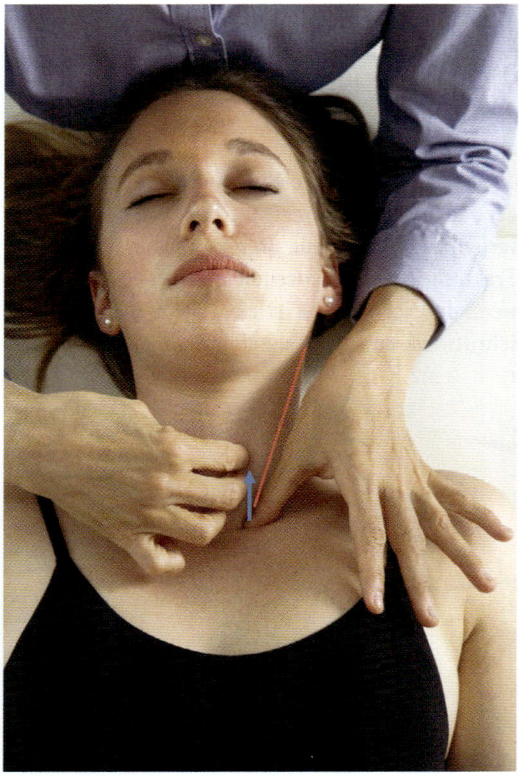

**Abb. 27.8** Test und Technik für den N. laryngeus inferior.

rior unter Spannung zu setzen (➤ Abb. 27.8). Wenn er einen Widerstand feststellt, führt er eine leichte Dehnung aus und wartet auf die Entspannung.

**Die Dysfunktionen des N. laryngeus inferior führen zu Symptomen in der Pars cervicalis des Ösophagus, in der Schilddrüse und den Stimmbändern.**

## 27.1.4 Tests und Techniken für den thorakalen Abschnitt des N. vagus

Bei den folgenden Techniken kann man die Entspannung dadurch verbessern, dass man den Patienten bittet, während der Dehnung auszuatmen. Um die Techniken zu intensivieren, kann man einen Hebel verwenden. Dazu stellt der Patient seine Beine auf und neigt sie langsam zur Gegenseite.

### Anatomie

Siehe ➤ Abb. 12.3

### Test und Technik für den Thymusabschnitt

Der Therapeut steht seitlich neben dem Patienten und fixiert den N. vagus mit Zeige- und Ringfinger an seiner Eintrittsstelle in den Thorax. Er legt den Handtellerrand der zweiten Hand auf das Manubrium und den oberen Abschnitt des Sternums und kontaktiert durch die knöcherne Struktur den Thymus, seine Finger sind dabei nach kaudal gerichtet. Er bewegt seine Hand nach kaudal (➤ Abb. 27.9). Wenn er dabei keinen Widerstand wahrnimmt, ist der Test negativ. Liegt eine Restriktion vor, entfernt er entweder den Zeige- oder den Ringfinger, um auszutesten, ob der rechte oder der linke N. vagus eine Dysfunktion aufweist. Er setzt den Nerv sanft und schrittweise unter Spannung und fixiert den dysfunktionalen Nerv mit Zeige- oder Ringfinger am Eintrittspunkt in den Thorax.

**Thymusdysfunktionen treten bei Stress, in Zusammenhang mit den immunologischen und hormonellen Funktionen, aber auch bei mangelnder interhemisphärischer Konnektivität auf. Um diese Zone umfassend zu behandeln, sollten die Rr. thymici, der N. vagus und der N. phrenicus einbezogen werden.**

### Test und Technik für den Plexus cardiacus

Der Therapeut steht seitlich neben dem Patienten und fixiert den N. vagus mit Zeige- und Ringfinger am seiner Eintrittsstelle in den Thorax. Er legt die Handfläche der zweiten Hand flach über das Sternum auf das Herz und auf die 3., 4. und 5. Rippe links, seine Finger sind zur Herzspitze gerichtet, und übt kaudalen Zug aus (➤ Abb. 27.10). Liegt eine Restriktion vor, entfernt er entweder den Zeige- oder den Ringfinger, um zu testen, welcher N. vagus an der Dysfunktion beteiligt ist. Er setzt den dysfunktionalen Nerv sanft und schrittweise unter Spannung.

**Personen, die Dysfunktionen auf dieser Ebene haben, leiden oft unter Angina pectoris, Palpitationen und/oder Arrhythmie.**

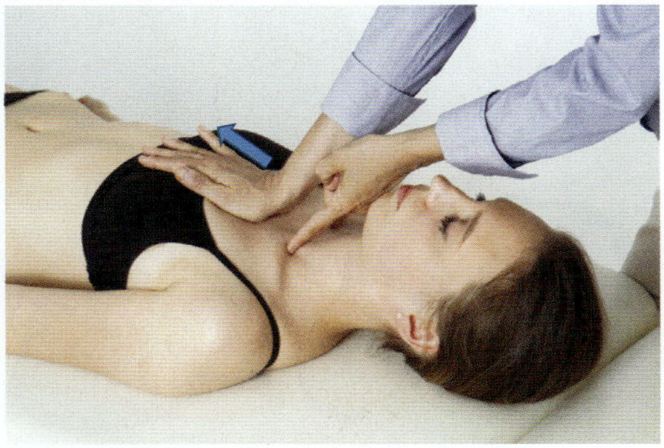

**Abb. 27.9** Test und Technik für den Thymusabschnitt.

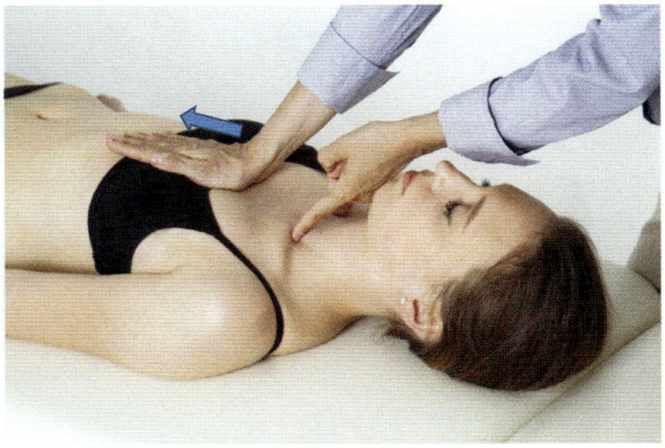

**Abb. 27.10** Test und Technik für den Plexus cardiacus.

### Test und Technik für den Plexus pulmonalis

Der Therapeut steht seitlich neben dem Patienten und fixiert mit Zeige- und Ringfinger einer Hand den N. vagus am Eintritt in den Thorax. Mit der zweiten Hand übt er auf Höhe des Hilum, also im 2. und 3. Interkostalraum, lateral des Sternums einen schräg nach kaudal und lateral verlaufenden Zug auf den Plexus pulmonalis aus (➤ Abb. 27.11). Liegt eine Bewegungseinschränkung vor, setzt der Therapeut den dysfunktionalen Nerv sanft und schrittweise unter Spannung bis die Entspannung eintritt.

**Dysfunktionen auf dieser Ebene betreffen praktisch immer Zustände wie Asthma und/oder wiederholte Beschwerden von Lungen und Bronchien.**

## 27.1.5 Abdominaler und Beckenabschnitt

### Test und Technik für die Rami gastrici und oesophagei

Im Folgenden werden nur die verschiedenen Plexus beschrieben. Die mit den Organen verbundenen Abschnitte werden im Band über das Bauch- und Beckenhirn behandelt.

Der Therapeut steht seitlich neben dem Patienten und fixiert mit Zeige- und Ringfinger einer Hand den N. vagus am Eintritt in den Thorax. Er positioniert den Daumen der zweiten Hand in der Verlängerung der Ösophagusachse und seine Hand flach auf den Magen, sodass, wenn möglich, auch die Curvatura major bedeckt wird und zieht Ösophagus und Magen nach kaudal (➤ Abb. 27.12). Liegt eine Restriktion vor, entfernt er entweder den Zeige- oder den Ringfinger, um zu testen, welcher N. vagus an der Dysfunktion beteiligt ist und ob es sich tatsächlich um eine Vagusdysfunktion handelt. Er setzt den Nerv unter Spannung, bis die Entspannung einsetzt.

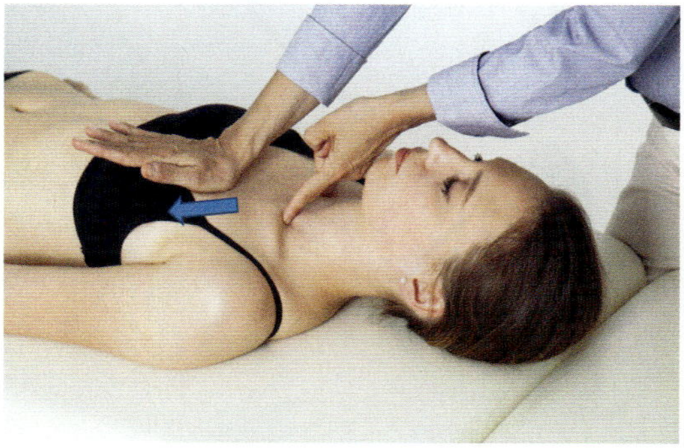

Abb. 27.11 Test und Technik für den Plexus pulmonalis.

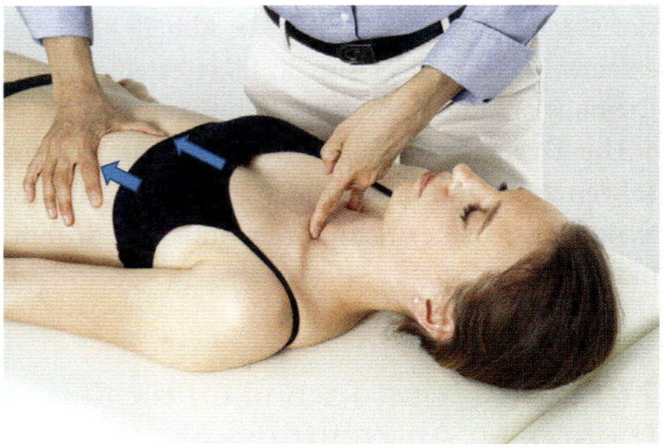

Abb. 27.12 Test und Technik für die Rami gastrici und oesophagei.

### Test und Technik für den Plexus coeliacus

Der Therapeut steht weiter seitlich neben dem Patienten und fixiert den N. vagus am Eingang in den Thorax. Er legt den Zeige- Mittel- und Ringfinger seiner zweiten Hand in die ungefähr vier Fingerbreiten unter dem Proc. xiphoideus liegende Vertiefung, die dem Plexus coeliacus entspricht (➤ Abb. 27.13). Um diese Vertiefung zu finden, lässt der Therapeut seine Finger vom Proc. xiphoideus entlang der Aorta über das Abdomen gleiten (Effleurage), bis sie auto-

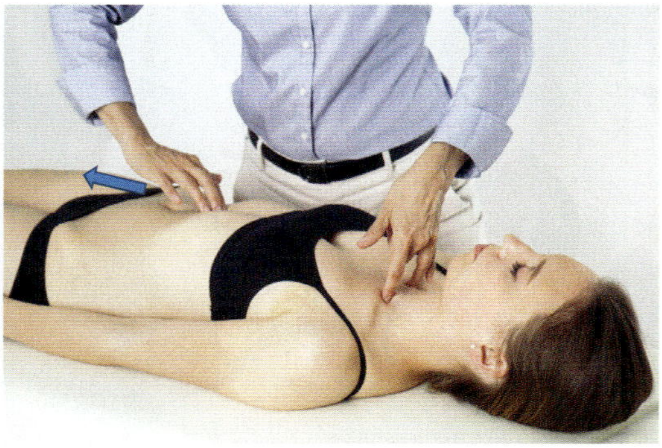

Abb. 27.13 Test und Technik für den Plexus coeliacus.

matisch in diese Vertiefung fallen. Er setzt die Zone in kaudaler Richtung unter Spannung. Liegt eine Restriktion vor, entfernt er entweder den Zeige- oder den Ringfinger, um zu testen, welcher N. vagus an der Dysfunktion beteiligt ist. Er setzt den dysfunktionalen Nerv, der mit dem Plexus in Verbindung steht, in kaudaler Richtung unter Spannung.

### Test und Technik für den Plexus mesentericus superior

Der Therapeut steht weiter seitlich neben dem Patienten und fixiert mit einer Hand den N. vagus am Eingang in den Thorax. Er lässt seine andere Hand vom Truncus coeliacus ausgehend entlang der Aorta nach unten gleiten (Effleurage), bis er ungefähr 2 bis 3 Fingerbreiten darunter auf eine kleine Erhebung stößt. Er legt den Zeige-, Mittel- und Ringfinger auf diese Erhöhung, die der Stelle entspricht, an der die A. mesenterica superior die V. renalis überkreuzt. Er setzt die Zone in kaudaler Richtung unter Spannung (➤ Abb. 27.14). Liegt eine Restriktion vor, entfernt er entweder den Zeige- oder den Ringfinger, um zu testen, welcher N. vagus an der Dysfunktion beteiligt ist. Er setzt den dysfunktionalen Nerv, der mit dem Plexus in Verbindung steht, in kaudaler Richtung unter Spannung.

### Test und Technik für den Plexus mesentericus inferior

Der Therapeut steht seitlich neben dem Patienten und fixiert mit Zeige- und Ringfinger einer Hand

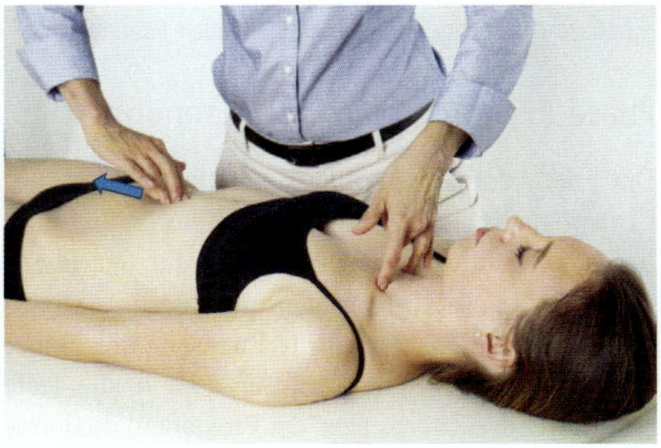

**Abb. 27.14** Test und Technik für den Plexus mesentericus superior.

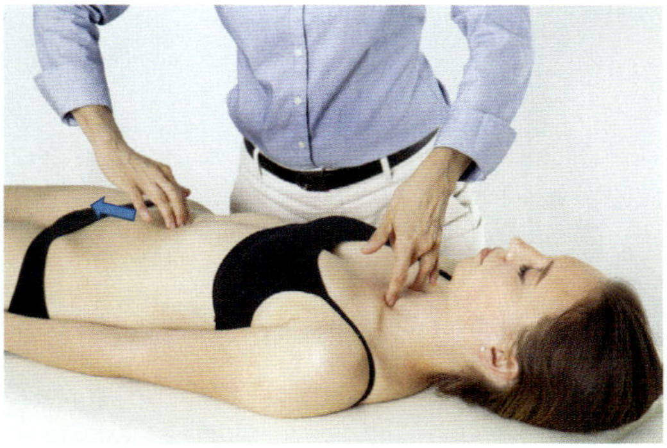

**Abb. 27.15** Test und Technik für den Plexus mesentericus inferior.

den N. vagus am Eintritt in den Thorax. Er legt drei Finger der anderen Hand auf die zweite Erhebung zwei Fingerbreiten unterhalb des Plexus mesentericus superior (➤ Abb. 27.15). Der Nervenaustritt variiert von Patient zu Patient. Er achtet darauf, dass er die kleine Erhebung der Arterie nahe der Aorta gut spürt. Er setzt die Zone in kaudaler Richtung unter Spannung. Liegt eine Restriktion vor, entfernt er entweder den Zeige- oder den Ringfinger, um zu testen, welcher N. vagus an der Dysfunktion beteiligt ist. Er setzt den dysfunktionalen Nerv, der mit dem Plexus in Verbindung steht, in kaudaler Richtung unter Spannung, bis die Entspannung einsetzt.

## 27.1.6 Test und Technik für den Plexus hypogastricus superior und inferior

### Plexus hypogastricus superior

Der Therapeut fixiert mit Zeige- und Ringfinger einer Hand den N. vagus am Eingang in den Thorax und legt Mittel- und Ringfinger der anderen Hand unmittelbar unter der Aortengabel auf den Übergang L5–S1 (➤ Abb. 27.16). Er setzt die Zone in kaudaler Richtung unter Spannung (➤ Abb. 27.17). Liegt eine Restriktion vor, entfernt er entweder den Zeige- oder den Ringfinger, um zu testen, welcher N. vagus an der Spannungsdysfunktion beteiligt ist und welcher der beiden Nerven betroffen ist. Er setzt den dysfunktionalen Nerv, der mit dem Plexus in Verbindung steht, unter Spannung.

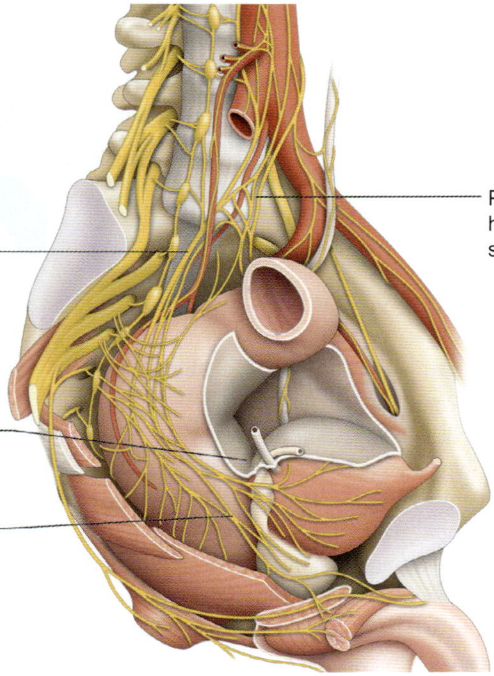


**Abb. 27.16** Plexus hypogastricus superior und inferior beim Mann.

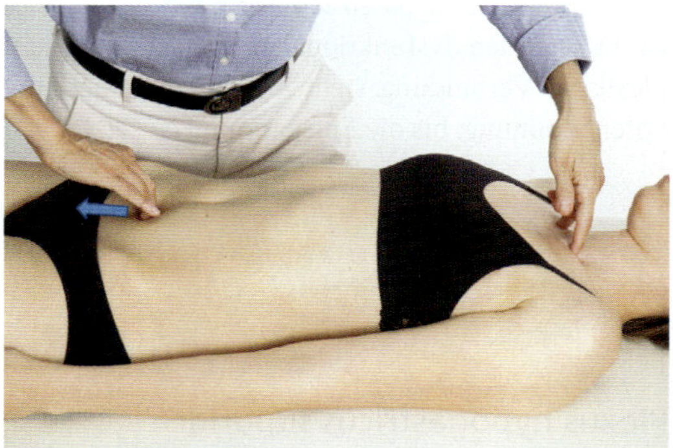

**Abb. 27.17** Test und Technik zur Normalisierung des Plexus hypogastricus superior.

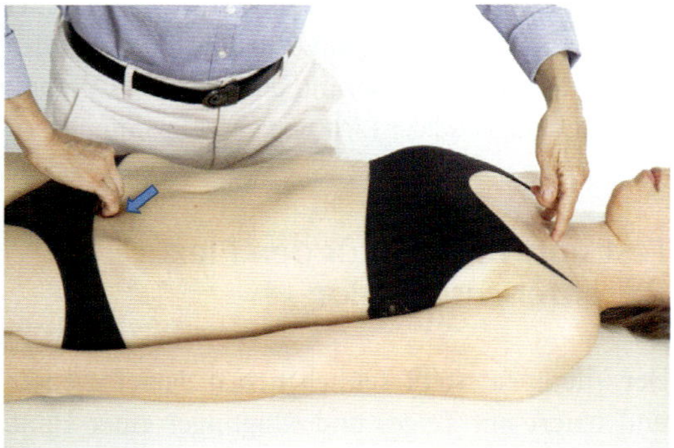

**Abb. 27.18** Test und Technik zur Normalisierung des Plexus hypogastricus inferior, Phase 1: kraniokaudale Spannung.

## Plexus hypogastricus inferior

### Phase 1: kraniokaudale Spannung

Der Therapeut legt vier Finger in der Tiefe hinter den Uterus oder die Prostata in die Excavatio rectouterina bzw. in die Excavatio rectovesicalis und erzeugt eine kaudale Spannung. Anschließend geht er wie für den Plexus hypogastricus superior vor (➤ Abb. 27.18).

### Phase 2: anteroposteriore Spannung

Der Therapeut setzt den Plexus hypogastricus inferior möglichst lokal in anteroposteriorer Richtung unter Spannung. Er arbeitet somit auf der Ebene der Lamina sacro-recto-genito-pubicalis (SRGP) (➤ Abb. 27.16). Er bringt die Rückseite der Finger beider Hände in Kontakt und lässt sie in die Tiefe und hinter den Uterus bzw. die Prostata in die Excavatio rectouterina bzw. rectovesicalis gleiten (➤ Abb. 27.19). Er setzt den Bereich zwischen Plexus hypogastricus inferior und Lamina SRGP unter Spannung, indem er die Finger einer Hand von der anderen entfernt. Spürt er bei der Öffnung seiner Finger auf beiden oder einer Seite einen Widerstand, wartet er auf die Entspannung. Wenn die Spannung sehr hoch ist, kann er auch sehr leichte direkte *Recoils* in Richtung Öffnung ausführen. Diese Schritte können bei der Frau sowohl in der Excavatio rectouterina als auch der Excavatio vesicouterina ausgeführt werden.

**Wenn man den Plexus hypogastricus superior und inferior unter Spannung setzt, treten zahlreiche Spannungen und Dysfunktionen zutage. Der Plexus hypogastricus superior bildet die Nervenverbindung zwischen dem Bauch- und Beckenhirn. Liegt hier eine Dysfunktion vor, kommt es zu zahlreichen Symptomen im Bauch- und Beckenraum. Die Beckenregion, die ohnedies häufig unter Stauungen und Entzündungen leidet, wird dadurch auch weniger gut innerviert. Dadurch kann es zu Spasmen, Schmerzen, Spannungen, Entzündungen, Verdichtungen, Narbenbildung kommen. Die Normalisierung dieser beiden Plexus bringt sowohl im Abdomen als auch im Becken große Erleichterung.**

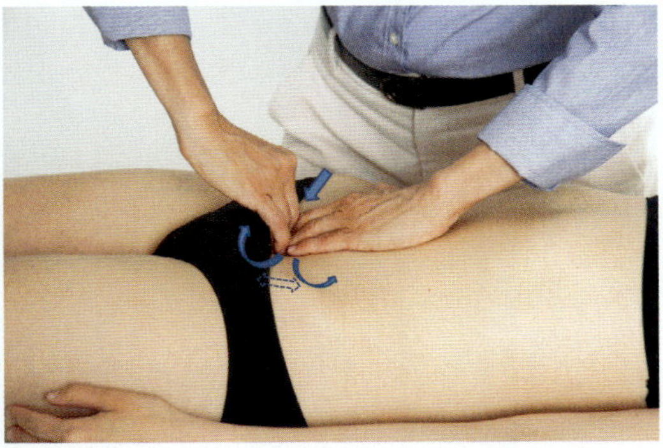

Abb. 27.19 Test und Technik zur Normalisierung des Plexus hypogastricus inferior, Phase 2: reziproke Spannung der Lamina SRGP – anteroposteriore Spannung.

## 27.2 Afferente Bahn



Der Therapeut geht von der gleichen Position aus, die Finger einer Hand fixieren den Plexus hypogastricus inferior in der Excavatio rectouterina bzw. vesicorectalis. Er behandelt schrittweise alle Plexus, indem er sie in kranialer Richtung und am Plexus hypogastricus superior beginnend unter Spannung setzt (➤ Abb. 27.20). Wenn er eine spezifische aufsteigende Spannung an einem Plexus wahrnimmt, setzt er diesen gegenüber dem Plexus hypogastricus inferior

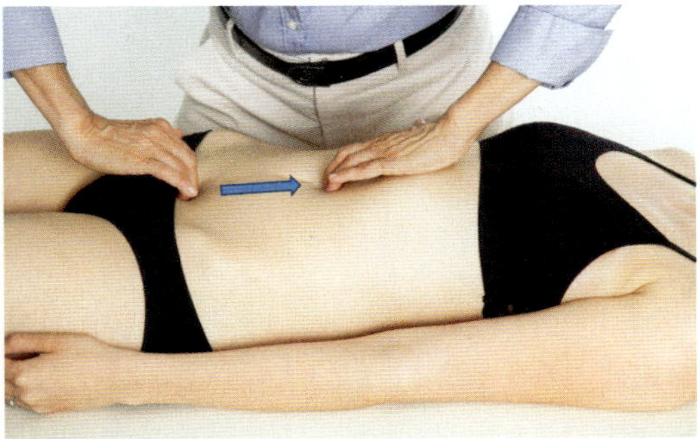

Abb. 27.21 Reziproke Spannung zwischen Plexus hypogastricus inferior und Plexus mesentericus inferior.

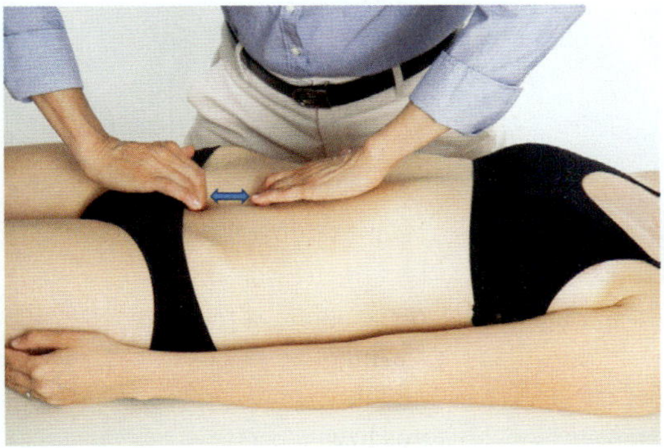

Abb. 27.20 Reziproke Spannung zwischen Plexus hypogastricus inferior und Plexus hypogastricus superior.

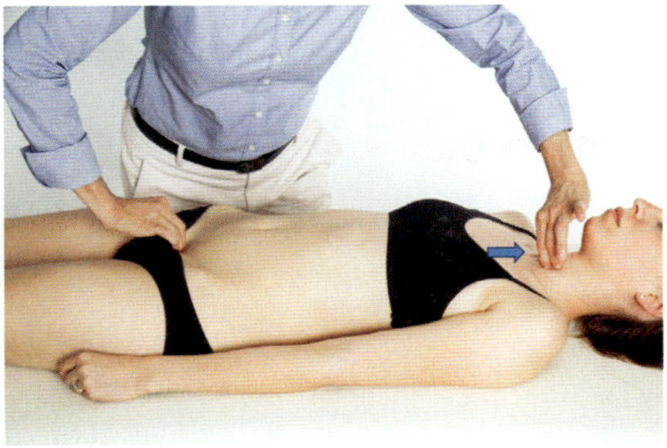

Abb. 27.22 Reziproke Spannung zwischen Plexus hypogastricus inferior und Plexus pharyngeus.

in Spannung und wartet auf die Entspannung (➤ Abb. 27.21). Er testet und ggf. behandelt alle Plexus bis zum Plexus pharyngeus (➤ Abb. 27.22).

Der Therapeut kann seine Aufmerksamkeit auch auf den gesamten Verlauf des N. vagus projizieren und versuchen die Zone zu erkennen, von der die Spannung ausgeht. Auch wenn diese Vorgangsweise weniger genau ist, ist sie sehr hilfreich, wenn man keine Zeit hat, alle Plexus einzeln zu testen. Der Therapeut kann auch Inhibitionstests mit den verschiedenen Plexus durchführen, um herauszufinden, welcher zu behandeln ist. Daneben können auch zwei Plexus untereinander in Spannung gesetzt werden.

Der Plexus hypogastricus inferior ist sowohl beim Mann als auch bei der Frau häufig in Dysfunktion. Beim Mann kann man zur Normalisierung des Plexus auch über einen rektalen Zugang behandeln, indem man von beiden Seiten entlang den Plicae sacrorectales und den seitlichen Rändern der Prostata eine leichte Spannung erzeugt. Bei der Frau kann man ebenfalls über einen rektalen Zugang auf beiden Seiten der Zervix, oder besser über einen vaginalen Zugang zur Normalisierung der Zervix, der Fornix vaginae und des Corpus uteri vorgehen. Mit diesen internen Techniken kann man das neurovegetative System sehr effizient beeinflussen.



## REFERENZEN

[1] Chauffour P, Prat E, Michaud J, Derringer E. Le lien mécanique ostéopathique : artères et système neurovégétatif. Vannes: Sully; 2009.

KAPITEL

# 28 Nervus phrenicus

Die Anatomie des N. phrenicus wird in ➤ Kap. 12 beschrieben.

## 28.1 Test und Technik für den zervikalen Abschnitt des N. phrenicus

### Prinzip

Der Therapeut setzt den N. phrenicus schrittweise vom Ursprung ausgehend über seinen gesamten Verlauf unter Spannung und testet seine Gleitfähigkeit.

### Position des Patienten

Rückenlage

### Position des Therapeuten

Der Therapeut sitzt am Kopfende der Behandlungsliege. Für den linken N. phrenicus fixiert er mit seinem linken Zeigefinger den Nerv, den er hinter der Klavikula, lateral des SCM als dünne Schur (ähnlich einer Gitarrensaite) ertastet. Mit seiner rechten Hand umgreift er die Halswirbelsäule und fixiert die Procc. spinosi von C3, C4 und C5 auf der linken Seite.

### Technik

Während er seinen linken Zeigefinger gegen den N. phrenicus drückt und ihn nach kaudal dehnt, erzeugt er eine Dehn-Gleitbewegung, indem er mit der Hand unter den Halswirbeln eine kontralaterale Seitneigung und eine ipsilaterale Rotation erzeugt (➤ Abb. 28.1). Wichtig ist, dass er während der Dehnung, die Proc. spinosi (➤ Abb. 28.2) gut fixiert, um eine Gleitbewegung des Nervs im Foramen intervertebrale zu erzeugen. Wenn im Austrittsbereich Adhäsionen vorliegen, lässt sich die Bewegung des Proc. spinosus nicht von der Nervenbewegung trennen. Wenn der Proc. spinosus unter den Fingern einen starken Widerstand erzeugt, wartet der Therapeut auf die Entspannung oder führt kleine di-

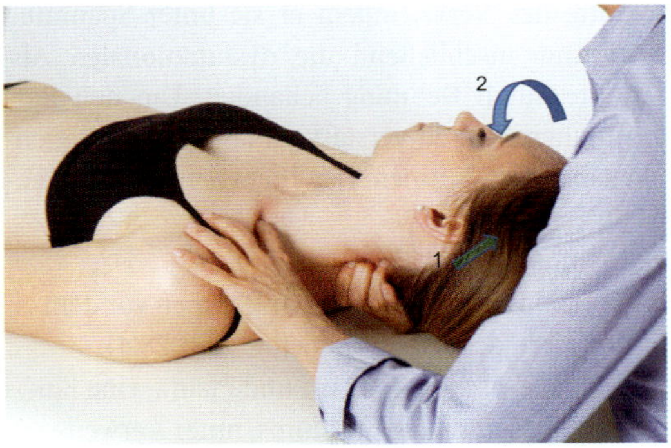


**Abb. 28.1** Test und Technik für den zervikalen Abschnitt des N. phrenicus. Handposition für die reziproke Spannung in rechter Seitneigung (1) und linker Rotation (2) für die Gleitbewegung im Foramen intervertebrale (im Foto nicht ausgeführt).

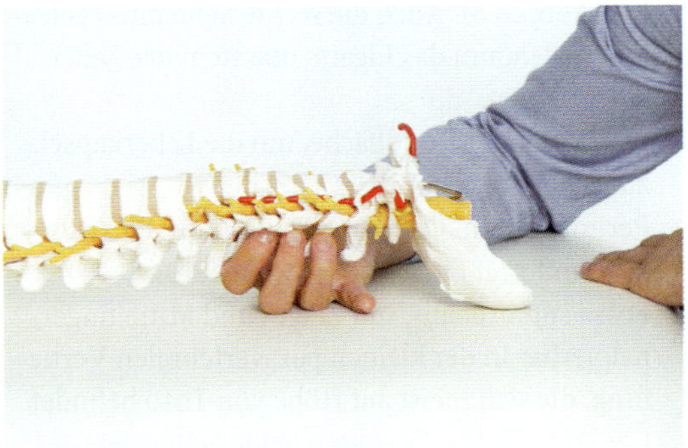

**Abb. 28.2** Die Procc. spinosi müssen gut fixiert werden, um eine Gleitbewegung des Nervs im Foramen intervertebrale zu erzeugen.

rekte *Recoils* gegen den Proc. spinosus aus. Jede Adhäsion oder Spannung, die der Therapeut im zervikalen Verlauf des Nervs wahrnimmt, muss durch eine direkte oder indirekte funktionelle Technik normalisiert werden.

## 28.2 Test und Technik für den thorakalen und abdominalen Abschnitt des N. phrenicus



Der Therapeut fixiert mit seinem Zeigefinger den N. phrenicus unmittelbar hinter der Klavikula, an seinem Eintritt in den Thorax. Es empfiehlt sich jeweils nur eine Seite zu testen. Mit der zweiten Hand testet er die verschiedenen intrathorakalen Abschnitte des Nervs, indem er sie unter Spannung setzt und anschließend die dysfunktionalen Abschnitte durch Dehnung behandelt. Um den Entspannungseffekt zu verstärken, lässt er den Patienten dabei tief ausatmen. Der Therapeut testet folgende Strukturen:

- Thymus (➤ Abb. 28.3).
- Ganglion stellatum, mit dem Daumen vor dem Köpfchen der ersten Rippe (➤ Abb. 28.4).
- Verlauf zwischen Perikard und Pleura, eine Fingerbreite lateral des Sternums, unter Verwendung der Handkante (➤ Abb. 28.5).
- Pleura (➤ Abb. 28.6).
- Perikard mit der flachen Hand (➤ Abb. 28.7).
- Sulcus diaphragmaticus (nach Chauffour), Daumen im Sulcus auf Höhe des 7. Interkostalraums (➤ Abb. 28.8). Auch die rechte Seite muss getestet werden, um das Ligamentsystem der Leber einzubinden.
- Leber, mit der Handfläche, um die Leberkapsel zu testen (➤ Abb. 28.9).
- Peritoneum im Oberbauchs und/oder Plexus solaris, mit drei Fingern (➤ Abb. 28.10).
- Fossa suprarenalis, mit Zeige- und Mittelfinger, palpierbar in der kleinen paravertebralen Vertiefung, die sich meist auf Höhe von Th10 befindet (➤ Abb. 28.11). Es sollten beide Seiten getestet werden.

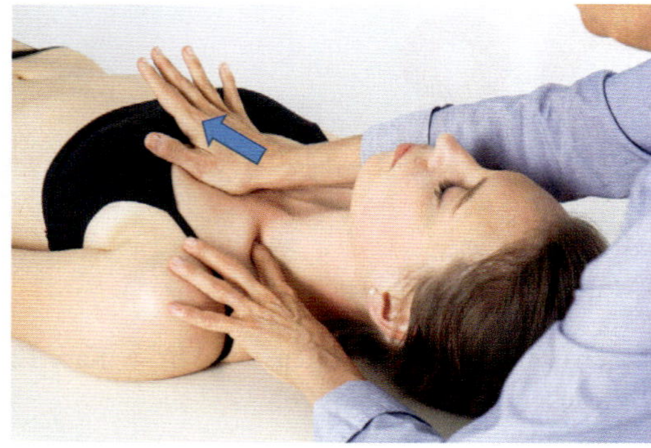

**Abb. 28.3** Test und Technik von N. phrenicus und Thymus.

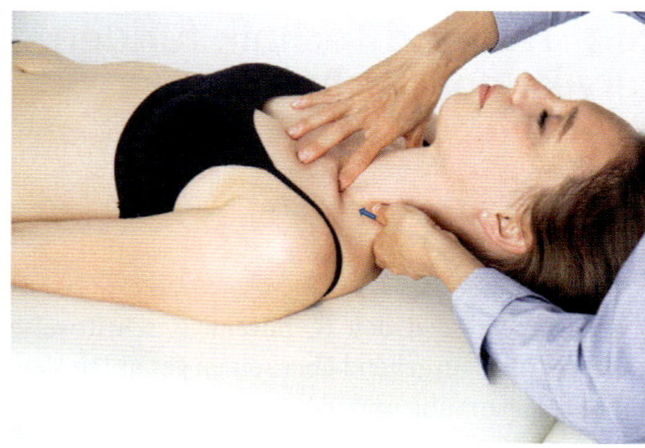

**Abb. 28.4** Test und Technik von N. phrenicus und Ganglion stellatum.

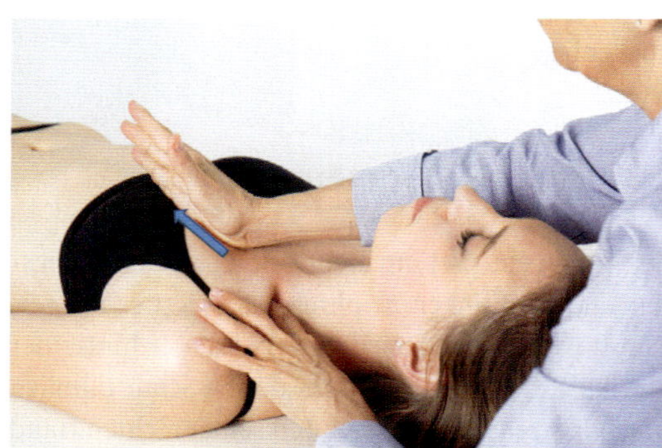

**Abb. 28.5** Test und Technik des N. phrenicus: Verlauf zwischen Perikard und Pleura, eine Fingerbreite seitlich des Sternums.

**Dysfunktionen des N. phrenicus findet man oft bei Patienten, die unter Stress, Angst und Depression leiden und Symptome wie Atemnot, Schweregefühl oder Schmerzen im Thorax oder Schwierigkeiten ruhig und gleichmäßig zu atmen aufweisen.**

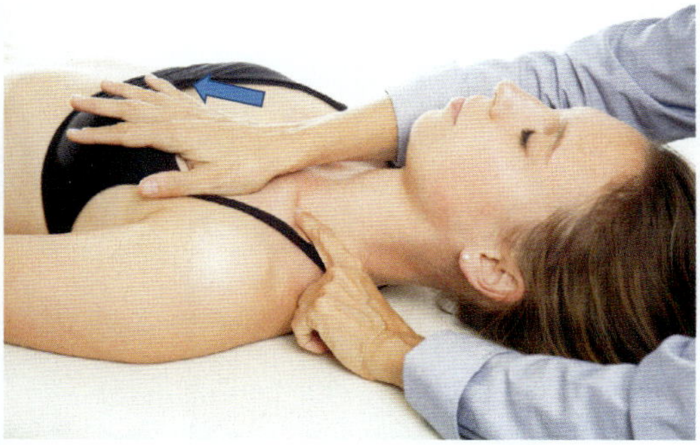

**Abb. 28.6** Test und Technik von N. phrenicus und Pleura.

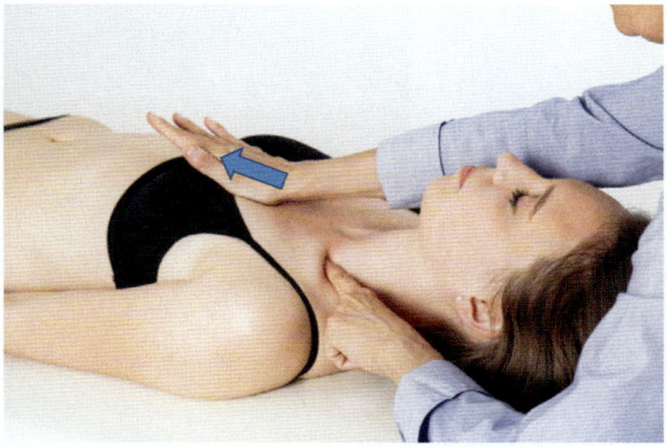

**Abb. 28.7** Reziproke Spannung von N. phrenicus und Perikard.

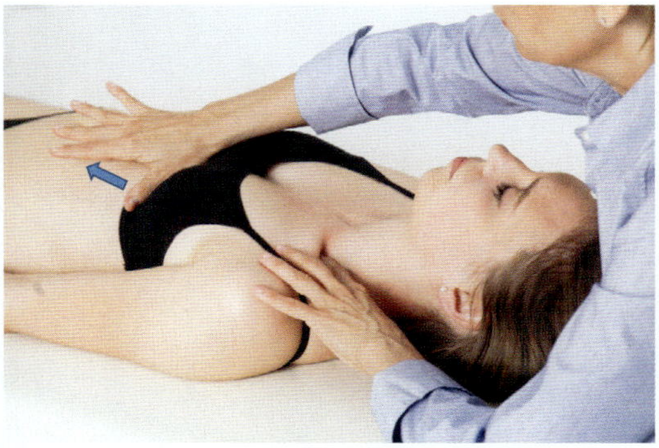

**Abb. 28.8** Reziproke Spannung von N. phrenicus und Sulcus diaphragmaticus auf Höhe des 7. Interkostalraums.

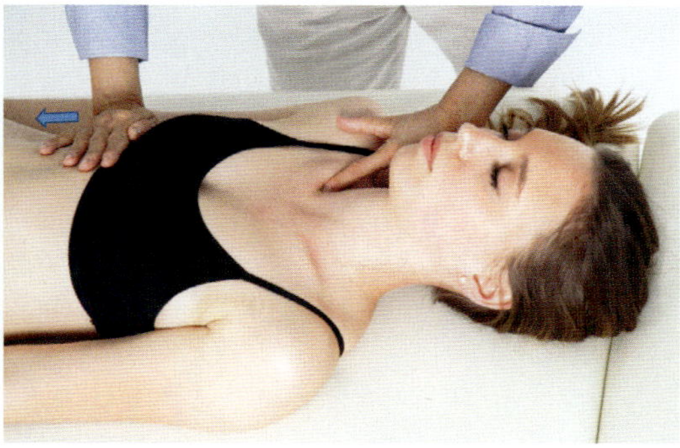

**Abb. 28.9** Reziproke Spannung von N. phrenicus und Leber.

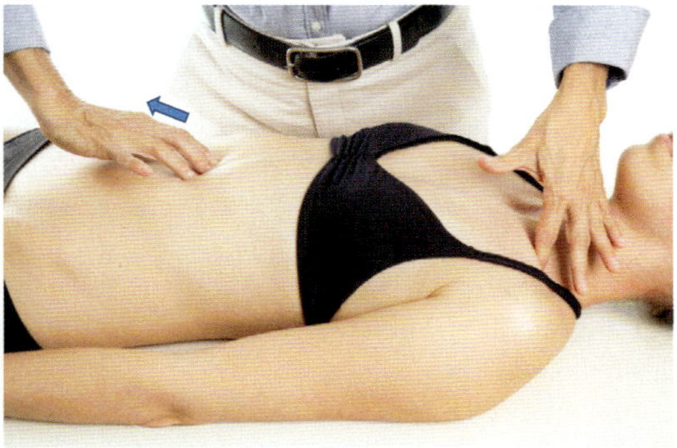

**Abb. 28.10** Reziproke Spannung von N. phrenicus und Peritoneum im Oberbauch.

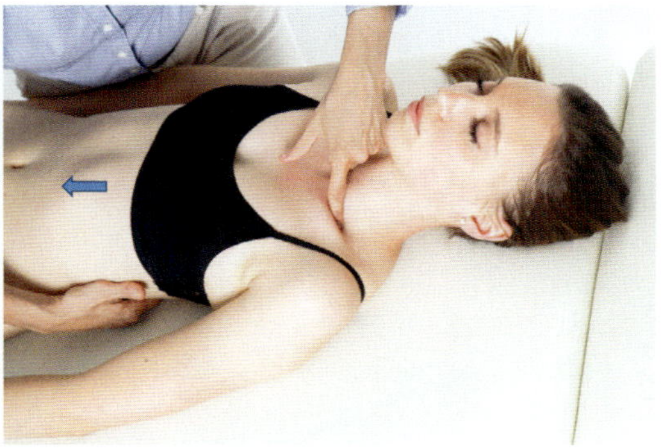

**Abb. 28.11** Reziproke Spannung von N. phrenicus und Fossa suprarenalis (posteriore Hand).

KAPITEL

# 29 Behandlungsansatz für die Wirbelsäule und die Ganglien

## 29.1 Methodologie zur Behandlung der Halswirbelsäule und der oberen Brustwirbelsäule

Nach der Entspannung der Dura mater cranialis sollten zunächst die Sutura occipitomastoidea und dann die noch verbleibenden Dysfunktionen in der HWS behandelt werden. Um in allen Bewegungsachsen die größtmögliche Amplitude sicherzustellen, kann der Therapeut strukturelle Techniken, Muskelenergietechniken oder funktionelle Techniken verwenden.

**Muskelenergietests werden durch Translation und kontralateraler Rotation, d. h. Seitneigung und Rotation zur ipsilateralen Seite ausgeführt. Im Gegensatz dazu werden bei osteoartikulären/strukturellen Techniken Seitneigung und Rotation zur jeweils entgegengesetzten Seite eingestellt. Es ist wichtig, dass die Gleitbewegung in Translation-Rotation vollständig normalisiert wird, um eine maximale Bewegungsamplitude zu erreichen. Während des Flexionstests widersetzt man sich der Extensionsbewegung der Halswirbeln, nähert sich der motorischen Barriere durch eine laterale Translation nach rechts und eine Rotation nach links an, – z. B. wenn C7 eine ERS rechts aufweist – d. h. in die Richtung, in der klinisch eine Verminderung des lateralen Gleitens nach rechts festgestellt wurde (➤ Abb. 29.1).**

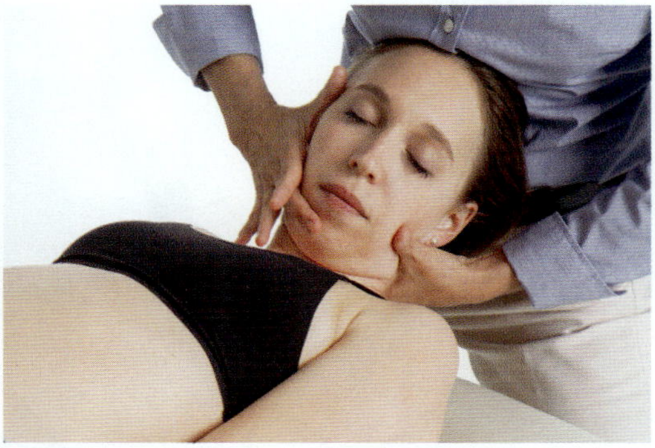

**Abb. 29.1** Flexionstest bei C7 mit Muskelenergie. HWS-Extension gegen Widerstand, anschließend Neueinstellung der motorischen Barriere in Flexion, lateraler Translation rechts und Rotation links bei C7 in ERS rechts.

Die myofaszialen Techniken reichen nicht immer aus, um die Beweglichkeit bis ans Ende der Amplitude wiederherzustellen, die jedoch gerade für das gute Funktionieren der Ganglien entscheidend ist. Ich persönlich beginne in der HWS mit Muskelenergietechniken und füge nur, wenn das Gelenk noch nicht frei ist, eine strukturelle Manipulation hinzu.

Die oberen Halswirbel sind für das nervale Gleichgewicht von entscheidender Bedeutung. Da diese Wirbel sehr anpassungsfähig sind, leiden sie fast immer unter Mobilitätseinschränkungen, insbesondere in Verbindung mit hormonellen und/oder nervalen Problemen. Diese Dysfunktionen werden oft von Gruppenläsionen in der oberen BWS begleitet, die es ebenfalls zu behandeln gilt. Manchmal muss man zuerst die oberen Brustwirbel korrigieren, um die Mobilität der oberen Halswirbel wiederherstellen zu können.

Ich persönlich verwende für die obere und mittlere BWS gerne strukturelle Techniken, sowohl bei Angst- als auch bei Depressionspatienten. Depressive Patienten profitieren von der Aktivierung des sympathischen Nervensystems. Bei Angst- und depressiven Patienten ist die Spannung in dieser Ebene sehr hoch. Sie muss zuerst normalisiert werden, bevor man Thymus, Perikard und Herz behandeln kann, die oft Dysfunktionen ausweisen und verschiedenste Symptome bei den Patienten hervorrufen können.

C7 befindet sich oft im Spannungsfeld zwischen HWS und BWS. Man testet zunächst C7 mittels Muskelenergietechnik, da es hier viele doppelte Mobilitätseinschränkungen gibt. Dabei findet man sowohl beim Flexionstest (➤ Abb. 29.1) als auch beim Extensionstest eine Dysfunktion.

Diese beiden Dysfunktionen können in den beiden Tests auf der gleichen Seite (in Flexion und Extension, z. B. FRS und ERS rechts) oder aber auf der gegenüberliegenden Seite (z. B. FRS links und ERS rechts) auftreten. Bei diesen doppelten Dysfunktionen kommt es praktisch immer zur Beeinträchtigung des Ganglion stellatum. Zudem sind diese Dysfunktionen sehr häufig von einer Subluxation des Rippenköpfchens der ersten Rippe begleitet. Dies bedeutet, dass man nach der Korrektur von C7 immer die gesamte Thoraxapertur testen muss, da die obersten Rippen und die Klavikula oft eine Mobilitätseinschränkungen aufweisen (häufiger links als rechts).

C7 kann allein eine Mobilitätsdysfunktion der oberen Brustwirbel aufrechterhalten. Deshalb muss man C7 zuerst testen und behandeln, bevor man zur BWS weitergeht. C7 ist also ein entscheidendes Element für die Behandlung des nervalen Gleichgewichts, oft in Verbindung mit den oberen Hals- und Brustwirbeln.



## 29.2 Subluxation der ersten Rippe

### Prinzip

Man verwendet zunächst eine Muskelenergietechnik und anschließend eine direkte Technik zur Normalisierung des Rippenköpfchens.

### Position des Patienten

Rückenlage

### Position des Therapeuten

Der Therapeut sitzt am Kopfende der Behandlungsliege und legt seinen Daumen auf das Köpfchen der ersten Rippe, die leicht höher steht und subluxiert ist, der Rest der Hand umfasst die Schulter. Die andere Hand umgreift von posterior die Halswirbelsäule.

### Technik

#### Phase 1

Der Therapeut bewegt die Schulter des Patienten passiv in Elevation und neigt den Kopf des Patienten zur gleichen Seite, um die Mm. scaleni zu entspannen und die Spannung unter dem Daumen zu reduzieren (➤ Abb. 29.2). Sobald die Muskeln sich entspannt haben, drückt er das Rippenköpfchen in die Normalposition. Wenn das Rippenköpfchen nicht nachgibt, ersucht er den Patienten, seine Schulter gegen seine Hand nach oben zu drücken.

#### Phase 2

Während die Spannung nachlässt, hält der Therapeut das Rippenköpfchen nach unten, senkt die Schulter ab und bewegt den Kopf des Patienten anschließend unter Dehnung und mit Rotation zur

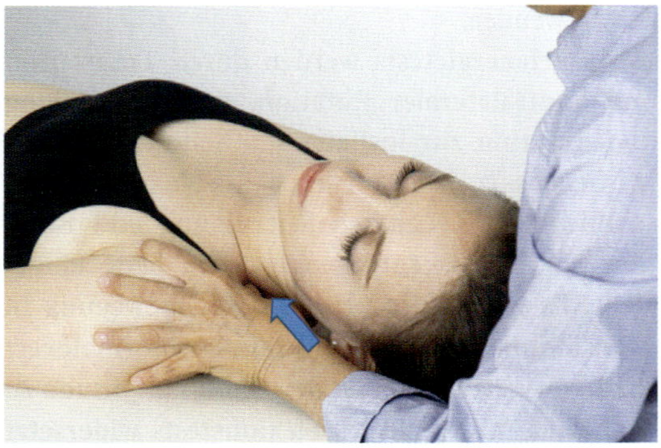

**Abb. 29.2** Korrektur der Subluxation des Köpfchens der 1. Rippe: Phase 1.

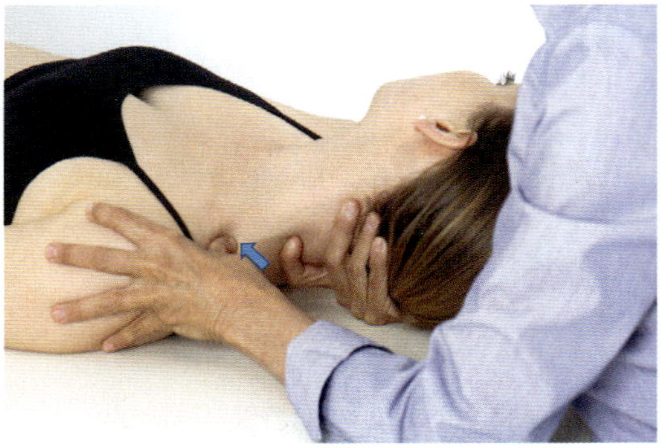

**Abb. 29.3** Korrektur der Subluxation des Köpfchens der 1. Rippe: Phase 2.

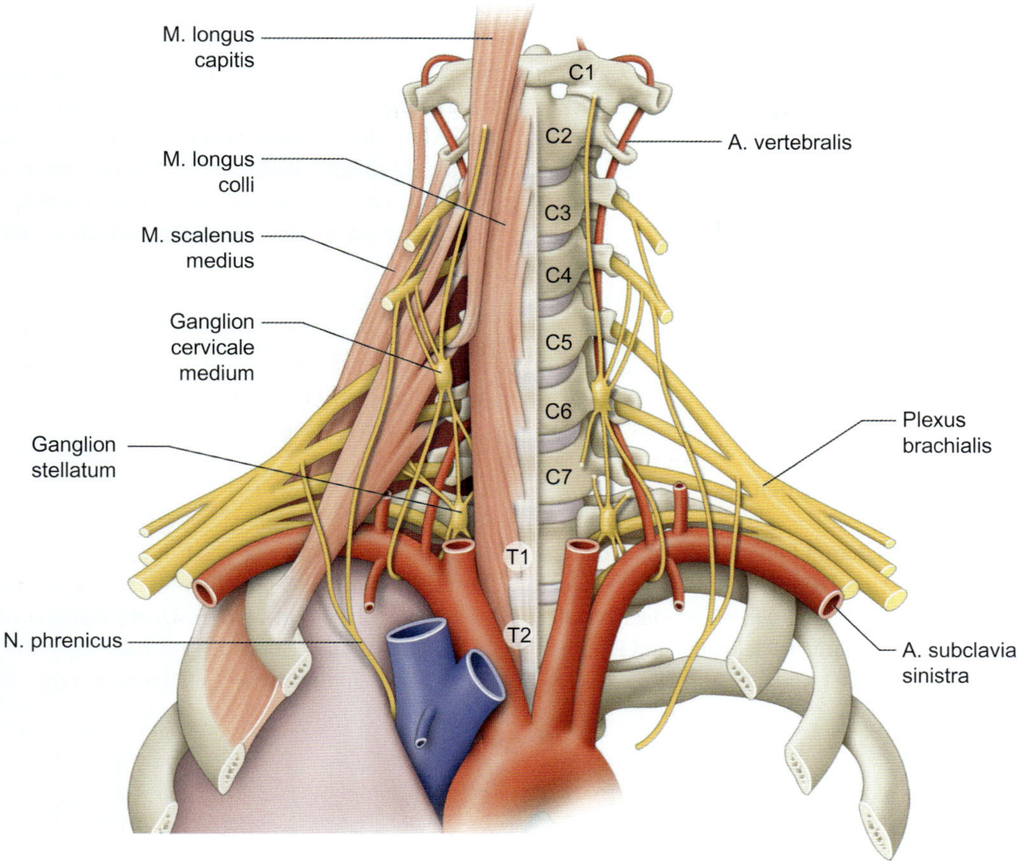


**Abb. 29.4** Ganglion stellatum: vor dem Hals der 1. Rippe und der Verbindung C7–Th1.

Gegenseite (➤ Abb. 29.3). Der Therapeut testet nochmals nach.

## 29.3 Ganglion stellatum

Das Ganglion stellatum oder Ganglion cervicothoracicum befindet sich auf Höhe von C7–Th1, in der Fossa retropleurale. Dabei handelt es sich um eine Vertiefung, die sich zwischen den zwei obersten Rippen und dem Relief der Pleurakuppel befindet (➤ Abb. 29.4). Die Fossa retropleurale wird anterior und lateral durch Teile des Aufhängungsapparats der Pleura begrenzt. Das Ganglion cervicale inferius verschmilzt meist mit dem 1. Thorakalganglion (und wird deshalb Ganglion cervicothoracicum genannt), manchmal auch mit dem 2. Thorakalganglion. Palpatorisch findet man es unmittelbar anterior des Halses der 1. Rippe, hinter der Pleurakuppel (➤ Abb. 29.5).

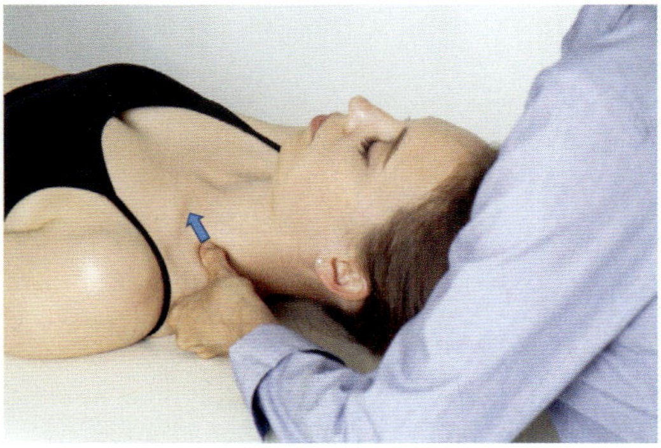

**Abb. 29.5** Test und Technik für das Ganglion stellatum.

29

### Prinzip

Lösen der Spannungen im Bereich des Ganglion stellatum mithilfe einer funktionellen Technik. Vor dieser Technik sollten immer C7, die oberen Brustwirbeln, die Klavikula und die 1. Rippe behandelt werden, da die Technik andernfalls nicht richtig ausgeführt werden kann.

### Position des Patienten

Rückenlage

### Position des Therapeuten

Der Therapeut sitzt am Kopfende der Behandlungsliege und legt seine Daumen unmittelbar vor den Hals der 1. Rippe seitlich neben die Querfortsätze von C7, sodass sie schräg nach kaudal und Richtung Wirbelkörper gerichtet sind (➤ Abb. 29.5).



### Technik

Nimmt der Therapeut unter den Fingern eine Spannung oder Stauung wahr, folgt er mit einer funktionellen Technik der Spannung bis zum Stillpunkt und zum Release. Anschließend löst er vorsichtig den Druck des Daumens, um das Ganglion nicht zu stimulieren. Es sollte immer ein Seitenvergleich durchgeführt werden.

## 29.4 Technik zur indirekten Normalisierung des Ganglion cervicale superius

### Anatomie

Dieses sympathische Ganglion ist sehr groß und breitet sich über 4 cm vor den Querfortsätzen von C1, C2 und C3 aus, es befindet sich nahe am Wirbelkörper und hinter dem Gefäßnervenstrang der

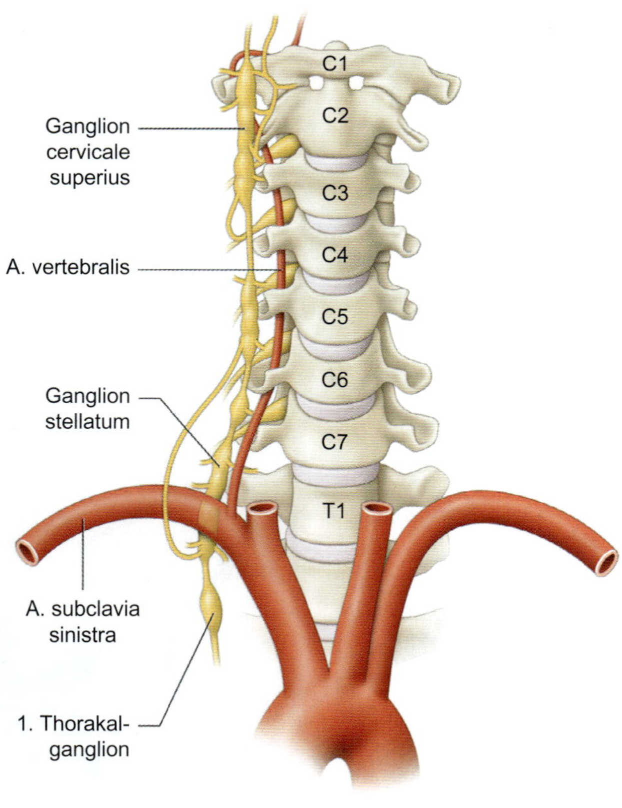


**Abb. 29.6** Ganglion cervicale superius.

A. carotis interna. Es anastomiert mit den anterioren Ästen der ersten drei oder vier Zervikalnerven, dem Ganglion inferius nervi vagi, dem N. glossopharyngeus und dem N. hypoglossus. Es setzt sich kranial im N. caroticus internus fort (➤ Abb. 29.6).

## Prinzip

Normalisierung der sympathischen Aktivierung des Ganglion cervicale superius, durch Spannung über die Dura mater und die Wirbel. Diese Technik ist bei funktioneller und globaler Sympathikotonie sowie bei funktionellen Störungen des Endokraniums, bei Hypophysen- und Schilddrüsenüberfunktion und/ oder Epiphysenunterfunktion angezeigt.

## Position des Patienten

Rückenlage

## Position des Therapeuten

Der Therapeut sitzt am Kopfende der Behandlungsliege und legt seine Handflächen auf Höhe des Tentorium cerebelli unter das Okziput. Er lässt seine Mittelfinger tief in die subokzipitale Muskulatur sinken und nimmt nahe der Massae laterales Kontakt mit den Querfortsätzen von C1 auf (➤ Abb. 29.7). Die gleiche Position verwendet er im Anschluss an den Querfortsätzen von C2 und C3.

## Technik

Der Therapeut beugt sein Handgelenk und erzeugt dadurch Druck nach anterior und schräg in Richtung der Augen des Patienten sowie gegen die Querfortsätze von C1. Er erzeugt Spannung, die genauso stark sein sollte wie die Spannung in der Wirbelsäule. Der Druck und die Spannung sollten mindestens über drei aufeinanderfolgende Entspannungsphasen (muskulär, vertebral, dural) beibehalten werden, um eine hemmende Wirkung auf das Ganglion zu haben. Der Therapeut wartet das Ende der drei Entspannungsphasen ab. Anschließend wiederholt er die gleiche Technik für C2 und C3, um das Ganglion cervicale superius von eventuellen Belastungen durch die Wirbel bzw. die Dura mater zu befreien.

## Variante

Der Therapeut legt eine Hand unter das Okziput und ergreift mit der zweiten Hand C1, wobei Daumen und Mittelfinger die Querfortsätze fassen (➤ Abb. 29.8) Er fixiert C0 und erzeugt eine anteriore Spannung an C1, bis die muskulären und dann die osteoartikuläre Barriere erreicht werden. Dann führt er die oben beschriebenen Schritte aus. Diese Variante ist präziser und kräftiger als die mit den Mittelfingern ausgeführte Technik.



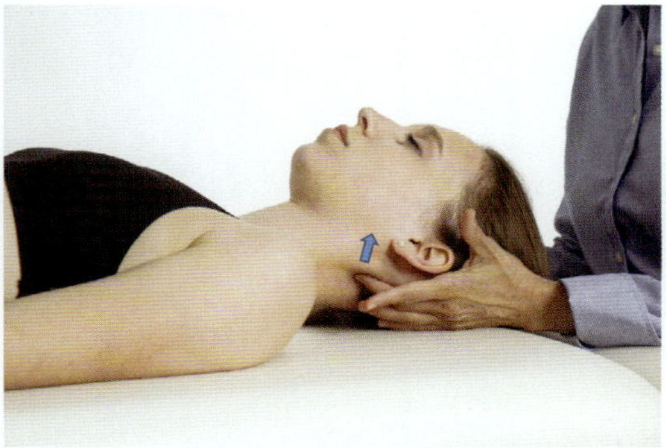

**Abb. 29.7** Technik zur indirekten Normalisierung des Ganglion cervicale superius über die oberen Halswirbel und unter Verwendung der Mittelfinger.

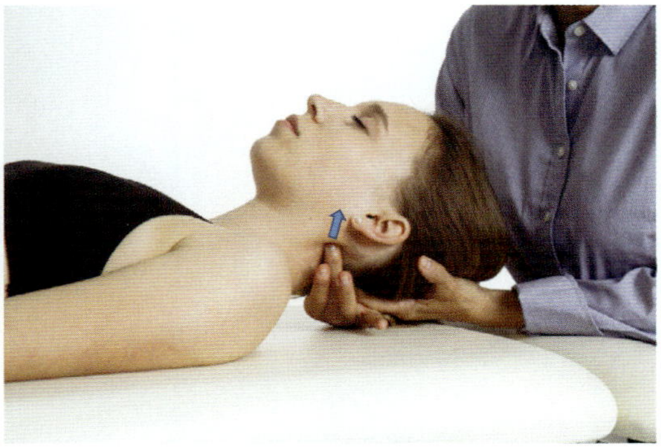

**Abb. 29.8** Technik zur indirekten Normalisierung des Ganglion cervicale superius über die oberen Halswirbel und unter Verwendung von Daumen und Mittelfinger bei C1.

## 29.5 Technik zur direkten Normalisierung des Ganglion cervicale superius

Der Therapeut sitzt am Kopfende der Behandlungsliege und legt die Kuppen der Zeige-, Mittel- und Ringfinger unmittelbar vor die Procc. transversi der obersten drei Halswirbel. Er schiebt mit den Fingern den SCM zu Seite, um sich der Region bestmöglich anzunähern (➤ Abb. 29.9). Er vergleicht die Spannung auf beiden Seiten und führt eine funktionelle Technik mit zunehmender Entspannung der Region bis zum Stillpunkt aus.

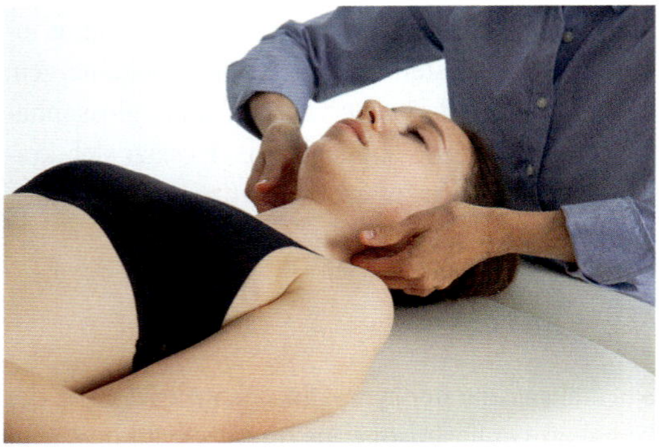

**Abb. 29.9** Technik zur direkten Normalisierung des Ganglion cervicale superius.

KAPITEL

# 30 Hormoneller Behandlungsansatz für die kraniale Sphäre: Hypophyse und Epiphyse

In diesem Kapitel werden nur die Tests und Techniken für die Hypophyse und die Epiphyse beschrieben, die in einer meiner früheren Publikationen [1] nicht behandelt wurden.

## 30.1 Test des Hypothalamus-Hypopyhsen-Komplexes

### Prinzip

Hypothalamus und Hypophyse machen während der kranialen Inspiration eine Aufwärtsbewegung und dehnen sich aus. Die Hypophyse bewegt sich gemeinsam mit der Sella turcica nach oben und kippt innerhalb der Sella turcica nach posterior, bevor sie sich wieder absenkt und in der kranialen Expiration wieder in die Neutralposition zurückkehrt. Die Auf- und Abwärtsbewegung des Hypothalamus-Hypophysen-Komplexes wird durch Flüssigkeitsimpulse getestet und angeregt (➤ Abb. 30.1).

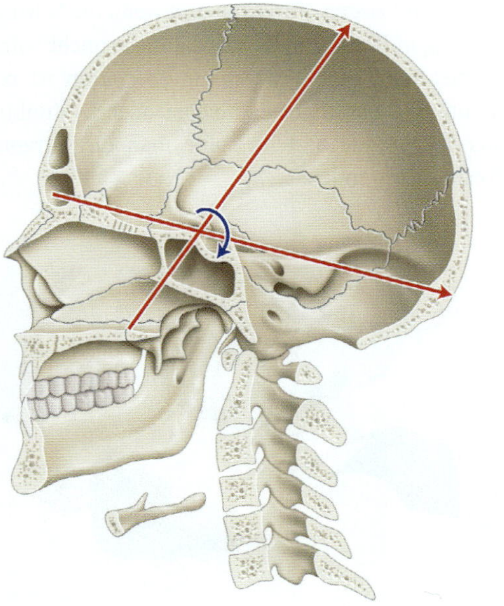

**Abb. 30.1** Bewegung der Hypophyse. Während der kranialen Inspiration steigt die Hypophyse auf und kippt nach posterior.

### Phase 1

Man testet die Auf- und Abwärtsbewegung des Hypothalamus-Hypophysen-Komplexes. Die Palpationsachse verläuft durch die Spina mentalis der Mandibula, die Sutura cruciforme der Maxilla, das Zentrum der Sella turcica, sie endet am Vertex.

#### Position des Patienten

Rückenlage

#### Position des Therapeuten

Der Therapeut legt den Zeigefinger seiner dominanten Hand unmittelbar hinter die Symphysis mentis auf die Weichgewebe. Er richtet seinen Zeigefinger und seinen Unterarm so aus, dass sie die Verlängerung der durch die Sutura cruciforme und die

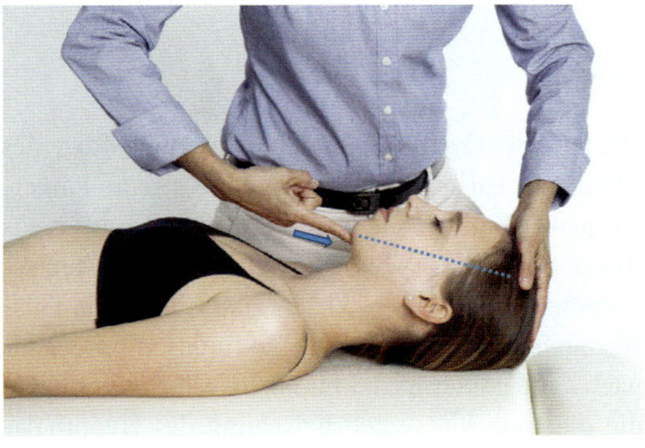

**Abb. 30.2** Test des Hypothalamus-Hypophysen-Komplexes.

Sella turcica verlaufenden Achse bilden. Er positioniert seine zweite Hand flach auf dem Vertex (➤ Abb. 30.2).

### Test

Er sendet über seinen Zeigefinger einen leichten Flüssigkeitsimpuls in Richtung Vertex. Mit seiner kranialen Hand achtet er auf die Ankunft dieses Impulses, um dadurch feststellen zu können, ob die vertikale Fluktuationsbewegung des Hypothalamus-Hypophysen-Komplexes tatsächlich stattfindet. Anschließend schickt er die Flüssigkeitswelle über die Sella turcica in Richtung seines unter dem Kinn liegenden Zeigefingers und evaluiert damit die kaudale Mobilität des Hypothalamus-Hypophysen-Komplexes. Sein Ellenbogen liegt in der Verlängerung dieser Achse (➤ Abb. 30.2). Manchmal ist die Flüssigkeitswelle blockiert oder nur in einer Richtung wahrnehmbar. Dieser Umstand deutet auf eine Mobilitätsdysfunktion in der Auf- oder Abwärtsbewegung hin, die auch nur auf einer Seite des Hypothalamus-Hypophysen-Komplexes präsent sein kann, was unter der Hand den Eindruck einer lateralen oder verdrehten Bewegung entstehen lässt.

Wenn die Auf- und Abwärtsbewegung frei ist, sollte der Therapeut den Fluktuationsrhythmus messen, dieser sollte im Normalzustand 4 Sekunden in der kranialen Inspirations- bzw. Aufwärtsbewegung und 4 Sekunden in der kranialen Expirations- bzw. Abwärtsbewegung betragen. Es ist durchaus möglich, dass die Bewegung in einer Richtung verlangsamt ist. Am Ende der Korrektur oder im Normalzustand sollte ein regelmäßiger, in beide Richtungen gleich langer Rhythmus vorliegen.

### Technik

Wenn eine Dysfunktion der Bewegung oder des Rhythmus vorliegt, legt der Therapeut seine Fingerkuppen gebündelt auf den Vertex, dort wo er das Ankommen der Flüssigkeitsfluktuation wahrgenommen hat (➤ Abb. 30.3). Er stimuliert die Flüssigkeitsbewegung je nach Dysfunktion entweder nach kaudal oder nach kranial, bis alle Spannungen, die die freie Flüssigkeitsbewegung des Hypothalamus-Hypophysen-Komplexes behindert haben, gelöst sind und er das Gefühl einer weiten und harmonischen Pumpbewegung zwischen den beiden Punkten wahrnimmt. Die Flüssigkeitsbewegung stimuliert die Mobilität der Hypophyse und des Hypothalamus und sollte am Ende der Behandlung einen normalen Rhythmus aufweisen.

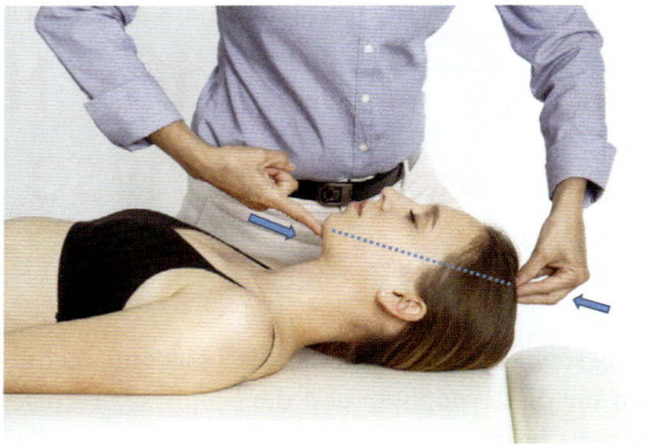

**Abb. 30.3** Technik für den Hypothalamus-Hypophysen-Komplex: externer Zugang.

Wichtig ist, dass vor dieser Technik folgende Strukturen zu testen bzw. zu behandeln sind: Maxilla, Palatinum, Ethmoid, Vomer, SSB.

### Phase 2

Für ein präziseres Vorgehen und wenn die Normalisierung in Phase 1 nicht vollständig erreicht wurde, immer noch eine Verdrehung zu spüren ist oder wenn eine bestätigte Pathologie oder Dysfunktion der Hypophyse besteht, sollte man die intraorale Technik anwenden.

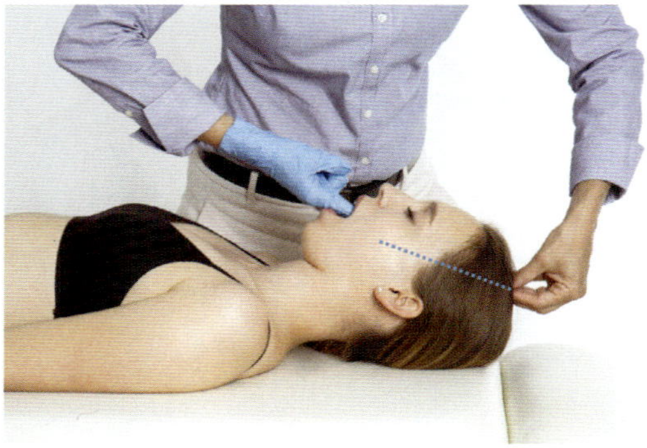

**Abb. 30.4** Technik für den Hypothalamus-Hypophysenkomplex: interoraler Zugang.

Der Therapeut steht wieder seitlich neben dem Patienten und legt den Zeigefinger seiner dominanten Hand (Handschuh nicht vergessen!) im Mundraum im Bereich der Sutura intermaxillaria auf die Sutura cruciforme zwischen Palatinum und Maxilla. Die Finger der zweiten Hand werden gebündelt und an der Stelle auf den Kopf gelegt – immer an der Mittellinie und meist im Bereich von Bregma – wo der vom intraoralen Zeigefinger ausgesendete Flüssigkeitsimpuls ankommt (➤ Abb. 30.4). Es folgen die gleichen Schritte wie in Phase 1. Diese Technik ist viel präziser, vor allem wenn sich die Mobilitätsdysfunktion nur auf eine Seite des Hypothalamus-Hypophysen-Komplexes beschränkt.

## 30.2 Test und Technik der anteroposterioren Rotationsbewegung von Hypophyse und Epiphyse

Die Palpationsachse der Hypophysen- und Epiphysenrotation verläuft für die Epiphyse durch Glabella und Lambda und für die Hypophyse durch Glabella und Inion (➤ Abb. 30.5). Die um eine Querachse verlaufende posteriore Rotation entspricht der embryologischen Bewegung dieser beiden Strukturen.

### Position des Patienten

Rückenlage

### Position des Therapeuten

Der Therapeut sitzt am Kopfende der Behandlungsliege und legt seine linke Hand flach unter das Okziput, sein Mittelfinger folgt der Mittellinie, liegt unter dem Inion und die Metakarpophalangealgelenke unter Lambda. Seine zweite Hand ruht auf dem Os frontale, der Mittelfinger über der Sutura metopica, die Fingerspitze auf der Glabella (➤ Abb. 30.6).

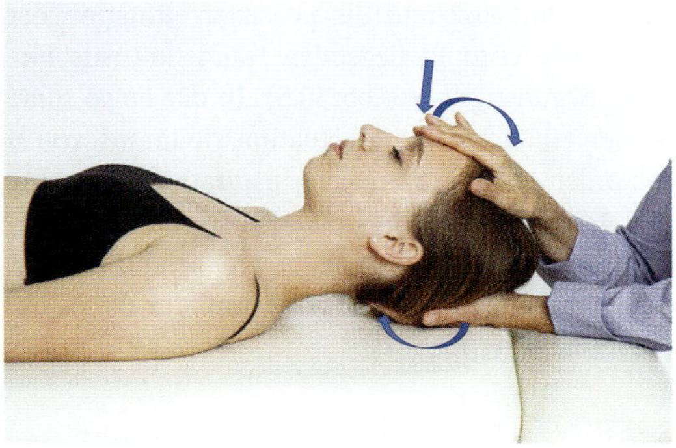

**Abb. 30.6** Test und Technik für die Hypophyse und die Epiphyse und ihrer posterioren Rotationsbewegung.

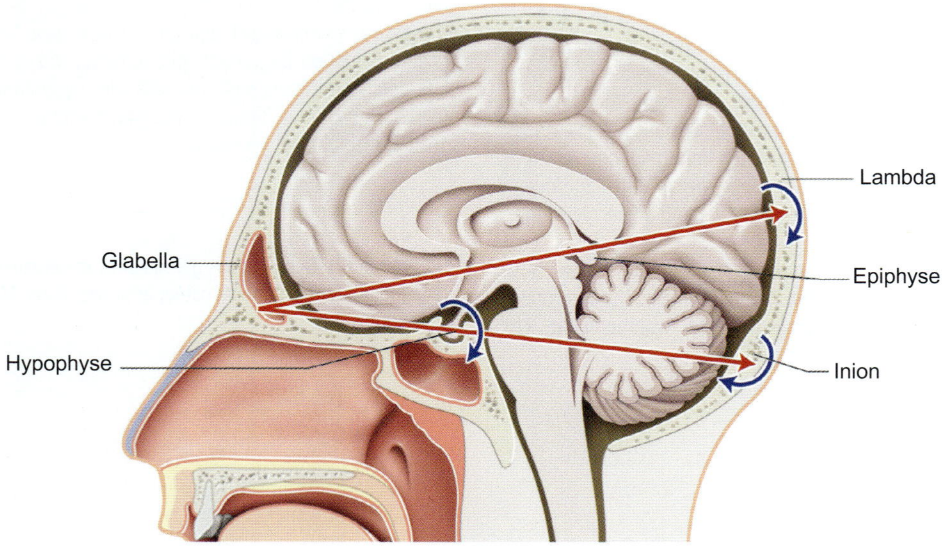


**Abb. 30.5** Posteriore Rotationsbewegung von Hypophyse und Epiphyse.

## Technik

Die posteriore Rotationsbewegung wird von der anterioren Hand angestoßen und sollte von der posterioren Hand auf Höhen von Lambda (Epiphyse) und auf Höhe des Inions (Hypophyse) zu spüren sein. Die Bewegung wird im Inneren weitergeleitet, spiegelt sich jedoch an der Außenseite des Kraniums durch eine eindeutige Rotationsbewegung zwischen den beiden Händen wider. Die posteriore Hand bewegt sich wie in einer kranialen Flexion des Okziputs. Wenn die Rotation auf der einen oder anderen Ebene nicht vorhanden ist, kann der Therapeut die Bewegung über seine anteriore Hand so lange induzieren, bis sie sich von selbst am Inion und auf Lambda fortsetzt und die posteriore Rotation der unter dem Okziput liegenden Hand (kraniale Flexion) begünstigt (➤ Abb. 30.5). In der Folge sollte wieder ein normaler Fluktuationsrhythmus von 4 Sekunden in der kranialen Inspirationsbewegung und 4 Sekunden in der kranialen Expirationsbewegung sowohl für die Hypophyse als auch für die Epiphyse vorhanden sein (siehe Technik für die A. hypophysialis, ➤ Kap. 26).



### ZUR ERINNERUNG

Die Epiphyse wird durch die A. cerebri posterior vaskularisiert.

### KLINISCHES FALLBEISPIEL

Eine Patientin mit einem Hypophysenadenom kam in meine Praxis. Sie litt an Hyperprolaktinämie und hatte seit zwei Jahren keine Menstruation mehr, zudem litt sie an innerem Zittern, Nervosität, Schlaflosigkeit, Angst und hatte große Schwierigkeiten Entscheidungen zu treffen. Sie gab an, sich nicht mehr wie sie selbst zu fühlen. Ihr Endokrinologe hatte ihr Prolaktinhemmer verschrieben.

Der Fluktuationsrhythmus ihrer Hypophyse war sehr langsam, fast inexistent. Auf der linken Seite war praktisch keine kraniokaudale Mobilität wahrnehmbar. Als ich während der zweiten Behandlung einen Blick auf ihre MRT-Bilder, die vor ihrem ersten Besuch in meiner Praxis gemacht worden waren, richtete, stellte ich fest, dass sich das Adenom ebenfalls auf der linken Seite der Hypophyse befand.

Nach der ersten Behandlung (SSB, Stimulation der Hypophyse, Korrektur der Hals- und Brustwirbelsäule, Normalisierung von Sakrum und Uterus) spürte ich erneut die Auf- und Abwärtsbewegung des Hypothalamus-Hypophysen-Komplexes. Die posteriore Rotation war jedoch noch nicht vollständig wieder hergestellt. Die Patientin fühlte sich dennoch viel ruhiger und entspannter und berichtete, dass sie während der Behandlung eine große innere Veränderung wahrgenommen hatte. Ein Monat später setzte, zum ersten Mal seit zwei Jahren, ihre Monatsblutung wieder ein. In der Folge hatte sie einen regelmäßigen Zyklus. Zwei Monate später empfing ich die Patientin wieder in meiner Praxis. Dabei gelang es mir, die kraniokaudale Mobilität und die posteriore Rotation der Hypophyse wieder herzustellen. Zudem normalisierte ich die A. hypophysialis auf der linken Seite und setzte die Behandlung der Hypothalamus-Hypophysen-Ovarienachse fort. In der Folge konnten ihre Medikamente reduziert werden, vier Monate später setzte sie die Medikamente vollständig ab. Drei Monate später kam die Patientin zur 4. Behandlung wieder in meine Praxis. Ein Jahr nach meiner ersten Behandlung ließ sie erneut ein MRT machen, auf dem kein Tumor nachzuweisen war. Die Patientin möchte nun ihre Arbeitsstelle wechseln und sich beruflich neu orientieren. Es lässt sich vermuten, dass die osteopathischen Behandlungen zu diesen Veränderungen beigetragen haben. In jedem Fall waren die Veränderungen bereits nach der ersten Behandlung bemerkenswert.

Dieses Patientenbeispiel zeigt nicht nur, wie präzise unsere Palpation bei diesem Adenom war, das sich für uns durch eine mangelnde Mobilität der Hypophyse bemerkbar machte, es lässt uns auch an die Kraft unserer Techniken glauben.

### REFERENZEN

[1] Camirand N. Dysfonctions glandulaires et nerveuses : Diagnostics et traitements ostéopathiques. Paris: Maloine; 2009.

# Schlusswort

Das Gefühl von Glück ist, wie uns dieses Buch zeigt, zweifelsfrei auf viele Faktoren zurückzuführen. Dabei spielen Genetik, Konditionierung, Gedankenformen und Umwelt sicherlich eine Rolle. Unser mentaler Zustand entsteht in den Mäandern der tiefen Strukturen unseres Gehirngewebes, aber auch entlang der HDB-Achse.

Zu viele Menschen, die an Angst und Depression leiden, werden nicht richtig diagnostiziert, verstanden, begleitet und behandelt. Ich hoffe, dass dieses Buch meine Leser dabei unterstützt, diese Probleme und die Rolle des Gehirns, seine Veränderungen durch Stress, Angst und Depression und seine efferenten Auswirkungen auf die HDB-Achse besser zu erkennen und zu verstehen.

Die hier beschriebenen Techniken sind auf alle Bevölkerungsgruppen anwendbar. Die drei Hirne – Kopf-, Bauch- und Beckenhirn – haben große Auswirkungen auf unsere Stimmung und sind gleichermaßen an Stimmungsstörungen beteiligt. Es wäre somit ein Fehler, sich nur mit der obersten Etage – mit dem Kopfhirn – zu befassen. Auch wenn in diesem Buch das Bauch- und Beckenhirn nicht beschrieben wurden, kann der Therapeut dank seiner Kenntnisse über viszerale und strukturelle Techniken die unteren Sphären ebenfalls behandeln.

Dieses Buch ist ebenso wie meine Kurse und Seminare Teil meiner Mission: Ich hoffe also, dass seine Lektüre viele Therapeuten dazu veranlasst, sich mit diesem Wissensbereich zu befassen und sich dem Kampf gegen die negativen Auswirkungen von Stress sowohl präventiv als auch kurativ zu stellen.

# VIII Anhänge



VIII

# 1 Stimmungstyp-Fragebögen

In diesem Anhang präsentiere ich eine adaptierte und erweiterte Version der von J. Ross entwickelten Fragebögen (J. Ross verwendet keinen Fragebogen für den Acetylcholin-Mangel) [1].

Neurotransmitterdefizite bilden die direkte Ursache von zahlreichen Gesundheitsproblemen. Die Ergebnisse dieser Fragebögen zeigen mögliche Mängel auf und wie man sie mithilfe der osteopathischen Behandlung und Nahrungsergänzungsmitteln eventuell beheben kann.

Hierzu kreuzt der Therapeut jedes einzelne, vom Patienten verspürte Symptom an. Mit etwas Übung lernt er schnell, wie er bereits in der Anamnese erkennen kann, in welcher Kategorie sich sein Patient befindet oder befinden könnte. Damit kann er gleich den oder die infrage kommenden Fragebögen auswählen und muss nicht alle einzeln durchfragen.

- Wenn in einem Fragebogen 30 bis 40 % der Kästchen angekreuzt wurden, handelt es sich um einen leichten Mangel.
- Ein Ergebnis zwischen 50 und 70 % entspricht einem mittleren Mangel.
- Mehr als 70 % angekreuzter Antworten bedeuten einen schweren Mangel.

Kleinere Mängel sind frühe Warnsignale. Werden sie ignoriert, können sie eventuell zu schwereren Defiziten führen. Es macht also auch Sinn, den Fragebogen nach einer gewissen Zeit zu wiederholen. Mittlere und schwere Mängel sollten schnell behandelt werden. Es ist möglich und auch relativ häufig, dass gleichzeitig zwei unterschiedliche Neurotransmitterdefizite ausgeglichen werden müssen. Die vier ersten entsprechen den vier großen Neurotransmitterkategorien, die es zu identifizieren gilt. Die beiden folgenden liefern Hinweise auf das Hormonsystem.

## 1.1 Typ 1 – Unter einer dunklen Wolke: Mangel an Serotonin

- ☐ Neigen Sie dazu, negativ zu denken, das Glas halb leer, statt halb voll zu sehen?
- ☐ Haben Sie oft düstere und pessimistische Gedanken?
- ☐ Mögen Sie kein schlechtes Wetter oder leiden Sie an einer Winterdepression?
- ☐ Sind Sie häufig besorgt und verängstigt?
- ☐ Haben Sie ein geringes Selbstwertgefühl und mangelt es Ihnen an Selbstvertrauen? Sind Sie eher selbstkritisch und fühlen Sie sich schnell schuldig?
- ☐ Fällt es Ihnen schwer, Ihrem Leben einen Sinn zu geben?
- ☐ Ist Ihr Verhalten häufig zwanghaft? Fällt es Ihnen schwer Veränderungen zu akzeptieren und flexibel zu sein? Sind Sie ein Perfektionist oder ein Kontrollfreak? Ein Computer-, Fernseh- oder Telefonsüchtiger?
- ☐ Sind Sie gereizt, ungeduldig, ausfallend oder wütend?
- ☐ Sind Sie eher schüchtern und ängstlich? Werden Sie nervös oder bekommen Sie Panik bei Höhe, Flügen, geschlossenen Räumen, öffentlichen Auftritten, Spinnen, Schlangen, Brücken, Menschenmengen, beim Verlassen des Hauses oder in ähnlichen Situationen?
- ☐ Hatten Sie schon einmal Angstzustände oder Panikattacken (Herzrasen, Atembeschwerden)?
- ☐ Leiden Sie an einer Tic-Störung (Gesicht oder Körper) oder am Tourette-Syndrom?
- ☐ Leiden Sie unter PMS oder sind Sie durch die Menopause launisch (Tränen, Wut, Depression)?
- ☐ Hassen Sie heißes Wetter?

- ☐ Finden Sie es oft schwierig einzuschlafen, obwohl Sie es wollen? Wachen Sie aufgrund unruhigen oder leichten Schlafs mitten in der Nacht auf oder sind Sie morgens zu früh wach?
- ☐ Haben Sie nachmittags, abends oder mitten in der Nacht (jedoch nicht früher am Tag) regelmäßig Appetit auf süße oder stärkehaltige Snacks, Wein oder Marihuana?
- ☐ Bringt Ihnen Sport Erleichterung von irgendeinem der oben genannten Symptome?
- ☐ Leiden Sie an Fibromyalgie (Muskelschmerzen ungeklärter Ursache) oder Schmerzen und Spannungen im Kiefergelenk oder beim Kauen?
- ☐ Haben Sie oder hatten Sie jemals Selbstmordgedanken oder -pläne?

Gesamtpunktzahl: 17

## 1.2 Typ 2 – Fühlen Sie sich gleichgültig, apathisch: Mangel an Dopamin, Noradrenalin, Adrenalin oder Schilddrüsenunterfunktion

- ☐ Fühlen Sie sich oft niedergeschlagen, auf eine schlappe, emotionslose, apathische Art?
- ☐ Haben Sie wenig körperliche und geistige Energie?
- ☐ Fühlen Sie sich immer müde, müssen Sie sich zum Sport zwingen?
- ☐ Befinden sich Ihr Antrieb, Ihr Enthusiasmus und Ihre Motivation auf einem Tiefpunkt?
- ☐ Haben Sie Schwierigkeiten, sich auf etwas zu konzentrieren oder fokussiert zu bleiben?
- ☐ Frieren Sie schnell? Haben Sie kalte Füße und Hände? (Schilddrüsenkomponente)
- ☐ Neigen Sie zu schneller Gewichtszunahme? (Schilddrüsenkomponente)
- ☐ Haben Sie das Bedürfnis, sich mit viel Kaffee oder anderen Aufputschmitteln wie Zucker, Light-Getränken, Smart-Drinks, Kokain aufzumuntern und zu motivieren?

Gesamtpunktzahl: 8

## 1.3 Typ 3 – Zu viel Stress: Mangel an GABA oder Cortisol-Typ

- ☐ Fühlen Sie sich häufig überarbeitet, unter Druck gesetzt?
- ☐ Haben Sie Probleme damit, sich zu entspannen, zu lockern oder einzuschlafen?
- ☐ Neigen Sie zu Verspannungen, Versteifungen, Verkrampfungen? Haben Sie häufig Rücken- oder Nackenschmerzen?
- ☐ Sind Sie schnell aufgebracht, frustriert oder gestresst?
- ☐ Fühlen Sie sich häufig überfordert oder haben Sie das Gefühl, dass Ihnen einfach alles zu viel wird?
- ☐ Fühlen Sie sich gelegentlich zittrig oder schwindlig?
- ☐ Leiden Sie an Herzklopfen?
- ☐ Reagieren Sie empfindlich auf Licht, Lärm oder chemische Dämpfe? Tragen Sie häufig eine Sonnenbrille?
- ☐ Konsumieren Sie Tabak, Alkohol, Essen oder Drogen, um zu entspannen und sich zu beruhigen?

Gesamtpunktzahl: 9

## 1.4 Typ 4 – Schlechtes Gedächtnis und geringe Aufmerksamkeit: Mangel an Acetylcholin

- ☐ Leiden Sie an Schlaflosigkeit?
- ☐ Haben Sie Schwierigkeiten, sich Dinge vorzustellen oder Neues zu lernen?
- ☐ Nimmt Ihr Gedächtnis ab?
- ☐ Haben Sie das Gefühl, dass Ihr Muskeltonus abgenommen hat?
- ☐ Haben Sie das Gefühl, dass Ihre Koordination nachgelassen hat?
- ☐ Betreiben Sie weniger Sport?
- ☐ Haben Sie das Gefühl, dass Ihr Körper „auseinanderfällt“?
- ☐ Haben Sie Schwierigkeiten normal zu atmen?

- ☐ Fühlen Sie sich von fetter Nahrung angezogen?
- ☐ Fühlen Sie sich besser, wenn Sie etwas allein und nicht in einer großen Gruppe unternehmen? Geben Sie leicht auf?
- ☐ Lieben Sie die Routine und können Sie sich nur schwer für etwas oder für andere begeistern?
- ☐ Quält Sie Ihr zögerliches Verhalten?

Gesamtpunktzahl: 12

## 1.5 Typ 5 – Der Überempfindliche: Mangel an Endorphinen

- ☐ Betrachten Sie sich oder betrachten Sie andere als sehr sensibel und überempfindlich?
- ☐ Belasten Sie emotionale oder körperliche Schmerzen besonders stark?
- ☐ Fühlen Sie sich schlecht oder weinen Sie leicht – z. B. sogar bei Werbung im Fernsehen?
- ☐ Neigen Sie dazu, Schmerzen aus dem Weg zu gehen?
- ☐ Haben Sie Schwierigkeiten mit Verlust oder Trauer umzugehen?
- ☐ Haben Sie viel körperliche oder emotionale Schmerzen erlebt?
- ☐ Sind Sie ständig auf der Suche nach Genuss, Komfort, Belohnung oder lieben Sie es, sich durch Kleinigkeiten wie Schokolade, Brot oder andere Nahrungsmittel, Wein, Liebesromane, Marihuana, Tabak usw. zu betäuben oder etwas Gutes zu tun?

Gesamtpunktzahl: 7

## 1.6 Typ 6 – Stimmungsschwankung: instabiler Blutzuckerspiegel

- ☐ Haben Sie oft Verlangen nach Süßem oder Alkohol, fühlen sich aber danach deprimiert und energielos?
- ☐ Fühlen Sie sich benommen, schwach oder haben Sie Kopfschmerzen, wenn Sie nicht rechtzeitig zum Essen kommen?
- ☐ Hatten Sie oder gab es in Ihrer Familie Probleme mit Hypoglykämie, Diabetes oder Alkoholismus?
- ☐ Sind Sie den ganzen Tag nervös, gereizt, unaufmerksam, aber nach dem Essen ruhiger?
- ☐ Leiden Sie immer wieder an geistiger Verwirrung, Gedächtnisverlust, Konzentrationsschwierigkeiten?
- ☐ Haben Sie Herzklopfen, einen schnellen Puls?
- ☐ Sind Sie oft durstig?
- ☐ Leiden Sie unter Nachtschweiß (der nicht mit der Menopause zusammenhängt)?
- ☐ Haben Sie schlecht heilende Wunden an den Beinen?

Gesamtpunktzahl: 9

### REFERENZEN

[1] Ross J. The mood cure: the 4-step program to take charge of your emotions – today. Westminster: Penguin Books; 2003. Deutsche Ausgabe: Was die Seele essen will – Die Mood Cure. Klett-Cotta; 2010.

ANHANG

# 2 Die Versprechen der Tolteken

1. „Sei tadellos mit deinen Worten."
2. „Nimm nichts persönlich."
3. „Triff keine Annahmen."
4. „Gib stets dein Bestes."
5. „Sei skeptisch, aber lerne zuzuhören."

## WEITERE INFORMATIONEN

Ruiz M. Die Vier Versprechen: Ein Weg zur Freiheit und Würde
Ruiz M, Ruiz J. Das fünfte Versprechen: Wie man richtig zuhört

# Register